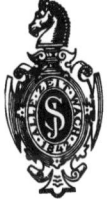

Paul Lichtlen

Klinische
Vektor-Elektrokardiographie

Mit 119 Abbildungen

Springer-Verlag Berlin · Heidelberg · New York 1969

Privatdozent Dr. Paul Lichtlen,

Oberarzt an der Medizinischen Universitätsklinik, 8006 Zürich

ISBN-13: 978-3-642-87201-3   e-ISBN-13: 978-3-642-87200-6
DOI: 10. 1007/978-3-642-87200-6

Titel-Nr. 1562

Geleitwort

Das Problem der vektoriellen und damit mehrdimensionalen Darstellung der Aktionspotentiale war von Anfang an mit der Entwicklung der Elektrokardiographie aufs engste
verknüpft. So hat bereits EINTHOVEN auf die vektorielle Natur des eindimensional registrierten, lokal abgeleiteten Elektrokardiogrammes hingewiesen. Obwohl technische
Gründe seiner Genialität damals Grenzen gesetzt haben, hat er durch seine Arbeiten
über den „manifesten Vektor" die weitere Entwicklung der „Elektrokardiographie" schon
damals eindeutig festgelegt. Heute nimmt die Vektorkardiographie, dank der intensiven
Entwicklung der Elektronik während der letzten zwei Jahrzehnte und den damit verbundenen technischen Verbesserungen in der Klinik einen festen Platz ein. Da sie den
Ablauf der Aktionspotentiale in physiologischer Weise erfaßt, greift sie weit über das konventionelle Elektrokardiogramm hinaus und ist der eigentlichen Quelle der Vorgänge sehr
nahe gerückt. Eine der Hauptschwierigkeiten — und damit wohl einer der Gründe, warum
die Vektorkardiographie neben der Elektrokardiographie auch heute noch nicht überall voll
zur Anerkennung gelangt ist — liegt wohl darin, daß sie ein dreidimensionales Denken ver-
langt, eine Vorstellungswelt, welche dem Mediziner nicht a priori gegeben ist. Der räumlichen
Vorstellung ist der Arzt allerdings bereits in der Anatomie begegnet und die Anknüpfungs-
punkte sind damit an sich gegeben. Er wird deshalb mit einiger Übung auch auf dem Gebiete
der elektrophysiologischen Vorgänge rasch ein dreidimensionales Denken erwerben können.
Die damit erlangte Synthese zwischen anatomischer und elektrophysiologischer Vorstellung
stellt das eigentliche Ziel jeder „elektrokardiographischen" Diagnostik dar. Gerade in dieser
synoptischen Betrachtung des Ablaufes der Aktionspotentiale liegt der eminente diagnostische und didaktische Vorteil der Vektorkardiographie. Durch die vektorielle Betrachtung gewinnt das eindimensionale Elektrokardiogramm erst seine eigentliche Erklärung;
es wird rationalisiert und aus der Sphäre des rein Deskriptiven und Morphologischen
herausgehoben. Das Studium der Vektorkardiographie darf deshalb als eigentlicher
Schlüssel zum tieferen Verständnis der normalen und pathologischen elektrophysiologischen Vorgänge des Herzens betrachtet werden.

Herr Dr. LICHTLEN hat sich seit Jahren intensiv mit den Problemen der Vektorkardiographie befaßt und als Leiter des Vektorkardiographie-Laboratorium der Medizinischen Universitätsklinik Zürich an einem Material von über 4000 Vektorkardiogrammen eine umfassende Kenntnis auf diesem Gebiete erworben. Seine tägliche Tätigkeit
im Herzkatheter- und Angiographielabor hat ihm überdies die Möglichkeit gegeben,
die klinischen und hämodynamisch-anatomischen Parallelen, ohne welche heute jegliche
Diskussion über Elektrokardiographie und Vektorkardiographie unvollständig bleiben
muß, aus eigener Erfahrung zu analysieren. Mit Recht trägt daher die Monographie
den Titel „*klinische* Vektor-Elektrokardiographie", da sie eine Synthese zwischen Klinik,
Hämodynamik, Anatomie und Elektrokardiographie respektive Vektorkardiographie
darstellt.

Zürich, im Mai 1969   P. H. ROSSIER

Vorwort

Der Entschluß, die anhand des reichen Materials des Vektorkardiographielabors der medizinischen Universitätsklinik Zürich gewonnenen Erfahrungen in einer Monographie niederzulegen, entsprang der Erkenntnis, daß die Deutung der pathologischen Erregungsvorgänge des Herzens auf Grund des Elektrokardiogrammes allein beim Interpretierenden — wegen der Unkenntnis der zugrunde liegenden vektoriellen Vorgänge — häufig mit großen Schwierigkeiten verbunden ist. Es entspricht deshalb einem oft geäußerten Wunsch, wenn die vektorielle Analyse des Elektrokardiogrammes anhand einer Übersicht über die häufigsten Abnormitäten und Krankheitsbilder eingehender und zusammenfassend dargestellt wird. Da überdies immer mehr Kliniken und Laboratorien zur direkten Registrierung des Vektorkardiogrammes übergehen und auch die Ableitung des orthogonalen Elektrokardiogrammes größere Verbreiterung erfahren hat, gewinnt die Darstellung von repräsentativem Vergleichsmaterial heute wesentlich an Bedeutung. Dies begründet sich nicht zuletzt in der Tatsache, daß die kardialen Leiden, vor allem die Coronarsklerose, aber auch die rheumatischen Vitien, noch immer im Zunehmen begriffen sind, vor allem aber auch deren Behandlung im Zusammenhang mit den ständigen Fortschritten der Herzchirurgie sich dauernd verbessert und zu einer möglichst exakten Diagnosestellung zwingt. Daß dabei die elektrokardiographische und vektorkardiographische Diagnostik wegen ihrer einfachen technischen Untersuchungsmethoden nach wie vor eine zentrale Stellung einnehmen, bedarf keiner weiteren Begründung. Aus diesem Grunde wurde die vorliegende Monographie vorwiegend auf die praktisch klinischen Zwecke ausgerichtet und soll vor allem demjenigen, der täglich mit dem Problem der Diagnosestellung konfrontiert ist, als Unterstützung und Wegleitung dienen.

Die Überlegenheit der vektoriellen Darstellung der Aktionspotentiale gegenüber der elektrokardiographischen hat sich in den letzten Jahren in zahlreichen Untersuchungen bestätigt, so vor allem auf dem Gebiete der Infarktdiagnostik und der Analyse der Hypertrophien. Nicht zuletzt aus diesem Grunde werden die betreffenden Kapitel unter Mitberücksichtigung der klinischen, angiographischen, hämodynamischen und autoptischen Befunde besonders ausführlich dargestellt.

Sollten somit die vorliegenden Ausführungen zur Vertiefung und Festigung der elektrokardiographischen und vektoriellen Diagnostik beitragen, so betrachtet der Autor den Zweck der Monographie als erfüllt.

Meinen aufrichtigen Dank möchte ich an dieser Stelle an Herrn Prof. P. H. ROSSIER richten, auf dessen Anregung die Monographie verfaßt wurde. Herr Prof. M. HOLZMANN hat durch seine umfassenden Kenntnisse auf dem Gebiete der Elektrokardiographie vieles zur Definition und Formulierung der hier niedergelegten Gedankengänge beigetragen. Wertvolle Hilfe war das dauernde Interesse und die Unterstützung, welche ich bei der Durchführung der Coronarographie von Herrn Prof. J. WELLAUER und seinen Mitarbeitern aus dem Röntgendiagnostischen Zentralinstitut erfahren durfte; die Überlassung der Sektionsprotokolle durch Herrn Prof. E. UEHLINGER, Pathologisches Institut, hat in vielen Fällen Wesentliches zur Deutung der klinisch-pathologischen Korrelationen beigetragen. Ihnen allen, und vor allem auch dem verstorbenen PD Dr. F. SCHAUB, welcher mich als erster in die Kenntnisse der Elektrokardiographie und Vektorkardiographie eingeführt hat, sei an dieser Stelle mein besonderer Dank ausgesprochen. Spezieller Dank gebührt meiner langjährigen Mitarbeiterin im Vektorkardiographielabor, Frl. HEIDI SCHMID, welche in äußerst exakter und zuverlässiger Weise die Durchführung der Vektorkardiogramme betreute und stets um deren Qualität besorgt war. Herrn Dr. H. GÖTZE vom Springer-Verlag, Heidelberg, darf ich für das rege Interesse und die Bemühungen um eine sorgfältige Ausgabe der Monographie ebenfalls meinen besten Dank aussprechen.

Zürich, im Mai 1969   PAUL LICHTLEN

Inhaltsverzeichnis

Einleitung

Die Vektorkardiographie hat sich in den letzten Jahren, vor allem dank entscheidender Verbesserung und Vereinfachung der Ableitungstechniken, in zunehmendem Maße als eine klinische Untersuchungsmethode von großem Wert und vielfacher Bedeutung erwiesen. Indem sie das Bild des normalen und pathologischen Erregungsablaufes durch die *räumliche Darstellung* vervollständigt, tritt sie als wesentliche Ergänzung und Erweiterung neben die konventionelle Elektrokardiographie. Obwohl der Schritt von der Elektrokardiographie zur Vektorkardiographie vorwiegend ein methodischer ist, wird durch die größere Aussagekraft des Vektorkardiogrammes die diagnostische Informationsbreite der elektrischen Vorgänge des Herzens entscheidend beeinflußt, wie zahlreiche Untersuchungen — besonders auf dem Gebiete der Infarktdiagnostik — gezeigt haben. Der fundamentale Unterschied findet sich in der *örtlichen Begrenzung der elektrokardiographischen Registrierung* gegenüber der mehrdimensionalen, ganzheitlichen des Vektorkardiogrammes. Während das Elektrokardiogramm die Veränderungen der Aktionspotentiale an einer durch die Elektrodenlage *bestimmten Stelle* der Körperoberfläche wiedergibt, erfaßt das Vektorkardiogramm kontinuierlich den gesamten Erregungsablauf in einer Körper*ebene* und gewinnt durch seine Ableitungen in 3 Ebenen (horizontal, frontal, sagittal) räumlichen Charakter.

Ein entscheidender Wert der vektoriellen Darstellung des Erregungsablaufes liegt deshalb im *Didaktischen*, indem die Beurteilung des konventionellen Elektrokardiogrammes durch dessen vektorielle Deutung eine wesentliche Vertiefung erfährt. Da die vom Herzen generierten Potentiale — wie später ausgeführt wird — von Natur aus vektorieller Art sind, d.h. eine bestimmte Richtung und Größe aufweisen, ist auch das konventionelle Elektrokardiogramm bereits Ausdruck eines vektoriellen Geschehens resp. stellt das Elektrokardiogramm im Kern bereits ein vereinfachtes Vektorkar-

diogramm dar, wobei die Veränderungen der sich auf einen bestimmten Ableitungspunkt hin und davon wegbewegenden vektoriellen Aktionspotentiale *lokal* registriert werden. Ein gründliches Verständnis des elektrokardiographischen Geschehens kann deshalb a priori nur auf Grund der *vektoriellen Analyse* erreicht werden. Sie verleiht der weitgehend auf morphologischen Kriterien beruhenden Diagnose der Elektrokardiographie eine rationelle Begründung und eine sichere Grundlage.

Da die vektorielle Analyse des Elektrokardiogrammes jedoch einige Übung voraussetzt, wird in der vorliegenden Monographie großer Wert auf die vektorielle Deutung der formalen Abweichungen des Elektrokardiogrammes bei den typischen Krankheitsbildern gelegt und diese anhand zahlreicher Beispiele erläutert. Die damit verbundene Umstellung im diagnostischen Denken der Elektrokardiographie bereitet zwar anfangs zusätzliche Schwierigkeiten, führt schließlich jedoch zu einer wesentlichen Erleichterung der Analyse.

Die *Informationsbreite des Vektorkardiogrammes*, welche nicht nur auf der kontinuierlichen, räumlichen Darstellung der Aktionspotentiale, sondern auch auf ihrer quantitativ und zeitlich großen Auflösung beruht, ermöglicht eine genauere statistische Analyse des pathologischen Erregungsablaufes und damit eine größere Konzentration der Erfahrung. Entscheidende Voraussetzung für eine auf statistischer Basis beruhende und verifizierte Vektordiagnostik ist der genaue Vergleich zwischen Erregungsablauf und zugrundeliegender anatomischer resp. funktioneller kardialer Veränderung. Es ist deshalb unumgänglich, dem pathologischen Vektorverlauf die funktionellen und anatomischen kardialen Veränderungen gegenüberzustellen, wie dies z.B. im Infarktkapitel durch Herbeiziehen klinischer Resultate, der Autopsiebefunde und vor allem auch der Resultate der selektiven Coronarographie angestrebt wird. In den Abschnitten über die Hypertrophien sowie die kongenitalen Vitien sind die hämodynamischen Resultate soweit wie möglich mitberücksichtigt worden, wobei der Schweregrad der Vitien zusätzlich auch anhand der operativen Resultate mitbeurteilt wurde. Nach Möglichkeit wurde dabei versucht, den pathologischen Vektorablauf auf Grund der bekannten anatomischen und funktionellen Veränderungen des Herzens zu erklären und die Beziehungen zum abnormen Erregungsablauf möglichst klar herauszuarbeiten.

Auf Grund der dreidimensionalen Registrierung führt die vektorielle Darstellung an sich schon zu einer wesentlich engeren Korrelation zwischen Erregungsablauf und kardialer Veränderung als das konventionelle Elektrokardiogramm. Wenn auch die Überlegungen, welche vom Vektorkardiogramm zur anatomischen Deutung und Diagnose leiten, häufig noch als Arbeitshypothese aufzufassen sind, so haben sich andererseits — gestützt auf die heutigen kardialen Untersuchungsmöglichkeiten — die Kenntnisse der Klinik der verschiedenen Herzkrankheiten in den letzten Jahren doch derart erweitert, daß in vielen Fällen (Infarktdiagnostik, erworbene Vitien, Hypertrophien) eine realistischere anatomische Betrachtungsweise möglich geworden ist. Eine der Hauptschwierigkeiten der *anatomischen Vektoranalyse* liegt dabei in der noch immer mangelhaften Kenntnis der Streubreite des normalen Vektorablaufes in den verschiedenen Altersgruppen, dem Fehlen entscheidender vektoriell-experimenteller Untersuchungen über den pathologischen Erregungsablauf sowie direkt am menschlichen Herzen intraoperativ erhobener Befunde über die Ausbreitung der Aktionspotentiale. Sehr bedeutungsvoll sind in diesem Zusammenhang die in neuerer Zeit durchgeführten Untersuchungen über die Verteilung der Körperoberflächenpotentiale am Menschen geworden (body surface potential mapping), deren Ergebnisse dort, wo sie zur Klärung der anatomisch-vektoriellen Beziehungen beitragen, in die Diskussion eingebaut worden sind.

Bei der vektorkardiographischen Registrierung wurde dem *Frankschen System* der Vorzug gegeben, da dieses sich heute wegen seiner Einfachheit und überzeugenden Darstellungsart mehrheitlich durchgesetzt hat. Damit soll jedoch nicht eine absolute Stellung dieses Systems propagiert werden; die Nachteile des Frankschen Systems sind neben seinen vielen Vorzügen dafür zu offensichtlich. Solange jedoch die Frage nach dem optimalen Ableitungssystem noch offenbleibt, und die vektorkardiographische Grundlagenforschung noch keine überzeugende Lösung betreffs der Ableitungssysteme gefunden hat, muß sich der Kliniker mit einer Kompromißlösung zufrieden geben resp. dasjenige System bevorzugen, das technische Einfachheit und leichte Durchführbarkeit mit möglichst exakter physiologischer Grundlage verbindet.

Die Monographie möchte deshalb einerseits zur vektoriellen Analyse des Elektrokardiogrammes beitragen und dieses damit auf eine sicherere diagnostische Grundlage stellen. Andererseits wird versucht, eine exaktere Korrelation zwischen den elektrophysiologischen Vorgängen des Herzens und den zugrundeliegenden anatomischen Veränderungen anhand des vektoriellen Denkens zu erreichen und damit wiederum die Diagnostik rationeller zu gestalten.

I. Theorie der elektrokardiographischen und vektoriellen Ableitung der Aktionspotentiale des Herzens. Definition des Vektorbegriffes

Die vektorielle Natur der kardialen Aktionspotentiale wurde bereits von EINTHOVEN (1913), dem Begründer der modernen Elektrokardiographie vollumfänglich erkannt. Obwohl es ihm aus technischen Gründen noch verwehrt war, den Depolarisationsvorgang schon als Vektorschleife darzustellen, hat er durch seine Arbeit über die Berechnung der Richtung und Größe des manifesten Vektors gleichzeitig mit der Elektrokardiographie auch die heutige Vektorkardiographie begründet (EINTHOVEN, 1913). Versuche einer *indirekten* vektoriellen Darstellung anhand von Vektorberechnungen aus dem skalaren Extremitäten-Elektrokardiogramm folgten denn auch sehr rasch (FAHR, 1915; MANN, 1920; LEWIS, 1925), während die *direkte* Darstellung der Vektorschleife auf dem Kathodenstrahloscillographen noch für längere Zeit mit großen Schwierigkeiten verbunden blieb (SAVJOLOFF, 1929; SULZER, 1936; MANN, 1938). So sind auch die mit verbesserten Braunschen Röhren Ende der dreißiger Jahre dargestellten Vektordiagramme noch nicht wesentlich über das Experimentalstadium hinausgekommen (SCHELLONG, 1937; WILSON, 1937, 1938; HOLLMANN, 1938). Erst der in den vierziger Jahren gemachte Fortschritt der Elektronik führte schließlich auch in der Vektorkardiographie zum entscheidenden Durchbruch, da nunmehr dank einwandfreier Oscillographen eine klinisch brauchbare vektorielle Darstellung der Aktionspotentiale möglich wurde (DUCHOSAL, 1949, 1959; GRISHMAN, 1952; BURCH, 1953). Seit der Lösung der technischen Schwierigkeiten steht die Suche nach einem möglichst exakten, einfachen, klinisch gut anwendbaren Ableitungssystem im Vordergrund, ein Problem, das im letzten Jahrzehnt jedoch ebenfalls zu weitgehender Befriedigung gelöst werden konnte (FRANK, 1956; MCFEE, 1961).

a) Physikalische Vektordefinition

Als Vektoren werden physikalisch umschriebene Größen mit bestimmter Richtung definiert; sie stehen damit im Gegensatz zu den Skalaren, den ungerichteten Größen. Vektorielle Größen werden physikalisch üblicherweise mit einem Pfeil dargestellt, wobei dieser die Richtung, und seine Länge das Ausmaß der entsprechenden Kraft repräsentiert. Eine elektromotorische Kraft fällt deshalb unter den Vektorbegriff, sobald sie eine bestimmte Größe und Richtung aufweist. Auch die Aktionspotentiale des Herzens, welche eine während des Erregungsablaufes dauernd wechselnde Richtung und Größe besitzen, sind dementsprechend als Vektoren zu betrachten. Mathematisch gesehen setzt sich jeder Vektor aus mindestens zwei Teilvektoren zusammen, deren Resultante er darstellt. Es würde hier zu weit führen, auf die mathematische Grundlage der Vektorkonstruktion und -berechnung näher einzugehen; es wird dafür auf die betreffenden Lehrbücher verwiesen (s. Bibliographie).

b) Bildung der kardialen Aktionspotentiale

Eine Haupteigenschaft der Muskulatur besteht in ihrer von GALVANI 1791 erstmals beschriebenen *Polarisierbarkeit* resp. der Fähigkeit, auf Grund von Ionenschichtungen und -verschiebungen an den Zellmembranen elektrische Ströme zu erzeugen. Dies gilt insbesondere für den Herzmuskel, dessen Zellen im Ruhezustand durch Anlagerung positiver Ionen von außen und negativer Ionen von innen an der Membran eine Potentialdifferenz von ca. 100 Millivolt (mV) aufweisen (WEIDMANN, 1956; HOFFMAN, 1960; HECHT, 1961). Die dadurch resultierende Polarisierung der semipermeablen Zellmembran — im Ruhezustand für positive, nicht aber für negative Ionen durchgängig — beruht somit auf einer „*Spannungs-oder Doppelschicht*" (SCHÄFER, 1940; FRANK, 1953).

Die *Depolarisierung*, welche durch vorübergehende Aufhebung der Membranpermeabilität einen Efflux negativer Ionen aus der Zelle heraus bewirkt, geht mit einem transienten Verlust der Ruhespannung und einer Aktivierung der *Membran* einher. Im *Repolarisationsvorgang* wird schließlich durch aktiven Ionentransport in die Zelle hinein die Ruhespannung an der Membran wieder hergestellt. Dieser Wechsel zwischen polarisiertem Zustand (Ruhezustand), plötzlicher Depolarisierung und anschließender Repolarisierung der Membran resp. zwischen Ladung und Entladung geht normalerweise in rhythmischem, durch Impulse aus dem Sinusknoten gesteuerten Ablauf einher. Dabei wird das elektrische Phänomen durch einen Koppelungsmechanismus auf das mechanische Kontraktionsprinzip übertragen. Unter dem Einfluß von Calciumionen und ATP als Energiequelle werden die contractilen Proteine (Actomyosin) aktiviert, woraus eine Kontraktion der eigentlichen Muskelfaser resultiert. Die Einzelheiten der *elektromechanischen Koppelung* sind noch nicht restlos geklärt (als Übersicht s. SCHÄFER, 1962; FLECKENSTEIN, 1963); sie sind für die nachfolgenden Überlegungen über die elektrischen Phänomene aber nicht entscheidend.

Der kardiale Dipol

Die entlang einer Nerven- oder Muskelmembran orientierte Stromverteilung, die sich bei einer in bestimmter Richtung fortlaufenden Erregung in Form einer positiven und negativen Ausbreitungswelle darstellt, wurde schon von HELMHOLTZ 1853 als *Dipol* und somit als *gerichtete Größe* erkannt. *Generell wird als Dipol eine Stromquelle definiert, welche auf zwei nahe zusammen liegenden punktförmigen elektrischen Ladungen von gleicher Größe, jedoch entgegengesetzter Polarität beruht.* Der Dipol besteht somit aus einem elektrischen Feld positiver und negativer Ladungen, das sich auf die Umgebung konzentrisch und gleichmäßig ausbreitet. Beim Herzen ändert die Stromquelle im Verlaufe des Cyclus ihre Größe und Richtung dauernd und zeigt überdies eine geringgradige örtliche Verschiebung (Dipol-Wanderung). Die

Achse, welche das Zentrum der positiven und negativen Ladungen miteinander verbindet, wird als *Dipol-Achse* oder *elektrische Achse* bezeichnet. Sie ist beim Menschen normalerweise entsprechend der überwiegenden Richtung der Erregungsausbreitung nach links unten orientiert. *Der kardiale Dipol ist somit zu jedem Zeitpunkt der Depolarisation durch eine bestimmte, der generierten motorischen Kraft entsprechende Größe, das Dipol-Moment, sowie durch eine bestimmte Richtung charakterisiert.* Die letztere ist im wesentlichen entsprechend dem Überwiegen der Masse des linken Ventrikels sowie der allgemeinen Position des Herzens im linken Hemithorax, analog zur elektrischen Achse, zur linken Körperseite hin orientiert. *Der kardiale Dipol stellt somit definitionsgemäß eine gerichtete Größe und damit einen Vektor dar.*

Da sich praktisch sämtliche Deutungen der elektrokardiographischen und vektorkardiographischen Darstellung der Aktionspotentiale auf die Dipol-Theorie stützen, drängt sich eine kritische Betrachtung ihrer theoretischen Forderungen und klinischen Anwendung auf. So bestechend die Dipol-Theorie ist, kann sie in strengem Sinne auf das Herz als elektrische Energiequelle doch nur in beschränktem Maße angewendet werden. Allein schon die Voraussetzung, daß das Herz als eine *punktförmige* Quelle positiver und negativer Ladungen aufzufassen ist, läßt sich klinisch nicht rechtfertigen. So haben bereits CRAIB und CRANEFIELD, welche 1927 als erste nach EINTHOVEN eine brauchbare elektrische Feldtheorie für das Herz als Stromquelle aufstellten, auf die große Diskrepanz zwischen dem Herz als theoretisch punktförmiger Stromquelle und einer Einzelmuskelfaser mit klar umschriebenen geometrischen Formen hingewiesen. Andererseits erhält die Dipol-Theorie jedoch eine starke Stütze aus den klinischen Untersuchungen, welche mittels spiegelbildlich angelegter elektrokardiographischer Ableitungen durchgeführt werden. Es ergibt sich dabei auf Grund der gegenseitigen Aufhebung positiver und negativer Ladungen im *Spiegelbild-Elektrokardiogramm* der überraschende Befund, daß die Dipol-Theorie sich beim Normalen in bis zu 90% der QRS-Veränderungen nachweisen läßt. Stark unterschiedliche Auslösch-Phänomene werden jedoch bei pathologischen Erregungszuständen, vor allem bei Schenkelblockbildern, schweren Infarkten, Extrasystolen oder Antesystolien gefunden, wo die Dipol-Konfiguration nur noch in 50—80% nachweisbar ist (DUCHOSAL, 1949; LEVINE, 1953; SCHMITT, 1953; SIMONSON, 1953; BÖCK und SCHÄFER, 1953; FRANK, 1955; SCHER, 1955, 1962; MORTON, 1957; BRODY, 1958; SCHÄFER und HAAS, 1962). Es muß deshalb daran festgehalten werden, daß die Dipol-Theorie, vor allem was ihre Annahme eines einzelnen, fix lokalisierten Dipols betrifft, nicht sämtliche elektrokardiographischen und vektorkardiographischen Veränderungen voll zu erklären vermag.

Trotz diesen Einwänden können jedoch Elektrokardiogramm und Vektorkardiogramm für klinische Belange weitgehend als von einem Dipol generierte, an der Körperoberfläche abgeleitete positive und negative Potentialschwankungen aufgefaßt werden (PIPBERGER, 1959) und stellen somit im weiteren Sinne eine Integration der an der Zellmembran erzeugten Aktionspotentiale dar (WILSON, 1946). Der Kliniker darf deshalb für praktische Zwecke, unabhängig von der Annahme oder Ablehnung der Dipol-Theorie, Elektrokardiogramm und Vektorkardiogramm als den Ausdruck der summierten kardialen Aktionspotentiale betrachten.

c) Ableitung der Aktionspotentiale an der Körperoberfläche

Durch die Einführung des Saiten-Galvanometers in die Kardiologie gelang es EINTHOVEN (1903) erstmals, Aktionspotentiale an der Körperoberfläche, d.h. an den Extremitäten klinisch brauchbar und einwandfrei abzuleiten. Dabei ist zu beachten, daß im wesentlichen zwei Faktoren die Größe der an der Körperoberfläche registrierten Potentialdifferenzen bedingen: a) die eigentliche Größe des vom Herzen generierten Stromes und b) die Weiterleitung und Deformierung des Stromes durch das Medium, den Körper. Da der Körper einen heterogenen Leiter mit einem je nach Organ verschiedenen Widerstand von 100—1000 Ohm (BENJAMIN, 1950) darstellt, werden nur geringe Anteile der effektiv erzeugten elektromotorischen Kräfte die Extremitäten erreichen. Die Potentialveränderungen zwischen zwei Ableitungsstellen an den Extremitäten sind deshalb im Verhältnis zu solchen im Körper selbst relativ gering.

Ableitungsvektor und Ableitungsfeld

Die Ableitung der Aktionspotentiale an der Körperoberfläche wird vor allem durch den „Ableitungsvektor" und das „Ableitungsfeld" charakterisiert (BURGER, 1957, 1958). Als *Ableitungsvektor* wird die an einer Ableitungsstelle (z.B. unipolare Elektrode) oder auf einer Ableitungslinie (z.B. Extremitätenableitung) der Körperoberfläche registrierte Größe und Richtung der Potentialdifferenzen definiert. Er ist somit weitgehend von lokalen Veränderungen, vor allem der Elektrodenlage abhängig und variiert von einer Körperoberflächenstelle zur anderen (PIPBERGER, 1959). Das *Ableitungsfeld* ist weitgehend durch die Position der Elektroden auf der Körperoberfläche charakterisiert. Idealerweise sollten die den Körper durchdringenden, die einzelnen Ableitungspunkte miteinander verbindenden Ableitungslinien möglichst parallel verlaufen, wodurch sich ein homogenes Ableitungsfeld ergeben würde. Annäherungsweise wird dies bei den relativ herzfernen Extremitätenableitungen erreicht, welche ein weitgehend homogenes, äquipotentielles Ableitungsfeld darstellen. Aus diesem Grunde benötigen die von EINTHOVEN eingeführten Extremitätenableitungen der Aktionspotentiale kein kritisches Anlegen der Elektroden (FRANK, 1953) und haben sich deshalb in der Klinik als einfach reproduzierbares System durchgesetzt. Da aber die Feldstärke an den verschiedenen Ableitungslinien (auch an denjenigen der Extremitäten) noch stark unterschiedlich ist, bleiben im skalaren Elektrokardiogramm deutliche Differenzen bezüglich der verschiedenen Ableitungsvektoren bestehen.

Proximitätseffekte

In diesem Zusammenhang ist es wichtig, den Begriff des Proximitätseffektes (Partialabgriffes), der auch für die vektorielle Ableitung von nicht zu unterschätzender Bedeutung ist, kurz zu diskutieren. Ausführliche experimentelle Untersuchungen von WYSS u. Mitarb. (VEYRAT, 1953; HUBER, 1959; HOPFF, 1962, 1963; SPAHR-HARTMANN, 1962; MÜLLER, 1963) haben gezeigt, daß mit Annäherung der Ableitungselektrode zum Herzen hin der globale Abgriff des gesamten Stromfeldes so stark deformiert wird, daß die an der herznahen Ableitungsstelle erfaßten Potentiale, obwohl sie noch aus sämtlichen kardialen Abschnitten stammen

(SCHÄFER, 1951), hinsichtlich Größe und Verlauf ein stark verändertes Bild ergeben (GROEDEL, 1936; WILSON, 1944; SCHÄFER, 1952; SCHER, 1962). Auf Grund experimenteller Untersuchungen am isolierten Katzenherzen ist eine proximitätsfreie Ableitung erst dann gewährleistet, wenn die Ableitungsstelle mehr als das Doppelte des Herzdurchmessers von der Herzmitte entfernt liegt (HARTMANN, 1954; SPAHR-HARTMANN, 1962). Entgegen der Ansicht von FRANK (1957) muß deshalb heute angenommen werden, daß die Elektrodenannäherung an das Herz in den präcordialen Ableitungen des skalaren Elektrokardiogrammes und wahrscheinlich auch in den horizontalen vektorkardiographischen Ableitungen tatsächlich mit deutlichen Proximitätseffekten verbunden ist.

Die durch Annäherung der Ableitungselektrode an das Herz zunehmende Inhomogenität des Ableitungsfeldes, welche schließlich für den Proximitätseffekt verantwortlich ist, führt gleichzeitig zu einer „Lokalisierung" der Potentialveränderungen. Dadurch werden die direkt unter der Ableitungselektrode liegenden myokardialen Veränderungen, einer optischen Vergrößerung vergleichbar, verstärkt und zu besserer Darstellung gebracht. Der Proximitätseffekt bringt somit einerseits einen Verlust der globalen Erfassung der Potentiale sämtlicher Herzabschnitte mit sich, andererseits verdeutlicht er jedoch die lokalen Veränderungen. Seine klinische Bedeutung ist deshalb immer noch umstritten (SCHER, 1962) und kann erst durch den Vergleich zwischen konventionellen und weitgehend proximitätsfrei abgeleiteten normalen und besonders pathologischen Vektordiagrammen entschieden werden (HOPFF, 1962). Obwohl die bereits erwähnten Spiegelbilduntersuchungen, die beim Menschen auch bei herznahen Elektroden (V₁ und V₂) noch eine Aufhebung der Potentiale in bis zu 90% ergeben haben, Proximitätseffekte in ihrer klinischen Bedeutung eher als nicht sehr wesentlich erscheinen lassen (DUCHOSAL, 1949), sind weitere Untersuchungen notwendig, um dieses wichtige Problem der Elektrokardiographie nicht nur experimentell, sondern auch klinisch zu lösen. Proximitätseffekte lassen sich, wie SCHER (1962) betont, allerdings nur dann eliminieren, wenn das Ableitungsfeld den Thorax in parallelen, uniformen Linien durchdringt. Ob diese Forderung von einem klinischen Ablei-

tungssystem je erreicht werden kann, bleibt bis heute noch fraglich.

d) Elektrokardiographische und vektorkardiographische Darstellung der Aktionspotentiale

Bei der heute in der Klinik gebräuchlichen elektrokardiographischen und vektorkardiographischen Registrierung der Aktionspotentiale des Herzens müssen auf Grund der vorher diskutierten theoretischen und experimentellen Untersuchungen somit folgende Annahmen gemacht werden:

1. Die Körperoberfläche ist als sphärisch zu betrachten, wobei sich die Potentialdifferenzen auf der Kugeloberfläche gleichmäßig verteilen, so daß das Ableitungsfeld weitgehend zu einem homogenen wird. Die Extremitätenelektroden liegen an den Ecken eines äquilateralen Dreieckes *(Einthovensches Dreieck)*, das der frontalen Äquatorialebene der Kugel entspricht. Da die Extremitätenableitungen relativ weit vom Herzen entfernt liegen, können sie als frei von Proximitätseffekten angesehen werden (EINTHOVEN, 1895, 1908, 1913; WILSON, 1946; FRANK, 1954; PIPBERGER, 1958, 1959; WYSS, 1959—1963).

2. Der Körper ist ein homogenes Medium mit relativ hohem Widerstand, wobei die eventuelle Bevorzugung gewisser Strombahnen vernachlässigt werden kann (FRANK, 1953).

3. Die Stromquelle des Herzens ist im Vergleich zum elektrischen Feld klein; das Herz selbst stellt, wenigstens im Normalfall, einen einzelnen fix lokalisierten Dipol dar. Auf die Gründe für und gegen die Theorie eines solchen Dipols wurde bereits weiter vorne hingewiesen. Sie kann, vor allem beim pathologischen Elektrokardiogramm und Vektorkardiogramm, nicht immer aufrechterhalten werden.

Mehr als die Dipol-Theorie hat sich die von EINTHOVEN aufgestellte Theorie der äquilateralen Form des Ableitungs-Dreieckes in der Folge als unzureichend erwiesen. Auf Grund zahlreicher experimenteller Untersuchungen, besonders von BURGER (1946, 1947) und WILSON (1946) muß heute angenommen werden, daß das Extremitäten-Dreieck nicht ein strikte gleichseitiges ist, sondern zufolge der exzentrischen Lokalisation des Herzens eine gewisse Deformation nach oben links aufweist. Die Deutung des Extremitäten-Elektrokardiogrammes wird jedoch, wie die tägliche klinische Praxis zeigt, durch diese Feststellung nicht entscheidend beeinflußt.

Wesentliche Einwände richten sich auch gegen die Homogenität des Körpers als Medium, da — wie bereits betont wurde — verschiedene Organe beträchtlich differente Widerstände aufweisen. Eingehende Untersuchungen, vor allem von FRANK (1957), haben jedoch gezeigt, daß für die praktischen Belange der Elektro- und Vektorkardiographie der Körper als homogenes Medium aufgefaßt werden darf.

Von ausschlaggebender Bedeutung ist die Dipol-Theorie für die *vektorielle* Darstellung der Aktionspotentiale. Eine korrekte Addition der verschiedenen Dipol-Momente, von denen jedes als ein kleiner Einzelvektor betrachtet werden kann, zu einem kardialen Gesamtvektor, wäre nach SCHER nur dann möglich, wenn ein und derselbe Ableitungsvektor für alle verschiedenen Punkte des Myokardes zutreffen würde (SCHER, 1962). Dies ist jedoch auch im besten Ableitungssystem nur annäherungsweise der Fall. Es ist das Verdienst von FRANK (1953, 1954, 1955, 1956), anhand von zahlreichen Untersuchungen an Torsomodellen ein Ableitungssystem gefunden zu haben, worin der globale Ableitungsvektor möglichst weitgehend der Summe der Projektion der einzelnen Dipol-Momente entspricht. Der kardiale Dipol wird dabei zur klinischen Vereinfachung als ein einziger, fix lokalisierter oder zum mindesten nur mit minimalen örtlichen Schwankungen während des Herzcyclus einhergehender aufgefaßt. Alle anderen Annahmen, vor allem diejenige von multiplen, nicht zu einem einheitlichen Dipol summierbaren Kräften, würden die vektorielle Deutung wesentlich erschweren, wenn nicht sogar verunmöglichen. Wie so oft muß sich auch hier der Kliniker gegenüber dem Physiologen auf eine einfache, wenn auch teilweise hypothetische und vielleicht sogar fragwürdige Ausgangsposition beschränken, um der täglichen Situation gerecht zu werden.

Da die an der Ableitungsstelle erfaßten Potentiale auf Grund der weiter vorne gemachten Ausführungen über die extrakardialen Einflüsse, vor allem größenmäßig nicht den wahren, vom Herzen generierten Kräften entsprechen können, hat bereits EINTHOVEN den an der Körperoberfläche registrierten Vektor als „manifesten Vektor" bezeichnet. *Die Erfassung von*

Größe, Richtung und Lage des normalen und pathologischen „manifesten Vektors" stellt das primäre Interesse der klinischen Elektro- und Vektorkardiographie dar. Besonders seine pathologischen Veränderungen sind der Gegenstand einer unübersehbaren Literatur geworden, die anhand vergleichender Untersuchungen ein erstaunliches Gebäude von empirisch-klinischem Wissen errichtet hat.

Die sich im Verlaufe des Herzcyclus dauernd ändernde Größe des manifesten Vektors ist in erster Linie von der Zahl der gerade aktivierten Fasern sowie der Größe der individuellen elektromotorischen Kräfte, nicht zuletzt aber auch von der Divergenz der erzeugten Potentiale abhängig. Es muß angenommen werden, daß im Normalfall und bis zu einem gewissen Ausmaße auch bei der pathologischen Erregung, *Kanzellationen elektrischer Kräfte innerhalb des Herzens* zufolge direkt entgegengesetzter, größenmäßig gleicher Vektoren vorkommen müssen. Diese intrakardiale Neutralisierung von Potentialen, welche im Gesamtvektorbild an der Körperoberfläche nicht in Erscheinung tritt, wurde von SCHÄFER in treffender Weise als „*physiologische low voltage*" bezeichnet (SCHÄFER, 1952). Daß dies normalerweise in erheblichem Maße zutreffen muß, zeigt sich besonders bei der durch Infarkt pathologisch veränderten Erregung, wo unter Umständen bedeutende, in der normalen Vektorschlinge nicht erfaßte Kräfte plötzlich in Erscheinung treten (s. beispielsweise Abschnitt über den posterobasalen-lateralen Infarkt). Die „physiologische low voltage" verunmöglicht es somit, nicht nur die wahre Größe der vom Herzen generierten Kräfte zu erfassen, sondern auch den Depolarisationsvorgang in seinem effektiven Ablauf zu verfolgen, da wiederum nur die nach außen gelangenden Potentiale richtungsbestimmend sein können.

Aus den skalaren Extremitätenableitungen läßt sich durch den Vergleich der verschiedenen Ableitungsvektoren der manifeste Vektor unschwer berechnen und durch seine Aufzeichnung im zeitlichen Ablauf der Erregungsausbreitung eine „*Vektorschleife*" konstruieren. Die so erhaltene Schlinge, welche die momentane Größe und Richtung des Depolarisationsstromes in der Frontalebene darstellt, wurde von MANN (1920) als „*Monokardiogramm*" bezeichnet. (Da es sich dabei nicht um orthogonale korrigierte Vektorschleifen nach den heutigen Grundsätzen handelt, sollte dieser Ausdruck für Vektorkonstruktionen aus skalaren EKG-Ableitungen konsequenterweise beibehalten werden.) Durch geeignete Verbindungen der Ableitungselektroden mit den Ablenkungen eines Oscillographen (z.B. horizontale Ablenkung als Ableitung *I*, vertikale Ablenkung als Ableitung *avF*) läßt sich das Monokardiogramm direkt als Vektorschleife auf dem Oscilloskop festhalten. Auf gleiche Weise lassen sich durch bestimmte Plazierungen von Elektroden, gleich wie für die Frontalebene, auch Vektorschleifen für die Horizontal- und Sagittalebene erhalten. *Die Vektorschleife stellt somit die Summe der Größe und Richtung sämtlicher kardialer Aktionspotentiale zu jedem Zeitpunkt des Herzcyclus in ihrer Projektion auf eine „Ableitungsfläche" dar.* Sie kann als Bild der Größe und Richtung der *mittleren Erregungsausbreitung* zu jedem Moment der Depolarisation betrachtet werden. Es geht aus dieser Definition hervor, daß jeder Vektor sich wieder in mehrere Teilvektoren zerlegen läßt, wobei deren Größe und Richtung jedoch nur anhand pathologischer Vektorkardiogramme vermutet und rekonstruiert werden können.

e) Das orthogonale korrigierte Vektorkardiogramm

Da, wie bereits erwähnt, die Manifestierung des Ableitungsvektors auf verschiedene Ableitungslinien und -punkte stark variabel ist, muß die Konstruktion der räumlichen dreidimensionalen Vektorschlinge aus konventionellen Ableitungen zu starken Ungenauigkeiten führen. Die Notwendigkeit einer Korrektur der Ableitungsstärke der verschiedenen Ableitungspunkte und -linien zu einer weitgehend identischen Registrierung des Ableitungsvektors an allen Ableitungspunkten erwies sich deshalb für klinische Belange als unerläßlich. Gleichzeitig drängte sich anstelle der konventionellen, flächenmäßigen eine *räumliche Orientierung im Koordinatensystem* resp. eine *Orthogonalisierung* auf. Da die nicht korrigierten Vektorsysteme auf Grund der starken Verschiedenheit der einzelnen Ableitungsvektoren gewisse Unkorrektheiten enthalten, gelangen sie heute in der Klinik kaum mehr zur Anwendung. Aber auch bei den korrigierten Vektorsystemen bestehen

zufolge der verschiedenen Anlagen der Ableitungselektroden noch relativ große Unterschiede im Verhalten der Ableitungsvektoren. Sie sind deshalb nicht ohne weiteres miteinander vergleichbar (SCHELLONG, 1937; WILSON, 1947; DUCHOSAL, 1949, 1959; GRISHMAN, 1952; BURCH, 1953; SIMONSON, 1955; WENGER, 1959). Es blieb FRANK als Ingenieur vorbehalten, anhand von zahlreichen theoretischen und mathematisch-physikalischen Überlegungen, experimentellen Untersuchungen an Torsomodellen und Vergleichen mit bereits vorhandenen Systemen ein korrigiertes orthogonales Ableitungssystem zu entwickeln, welches sich nicht nur durch weitgehend identische Ableitungsvektoren, sondern auch durch ein für klinische Zwecke genügend homogenes Ableitungsfeld kennzeichnet (FRANK, 1954, 1955, 1956, 1957). Gleichzeitig damit wurde ebenfalls das zweite Ziel, ein klinisch einfach anzuwendendes Ableitungssystem zu schaffen, erfüllt, und es stellt heute — mit teilweise geringen Modifikationen (McFEE, 1961) — das am weitesten verbreitete Vektorsystem dar (PIPBERGER, 1967). Schließlich gestattet das Franksche System einen raschen und zuverlässigen Vergleich mit der skalaren Elektrokardiographie, wobei größere Differenzen zwischen den elektrokardiographischen und vektoriellen Ableitungen eher selten sind. Da jedoch auch das Franksche System noch immer nicht frei von Nachteilen ist — so sind gerade in der horizontalen Ableitung noch immer Proximitätseffekte vorhanden, welche unter Umständen störend wirken können — hat sich der Kliniker bis zur Schaffung eines in jeder Weise befriedigenden Systems mit einem Kompromiß zufriedenzugeben, der sich jedoch aus der täglichen Praxis als annehmbar erwiesen hat.

Es kann nicht Aufgabe dieser kurzen einleitenden Orientierung sein, auf alle Vor- und Nachteile der heute angewendeten korrigierten orthogonalen Systeme einzugehen und ihre Unterschiede im einzelnen zu analysieren. Für den Kliniker ist es wesentlich wichtiger, an einem einmal als brauchbar befundenen System festzuhalten, da auch die Vektorkardiographie wie die Elektrokardiographie weitgehend auf vergleichenden Untersuchungen vor allem statistischer Natur beruht. Vergleichende Analysen sind jedoch nur anhand langjähriger Erfahrung mit dem gleichen System möglich.

II. Methodik der Vektorkardiographie nach Frank. Beziehungen zwischen Elektrokardiogramm und Vektorkardiogramm. Auswertungs- und Darstellungsmöglichkeiten

a) Methodik (Abb. 1—3)

Das Franksche System zeichnet sich durch eine empirisch und theoretisch begründete spezielle Anordnung der Elektrodenlage aus, welche im Verein mit spezifischen Änderungen der Widerstände eine korrigierte orthogonale Vektordarstellung von großer Zuverlässigkeit und klinisch einfacher Anwendbarkeit gewährleistet. Zur näheren Beschreibung der einzelnen technischen Daten wird auf FRANKs Originalartikel "An accurate, clinically practical system for spatial vectorcardiography" (1956) hingewiesen. Wie weit das Ziel des Frankschen Systems, bei geringer Anzahl einfach anzulegender Elektroden den QRS-Komplex auf $\pm 15\%$ genau zu erfassen, Einflüsse der Thoraxform möglichst auszuschalten und eine große Unempfindlichkeit gegenüber individuellen Variationen der Dipol-Lokalisation zu erhalten, ohne diese stets genau bestimmen zu müssen, erreicht wird, ist immer noch umstritten. Neuere Arbeiten (DRAPER, 1964; KATSUMI, 1967) haben gezeigt, daß auf Grund der individuellen anatomischen Verschiedenheiten, auch bei optimaler Konzeption des Ableitungssystems, noch immer relativ große Schwankungen in der Beziehung zwischen der Elektrodenlage und der Position des Herzens im Thorax bestehen, die zu deutlichen Unterschieden in der Erfassung des einzelnen kardialen Dipols führen. Es ist auf Grund der täglichen klinischen Erfahrung jedoch eher unwahrscheinlich, daß dadurch die Orthogonalität entscheidend beeinträchtigt wird. Aus allen Überprüfungen des Systems geht hervor, daß die genaue Plazierung der Elektroden sehr kritisch ist, wobei die Lage der cranialen Elektrode (H) an der Rückseite des Halses und der caudalen am linken Fuß (F) wegen ihrer Herzferne am wenigsten entscheidend ist. Die vier Thorax-Elektroden, welche in symmetrischer Anordnung in der linken und rechten mittleren Axillarlinie (Elektrode I

und A) sowie in der Mitte vorne prästernal (E) und hinten über der Wirbelsäule (M) angelegt werden, wie auch die 5. Elektrode (C), welche in einem Winkel von 45° von der linken mittleren Axillarlinie nach vorne am Thorax lokalisiert ist, erfordern jedoch eine möglichst genaue Plazierung (Abb. 1). Die letztere Elektrode (C) ist wiederum die am wenigsten kritische Thorax-Elektrode, da sich ihr Einfluß praktisch nur auf $^1/_3$ (27%) der gesamten Potentialdifferenz der x-Achse auswirkt und die z-Achse durch sie kaum, die y-Achse gar nicht erfaßt wird (FRANK, 1956). Wichtig ist es, die Elektroden streng auf der gleichen Höhe, im 5. Intercostalraume im Schnittpunkt mit den Axillarlinien anzulegen. Dieses Niveau erwies sich auf Grund zahlreicher vergleichender radiologischer Untersuchungen durch FRANK in der großen Mehrzahl der Fälle als der Hauptmasse des linken Ventrikels resp. dem Schwerpunkt des Herzens und somit demjenigen des Dipols entsprechend. Um die 5 Thorax-Elektroden auf gleicher Höhe zu halten, hat sich ihre gemeinsame Befestigung durch ein um den Thorax gelegtes Gummiband sehr gut bewährt. Es sei zudem darauf hingewiesen, daß in FRANKs Originalarbeit genaue Anweisungen zu noch präziserer Erfassung des Dipols durch individuelle Plazierung der Elektroden auf Grund der radiologisch bestimmten Lage des Herzens aufgeführt sind. Solche Ableitungen können in speziellen Fällen sehr wertvoll sein; für die Mehrzahl der Patienten dürfte die Erfassung des Dipols mit der von FRANK allgemein vorgeschlagenen Elektrodenanlage für klinische Zwecke jedoch vollauf genügen. Die ausgezeichnete Reproduzierbarkeit der instantanen Vektorschlinge sowie die weitgehende größenmäßige Übereinstimmung der einzelnen Momentanvektoren in ihrer Berechnung aus den verschiedenen Ableitungsebenen, sprechen für die Zuverlässigkeit des Systems.

Als *Vektorkardiograph* wird an der Medizinischen Universitätsklinik Zürich eine Spezialkonstruktion der Firma Dr. J. F. Tönnies verwendet[1]. Er basiert bezüglich des Schaltschemas auf den von FRANK gemachten Angaben. Als Zusatz werden zur Ausgleichung des Hautwiderstandes „Buffer-Elektroden" mit einem Schaltkreis nach PIPBERGER verwendet. Es hat sich jedoch gezeigt, daß in der großen Mehrzahl der Fälle keine wesentlichen Unterschiede zwischen mittels „Buffer-Elektroden" geschriebe-

(horizontal, links-sagittal, frontal) sowie das orthogonale Elektrokardiogramm. *Fortlaufende Vektorschlingen* sind besonders zur Beurteilung der initialen Schlingenanteile, welche auf der instantanen Schleife nicht selten durch die p- und T-Schleife teilweise überlagert werden, von großem Nutzen. Für die Analyse der p-Schleife sind sie unerläßlich, insbesondere wenn nicht routinemäßig eine Vergrößerung der initialen Schleifenpartien durchgeführt wird. — Die *Zeitunterbrechung* erfolgt alle 2 msec, wobei die

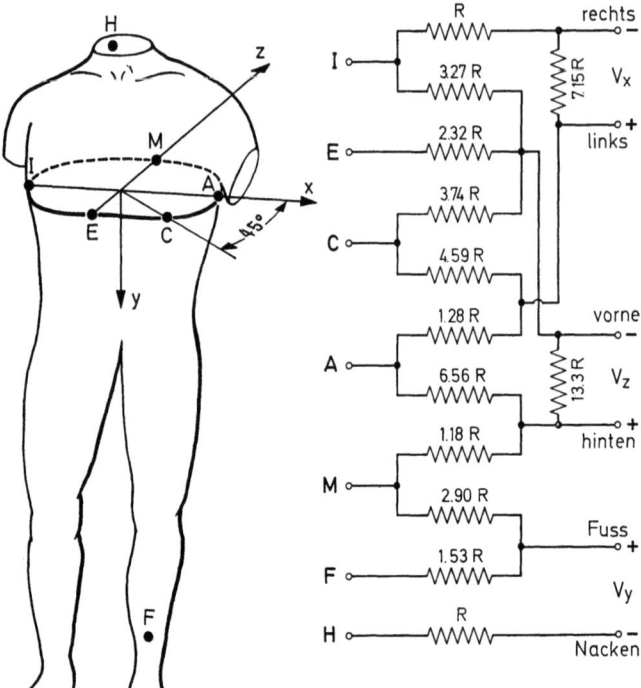

Abb. 1. Darstellung der Frankschen Ableitungen nach dem Originalschema von FRANK [Circulation *13*, 737 (1956)]

Die 5 Thoraxelektroden sind auf Höhe des 5. Intercostalraumes wie folgt angelegt: *I* rechte Axillarlinie; *A* linke Axillarlinie; *E* vordere Mittellinie, prästernal; *M* hintere Mittellinie, über der Wirbelsäule; *C* im Abstand von 45° ventral von *A*; *H* Hals; *F* linker Fuß

Rechts: Schaltschema für die drei orthogonalen, korrigierten Ableitungen: V_x Potential der x-Achse, von rechts nach links (positiver Pol links) orientiert; V_y Potential der y-Achse, von oben nach unten (positiver Pol nach unten) orientiert; V_z Potential der z-Achse, von vorne nach hinten (positiver Pol hinten) orientiert (s. Text)

nen und normal aufgenommenen Schleifen bestehen. Die Differenz der Potentiale lag innerhalb von 5% und die formalen Unterschiede erwiesen sich bei 100 konsekutiv untersuchten Patienten als minimal. Die Notwendigkeit der Anwendung von „Buffer-Elektroden" scheint u. E. lediglich bei starker Obesitas gegeben zu sein. — Der mit zwei Oscilloskopen ausgerüstete Apparat gestattet sowohl die Registrierung von *fortlaufenden* wie *instantanen* Schlingen, wobei die Auslösung zur photographischen Festhaltung der letzteren automatisch, gesteuert von der R-Zacke des Elektrokardiogrammes aus, unter Sicht auf dem Oscilloskop geschieht. Die *Registrierung* umfaßt fortlaufende wie instantane Vektorkurven in allen drei Ebenen

Richtung der Schleife durch das *Strich-Punkt-System* gekennzeichnet ist. Es ist unerläßlich, Vektorschlingen *mit* Zeitunterbrechung zu schreiben, da nur so eine genaue zeitlich-quantitative Auswertung möglich ist. Eine *elektrische Eichung* mittels fix eingebauter Widerstände, welche mehrere Stufen umfassen, ist zur genauen quantitativen Analyse aller Schlingenanteile ebenfalls absolut notwendig; sie wird routinemäßig bei jeder Kurve durchgeführt. (Auf den Abbildungen wird die Eichung im folgenden nur dann wiedergegeben, wenn sie für das Verständnis absolut notwendig ist.) Die *vektorkardiographische Untersuchung* ist entsprechend den Empfehlungen von FRANK, wenn immer möglich, am *sitzenden* Patienten durchzuführen, um die bestmögliche Relation zwischen Elektrodenlage im 5. Intercostal-

1. Dr. Ing. J. F. Tönnies, Laboratorium für Elektrophysik, Freiburg i. Br.

raum und Herzposition zu gewährleisten. Bei Untersuchungen am Liegenden sollte die Elektrodenposition zur genaueren Vektorregistrierung stets individuell angepaßt werden.

Das Vektorkardiogramm wird prinzipiell in *3 Ebenen* aufgenommen, welche durch die *3 Raumachsen* definiert sind.

(Die folgende Nomenklatur entspricht weitgehend den Empfehlungen des Komitee für Elektrokardiographie und Vektorkardiographie der American Heart Association, 1967.)

trachter. *Auf den folgenden Vektorabbildungen wird das horizontale Vektorkardiogramm stets mit ,,H'' bezeichnet werden, wobei ,,p'' = posterior und ,,d'' = dexter bedeuten.*

Die *sagittale Ebene*, welche durch die y- und z-Achse (longitudinale und sagittale Achse) gebildet wird, ist derart orientiert, daß der Betrachter von der *linken* Körperseite her auf die Ebene blickt. Die von oben nach unten gerichtete y-Achse ist mit positivem Pol nach unten orientiert. Die Vektorableitung erfolgt somit

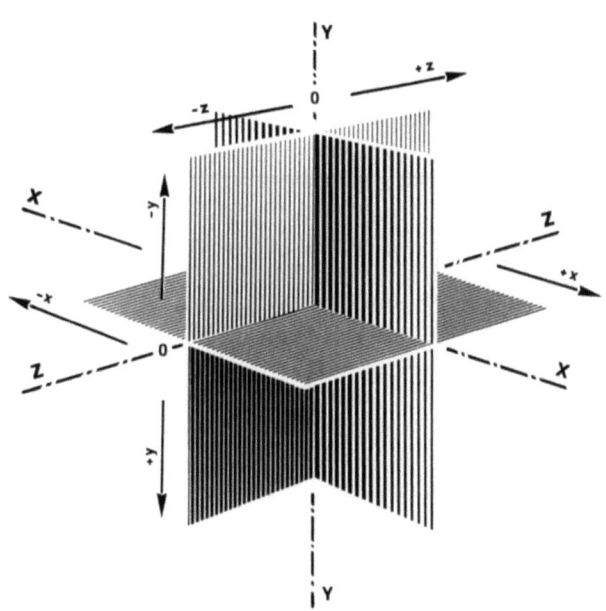

Abb. 2. Definition der Vektorebenen. Horizontalebene durch x- und z-Achse, Sagittalebene durch y- und z-Achse, Frontalebene durch y- und x-Achse gebildet. (Für weitere Erklärungen s. Text)

Dementsprechend werden die 3 Ebenen folgendermaßen gekennzeichnet (Abb. 2 und 3):

Die *horizontale resp. transversale Ebene*, welche durch die x- und z-Achse (transversale und sagittale Achse) gebildet wird, stellt entsprechend der Lage der thorakalen Elektroden einen ,,elektrischen Querschnitt'' durch den Thorax auf Höhe des 5. Intercostalraumes im Bereiche der Axillarlinien dar. Dabei ist die von rechts nach links verlaufende x-Achse mit positivem Pol nach links gerichtet, die von vorne nach hinten verlaufende z-Achse mit positivem Pol nach hinten orientiert. Die horizontale Ebene ist nach vektorieller Konvention so orientiert, daß der Betrachter von oben auf die Ebene blickt. Dadurch entspricht der untere Bildrand der vorderen, der obere der hinteren Thoraxwand, und die rechte Körperseite des Patienten liegt links, die linke rechts vom Be-

,,links-sagittal''. Der obere Bildrand entspricht der Vektororientierung kopfwärts, der untere derjenigen fußwärts, der linke der vorderen und der rechte der hinteren Thoraxwand. *Die sagittale Ebene wird im folgenden stets mit ,,S'' bezeichnet werden, wobei ,,a'' = anterior und ,,s'' = superior bedeuten.*

Die *frontale Ebene*, gebildet durch die x- und y-Achse, stellt sich entsprechend der elektrokardiographischen Konvention so dar, daß der Betrachter von *vorne* auf die Ebene blickt. Der linke Bildrand entspricht wiederum der rechten, der rechte Bildrand der linken Körperseite, der obere der Vektororientierung kopfwärts, der untere derjenigen fußwärts. *Die Frontalebene wird im folgenden mit ,,F'' bezeichnet, die übrigen Symbole sind die gleichen wie für die anderen Ebenen, ,,d'' = dexter, ,,s'' = superior.*

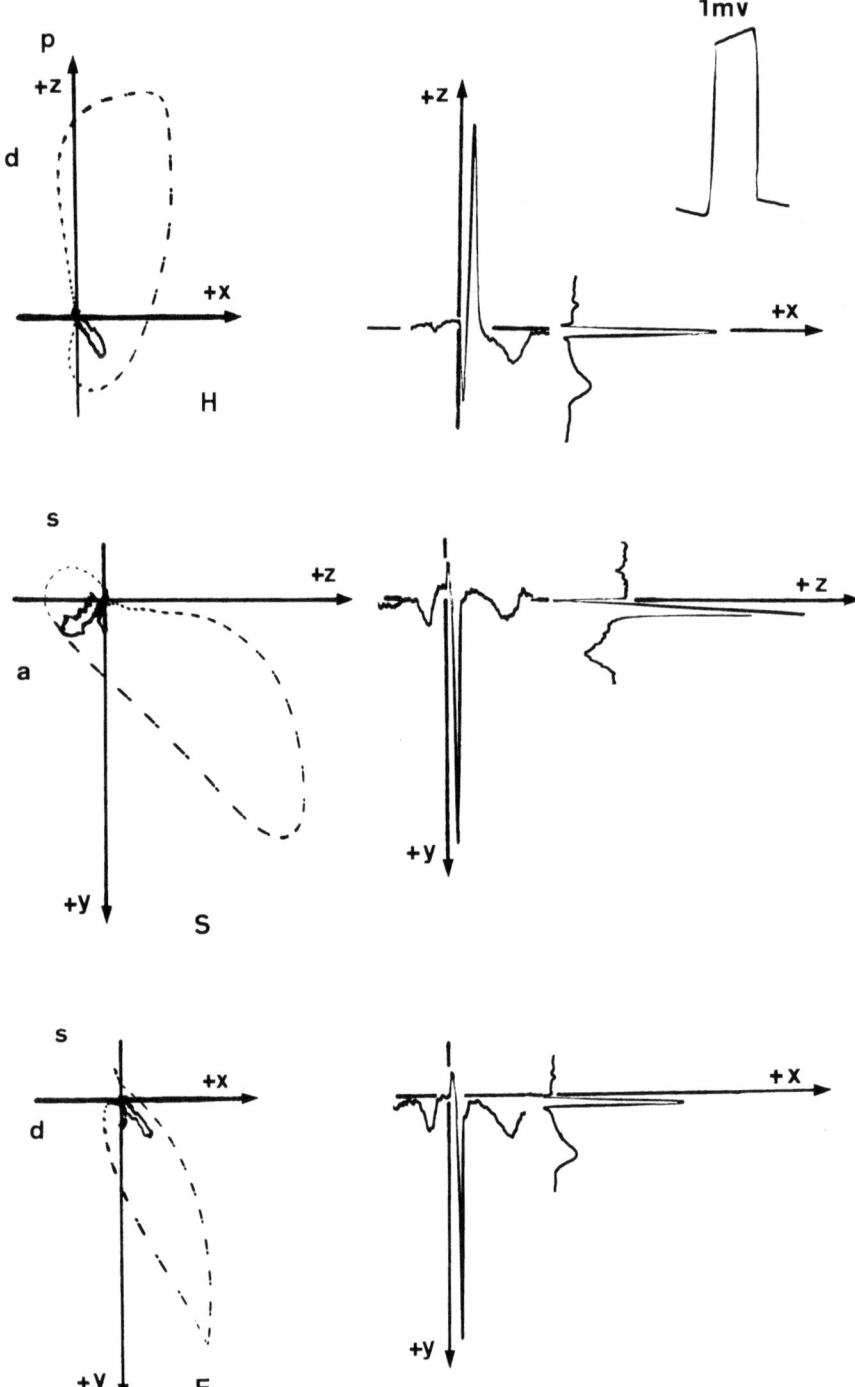

Abb. 3. Normale Vektorschleife nach FRANK in den drei Raumebenen: H = horizontal (links oben), S = links-
sagittal (Mitte), F = frontal (unten); *rechts:* orthogonales Elektrokardiogramm auf x-, y- und z-Achse

Die Horizontalebene wird aus x- und z-Achse, die Sagittalebene aus y- und z-Achse, die Frontalebene
aus x- und y-Achse gebildet. x-Achse positiv nach links, y-Achse positiv nach unten, z-Achse positiv nach
hinten orientiert. Verlauf der Schleifen in Strich-Punkt-Richtung; Zeitintervall 2 msec. Die Orientierungs-
bezeichnungen „posterior", „dexter", „superior" und „anterior" werden hier und auf den späteren Vektor-
darstellungen mit „p", „d", „s" und „a" angegeben, die Markierung der Raumebenen mit „H", „S" und „F"
abgekürzt. Die orthogonalen Elektrokardiogramme sind entsprechend den betreffenden Achsen orientiert.
Auf der x-Achse resultiert ein qRs-Typ, auf der y-Achse ein qR-Typ, auf der z-Achse ebenfalls ein qR-Typ.
Die orthogonalen Elektrokardiogramme entsprechen den maximalen positiven und negativen Ausschlägen
auf den betreffenden Achsen (s. Text)

b) Beziehungen zwischen Vektorkardiogramm und Elektrokardiogramm
(Abb. 4a—d)

Elektrokardiogramm und Vektorkardiogramm sind, wie bereits weiter vorne dargelegt wurde, Ausdruck der gleichen elektromotorischen Aktivität des Herzens und repräsentieren lediglich verschiedene physikalische Darstellungsmethoden. Da die kardialen Aktionspotentiale als gerichtete elektrokardiographische Bild der Erregungsausbreitung setzt sich deshalb aus einer Vielzahl von einzelnen *lokalen* Projektionen des manifesten Vektors zusammen, wobei die Anzahl der Ableitungen beliebig groß sein kann. In der Klinik beschränkt man sich heute in der Regel auf 6 herzferne und 6 herznahe Ableitungen. Dabei ist die Polarität des den Ableitungsvektor an einem gewissen Punkt registrierenden

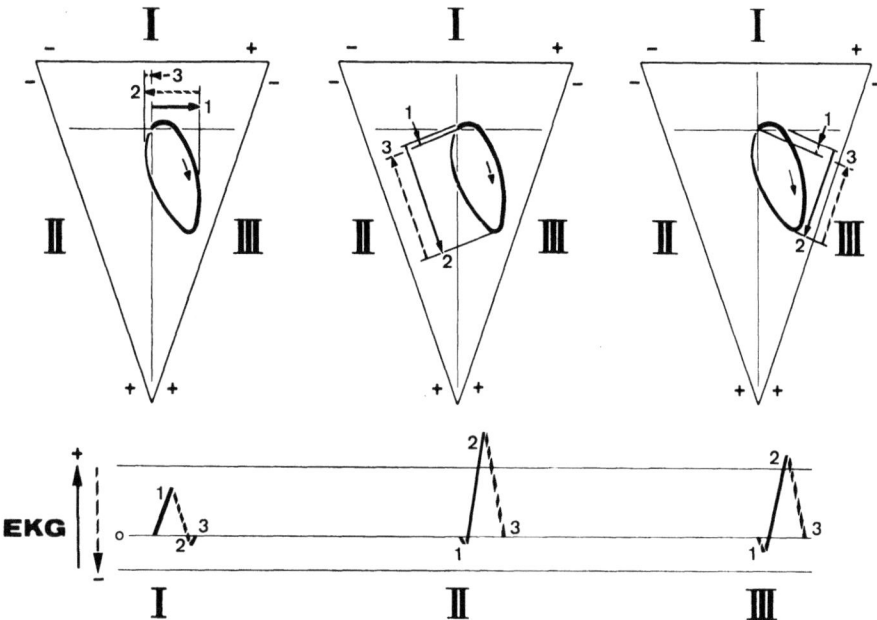

Abb. 4a. Beziehungen zwischen Elektrokardiogramm und Vektorkardiogramm: Normalfall (Frontalebene)
Oben: Die Vektorschlinge, eingezeichnet im Einthovenschen Dreieck und ihre Projektion auf die einzelnen Extremitätenableitungen (I, II und III). Ausgezogene Pfeile: auf den positiven Pol der Ableitung zu laufende Erregung; gestrichelte Pfeile: auf den negativen Pol der Ableitung zu laufende Erregung; Numerierung in der Reihenfolge der Erregungsausbreitung (arabische Ziffern), entsprechend dem Verlauf der Vektorschlinge
Unten: Von links nach rechts EKG-Konstruktion für Abl. I, II und III. Positiver Pol nach oben, negativer nach unten gerichtet. Vektorbewegung auf den positiven Pol zu ausgezogen, auf den negativen Pol zu gestrichelt. (Für weitere Erklärungen s. Text)

Größen im wesentlichen einen vektoriellen Charakter besitzen, muß auch das Elektrokardiogramm streng genommen als vektorielle Darstellung desselben aufgefaßt werden. Einer der wesentlichen Unterschiede liegt im begrenzten Charakter der elektrokardiographischen Ableitungspunkte und -linien, welche den Vektor der Erregungsausbreitung so erfassen, wie er sich gerade auf diesen bestimmten Ableitungsort (z.B. eine Extremitätenableitung oder eine unipolare Thoraxableitung) hin projiziert. *Das Elektrokardiogramm registriert somit die Ausbreitung der Aktionspotentiale des Herzens, wie sie von einem bestimmten Ableitungsort aus zu jedem Zeitpunkt des Herzcyclus gesehen werden.* Das Galvanometers so eingestellt, daß *bei einer Vektorbewegung auf die Ableitungsstelle zu der Ausschlag positiv und auf dem elektrokardiographischen Kontrollstreifen nach oben gerichtet ist.* Umgekehrt führt eine Vektororientierung vom positiven Pol der Ableitungsstelle oder -linie weg zu einem negativen, auf dem elektrokardiographischen Streifen nach unten gerichteten Ausschlag. *Größe und Dauer des Ausschlages entsprechen dabei genau derjenigen der Vektorbewegung* auf die Ableitungsstelle hin oder von ihr weg.

So ist in Abb. 4a der *positive Ausschlag* im EKG durch die Projektionen der *positiven Vektorbewegung,* parallel zu einer Ableitung berechnet worden, wobei die Größe genau der

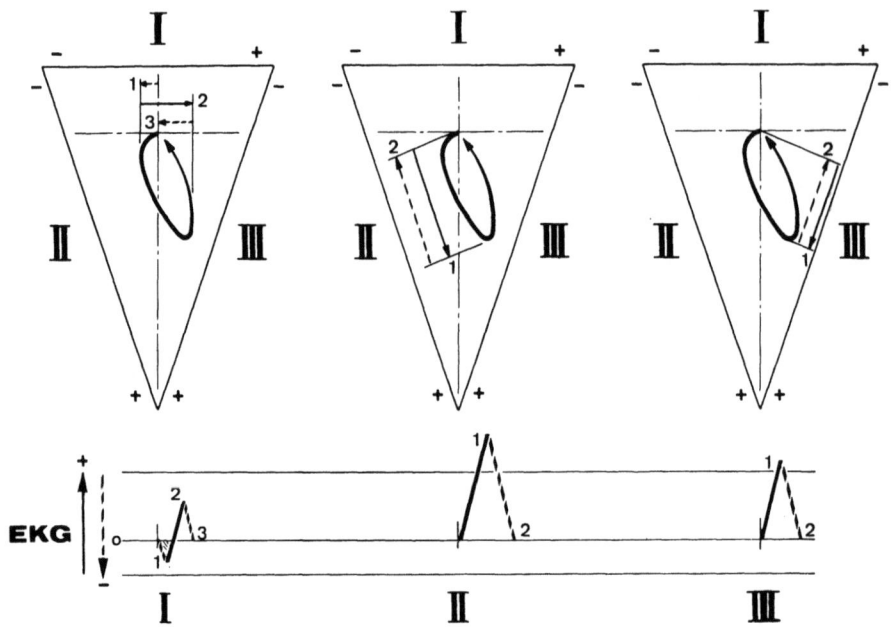

Abb. 4b. Beziehungen zwischen Elektrokardiogramm und Vektorkardiogramm: Vorderwandinfarkt (Frontalebene). Bezeichnungen wie in Abb. 4a

Die initiale Orientierung der Vektorschleife nach links auf den negativen Pol von Abl. I zu, führt zu einem pathologischen Q

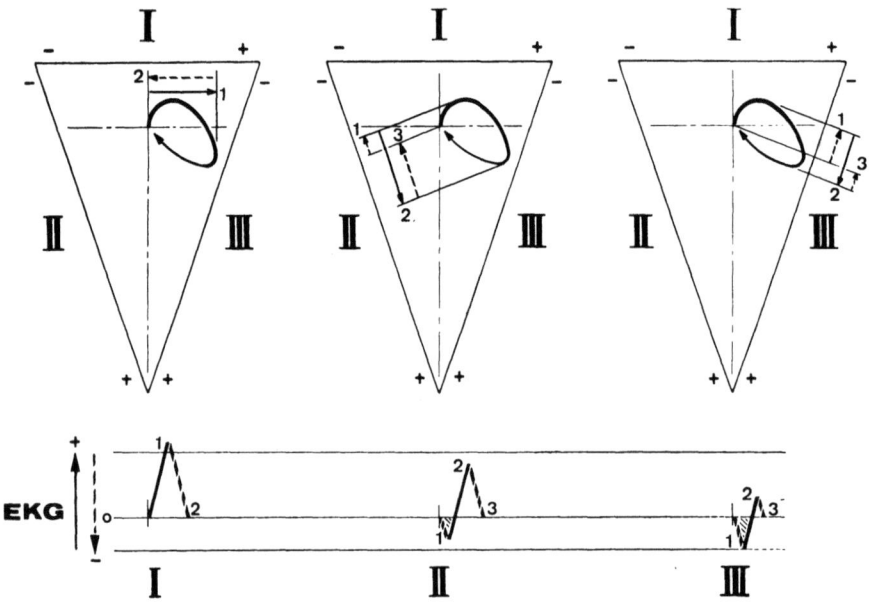

Abb. 4c. Beziehungen zwischen Elektrokardiogramm und Vektorkardiogramm: Hinterwandinfarkt (Frontalebene)

Bezeichnungen wie in Abb. 4a. Die anfangs starke und langdauernde Orientierung der Schlinge nach oben, von den inferioren Abl. II und III weg, führt zu einem tiefen und breiten Q in den Abl. II und III

Länge des parallelen, senkrecht auf die Ableitung projizierten Segmentes der Schleife entspricht. Ebenso entspricht der negative EKG-Ausschlag der senkrechten Projektion des Vektorverlaufes vom positiven Pol weg und auf den negativen Pol dieser Ableitung zu. *Die R-Zacke* *wird somit durch die positive Vektorbewegung* *gebildet.* Q- und S-Zacke entstehen dadurch, daß sich die Vektorschleife initial resp. terminal über den Nullpunkt hinaus (= Null-Linie im EKG) auf den negativen Pol einer Ableitung zubewegt.

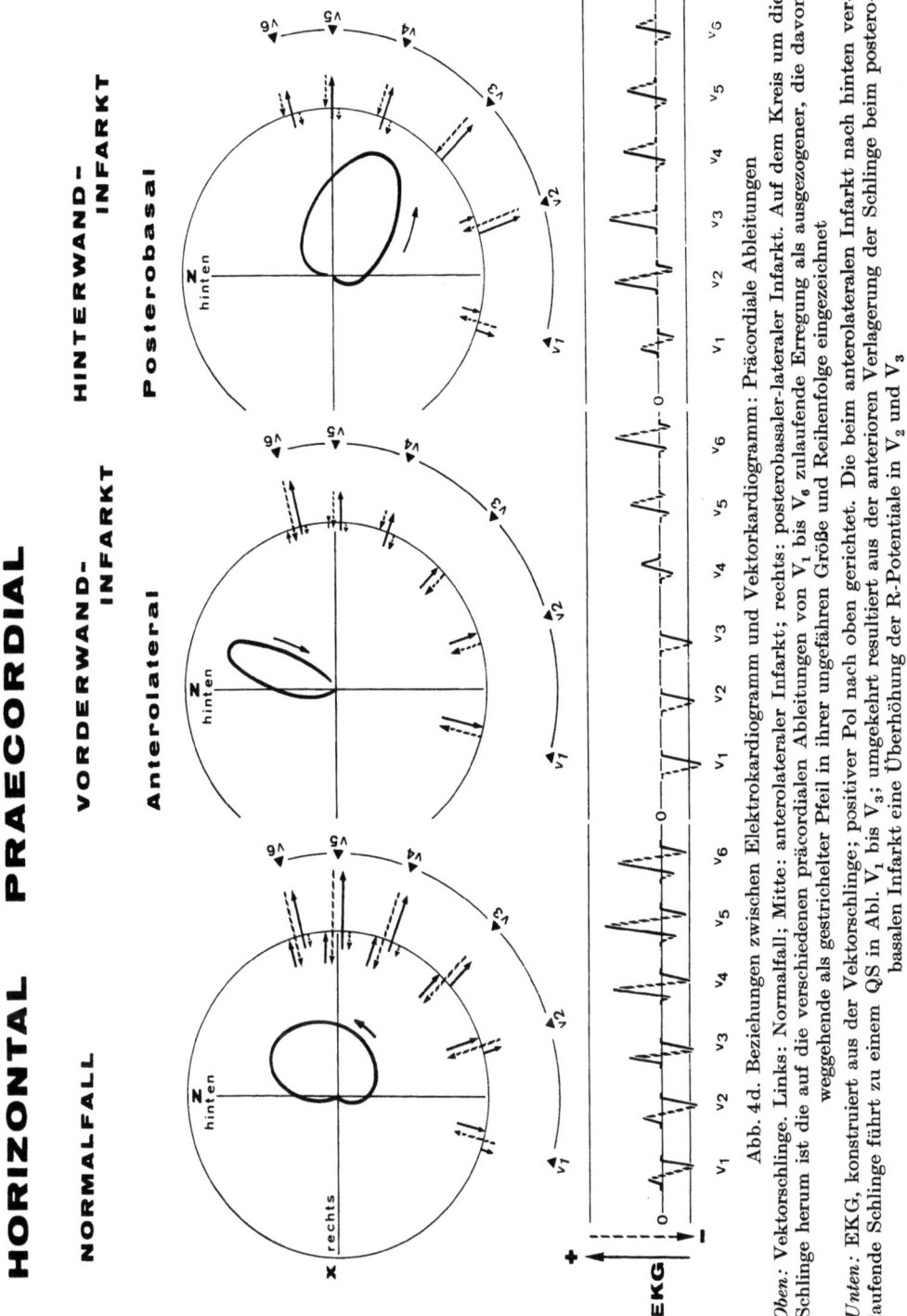

Abb. 4d. Beziehungen zwischen Elektrokardiogramm und Vektorkardiogramm: Präcordiale Ableitungen

Oben: Vektorschlinge. Links: Normalfall; Mitte: anterolateraler Infarkt; rechts: posterobasaler-lateraler Infarkt. Auf dem Kreis um die Schlinge herum ist die auf die verschiedenen präcordialen Ableitungen von V_1 bis V_6 zulaufende Erregung als ausgezogener, die davon weggehende als gestrichelter Pfeil in ihrer ungefähren Größe und Reihenfolge eingezeichnet

Unten: EKG, konstruiert aus der Vektorschlinge; positiver Pol nach oben gerichtet. Die beim anterolateralen Infarkt nach hinten verlaufende Schlinge führt zu einem QS in Abl. V_1 bis V_3; umgekehrt resultiert aus der anterioren Verlagerung der Schlinge beim posterobasalen Infarkt eine Überhöhung der R-Potentiale in V_2 und V_3

Die genauen Beziehungen zwischen EKG und VKG bezüglich der Extremitäten- und Thoraxableitungen sind für den Normalfall sowie den Hinter- und Vorderwandinfarkt auf den Abb. 4a—d dargestellt. Dabei sind die positiven Vektorbewegungen für eine bestimmte Ableitungslinie durch einen ausgezogenen, die

negativen durch einen unterbrochenen Pfeil gekennzeichnet. Es geht indirekt aus diesen Abbildungen hervor, daß sich die Vektorschlinge bis zu einem gewissen Grade richtungs- und größenmäßig aus dem skalaren EKG rekonstruieren läßt. Dabei ist jedoch zu beachten, daß auf Grund der verschiedenen „Ableitungsstärken" der skalaren EKG-Ableitungen eine solche Schlingenkonstruktion, besonders größenmäßig, zu einem falschen Bild führen muß. Richtungsmäßig darf sie dagegen als zuverlässig und zur groben Orientierung über die vektoriellen Verhältnisse als brauchbar angesehen werden.

Es wird im folgenden für alle Beispiele von Vektorkardiogrammen stets das dazugehörige EKG mitdargestellt werden. Nur durch den ständigen Vergleich zwischen EKG und VKG gelingt es, sich in der Interpretation des EKG so weit zu üben, daß der Verlauf der Vektorschlinge sofort ersichtlich wird.

c) Auswertung und Darstellung

Die Auswertung der Vektorschlinge läßt sich entweder auf rein *zeitlicher Basis* durchführen, indem die gesamte Schleife, unabhängig von ihrem Verlauf, in bestimmte Intervalle aufgeteilt wird, oder sie kann sich, in Analogie zum EKG, auf vorwiegend *morphologische* Kriterien stützen, wobei das VKG ebenfalls in einen Q-, R- und S-Abschnitt aufgeteilt wird. Die Frage, welcher der beiden Arten von Analysen der Vorzug zu geben ist, bleibt noch immer offen (WITHAM, 1966).

Die *zeitliche Analyse*, unabhängig von der Morphologie der Schlinge, hat den Vorteil des einfachen Vergleiches mit den Vorgängen der Erregungsausbreitung im menschlichen Herzen, so daß gewisse zeitliche Grenzen mehr oder weniger genau definiert werden können (z.B. die ersten 10—15 msec als septale Erregung usw.). Sie allein ermöglicht es überdies, bestimmte Schlingenabschnitte auf den verschiedenen Ebenen in genaue Beziehung zueinander zu setzen und ist deshalb für die genaue quantitative Analyse einzelner Schleifenbereiche unerläßlich.

Die vorwiegend *morphologische Aufteilung* bietet den Vorteil einer raschen, beschreibenden Orientierung. Man muß sich jedoch im klaren darüber sein, daß die Bezeichnungen „Q-, R- und S-Abschnitt" ursprünglich elektrokardiographische sind und für das Vektorkardiogramm nur im übertragenen Sinne gelten können. So läßt sich beispielsweise auch im normalen Vektorkardiogramm eine initial negative Richtung der Erregungsausbreitung sowohl auf der x-, y- wie z-Achse beobachten, welche — in Analogie zur Q-Zacke im EKG —

als von septalem Ursprung zu betrachten ist (WYSS, 1963). Die genaue zeitliche Abgrenzung der einzelnen Abschnitte ist wegen der relativ fließenden Übergänge im Vektorkardiogramm meistens schwieriger als im EKG, doch läßt sich bezogen auf die *einzelnen Achsen* (!) in Analogie zum EKG ebenfalls von einer Q-, R- und S-Schwankung sprechen (z.B. Q_x, R_x, S_x).

Die im folgenden diskutierte *zeitlich-quantitative Analyse* beschränkt sich auf die ersten 30 msec der QRS-Schlinge und den nach ca. 40 msec erfolgenden Maximalvektor. Die Konzentration der statistischen Untersuchungen auf diesen Zeitabschnitt des Erregungsablaufes geschieht aus der Feststellung heraus, daß bei den meisten pathologischen Vorgängen, vor allem aber beim Myokardinfarkt, die wesentlichen Veränderungen die Frühvektoren betreffen und damit auch die Depolarisation des Kammerseptums umfassen. Es ist jedoch stets vor Augen zu halten, daß auch beim Infarkt und besonders bei gewissen Typen von Schenkelblock oder Hypertrophien, der terminale Vektor ebenfalls oder sogar ausschließlich verändert sein kann. Sein qualitatives Verhalten wird deshalb stets mitdiskutiert und bei entscheidenden Problemen quantitativ analysiert werden.

Es stehen im wesentlichen 2 Auswertungssysteme der Vektorkardiographie zur Verfügung, die zwar in ihrer Aussagekraft einander weitgehend gleichwertig sind, sich jedoch in ihrer mathematischen Beurteilung und Analyse wesentlich unterscheiden.

1. Auswertung nach Polarkoordinaten
(Abb. 5, Tabelle 1)

Für die polare Raumeinteilung wird, in Anlehnung an die Elektrokardiographie, im allgemeinen folgendes Schema angewendet (s. Empfehlungen des Komitee für Elektrokardiographie und Vektorkardiographie der American Heart Association, 1967):

Die *frontale Ebene*, welche insbesondere aus der Elektrokardiographie der Extremitätenableitungen definiert ist, wird durch einen Kreis repräsentiert, bei welchem der waagrechte Durchmesser der Transversal- oder x-Achse entspricht. Dabei liegt 0° links vom Körper her gesehen; die untere Kreishälfte wird im Uhrzeigersinn von links nach rechts mit positiver Polarität in 180° eingeteilt, die obere Kreis-

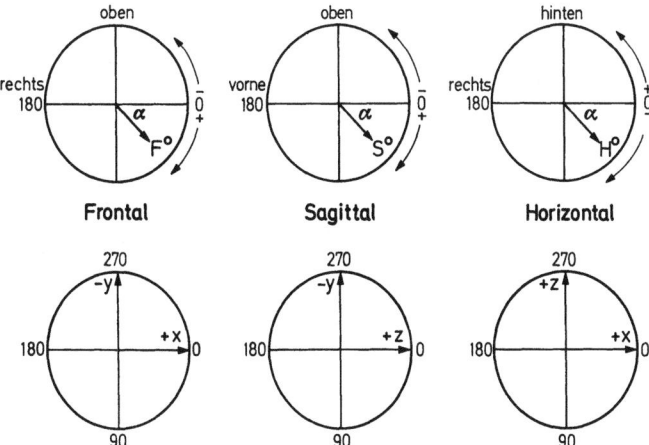

Abb. 5. Polarkoordinaten

Oben: Gradeinteilung nach den Empfehlungen des Komitee für Elektrokardiographie und Vektorkardiographie der American Heart Association, 1967. Sie ist derart orientiert, daß die maximalen Vektorausschläge stets positiv sind und der Polarität der Elektroden entsprechen. F°, S° und H° entsprechen Maximal- oder Teilvektoren in der frontalen, sagittalen und horizontalen Ebene; der Winkel α wird gebildet von Maximal- resp. Teilvektor und der 0°-Achse (frontal und horizontal: *x*-Achse; sagittal: *z*-Achse)

Unten: Konventionelle Gradeinteilung; 0° liegt stets in positiver Richtung der betreffenden Achse, die Gradeinteilung erfolgt stets im Uhrzeigersinn

Tabelle 1. *Früh- und Maximalvektoren bei 50 Normalfällen und je 50 Patienten mit Vorder- und Hinterwandinfarkt, ausgewertet nach Polarkoordinaten. Die Gradeinteilung erfolgt in allen Ebenen in 360° entsprechend Abb. 5*

Vektor	Normalfälle		Vorderwandinfarkt		Hinterwandinfarkt		
	Grad	Millivolt	Grad	Millivolt	Grad	Millivolt	
10 msec	$94,5 \pm 18,9$	$0,135 \pm 0,055$	$235,7 \pm 67,6$	$0,083 \pm 0,039$	$90,6 \pm 40,8$	$0,103 \pm 0,01$	hori-
20 msec	$63,4 \pm 50,1$	$0,245 \pm 0,106$	$261,8 \pm 54,6$	$0,262 \pm 0,172$	$59,0 \pm 38,7$	$0,266 \pm 0,166$	zontal
30 msec	$15,5 \pm 96,8$	$0,501 \pm 0,178$	$282,7 \pm 35,9$	$0,536 \pm 0,382$	$27,0 \pm 53,9$	$0,538 \pm 0,272$	
Maximal-vektor	$335,1 \pm 96,0$	$0,926 \pm 0,25$	$287,9 \pm 27,5$	$0,829 \pm 0,33$	$10,2 \pm 84,9$	$0,784 \pm 0,246$	
10 msec	$192,0 \pm 22,5$	$0,113 \pm 0,039$	$23,7 \pm 118,3$	$0,083 \pm 0,039$	$213,5 \pm 21,6$	$0,095 \pm 0,053$	sagittal
20 msec	$137,9 \pm 34,9$	$0,224 \pm 0,12$	$10,1 \pm 67,4$	$0,258 \pm 0,132$	$209,7 \pm 42,5$	$0,214 \pm 0,106$	
30 msec	$78,4 \pm 28,3$	$0,51 \pm 0,264$	$16,6 \pm 56,7$	$0,552 \pm 0,29$	$166,8 \pm 86,9$	$0,245 \pm 0,172$	
Maximal-vektor	$45,7 \pm 19,1$	$0,888 \pm 0,264$	$41,2 \pm 106,4$	$0,816 \pm 0,288$	$17,7 \pm 112,4$	$0,528 \pm 0,216$	
Maximal-vektor	$48,9 \pm 21,5$	$0,887 \pm 0,264$	$43,3 \pm 115,6$	$0,515 \pm 0,132$	$301,9 \pm 104,4$	$0,774 \pm 0,304$	fron-tal
Räumlicher Maximal-vektor	1,1		0,9		0,865		

hälfte mit negativer Polarität im Gegenuhrzeigersinn. 180° liegen dementsprechend stets rechts. Der Winkel α, der durch den manifesten Vektor mit der *x*-Achse gebildet wird, sollte mit „F°" bezeichnet werden.

Für die *sagittale Ebene* repräsentiert der waagrechte Durchmesser die nach hinten ge-

richtete *z*-Achse. Dementsprechend liegt 0° hinten; die untere Kreishälfte wird im Uhrzeigersinn mit positiver Polarität nach vorne wiederum in 180° eingeteilt, während die obere mit negativer Polarität im Gegenuhrzeigersinn beschrieben wird. 180° liegen stets vorne. Der Winkel α, welcher durch den manifesten Vektor

mit der z-Achse gebildet wird, sollte mit „$S°$"
bezeichnet werden.

Bei der *horizontalen resp. transversalen
Ebene* wird die Polarität insofern gewechselt,
als die obere Kreishälfte positiv im Gegenuhrzeigersinn und die untere negativ im Uhrzeigersinn beschrieben wird. Der waagrechte Durchmesser entspricht der x-Achse, wobei 0° wiederum links, 180° rechts liegen. Der Winkel α, der
durch den manifesten Vektor mit der x-Achse
gebildet wird, sollte mit „$H°$" bezeichnet werden.

Diese Einteilung führt dazu, daß sämtliche
Hauptausschläge (Richtung der Maximalvektoren) mit positiven Vorzeichen versehen sind
und der normalen Polarität der Elektroden entsprechen. Sie ist jedoch wegen der Umkehr der
Polarität in der Horizontalebene eher verwir-
rend. Es wurde deshalb von verschiedenen
Untersuchern vorgezogen, die Kreiseinteilung
stets mit 360° zu bezeichnen, und zwar so,
daß 0° — unabhängig von der Ebene — vom
Betrachter aus gesehen immer rechts liegt,
somit in der Frontal- und Horizontalebene der
linken Körperseite, in der Sagittalebene der
hinteren entsprechend. Überdies erfolgt die
Kreiseinteilung stets im Uhrzeigersinn. Die in
Tabelle 1 aufgeführten polaren Vektorwerte
folgen somit diesem Schema.

Unter gleichzeitiger Berücksichtigung der
quantitativen Verhältnisse lassen sich anhand
der polaren Koordinaten zwar gute Trennungs-
kriterien zwischen normalen und pathologischen Vektoren berechnen (LICHTLEN, 1966),
ihre statistische Auswertung gestaltet sich
jedoch zum Teil schwierig, und vor allem
ist die Computer-mäßige Berechnung von
Polarkoordinaten gegenüber Raumkoordinaten komplexer, ohne wesentliche Vorteile
zu bieten.

2. Auswertung nach Raumkoordinaten
(Abb. 2, Tabelle 2)

Aus statistischen Gründen erweist es sich
oft als vorteilhafter, statt der Polar-, Raumkoordinaten zu verwenden. Dabei wird die Polarität der Raumachsen entsprechend der Polarität der elektrischen Ableitung so gewählt, daß
die horizontale (transversale) resp. x-Achse mit
dem positiven Pol nach links, die sagittale
(antero-posteriore) resp. z-Achse mit dem positiven Pol nach hinten und die longitudinale

(craniocaudale) resp. y-Achse mit dem positiven Pol nach unten gerichtet ist. Die y-Achse
ist somit entgegen der allgemeinen trigono-
metrischen Einteilung positiv nach unten statt
nach oben orientiert. Um Verwirrungen zu vermeiden hat, es sich als vorteilhaft gezeigt die
Polarität der elektrokardiographischen resp.
vektorkardiographischen Ableitungsrichtungen
hier beizubehalten.

Als sehr günstig erweist es sich, die einzelnen Momentanvektoren durch ihre Projektionen auf die 2 Achsen einer betreffenden
Ebene zu charakterisieren. Die so gefundenen Projektionsgrößen, in Millivolt gemessen,
werden auch hier als Grundlage der statistischen, quantitativen Vektoranalyse verwendet. Für jede Achse ergeben sich pro
Momentanvektor somit zwei, in zwei verschiedenen Ebenen gemessene Projektionswerte,
welche in der Regel jedoch nicht mehr als 5%
voneinander differieren. Aus den Vektorprojek-
tionen auf die einzelnen Achsen läßt sich
schließlich die räumliche Vektorschlinge auf
einfache Weise wieder rekonstruieren. Die
räumlichen Momentan- und Maximalvektoren
werden nach der Formel $Vr = \sqrt{x^2 + y^2 + z^2}$ berechnet, wobei Vr der Größe des räumlichen
Vektors in Millivolt entspricht. Ist der Maximalvektor (oder ein Momentanvektor) in einer
Ebene bereits bekannt, so läßt sich der räumliche (Maximal)vektor nach der Formel $rMV =
\sqrt{\dfrac{H^2 + S^2 + F^2}{2}}$ berechnen, wobei H der Größe
des horizontalen, S derjenigen des sagittalen
und F derjenigen des frontalen (Maximal)vek-
tors entsprechen.

Die Verwendung von Raumkoordinaten hat
sich bei der Computer-mäßigen Analyse und
Datenverarbeitung als wesentlich günstiger erwiesen als diejenige von Polarkoordinaten. Sie
setzt jedoch die Anwendung eines orthogonalen
Systemes voraus sowie das Umdenken aus der
gewohnten zweidimensionalen Anschauung in
das dreidimensionale Koordinatensystem.

3. Der Polarvektor

Um Größe und räumliche Orientierung
eines Vektors, vor allem des Maximalvektors
in einer einzigen Einheit auszudrücken, hat sich
der von BURGER (1958) eingeführte Begriff des
Polarvektors als sehr wertvoll erwiesen. Dabei
wird die *Vektorgröße* auf Grund der durch die

Tabelle 2. *Verhalten der Früh- und Maximalvektoren bei je 50 Fällen von Vorder- und Hinterwandinfarkt, sowie 50 Normalpersonen. Projektion auf die x-, y- und z-Achse. Mittelwerte und Standardabweichung*

	x-Achse Millivolt	y-Achse Millivolt	z-Achse Millivolt	Dreidimensionale Größe	
				Millivolt	Prozente
10 msec					
Normal	− 0,009 ± 0,037	− 0,016 ± 0,033	− 0,127 ± 0,057	0,129	
VWI	− 0,018 ± 0,059	+ 0,010 ± 0,051	+ 0,037 ± 0,065	0,042	− 67,5
HWI	+ 0,007 ± 0,073	− 0,041 ± 0,025	− 0,076 ± 0,042	0,087	− 32,5
20 msec					
Normal	+ 0,116 ± 0,1	+ 0,125 ± 0,132	− 0,187 ± 0,183	0,253	
VWI	+ 0,011 ± 0,179	+ 0,043 ± 0,115	+ 0,183 ± 0,178	0,189	− 25
HWI	+ 0,138 ± 0,205	− 0,037 ± 0,069	− 0,156 ± 0,115	0,226	− 11
30 msec					
Normal	+ 0,399 ± 0,17	+ 0,447 ± 0,247	+ 0,121 ± 0,284	0,607	
VWI	+ 0,117 ± 0,288	+ 0,091 ± 0,197	+ 0,431 ± 0,296	0,46	− 24
HWI	+ 0,469 ± 0,351	− 0,033 ± 0,136	− 0,111 ± 0,205	0,483	− 20
Maximalvektoren, horizontal					
Normal	+ 0,461 ± 0,356		+ 0,659 ± 0,388	1,1	
VWI	+ 0,218 ± 0,356		+ 0,731 ± 0,388	0,754	− 31
HWI	+ 0,628 ± 0,382		+ 0,137 ± 0,382	0,704	− 36
Maximalvektoren, sagittal					
Normal		+ 0,616 ± 0,303	+ 0,574 ± 0,26		
VWI		+ 0,051 ± 0,33	+ 0,731 ± 0,32		
HWI		+ 0,127 ± 0,28	+ 0,286 ± 0,38		
Maximalvektoren, frontal					
Normal	+ 0,533 ± 0,277	+ 0,639 ± 0,303			
VWI	+ 0,208 ± 0,383	+ 0,045 ± 0,382			
HWI	+ 0,692 ± 0,356	+ 0,116 ± 0,264			

Signifikanz p

	x-Achse			y-Achse			z-Achse		
	N:VWI	N:HWI	VWI:HWI	N:VWI	N:HWI	VWI:HWI	N:VWI	N:HWI	VWI:HWI
10 msec	n.s.	n.s.	< 0,05	< 0,0025	< 0,001	< 0,001	< 0,001	< 0,001	< 0,001
20 msec	< 0,001	n.s.	< 0,0025	< 0,0025	< 0,001	< 0,001	< 0,001	n.s.	< 0,001
30 msec	< 0,001	n.s.	< 0,001	< 0,001	< 0,001	< 0,001	< 0,001	< 0,001	< 0,001
Max. Vektor	< 0,001	< 0,01	< 0,001	< 0,001	< 0,001	n.s.	n.s.	< 0,001	< 0,001

VWI = Vorderwandinfarkt (anteroseptale und anterolaterale Infarkte).
HWI = Hinterwandinfarkt (posteroseptale und posterobasale resp. diaphragmale Infarkte).
n.s. = nicht signifikant (Grenze p < 0,05).

horizontalen, sagittalen und frontalen Schlingen gebildeten Flächen bestimmt, indem diese planimetriert und auf Millivolt-Quadrat umgerechnet werden. Durch Addition der 3 Flächen erhält man nach der Formel $PV = h^2 + s^2 + f^2$ die Größe des Polarvektors (PV), wobei h^2 der horizontalen, s^2 der sagittalen und f^2 der frontalen Fläche entsprechen. (Die Flächengröße kann auch anstelle von absoluten Werten lediglich in Einheiten angegeben werden.) Die *Richtung des Polarvektors* wird anhand des Umlaufsinnes der horizontalen, sagittalen und frontalen Schleife bestimmt, wobei der Polarvektor nach Konvention stets senkrecht auf der betreffenden Schleifenebene steht, und zwar so, daß er von der im Gegenuhrzeigersinn drehenden Schlinge wegweist. Der normale Polarvektor ist somit nach links hinten oben gerichtet, da die horizontale und sagittale Schleife im Gegen-Uhrzeigersinn drehen resp. die horizontale Komponente nach oben, die sagittale nach links weist, und die frontale — da die Schleife normalerweise im Uhrzeigersinn dreht — nach hinten gerichtet ist. Die normale Schleife ist somit derart im Raume orientiert, daß ihre Fläche (und damit der Polarvektor) nach hinten links oben gerichtet ist, während der räum-

liche Maximalvektor nach hinten links unten weist.

Wenn auch die Berechnung des Polarvektors relativ schwierig und zeitraubend ist, so gestattet seine Analyse doch wesentliche differentialdiagnostische Vereinfachungen (s. Kapitel VIII A, Differentialdiagnose des Vektorverlaufes bei Aorteninsuffizienz und Aortenstenose).

III. Der normale Verlauf der Erregungsausbreitung und ihr Ausdruck im Frankschen Vektorkardiogramm

(Abb. 6a—d)

Die Kenntnis des normalen Ablaufes der Erregungsausbreitung im menschlichen Herzen ist zum Verständnis des Vektorkardiogrammes absolut unerläßlich. Nur durch die ständige Vergegenwärtigung des normalen Depolarisationsprozesses ist eine fundierte Beurteilung der pathologischen Aktivation in der täglichen Praxis möglich. Die heutigen Vorstellungen der normalen Depolarisation basieren vorwiegend auf experimentellen Untersuchungen am Hundeherzen (LEWIS, 1915; BURCHELL, 1951, 1952, 1957; SODI-PALLARES, 1951, 1956, 1960; MEDRANO, 1957; SCHÄFER, 1957; SCHER, 1957, 1962; AMER, 1960; WYSS, 1963; DURRER, 1964) Sie lassen sich jedoch nicht ohne weiteres auf das menschliche Herz übertragen, sondern müssen mit den durch vergleichende elektro- und vektorkardiographische Untersuchungen des normalen mit dem pathologischen Depolarisationsablauf am menschlichen Herzen gewonnenen Erkenntnissen zur Synthese gebracht werden. Der hier wiedergegebene Überblick über die heutige Vorstellung der normalen Aktivation stützt sich deshalb, neben den bekannten wesentlichen experimentellen Daten, vor allem auf die anhand eigener Analysen und Überlegungen am normalen und pathologischen Vektorkardiogramm gemachten Erfahrungen.

Generell kann die Aktivation der Ventrikel in 3 Phasen aufgeteilt werden, denen auch die 3 hauptsächlichen Abschnitte der QRS-Schleife des Vektorkardiogrammes entsprechen. Die erste Phase, welche vorwiegend die Erregung des Kammerseptums umfaßt, äußert sich im wesentlichen in der Q-Schwankung (WYSS, 1963). Während der zweiten, im Elektrokardiogramm und Vektorkardiogramm durch den R-Anteil gekennzeichneten Phase wird vor allem die freie Wand der beiden Ventrikel depolarisiert. In der dritten, die terminalen Schlingenpartien, also den S-Anteil umfassenden Phase werden schließlich Conus pulmonalis, Crista supraventricularis und gewisse posterobasale Abschnitte des linken Ventrikels erregt.

a) Septale Erregung

Anatomisch gesehen verläuft das Kammerseptum von rechts hinten gegen links vorne, wobei es gegen den rechten Ventrikel hin eine leichte Konvexität bildet.

Auf Grund genauer lokalisierender Untersuchungen am Septum des Hundeherzens steht heute fest, daß die Zone frühester Aktivation im mittleren Drittel der linksventriculären septalen Oberfläche zu finden ist. Da die Aktivation an dieser Stelle praktisch ohne Verzögerung zum QRS-Beginn auftritt, darf der Schluß gezogen werden, daß bis zu diesem Punkt die Erregung ausschließlich über das spezifische Reizleitungssystem des linken Schenkels geleitet wird. Die rechtsseptale Erregung erfolgt in sehr kurzem Abstand. So sind bereits 1 bis 2 msec später die nahe dem vorderen rechten Papillarmuskel gelegenen Abschnitte der rechtsventriculären septalen Oberfläche depolarisiert. Die vom linksseptalen Erregungszentrum aus sich konzentrisch über die gesamte linksventriculäre Oberfläche des Kammerseptums ausbreitende Aktivationswelle schreitet rascher vorwärts als diejenige rechtsseptal. Es sind deshalb links zum gleichen Zeitpunkt größere Anteile des Kammerseptums depolarisiert als rechts und *der initiale septale, die ersten 10 msec umfassende Vektor der Erregungsausbreitung ist von links hinten medial nach rechts vorne gerichtet.* Wie weit die Erregung auch in dieser Richtung *fortschreitet,* ist allerdings fragwürdig, da die links- und rechtsseptalen Partien normalerweise getrennt über die beiden Schenkel des Reizleitungssystems aktiviert werden. Die von SODI-PALLARES (1951) aufgestellte Hypothese einer elektrischen Zweiteilung des Septums in ein getrenntes links- und rechtsventriculäres „Erregungskompartiment" konnte, zum mindesten teilweise, durch neuere anatomi·

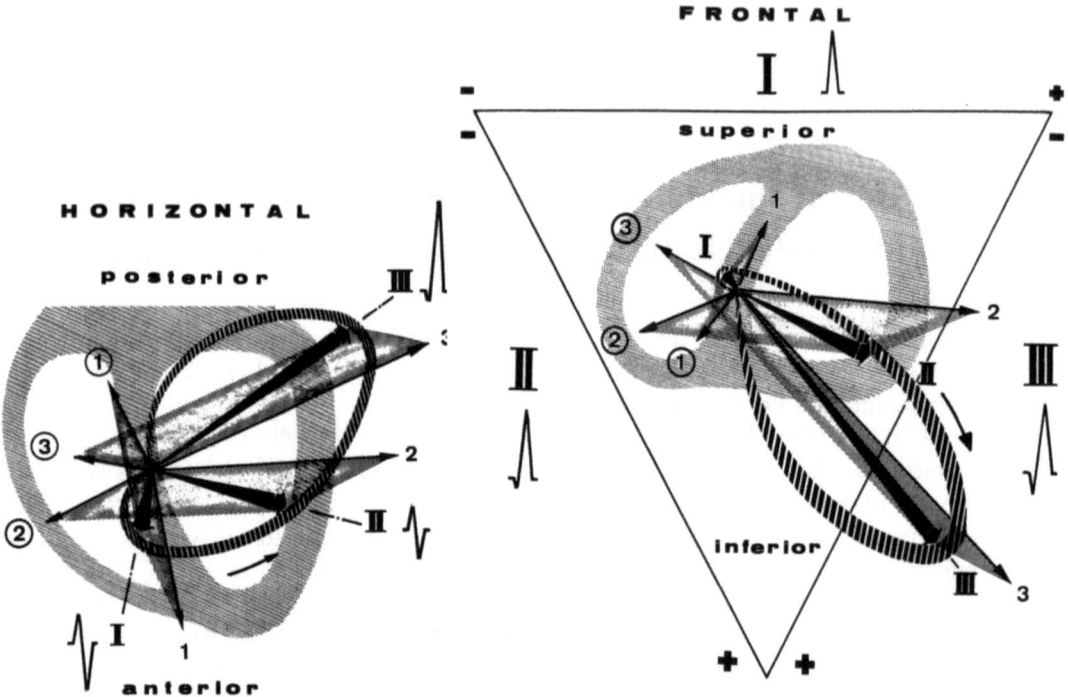

Abb. 6a. Normaler Verlauf der Erregungsausbreitung: Horizontalebene

Es sind die 3 Hauptvektoren I, II und III eingezeichnet mit ihren rechtsventriculären (Zahlen in Kreisen) und linksventriculären Teilvektoren. Das EKG entspricht ungefähr den präcordialen Ableitungen V_1, V_2 und V_6 (s. Text)

Abb. 6b. Normaler Verlauf der Erregungsausbreitung: Frontalebene

Es sind, wie in Abb. 6a, die 3 Hauptvektoren I, II und III eingezeichnet mit ihren rechts- und linksventriculären Teilvektoren. Die Vektorschlinge ist eingefügt in das Einthovensche Dreieck der Extremitätenableitungen. Das EKG entspricht den Abl. I, II und III (s. Text)

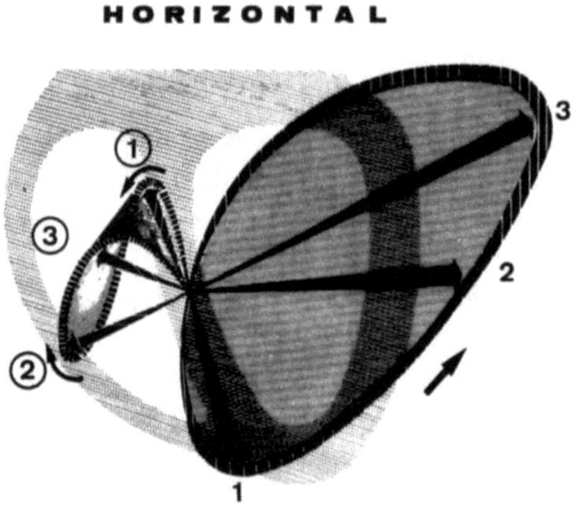

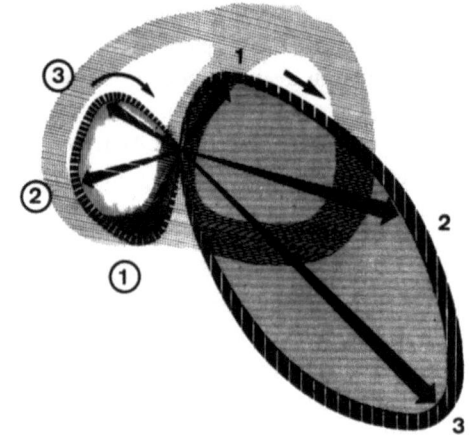

Abb. 6c. Normale rechts- und linksventriculäre Teilvektorschleife: Horizontalebene. Bezeichnungen wie in Abb. 6a (s. Text)

Abb. 6d. Normale rechts- und linksventriculäre Teilvektorschleife: Frontalebene. Bezeichnungen wie in Abb. 6b (s. Text)

sche Untersuchungen bestätigt werden (LEV, zitiert nach MEDRANO, 1957). Danach würde eine elektrische und eventuell auch anatomische „Barriere" im Kammerseptum bestehen,

die sich bei der pathologischen Septumserregung des Schenkelblockes als besonders nachteilig erweisen würde (SODI-PALLARES, 1951; SCHER, 1955, 1962; MEDRANO, 1957). Während sich im rechtsventriculären Anteil des Septums die Erregung generell von unten nach oben resp. von apikal nach basal ausbreitet, dringt in den linksventriculären Partien die Depolarisationswelle von der Oberfläche her in den Körper des Septums ein. Da dies relativ langsam geschieht, werden für die gesamte septale Erregung beim Menschen ca. 10—15 msec beansprucht. Die anschließende Depolarisation der spitzennahen Partien des linken und rechten Ventrikels findet fast gleichzeitig statt. Die anhand der vektoriellen Analyse der septalen Erregung beim Menschen gemachte Erfahrung entspricht den experimentellen Feststellungen. Der initiale, die ersten 10—15 msec umfassende Vektor der Erregungsausbreitung ist normalerweise stets vom Nullpunkt nach vorne, meistens nach rechts, seltener sofort nach links gerichtet (Abb. 6a—c). Ob sich anfänglich eine kurze Vektororientierung nach oben einstellt oder ob die Schlinge direkt nach unten gerichtet ist, hängt nicht zuletzt von der Orientierung des Kammerseptums im Körper ab (GRANT, 1953). Die gerade beim jugendlichen Herzen noch relativ stark gegen vorne und mit der Konvexität nach oben gerichtete Stellung des Septums erklärt das Überwiegen der nach vorne rechts oben orientierten initialen Vektorkomponente in den jüngeren Lebensjahren. Durch das mit zunehmendem Alter auftretende Linksüberwiegen wird das Septum immer mehr nach links „verlagert" und damit der initiale Vektor nach links vorne unten gerichtet (BURCH, 1958). Im Gegensatz zur superioren, ist die initial anteriore Orientierung vom Alter unabhängig, wenn sie auch größenmäßig stark variiert und teilweise zusätzlich von Proximitätseffekten verändert ist. Der von links hinten nach rechts vorne gerichtete septale Hauptvektor wird auf den folgenden Darstellungen als *Vektor I* bezeichnet (Abb. 6). Er resultiert jedoch, wie aus dem Vorhergehenden ersichtlich ist, nicht nur nach allgemeinen vektoriellen Prinzipien, sondern vor allem auch auf Grund der experimentellen Untersuchungen, aus einer Vielzahl von Teilvektoren, deren wichtigster einerseits ein nach vorne links oben gerichteter, andererseits ein nach hinten medial und unten orientierter ist (Abb. 6a und b, Vektor 1 und Vektor ①). Diese Teilvektoren entsprechen nicht nur der rechts- und linksventriculären septalen Erregungsausbreitung, sondern bis zu einem gewissen Ausmaß ebenfalls den septalen

Abschnitten, welche von der rechten Coronararterie resp. vom R. desc. post. sowie von der linken Coronararterie resp. dem R. desc. ant. versorgt werden. Es ist somit bei der Analyse der normalen und besonders der pathologischen septalen Erregungsausbreitung nicht nur die funktionell-elektrische und ventrikel-anatomische, sondern auch coronaranatomische Septumsgliederung zu berücksichtigen (s. Abb. 20).

b) Erregung der freien Wand des linken und rechten Ventrikels

Die anschließend an die septale Erregung erfolgende Depolarisierung der spitzennahen Abschnitte sowie der freien Wand des rechten und linken Ventrikels umfaßt die nächsten 20—30 msec. Das anatomische Überwiegen des potentialbildenden Gewebes des linken Ventrikels über dasjenige des rechten bedingt eine Drehung der Vektorschlinge nach links, vorne und unten. Diese auf Abb. 6a—b als *Vektor II* bezeichnete Erregungsausbreitung basiert somit wiederum auf einem links- und rechtsventriculären Teilvektor (2 und ②), wobei der erstere den letzteren an Potentialgröße deutlich übertrifft und dadurch den Gesamtvektor nach links verlagert. Beide Teilvektoren sind mehr oder weniger stark nach vorne und unten gerichtet, da gleichzeitig mit der freien Vorder- und Lateralwand der beiden Ventrikel auch gewisse diaphragmale Abschnitte, vor allem rechts, erregt werden.

c) Erregung der posterioren Kammerpartien sowie des Conus pulmonalis und der Crista supraventricularis

Die anschließende Ausbreitung auf die posteriore Wand des linken und rechten Ventrikels sowie auf deren diaphragmale Partien führt zu einer weiteren Verlagerung der Vektorschlinge nach links unten und vor allem nach *hinten*, so daß der im Durchschnitt ca. 40 msec nach QRS-Beginn auftretende *Maximalvektor* entsprechend der Erregung der Hauptmasse des linken Ventrikels nach dem hinteren linken unteren Oktanten gerichtet ist. Als die am spätesten erregten Anteile müssen linksventriculär mit großer Wahrscheinlichkeit gewisse posterobasale und laterale Abschnitte angenommen werden, rechtsventriculär die Partien im Bereiche des Conus pulmonalis und der Crista supraventricularis (KOSSMANN, 1950; SODI-

PALLARES, 1951; SCHER, 1962; DE PASQUALE und BURCH, 1963). Es scheint vor allem die terminale Erregung rechtsbasal und im Bereiche des Conus pulmonalis, eventuell auch der Crista supraventricularis zu sein, wodurch — auf Grund der anterioren Orientierung der Teilvektoren dieser Gebiete — die Vektorschlinge schließlich wieder zum Nullpunkt zurückgeführt wird. Die terminale Aktivation ist jedoch starken individuellen Schwankungen unterworfen, so daß sich normalerweise mindestens 2 Typen unterscheiden lassen: Vektorschlingen mit relativ geringgradiger posteriorer und fehlender terminaler Orientierung nach rechts und Schleifen mit starker terminaler Verlagerung nach hinten, nach rechts sowie mit angedeuteter Rechtsverspätung. Die letzte Variante wird vor allem bei Jugendlichen gefunden und geht häufig mit partiellem Rechtsschenkelblock einher. Wieweit dieses differente Verhalten der terminalen Aktivation auf einer unterschiedlichen Erregungsausbreitung nach dorsal in Richtung auf die posterobasalen Regionen hin beruht, läßt sich bis heute nicht sicher entscheiden. So ist beispielsweise eine durch angeborene abnorme posteriore Verlagerung des hinteren Bündels des linken Schenkels bedingte zeitliche Verzögerung der terminalen Schlingenabschnitte denkbar, welche besonders die Depolarisation dieser Abschnitte betreffen würde.

Die gesamte terminale Erregungsausbreitung wird in Abb. 6a—b als *Vektor III* bezeichnet, wobei wiederum der linksventriculäre Teilvektor (3) stark nach links hinten unten, der rechtsventriculäre (③) nach rechts hinten, aber nach oben gerichtet ist.

Generell gesehen, läßt sich der anhand experimenteller Untersuchungen gefundene Grundtypus der Erregungsausbreitung gut mit den anhand des Vektorkardiogrammes erfaßten Depolarisationsvorgängen vereinen. Theoretisch kann eine rechts- und linksventriculäre Vektorschleife unterschieden werden, wobei der Verlauf der registrierten manifesten Schlinge lediglich die fortlaufende Resultante aus beiden Teilschlingen darstellt. Die Auffassung einer gesonderten links- und rechtsventriculären Erregung läßt sich allerdings nicht ohne weiteres mit der Dipol-Theorie vereinen. Wegen des anatomischen Überwiegens des linken Ventrikels, der als vorwiegend druckerzeugende Kammer wesentlich muskelkräftiger und infolgedessen auch stärker potentialbildend ist als der rechte, zeigt die Vektorschlinge eine deutliche Linksorientierung (Abb. 6c und d).

Es muß schließlich nochmals betont werden, daß nur durch die ständige Vergegenwärtigung der normalen Erregungsausbreitung im rechten und linken Herzen sich die pathologischen Depolarisationszustände genau analysieren lassen. Ebenso ist festzuhalten, daß die normale Variationsbreite der Aktivierung besonders im terminalen Schlingenbereich groß ist, wodurch die Interpretation der pathologischen Vektorschleife zusätzlich erschwert wird.

IV. Das normale Vektorkardiogramm

(Abb. 7 und 8a—e)

Rein formal lassen sich beim Vektorkardiogramm, ähnlich wie beim Elektrokardiogramm, die folgenden 3 Anteile unterscheiden: 1. die durch die Vorhofserregung hervorgerufene p-Schleife, 2. die durch die Depolarisation beider Ventrikel erzeugte QRS-Schleife und 3. die durch die Repolarisation bedingte T-Schleife. Das Ruhepotential, das im Elektrokardiogramm durch die isoelektrische Linie gekennzeichnet ist, zeigt sich beim instantanen Vektorkardiogramm auf dem Oscilloskop durch einen ruhenden Punkt, den Nullpunkt (Abb. 7). Wie beim Elektrokardiogramm, so kehren auch beim normalen Vektorkardiogramm die p-, QRS- und T-Schleifen stets zum Nullpunkt zurück. Verschiebungen der ST-Strecke sind daran erkennbar, daß sich die QRS-Schlinge nicht vollständig schließt, und die T-Schleife ihren Beginn nicht vom Nullpunkt aus nimmt. Der Beginn der QRS-Schlinge wird mit 0 (= Null), das Ende mit J bezeichnet (J = junction, Übergang zur ST-Strecke). Sämtliche Zustände, die zu einer Verlagerung der ST-Strecke führen, sind somit im Vektorkardiogramm durch eine Öffnung der QRS-Schleife gekennzeichnet, wobei dann 0- und J-Punkt nicht miteinander übereinstimmen resp. der letztere „verlagert" ist. — Bei fortlaufender Aufnahme des Vektorkardiogrammes lassen sich p-, QRS- und T-Schlingen nicht mehr als geschlossene, sondern als offene Schleifen erkennen (Abb. 7).

Die Bezeichnungen Q, R und S, welche von EINTHOVEN für die Charakterisierung der verschiedenen Abschnitte des Kammerkomplexes in die Elektrokardiographie übernommen wurden (EINTHOVEN, 1903), lassen sich in Analogie ebenfalls auf das Vektorkardiogramm übertragen. Dabei wird die initial nach vorne rechts, also vom positiven Pol der x- und z-Achse weggerichtete Schlingenpartie, entsprechend der ersten negativen Zacke im EKG, als Q-Schwankung bezeichnet. Die im Elektrokardiogramm nach oben resp. positiv gerichtete R-Zacke wird im Vektorkardiogramm durch den nach hinten unten auf den positiven Pol der x-, y- und z-Achse gerichteten efferenten, die S-Zacke durch den wiederum nach vorne auf die negativen Pole zu orientierten afferenten Schlingenanteil gekennzeichnet, insbesondere, wenn er den Nullpunkt in negativer Richtung überschreitet. Diese formale Einteilung, welcher wie im EKG die Beziehung zwischen Vektorbewegung und Polarität einer Ableitungsachse zugrunde liegt, findet im folgenden nur zu Lokalisationsbezeichnungen einzelner Schlingenanteile Anwendung, während zur genaueren Analyse die zeitlichen Verhältnisse bevorzugt werden.

a) Die p-Schleife

Entsprechend dem Überwiegen der linksatrialen Kräfte zeigt die p-Schleife im Mittel geringgradig nach links hinten und unten. Die rechtsatrialen und linksatrialen Vorhofskomponenten lassen sich am besten im fortlaufenden Vektorkardiogramm unterscheiden (Abb. 7), wobei horizontal die p-Schleife das Bild einer biphasischen Schwingung mit initial nach vorne gerichtetem rechtsatrialem und terminal nach hinten orientiertem linksatrialem Anteil zeigt. Da jedoch der letztere überwiegt, ist die instantane p-Schleife horizontal gesamthaft nach links und leicht nach hinten gerichtet. In der Sagittalebene zeigt die p-Schleife normalerweise immer nach unten, wobei der rechtsatriale Anteil wiederum mehr nach vorne, der linksatriale mehr nach hinten gerichtet ist. In der Frontalebene erscheint die im Profil getroffene p-Schlinge in der Regel verkürzt und verkleinert, da sie meistens stärker nach hinten als nach unten gerichtet ist.

b) Die QRS-Schleife

Das Verhalten der normalen QRS-Schlinge entspricht dem weiter vorne analysierten Ver-

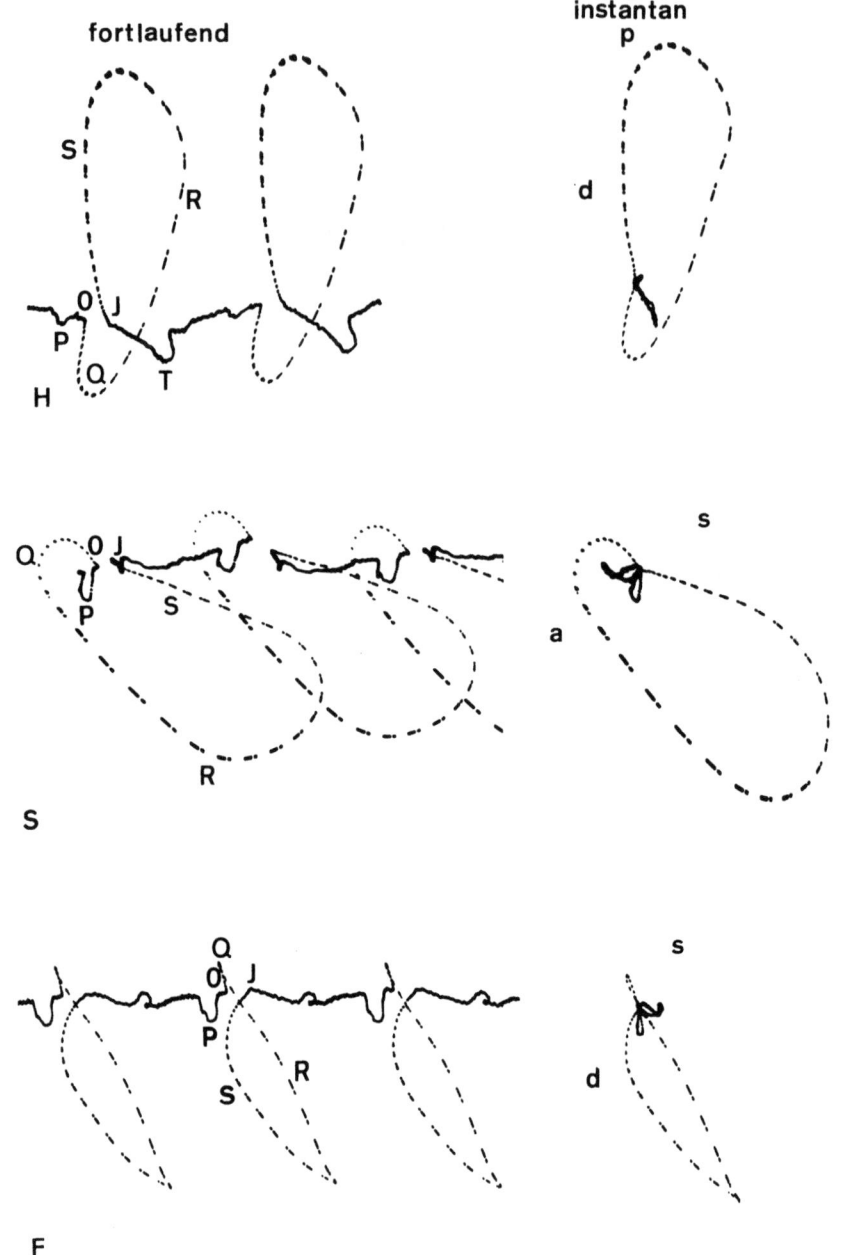

Abb. 7. Fortlaufende (links) und instantane Vektorschleife (rechts)

Horizontale (H), sagittale (S) und frontale Ebene (F). *P* p-Schleife; *T* T-Schleife. Die QRS-Schleife ist folgendermaßen unterteilt: *0* Nullpunkt (isoelektrischer Punkt); *J* Junction: Übergang der QRS-Schleife in die T-Schleife; Einteilung der QRS-Schleife in einen Q-, R- und S-Anteil entsprechend der elektrokardiographischen Konvention. Q entspricht einer initial negativen, R einer positiven und S einer terminal negativen Vektorbewegung, bezogen auf die x-, y- und z-Achse. *p* posterior; *d* dexter; *a* anterior; *s* superior. Schlingenverlauf in Strich-Punkt-Richtung, Zeitunterbrechung 2 msec.

lauf der normalen Erregungsausbreitung in den Kammern (s. Kapitel III). Die bestehenden Unterschiede, vor allem bezüglich der Richtung der Frühvektoren und der terminalen Schlingenanteile, sind auf verschiedene Faktoren zurückzuführen, wobei Alter, Herzlage und wahrscheinlich auch gewisse angeborene Varianten in der Anlage des Reizleitungssystems eine Rolle spielen. Trotz dieser individuellen Verschiedenheiten sind die Unterschiede zu den pathologischen Typen der Erregungsausbreitung in der Regel noch so groß, daß eine Ab-

Abb. 8a. Normales Vektorkardiogramm,
geringe Rechtsverspätung ohne Rechtsorientierung. H. R., 23jährig

VKG: QRS-Schlinge initial leicht nach
vorne links oben gerichtet; Dauer der
superioren Orientierung ca. 12 msec;
Schlinge gesamthaft nach links hinten
unten orientiert, im terminalen Anteil
leicht verzögert, jedoch die z-Achse nicht
nach rechts überschreitend

EKG: Mitteltyp: Maximum der R-Potentiale präcordial in V_3 entsprechend der
relativ starken Orientierung der Schlinge
nach links. T-Welle mit Maximum in V_2
bis V_3 entsprechend der nach vorne links
unten gerichteten T-Schleife

Für alle Vektorbeispiele gelten die folgenden Bezeichnungen: *H* horizontal; *S* sagittal; *F* frontal; *p* posterior; *d* dexter;
s superior; *a* anterior. Vektorverlauf:
Strich-Punkt-Richtung, Zeitintervall
2 msec

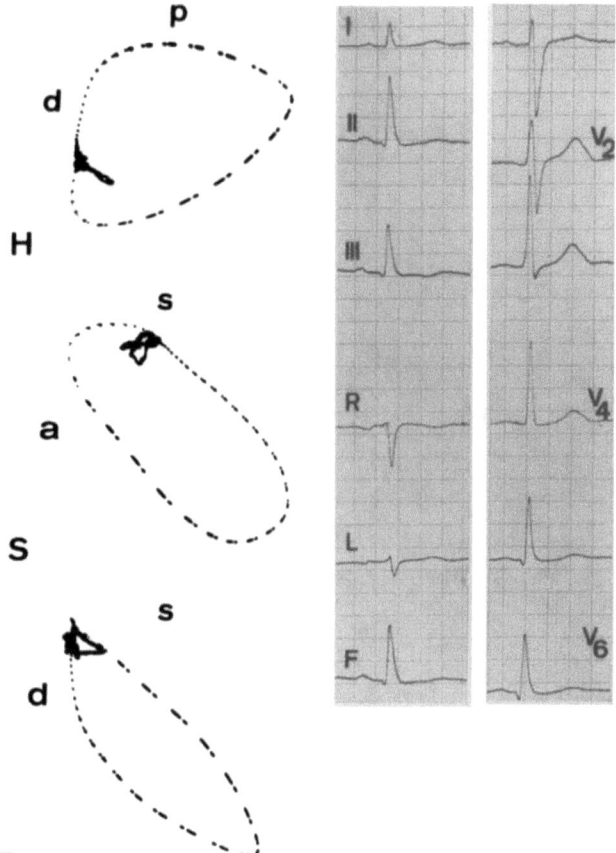

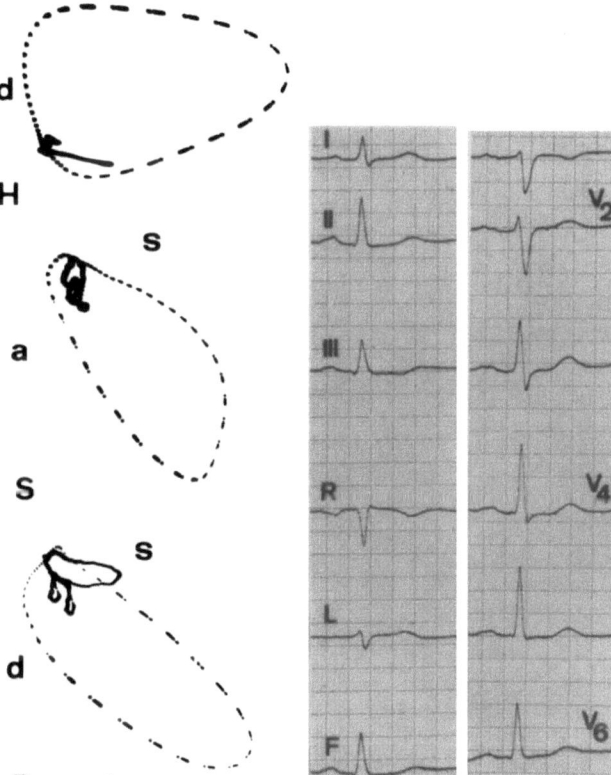

Abb. 8b. Normales Vektorkardiogramm,
geringe Rechtsverspätung und terminale
Rechtsorientierung. M. A., 28jährig

VKG: QRS-Schleife initial geringgradig
nach vorne oben links gerichtet; Dauer
der superioren Orientierung ca. 6 msec.
Anschließend frühe Drehung nach links
hinten unten. Geringgradige Verspätung
der Erregung in den terminalen Schlingenabschnitten. Geringe Rechtsverlagerung.
T-Schleife nach vorne links unten gerichtet, normale Repolarisation

EKG: Mitteltyp, maximale R-Potentiale
präcordial in V_4, normale Nachschwankung

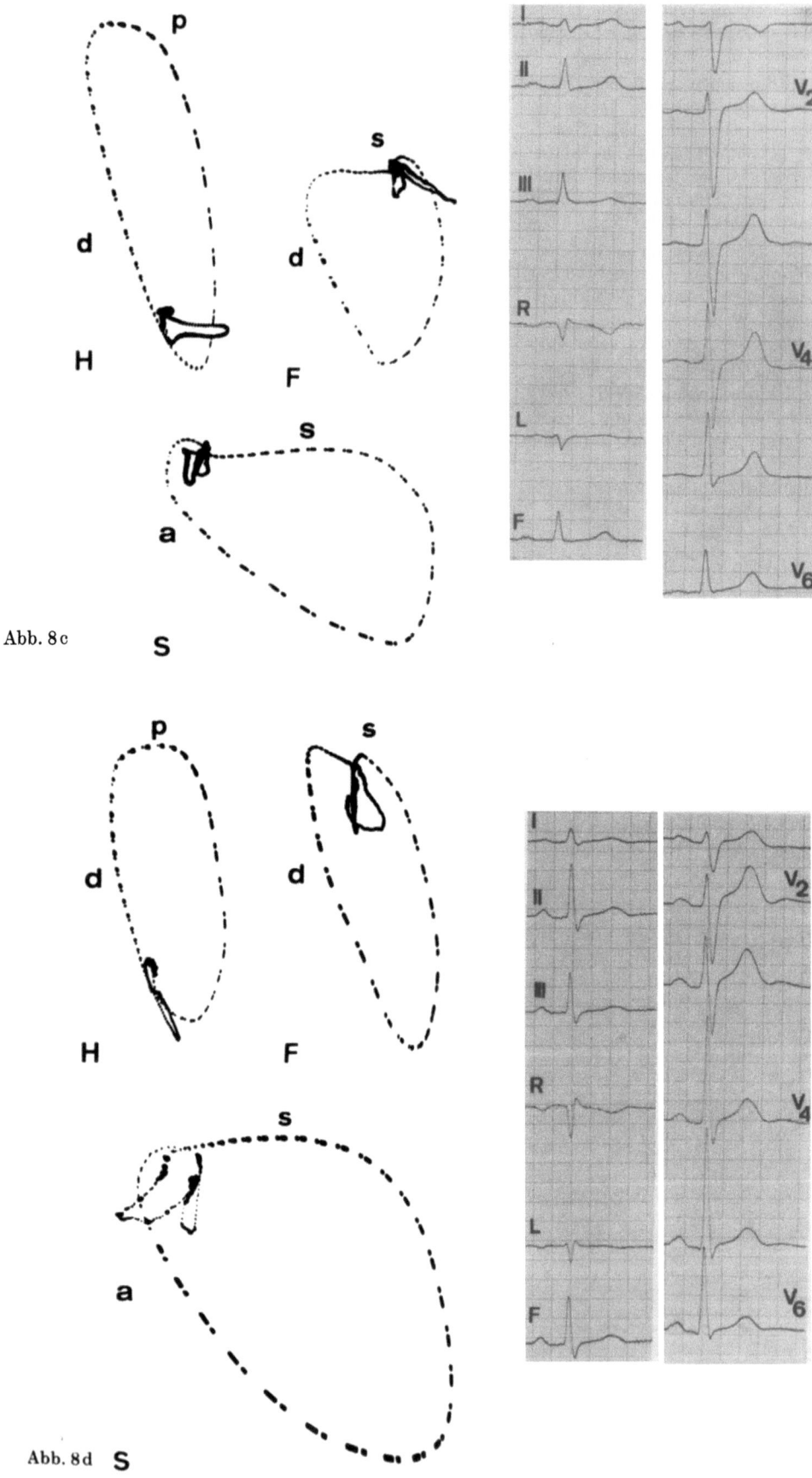

Abb. 8c

Abb. 8d

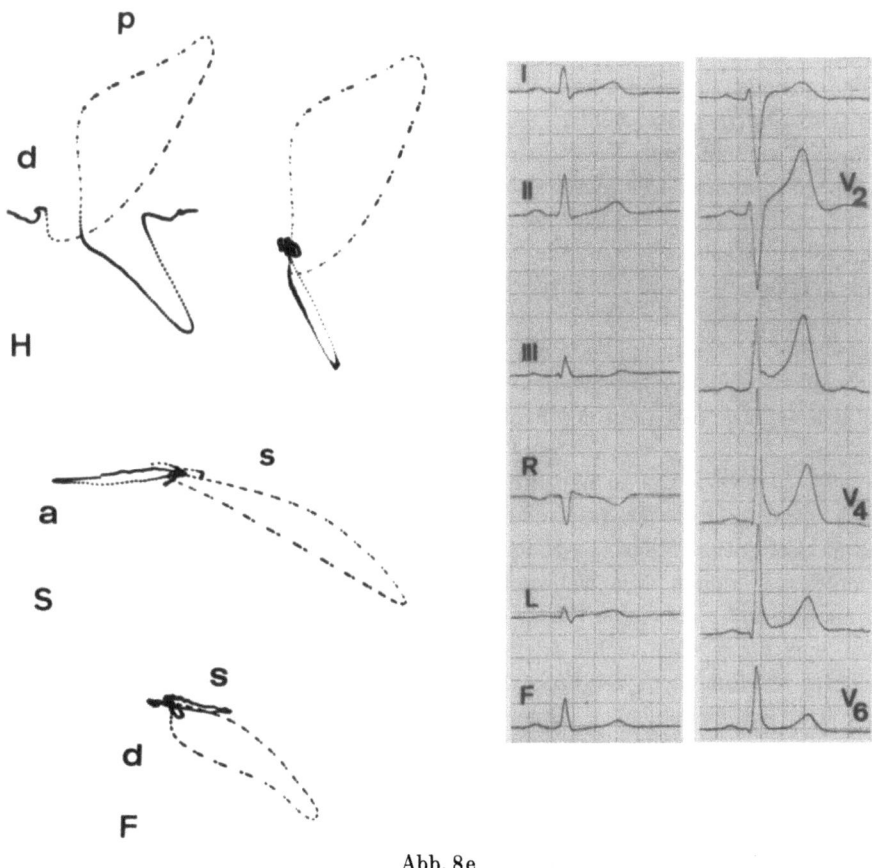

Abb. 8e

Abb. 8c. Normales Vektorkardiogramm, terminale Rechtsverlagerung. P. P., 22jährig

VKG: QRS-Schleife initial geringgradig nach vorne oben links gerichtet; maximale Dauer der superioren Orientierung ca. 14 msec. Insgesamt ist die Schlinge nach hinten unten und im terminalen Abschnitt nach rechts gerichtet, jedoch ohne Rechtsverspätung. Die terminale Verkürzung des Abstandes zwischen den einzelnen Zeitmarken in der Frontalebene ist projektionsbedingt und fehlt in den anderen Ebenen. T-Schleife nach links vorne unten gerichtet

EKG: Mitteltyp; die tiefen S-Zacken in V_2 bis V_4 entsprechen der Rechtsorientierung der terminalen QRS-Anteile. In den Extremitätenableitungen besteht ein S_1—Q_3-Typ, entsprechend der in der Frontalebene ersichtlichen initialen Orientierung nach links oben sowie der starken terminalen Abweichung nach rechts. Normale Nachschwankung

Abb. 8d. Normales Vektorkardiogramm, terminale Rechtsverlagerung. S. H., 23jährig. Ähnliche Verhältnisse wie in Abb. 8c

VKG: Initial geringgradige Orientierung nach vorne oben links, Maximaldauer der superioren Verlagerung ca. 12 msec. Terminal ist die Schlinge deutlich nach rechts hinten und nach oben gerichtet.

EKG: Im Gegensatz zu Abb. 8c, wo die terminalen Schlingenanteile zwar ebenfalls nach rechts hinten, jedoch nicht nach oben gerichtet sind, resultiert hier ein S_1-, S_2-, S_3-Typ. Normaler Verlauf der T-Schleife. Die Rechtsverspätung in der Frontalebene ist auch hier wiederum nur scheinbar

Abb. 8e. Normales Vektorkardiogramm, Quertyp, vegetative T-Schleife. B. S., 25jährig

VKG: QRS-Schlinge nach links hinten, weniger stark nach unten gerichtet. Nur geringgradige initiale Orientierung nach links vorne oben; Maximaldauer der superioren Verlagerung ca. 12 msec. T-Schleife stark vergrößert, jedoch richtungsmäßig der Norm entsprechend nach vorne links unten orientiert

EKG: Mitteltyp; starke Überhöhung der T-Welle, vor allem in V_2 bis V_4 mit leichter ST-Hebung; typische vegetative Nachschwankungsveränderung

grenzung in den meisten Fällen ohne Schwierigkeiten möglich ist.

Die hier folgende *Analyse des normalen Verlaufes der QRS-Schleife* stützt sich auf die Vektoren von 50 jugendlichen Normalpersonen (12 Frauen, 38 Männer; Durchschnittsalter 29,3 Jahre), welche wegen nichtkardialen Erkrankungen hospitalisiert waren. Die Unterschiede gegenüber der später diskutierten Gruppe coronarographierter Normalpersonen sind wahrscheinlich vorwiegend altersbedingt und beschränken sich dementsprechend fast ausschließlich auf das Verhalten der Frühvektoren.

Der *septale 10 msec-Vektor* ist in sämtlichen Fällen nach vorne und je zur Hälfte nach rechts oder nach links orientiert (Abb. 17). Eine *superiore* Orientierung findet sich während der ersten 10 msec in 56%, wobei der Vektor ca. je zur Hälfte nach vorne oben rechts oder nach links gerichtet ist. Bei ca. $^1/_3$ der Fälle (36%) zeigt der Initialvektor direkt nach vorne. Eine initiale Orientierung nach vorne unten besteht nur bei 8%. Auf den Zusammenhang zwischen dem Überwiegen der superioren Orientierung bei den hier analysierten normalen Kontrollfällen und dem jugendlichen Alter der Patienten wurde bereits weiter vorne hingewiesen.

Nach den ersten 5—10 msec dreht der Vektor zunehmend nach vorne links und unten, so daß *20 msec nach QRS-Beginn* 80% der Schleifen nach dem *vorderen linken unteren Oktanten* gerichtet sind. Bei 4% ist der Vektor sogar bereits nach hinten unten links orientiert. Eine geringgradige superiore Verlagerung besteht zu diesem Zeitpunkt nur noch bei 8%. Die *Drehung nach hinten* erfolgt in der Regel 20—30 msec nach Beginn der QRS-Schleife. Dementsprechend finden sich bei *30 msec* bereits ca. 70%, zum *Zeitpunkt des Maximalvektors* (ca. 41 msec nach QRS-Beginn, s. Abb. 17) sogar über 90% der Schlingen im hinteren unteren Oktanten.

Von links hinten unten steigt die QRS-Schleife wieder langsam gegen medial zur Sagittalachse hin an. Größere Unterschiede finden sich, wie bereits erwähnt, im *terminalen Schlingenanteil*. Dieser ist in der Hälfte der Fälle (49%) leicht nach hinten *rechts* gerichtet, somit die Sagittalachse nach rechts überschreitend (Abb. 8b—d), wobei in ca. $^1/_3$ (36%) gleichzeitig eine geringe Rechtsverspätung gefunden wird (Abb. 8b).

Die Bedeutung der terminalen Rechtsverlagerung und -verspätung ist noch nicht sicher geklärt. Sie nimmt mit zunehmendem Alter ab und wird — zusammen mit der initialen Verlagerung nach rechts oben — als Ausdruck der physiologischen Rechtsbetonung beim Jugendlichen betrachtet, die noch bis zum 3. Dezennium in geringem Maße gefunden werden kann. Andererseits sind wahrscheinlich ebenfalls angeborene Varianten im Verlauf des Reizleitungssystems an der terminalen Abweichung nach rechts mitbeteiligt. Untersuchungen, welche ein abnormes Verhalten vor allem im Bereiche der hinteren Partien des linken Bündels beschreiben, sprechen in diesem Sinne (LEV, 1958, 1959, 1960; FELDT, 1966).

Die QRS-Schlinge zeigt *horizontal* in 100%, *sagittal* in 94% eine *Drehung im Gegenuhrzeigersinn*. In 6% ist die Schlinge sagittal „überworfen" und schmal resp. von Figur-8-ähnlichem Verlauf. Die *frontale* Schlinge dreht demzufolge in 83% im Uhrzeigersinn. Bei den 17% im Gegenuhrzeigersinn verlaufenden Schlingen ist wiederum überwiegend ein geschlossener oder flacher Schlingenverlauf zu verzeichnen. Auffallend ist die Feststellung, daß die QRS-Schlinge sich bei ca. der Hälfte der Normalfälle (47,5%) in einer der 3 Ebenen nicht schließt, d.h. der Abgang der ST-Strecke (J-Punkt) somit nicht dem Null- oder Ruhepotential entspricht. Allerdings ist die Differenz zwischen J- und 0-Punkt in der Regel sehr gering und läßt sich im EKG der betreffenden Patienten kaum als abnormes Verhalten der ST-Strecke nachweisen.

Die größen- und richtungsmäßigen Durchschnittswerte der normalen Polar- und Raumkoordinaten sind für die Früh- und Maximalvektoren auf Tabelle 1 und 2, zusammen mit den Signifikanzen der Differenzen aufgeführt. Die anhand von 50 jugendlichen, herzgesunden Patienten gefundenen Maximalvektoren betragen horizontal 0,93 mV, sagittal 0,89 mV und frontal 0,89 mV. Der räumliche Maximalvektor errechnet sich auf 1,1 mV. Diese Werte entsprechen weitgehend den in der Literatur zitierten (Tabelle 10) (PIPBERGER, 1958; BRISTOW, 1961; YANO und PIPBERGER, 1964; DITLEFSEN, 1965; DRAPER, 1964).

c) Die T-Schleife

Die normalerweise nach vorne links und leicht nach unten gerichtete T-Schleife, welche den vektorkardiographischen Ausdruck der Repolarisation darstellt, läßt sich am besten in der Horizontal- und Frontalebene beurteilen. In der Regel sollte dabei der Winkel zwischen der QRS- und T-Schleife bei normaler Repolarisation nicht mehr als 90° betragen (ASHMAN, 1943; HOFFMAN, 1965). Die T-Schleife stellt sich meistens in allen Ebenen als eine weitgehend geschlossene Schlinge dar, deren Größe diejenige der p-Schlinge etwa um das Doppelte bis Dreifache übertrifft. Als gutes Kriterium kann das Verhältnis zwischen Länge und Breite der T-Schleife betrachtet werden, welches normalerweise 2,5:1 übersteigen sollte (CHOU, 1964; HOFFMAN, 1965). Stark vergrößerte T-Schleifen werden beim Normalen bei vegetativer Überbetonung gefunden (Abb. 8e), kommen aber auch bei einer Reihe von pathologischen Zuständen vor und sind — besonders wenn überdies der Winkel mit der QRS-Schlinge vergrößert ist — als Ausdruck einer Ischämie zu betrachten.

V. Das Vektorkardiogramm beim Herzinfarkt

1. Die normale Coronaranatomie, dargestellt anhand der Coronarographie

Zum besseren Verständnis der topographisch-anatomischen Infarktlokalisation und ihrer Beziehungen zur coronaren Durchblutung anhand der selektiven Coronarographie kurz besprochen werden (SONES, 1962; LICHTLEN, 1967).

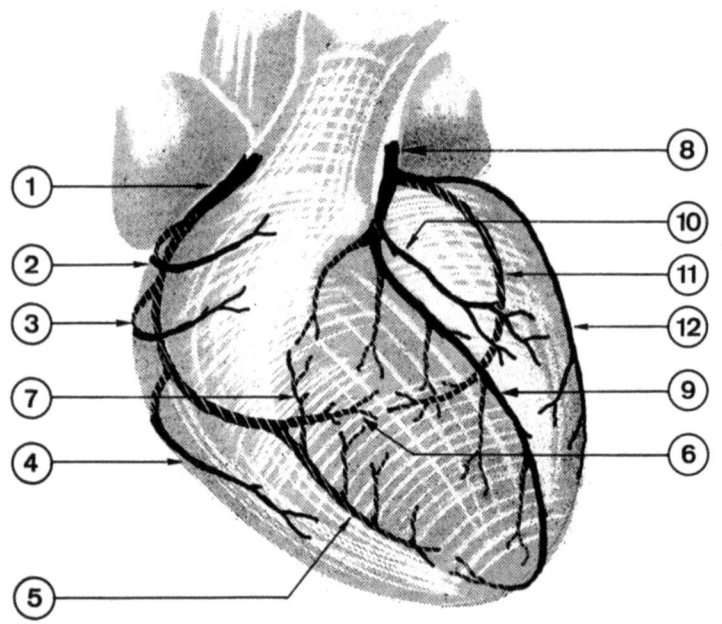

Abb. 9. Schematische Übersicht über die im selektiven Coronarogramm auf den Einzelbildern zur Darstellung gelangenden Äste. *1* Hauptstamm der rechten Coronararterie, im Sulcus atrioventricularis dexter bis zur Crux cordis verlaufend; *2* Conusast, zum Conus pulmonalis hinführend; *3* marginaler Ast, die freie Wand des rechten Ventrikels versorgend; *4* diaphragmaler Ast; *5* R. post. desc., entlang dem Sulcus interventricularis posterior nach vorne zur Herzspitze hin verlaufend mit zahlreichen septalen Ästen, welche das untere hintere Drittel des Kammerseptums versorgen; *6* R. circumfl. dexter, nach links über die Crux cordis hinaus zum Sulcus atrioventricularis sinister verlaufend, mit Ästen, welche die diaphragmalen Partien versorgen; *7* av-Knotenarterie, an der Basis des Kammerseptums nach oben zum av-Knoten ziehend; *8* linker Hauptstamm; *9* R. ant. desc., im Sulcus interventricularis anterior zur Herzspitze verlaufend; er gibt zahlreiche septale und marginale Äste ab und zieht terminal häufig um die Spitze herum zum Sulcus interventricularis posterior; *10* R. diag., zusammen mit dem anterioren Ast des R. circumfl. sin. die freie Wand des linken Ventrikels versorgend; *11* atrioventriculärer Ast des R. circumfl. sin., entlang dem Sulcus atrioventricularis sinister nach hinten zur Crux cordis verlaufend; *12* posterolateraler Ast des R. circumfl. sinister. Nicht eingezeichnet sind die Vorhofsäste sowie die Sinusknotenarterie, welche in ca. 30% vom R. circumfl. sinister, in ca. 70% aus dem rechten Hauptstamm entspringt

ist die Kenntnis der normalen Anatomie der Herzkranzgefäße wesentlich. Da der Vergleich zwischen Infarkt und Coronaranatomie sich in der weiteren Darstellung auf das arteriographische Bild der Coronararterien stützt, soll dieses

Generell werden die kegelförmig angelegten Ventrikel von 3 Gefäßen kranzartig umfaßt (Abb. 9—12). Dabei hat man sich den Kegel mit der Spitze auf den Betrachter zu, mit der kreisförmigen Basis von ihm weggerichtet, vorzustellen. Der Hauptstamm der rechten Coronararterie verläuft entlang dem rechten Kreisperimeter, der R. circumfl. sin. entlang dem linken, von oben nach unten, wobei von beiden Gefäßen zahlreiche Seitenäste auf die Oberfläche des Kegels ausstrahlen. Über die Vorderfläche des Kegels zieht sich in der Mitte von der Basis zur Spitze hin, also auf den Beschauer zu, der R. ant. desc., über die Mitte der Hinter- resp. Unterfläche in gleicher Anordnung der von der rechten Coronararterie entspringende R. post. desc. Die extramuralen Coronararte-

dexter. Vom Hauptstamm zieht unmittelbar unterhalb des rechten Coronarostiums in ca. 50—70% der Fälle die Sinusknotenarterie nach rechts oben weg, in Richtung auf die Einmündungsstelle der Vena cava superior in den rechten Vorhof. Ebenfalls im oberen Drittel entspringen mehrere gegen hinten gerichtete Vorhofsäste sowie die Conusarterie, welche gegen oben vorne auf den Conus pulmonalis zu verläuft. Die marginalen, zur freien Wand des rechten Ventrikels hinziehenden Äste stammen mehrheitlich aus dem mittleren und unteren

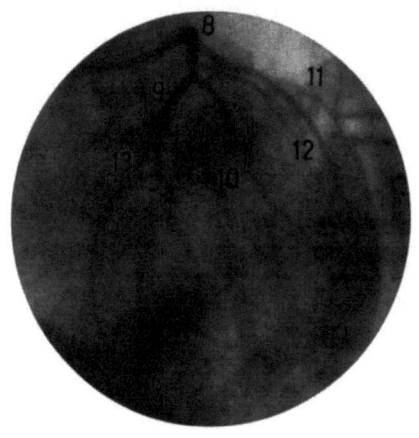 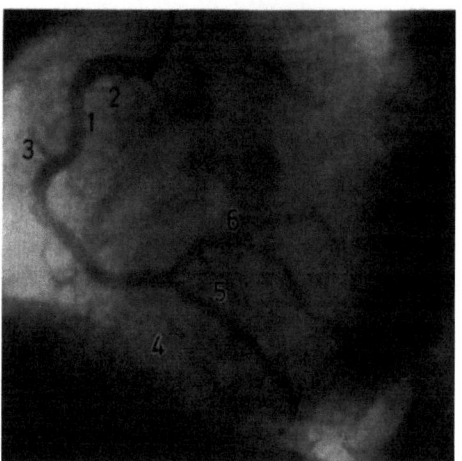

Abb. 10. Normales Coronarogramm, balancierter Typ. Patient mit Linkshypertrophie auf Grund eines kombinierten Aortenvitiums. Im Herzkatheterismus mittlerer systolischer Druckgradient an der Aortenklappe 65 mm Hg. Verkalkungen im Bereiche der Aortenklappen

Links: Linke Coronararterie (schräglinke Projektion): Arterien auffallend gestreckt entsprechend der Hypertrophie und Dilatation des linken Ventrikels

Rechts: Rechte Coronararterie (schräglinke Projektion): Der R. circumfl. dexter (6) überschreitet die Crux cordis leicht nach links und versorgt teilweise die diaphragmalen Partien des linken Ventrikels. *13* Septaler Ast links. Bezeichnung wie in Abb. 9

rien umgeben somit die beiden Ventrikel mit einem „korbartigen" Geflecht, welches das Herz von der Basis resp. von hinten zur Spitze, d.h. gegen vorne hin umfaßt.

Als beste radiologische Darstellungsebene erweist sich für die rechte Coronararterie die schräglinke, für die linke Coronararterie die schrägrechte Projektion. Die *rechte Coronararterie* (Abb. 9—12) nimmt ihren Ursprung im rechten Sinus valsalvae, verläuft bogenförmig im Sulcus atrioventricularis dexter nach hinten unten bis zur Crux cordis, wo sie sich in 2 Äste teilt, den entlang dem Sulcus interventricularis posterior nach vorne auf die Herzspitze zu verlaufenden R. post. desc. und den nach links über die Crux cordis hinaus zum Sulcus atrioventricularis sinister hinziehenden R. circumfl.

Drittel. Ebenfalls im unteren Drittel verläßt der diaphragmale Ast, der vor allem die inferioren Partien des rechten Ventrikels versorgt, den rechten Hauptstamm.

Die zum av-Knoten hinziehende Arterie (Abb. 9, 45) entspringt entweder aus dem R. post. desc. nahe seinem Abgang vom rechten Hauptstamm oder aus dem R. circumfl. dexter und dringt im hintersten Anteil in das Kammerseptum in Richtung av-Knoten ein. Sie kann generell als der hinterste septale Ast des R. post. desc. betrachtet werden. Dieser versorgt mit seinen weiter nach vorne gerichteten Ästen das hintere Drittel des Kammerseptums (Abb. 9, 20).

Die *linke Coronararterie* (Abb. 9—12) zeigt in der Regel nur einen kurzen Hauptstamm,

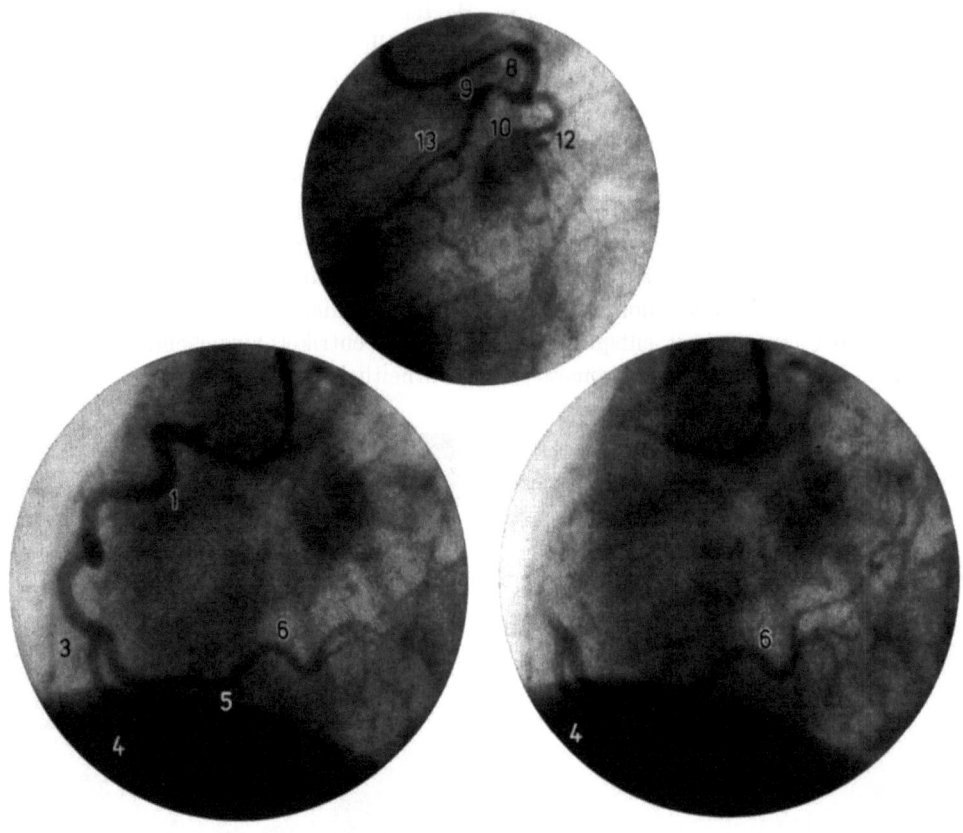

Abb. 11. Normales Coronarogramm, ausgesprochener Rechtsversorgungstyp

Oben: Linke Coronararterie (schräglinke Projektion): Normal ausgebildeter R. ant. desc. *(9)* mit kleinem septalem Ast *(13)* und kurzem R. diagonalis *(10)*. Auffallend kurzer R. circumfl. sin. *(12)*, der vorwiegend einen posterolateralen Ast aufweist

Unten links und rechts: Früh- und Spätphase einer Injektion in die rechte Coronararterie (schräglinke Projektion): Große, stark geschlängelte rechte Coronararterie *(1)* mit langem R. circumfl. dexter *(6)*, der dem Sulcus atrioventricularis sinister folgend bis weit an die Hinterwand des linken Ventrikels reicht und dessen gesamte posterobasalen und diaphragmalen Partien versorgt. Bezeichnungen wie in Abb. 9

der sich in den R. ant. desc. und R. circumfl. sin. teilt. Der erstere verläuft entlang dem Sulcus interventricularis anterior nach unten auf die Herzspitze zu und gibt nicht selten noch um den Apex herumziehende, im Sulcus interventricularis posterior auf die Basis zu gerichtete Äste ab. Aus dem oberen Drittel entstammen in der Regel mehrere größere septale Äste, so daß die gesamten vorderen oberen und spitzennahen Partien des Kammerseptums vom R. ant. desc. versorgt werden. Ebenfalls aus dem oberen Drittel entspringt der nach lateral hinziehende R. diag., der zusammen mit Ästen aus dem mittleren Drittel die vordere freie Wand des linken Ventrikels versorgt. Der R. circumfl. sin. teilt sich frühzeitig in einen vorderen, die laterale Wand des linken Ventrikels mitversorgenden posterolateralen und einen

hinteren, im Sulcus atrioventricularis sin. nach unten hinten verlaufenden atrioventriculären Ast. Größe und Ausdehnung dieser Äste sind vom Verteilungstyp des Coronarsystems abhängig. Ebenfalls aus dem R. circumfl. sin. entspringen im oberen Drittel mehrere linke Vorhofsäste und in ca. 40% die Sinusknotenarterie, welche über das Dach des linken Vorhofes nach rechts hinzieht (KUGELs Arterie).

Zwei *Verteilungstypen* sind für die Infarkt-Topographie besonders hervorzuheben. Beim häufigeren *Rechtsversorgungstyp* oder *balancierten Typ* (Abb. 10, 11) überwiegt die rechte Coronararterie, indem insbesondere der R. circumfl. dexter weit über die Crux cordis hinaus in den Sulcus atrioventricularis sinister hineinreicht und im Extremfall (Abb. 11) praktisch den atrioventriculären Ast des R. circumfl. sin.

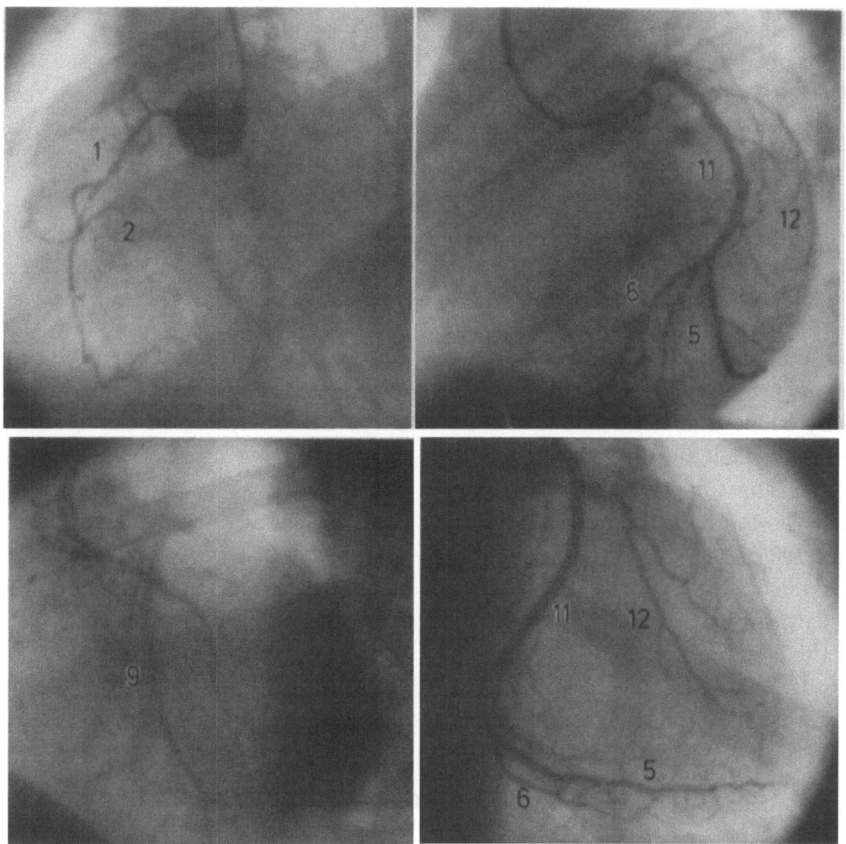

Abb. 12. Selektives Coronarogramm, Linksversorgungstyp. Verschluß des R. ant. desc., Status nach Implantation der Art. mamm. int.

Oben links: Rechte Coronararterie (schräglinke Projektion): „Hypoplastisches", schwach ausgebildetes Gefäß, nur knapp bis zur Crux cordis reichend, die posteroinferioren Abschnitte des Kammerseptums nicht versorgend.

Oben rechts: Linke Coronararterie (schräglinke Projektion): Vollständiger Verschluß des R. ant. desc., selektive Füllung des R. circumfl. mit großem hinterem Ast (*11*), welcher den R. circumfl. dexter (*6*) und einen großen diaphragmalen, dem R. post. desc. entsprechenden Ast (*5*) abgibt

Unten rechts: Linke Coronararterie (schrägrechte Projektion)

Unten links: Injektion in die Art. mamm. int. mit Füllung des R. ant. desc. (*9*) über Anastomosen. Bezeichnungen wie in Abb. 9

ersetzen kann. Dieser zeigt dementsprechend in solchen Fällen lediglich einen posterolateralen Ast, während der hintere, atrioventriculäre praktisch fehlt oder nur sehr geringgradig ausgebildet ist. In solchen Fällen werden somit größere posterobasale und diaphragmale Abschnitte des linken Ventrikels von rechts her versorgt.

Der seltenere *Linksversorgungstyp* (Abb. 12) ist durch ein Überwiegen des hinteren Astes des R. circumfl. sin. charakterisiert, der sich bis zur Crux cordis ausdehnt und somit den R. circumfl. dexter ersetzt. In der Regel entspringt auch der R. post. desc. in solchen Fällen von links. Diese Verhältnisse lassen sich besonders

gut in schrägrechter Projektion überblicken. Die rechte Coronararterie stellt in einem solchen Falle ein relativ kurzes Gefäß dar, das in der Regel nahe der Crux cordis endet. Dementsprechend wird auch die av-Knotenarterie zusammen mit den hinteren unteren Partien des Kammerseptums von der linken Coronararterie her durchblutet.

Über die Verteilungsvarianten hinaus zeigt das Coronarsystem normalerweise ebenfalls zahlreiche Unterschiede im Verlauf der kleineren Seitenäste. So kann der R. diag. direkt aus dem linken Hauptstamm, aus dem R. ant. desc. oder sogar aus dem oberen Drittel des R. circumfl. sin. entspringen. Ebenso nimmt der erste linke septale Ast etwa gleich häufig seinen Ursprung direkt aus dem linken Hauptstamm oder aus dem oberen Drittel des R. ant. descendens. Der rechte diaphragmale Ast ist oft nur sehr gering ausgebildet oder kann sogar fehlen. Ähnliche Varianten finden sich auch im Ursprung der Sinus- und av-Knotenarterie, die zwar mehrheitlich von rechts stammen, nicht selten jedoch zum linken Coronarsystem gehören. Wenn auch solchen Gefäßvarianten und insbesondere den Verteilungstypen für die Entstehung der Coronarsklerose keine Bedeutung zuzukommen scheint, so darf ihr Einfluß auf die Topographie, Größe und Ausdehnung des Infarktes und schließlich auf die Möglichkeit der Ausbildung von anastomotischen Gefäßverbindungen nach Verschluß nicht unterschätzt werden (FULTON, 1965; DÜx, 1967; LICHTLEN, 1967).

Die anastomotische Füllung poststenotischer Gefäßabschnitte zeigt denn auch eine große Vielfalt. So ist eine Füllung der distalen Partien des R. ant. desc. bei hochsitzendem Verschluß sowohl über die Sinusknotenarterie und das Dach des linken Vorhofes (Bachmannsches Bündel) als auch über die Conusarterie (Vieussanscher Ring) oder vom R. post. desc. her möglich. Bei Verschluß der rechten Coronararterie finden sich Anastomosen sowohl vom R. circumfl. sin. aus über den R. circumfl. dexter wie vom R. ant. desc. über die Herzspitze zum R. post. descendens. Bei Circumflexa-Verschluß sind Anastomosen über den R. circumfl. dexter von der rechten Coronararterie her möglich. Kollaterale Durchblutungen zu den poststenotischen Abschnitten über die Stenose umgehende Gefäße finden sich vor allem bei Verschlüssen der rechten Coronararterie, seltener am R. circumfl. sin. oder am R. ant. desc.

Die Vielfalt der coronaren Durchblutungsmöglichkeiten ist bei der Beurteilung der pathologischen Erregungsausbreitung des Infarktes im Vektorkardiogramm stets zu berücksichtigen, da die topographisch-anatomische Lokalisation der myokardialen Nekrose letztlich von der Coronaranatomie abhängig ist.

2. Der Vorderwandinfarkt

Der Verlust von potentialbildendem Gewebe im Bereiche der Herzspitze sowie in den daran angrenzenden Partien der freien Wand des linken und rechten Ventrikels und besonders in den vorderen und oberen Abschnitten des Kammerseptums führt stets zu einem Überwiegen der posteroinferioren Kräfte und damit zu einer Orientierung der Erregungsausbreitung nach hinten. Topographisch und coronaranatomisch lassen sich die durch Läsionen der Vorderwand bedingten Potentialausfälle in 3 Infarktzonen unterteilen: eine die vorderen Abschnitte des Kammerseptums und der Herzspitze umfassende *anteroseptale*, eine zusätzlich noch die freie Wand des linken Ventrikels miteinbeziehende *anterolaterale* und eine nur auf die freie Wand des linken Ventrikels sich beschränkende *laterale* Infarktregion. Es ist von Anfang an zu betonen, daß die Übergänge zwischen diesen Infarktgebieten fließend sind und deshalb der Infarkteinteilung nur ein allgemeiner Charakter zukommt. Die *klinische Infarktdefinition* stützt sich vorwiegend auf die *morphologischen* Verschiedenheiten der Vektorbilder, zu denen die coronaranatomischen und topographischen Grundlagen in einer bestimmten, aber relativ lockeren Korrelation stehen. Dabei ist die mögliche Konfiguration des präinfarziellen Vektorkardiogramms resp. die Variationsbreite der normalen Erregungsausbreitung bis zu einem großen Ausmaße mit zu berücksichtigen. Generell läßt sich allerdings feststellen, daß die präinfarzielle Vektorstruktur mit zunehmender Infarktgröße an Bedeutung verliert.

a) Der anteroseptale Infarkt (Abb. 13)
1. Infarktdefinition

Topographisch gesehen umfaßt der anteroseptale Infarkt die vorderen und oberen Abschnitte des Kammerseptums und die Herzspitze resp. die um die Herzspitze herum gelegenen Partien des linken und rechten Ventrikels. Da dieses gesamte Gebiet vom R. ant. desc. und seinen zahlreichen septalen Ästen durchblutet wird (Abb. 9—12), hängt die Ausdehnung des Infarktes weitgehend von der Lokalisation der Stenose an diesem Coronarast ab. Ist der Verschluß tiefsitzend, z.B. im unteren Drittel des R. ant. desc., so werden kleinere, vor allem weiter vorne gelegene, septale Abschnitte betroffen sein, und gleichzeitig wird sich der Infarkt weniger weit nach lateral ausdehnen, da ein Großteil der vom R. ant. desc.

auf die freie Wand des linken Ventrikels hin ziehenden Äste relativ weit oben ihren Ursprung nimmt (Abb. 10). Andererseits ist bei hochsitzendem Verschluß eine größere septale, auch die oberen Partien der Scheidewand miteinbeziehende Infarktzone zu erwarten; überdies — besonders wenn der R. diag.,

derwandinfarkt.) Die QRS-Schlinge ist stets von Anfang an nach hinten, aber noch deutlich nach links orientiert, wobei in der Horizontalebene der efferente Schlingenanteil ungefähr in einem Winkel von 45° zur x-Achse nach hinten verläuft. Dementsprechend weist der 10 msec-Vektor in 100% der Fälle nach

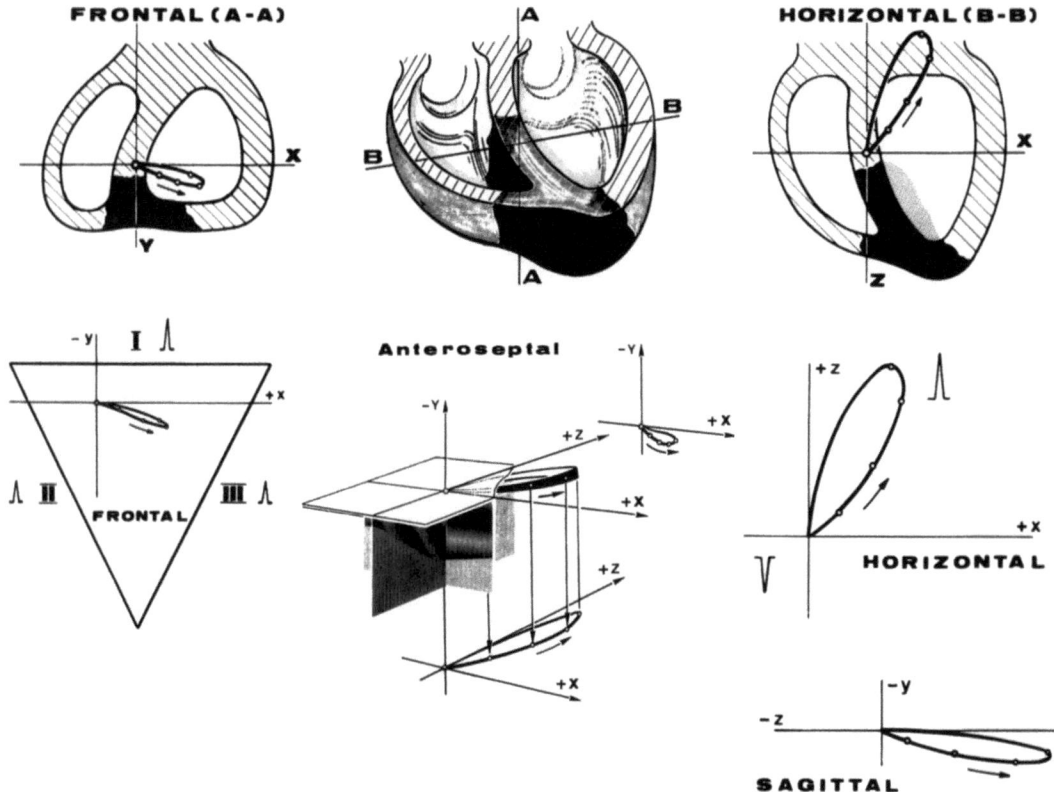

Abb. 13. Vektorverlauf beim anteroseptalen Infarkt, Übersichtsbild

Oben: Infarktlokalisation. Links Frontalschnitt *(A—A)* Rechts: Horizontalschnitt *(B—B)*; Mitte: Räumliche Darstellung. Infarktzone schwarz markiert.

Unten Links: Frontaler Vektorverlauf und Beziehungen zum Extremitäten-EKG, Einthovensches Dreieck mit Abl. I, II und III; *y* Sagittalachse; *x* Horizontalachse. Rechts: Horizontaler und sagittaler Vektorverlauf; *z* antero-posteriore Achse, schematische Darstellung von Abl. V₁ und V₅. Mitte: Räumlicher Vektorverlauf mit Projektion auf die Horizontal- und Frontalebene, konstruiert aus der horizontalen, sagittalen und frontalen Schlinge. Die offenen Kreise entsprechen den Mittelwerten des 10-, 20- und 30 msec-Vektors sowie des Maximalvektors

der in der Regel vom oberen Drittel des R. ant. desc. weggeht, mit in den Stenosebereich einbezogen ist — wird der Infarkt sich zusätzlich stärker nach lateral hin ausdehnen und eher das Bild des anterolateralen Infarktes zeigen.

2. Vektorverlauf (Abb. 13—16)

(Die morphologische Analyse stützt sich auf 50 Patienten mit klinisch, angiographisch oder anatomisch-pathologisch nachgewiesenem Vor-

hinten, während kein Unterschied in der Orientierung nach oben (52%) oder nach unten (48%) besteht (Abb. 17). Die Verlagerung der QRS-Schlinge nimmt anschließend so stark zu, daß nach 30 msec und zum Zeitpunkt des Maximalvektors sämtliche Schleifen nach hinten *links* und mehrheitlich nach unten (74%) gerichtet sind. Die Vektordrehung ist somit überwiegend noch konform mit der Norm, d.h. in der Horizontal- (63%) und Sagittalebene (60%) im Gegenuhrzeigersinn, frontal im Uhrzeigersinn (54%) verlaufend. Eine Minderheit zeigt eine horizontale (28%), sagittale (19%) und frontale (30%) Drehung im Uhrzeigersinn. Bei einigen Patienten besteht sagittal oder frontal ein Figur-8-ähnlicher Schlingenverlauf.

3. Unterschied zur Norm

Die Differenzierung gegenüber der Norm bereitet in der Regel keine wesentlichen Schwierigkeiten, da die normale, nach vorne gerichtete Entwicklung der initialen Kräfte vollständig fehlt. Die initiale Orientierung der normalen

keiten. Auch hämodynamisch bestand eine normale Ventrikelfunktion, indem bei Arbeit bis 150 Watt Herzminutenvolumen und Schlagarbeit normal zunahmen bei normalem enddiastolischem Druck (unter 15 mm Hg). Die Natur des anterioren Potentialverlustes blieb hier ungeklärt, da auch klinisch keine Anhaltspunkte für eine Myokarderkrankung vorlagen. Trotzdem muß eine initial posteriore Orientierung im Vektorkardiogramm immer als pathologisch angesehen werden; selbst bei

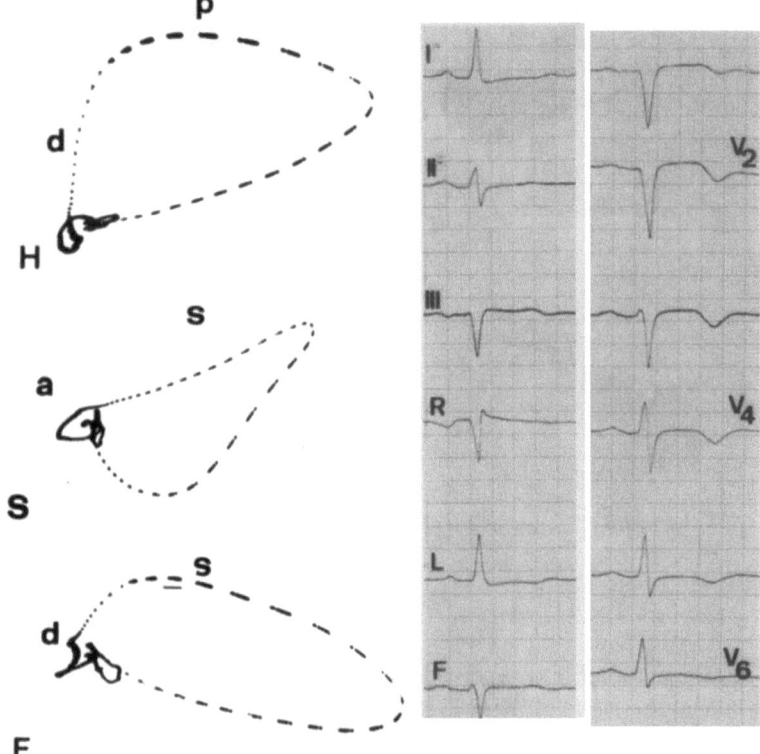

Abb. 14. Anteroseptaler Infarkt. L. M., 65jährig

VKG: QRS-Schleife initial nach links hinten unten gerichtet mit normalem Umlaufsinn horizontal und frontal; frontal im Gegenuhrzeigersinn verlaufend; terminaler Anteil nach hinten links oben verlagert mit leichter Verzögerung der Erregungsausbreitung. Unvollständiger Schlingenschluß, abnorme T-Schleife

EKG: R-Verlust in V_1 und V_2 entsprechend dem von der Infarktzone weg gerichteten QRS-Vektor. Lateral R-Potentiale erhalten. T-Inversion in V_2 bis V_5 entsprechend der nach rechts orientierten T-Schleife

QRS-Schleife nach vorne wird — da sie physiologisch bedingt ist — von sämtlichen Untersuchern voll bestätigt (BRISTOW, 1961; FORKNER, 1961; HUGENHOLTZ, 1962; SCHAUB, 1962). Das Fehlen einer anterioren Orientierung läßt sich allerdings seltenerweise auch in Abwesenheit einer Coronarsklerose finden, wie der auf Abb. 18 dargestellte Fall zeigt. Bei diesem 28jährigen Patienten mit Anamnese von unklaren, arbeitsunabhängigen Thoraxbeschwerden, ließ sich bei der Coronarographie keine Coronarsklerose nachweisen, namentlich waren der R. ant. desc. und seine sämtlichen Äste durchwegs normal und das linksventriculäre Angiogramm zeigte kräftige Kontraktionen sowie das Fehlen jeglicher Wandunregelmäßig-

Linkshypertrophie oder beim unkomplizierten Linksschenkelblock wird in der großen Mehrzahl noch eine geringgradige, wenn auch oft nur wenige Millisekunden umfassende initiale anteriore Orientierung gefunden. Auf die differentialdiagnostischen Merkmale zwischen linksventriculärer Hypertrophie, Linksschenkelblock und Vorderwandinfarkt wird später hingewiesen. Die Trennung anhand der posterioren Schlingenorientierung kann sich jedoch nur auf die ersten 10 und 20 msec beziehen (Abb. 17), da — ähnlich wie bei der Norm — auch beim anteroseptalen Infarkt der Maximalvektor vorwiegend nach links hinten unten orientiert ist (74%), wobei nicht selten gleichzeitig eine geringgradige Verlagerung gegen medial statt-

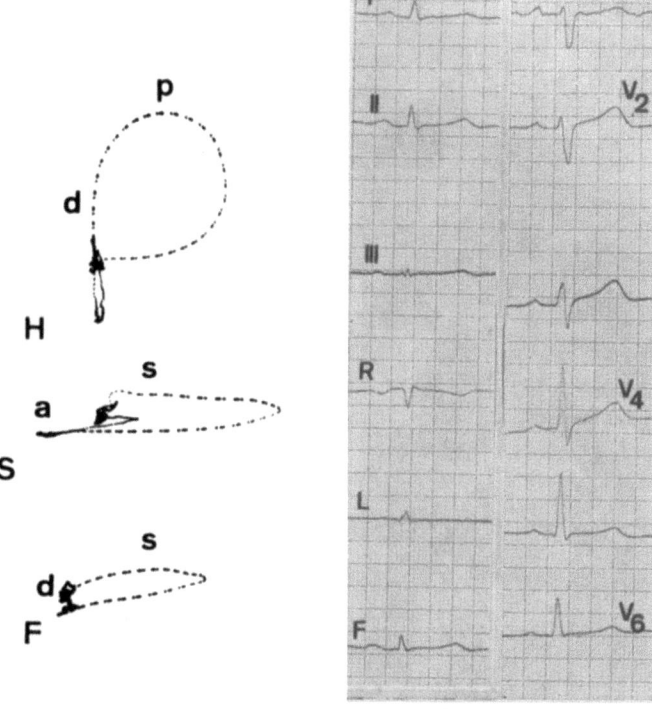

Abb. 15. Anteroseptaler Infarkt. M. E., 60jährig

VKG: QRS-Schlinge initial nach hinten, aber noch stark nach links orientiert, gleichzeitig deutliche superiore Verlagerung (Dauer ca. 40 msec) auf eine zusätzliche Hinterwandläsion resp. einen Verschluß der rechten Coronararterie oder des R. circumfl. sin. hinweisend. Die T-Schleife ist direkt nach vorne, aber nicht nach links gerichtet

EKG: Keine sicheren Infarktzeichen, rsR-Typ in Abl. III, auf zusätzlichen Hinterwandinfarkt hindeutend

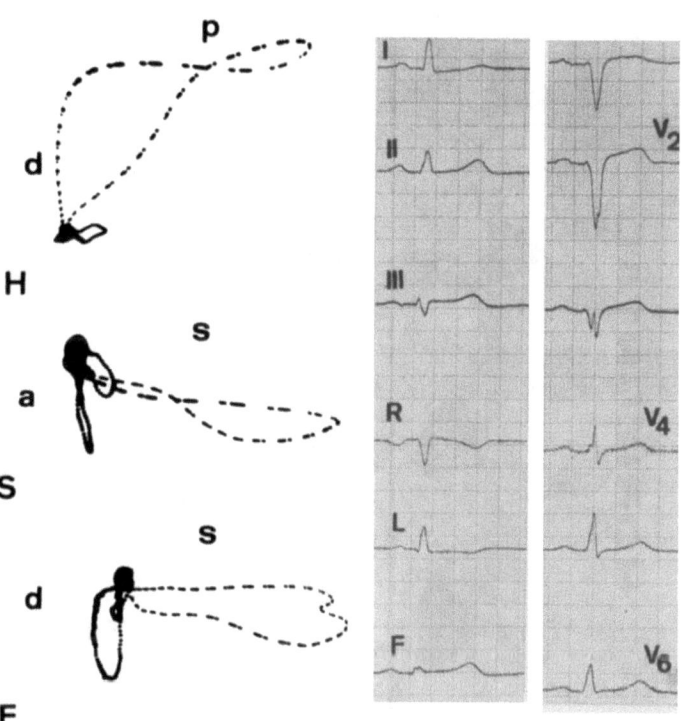

Abb. 16. Anteroseptaler Infarkt. M. E., 44jährig. Wegen Vorderwandinfarkt hospitalisiert, anschließend schwere Angina pectoris. Im *Coronarogramm* im oberen Drittel des R. ant. desc. kurze subtotale Stenose von ca. 5 mm Länge, operativ bestätigt. Minimale Veränderungen am R. diagonalis

VKG: Schleife initial nach hinten unten, jedoch stark nach links gerichtet, im mittleren und terminalen Anteil noch normaler Schlingenverlauf. T-Schleife direkt nach unten gerichtet, abnorm verbreitert, entsprechend einer pathologischen Repolarisation

EKG: Linkstyp, R-Verlust in V_1 bis V_3, niedere R-Potentiale in V_4 bis V_6

findet. Da jedoch in der Mehrzahl der Fälle auch beim Maximalvektor eine infarktbedingte Potentialreduktion besteht, läßt sich in der Regel auch hier eine Abgrenzung gegenüber der Norm, wenn nicht richtungsmäßig, so doch größenmäßig durchführen. Das eigentliche Unterscheidungsmerkmal zur Norm muß jedoch im Verhalten der Initial- und nicht der Maximalvektoren gesucht werden.

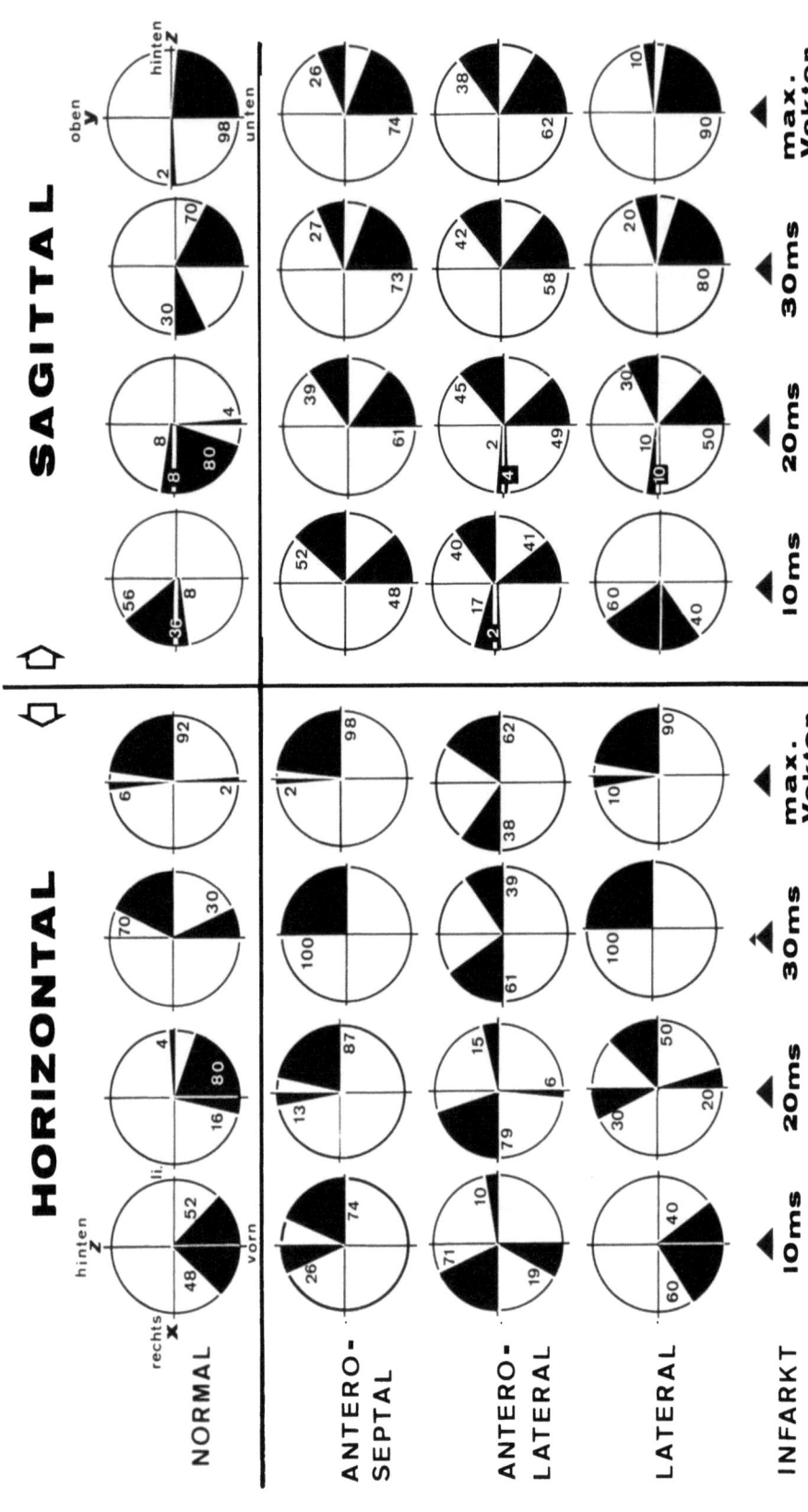

Abb. 17. Prozentuale Verteilung der Infarktvektoren bei Vorderwandinfarkt. Verteilung der Vektoren 10, 20 und 30 msec nach QRS-Beginn sowie zur Zeit des Maximalvektors in horizontaler und sagittaler Projektion, entsprechend ihrer Ausbreitungsrichtung

Oben: Verteilung der Normalfälle (50 Patienten)

Unten: Verteilung bei anteroseptalem, anterolateralem und lateralem Infarkt (s. Text)

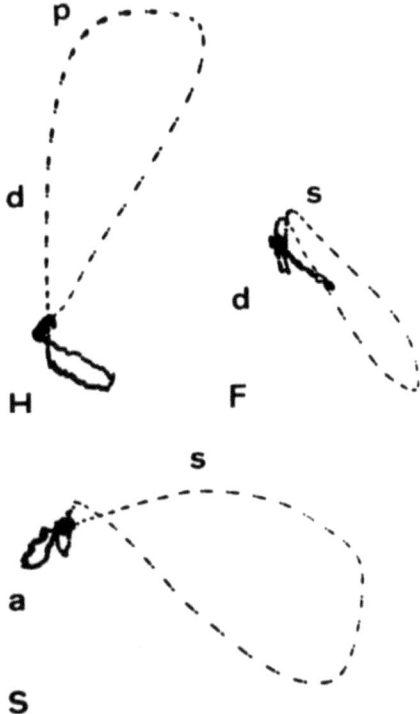
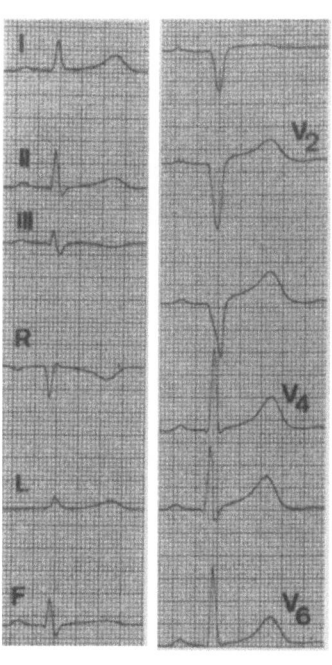

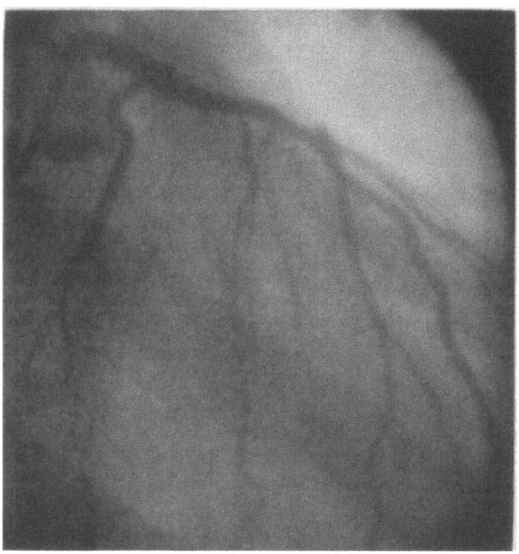
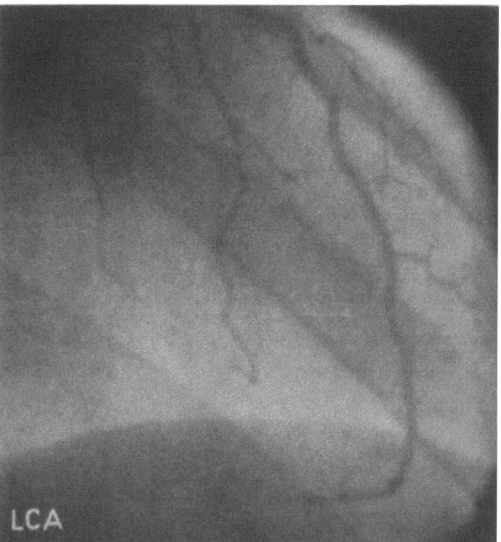

Abb. 18. Normales Coronarogramm bei pathologischem Vektorverlauf. M. P., ♂, 28jährig. Mehrmals atypische Präcordialschmerzen, keine sicheren klinischen Infarktzeichen. Hämodynamisch normale Verhältnisse in Ruhe, auch bei Arbeit bis 150 W kein pathologischer Anstieg des linksventriculären enddiastolischen Druckes

VKG: Initiale Schlingenpartien nach hinten links und geringgradig nach oben gerichtet. Vollständiges Fehlen anteriorer Potentiale. T-Schleife noch normal orientiert, leicht erweitert. J-Punkt minimal nach vorne verlagert. PQ-Zeit normal, keine initiale Verzögerung, normale QRS-Dauer

Im *EKG* dementsprechend R-Verlust in V_1 bis V_3 mit abruptem Übergang und normaler R-Zacke in V_4. Minimale ST-Hebung in V_1 bis V_3, bedingt durch die geringe anteriore Verlagerung des J-Punktes

Coronarogramm: Linke Coronararterie in schrägrechter Projektion, *links:* obere und mittlere, *rechts:* spitzennahe Abschnitte. Durchwegs normales Coronarogramm, namentlich keine Veränderungen im Bereiche des R. ant. desc., R. diag. und der septalen Äste. Das Ventriculogramm links zeigte ebenfalls völlig normale Verhältnisse, gute Kontraktionen, vollständige Entleerung der Herzspitze in Systole

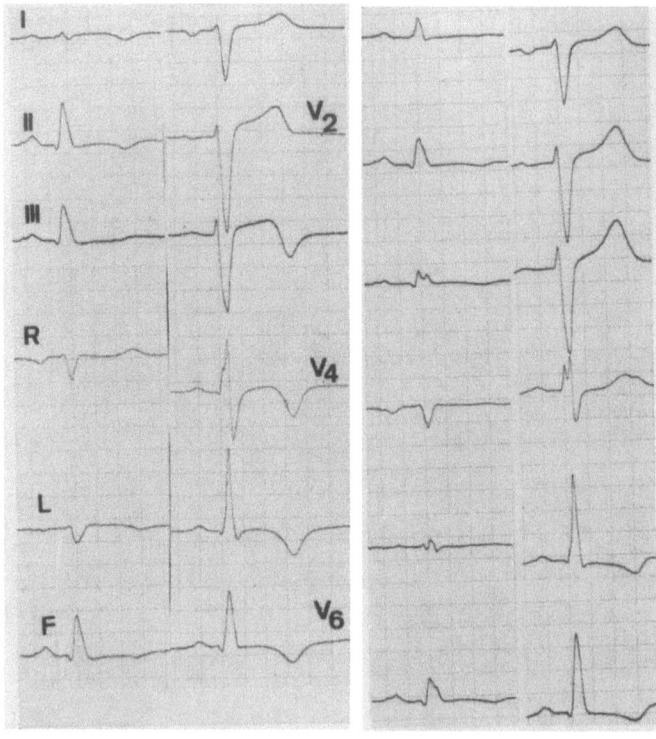

Abb. 19. Anteroseptaler bis lateraler Infarkt. W. M., 51jährig, hospitalisiert wegen frischem Vorderwandinfarkt. Im *Coronarogramm* subtotale Stenose am R. ant. desc., geringgradige Veränderungen am R. diagonalis. Totale Stenosierung der rechten Coronararterie im oberen Drittel. Anastomotische Füllung der distalen Partien der rechten Coronararterie vom R. ant. desc. her über die Herzspitze zum R. post. desc.

VKG: Am 15. 8. 66 Bild des anterolateralen Infarktes mit Orientierung der Schlinge nach rechts hinten unten, nach geringgradiger Verlagerung initial nach rechts vorne oben. Die verlängerte superiore Orientierung (18—24 msec) ist Ausdruck eines zusätzlichen Hinterwandinfarktes. T-Schleife stark verbreitert, nach rechts und leicht nach vorne oben verlagert. Am 23. 11. 66 Bild des anteroseptalen bis lateralen Infarktes. Vektorschlinge horizontal jetzt der Norm entsprechend im Gegenuhrzeigersinne drehend und nach links hinten unten gerichtet, wobei die abnorme initiale Verlagerung nach oben noch immer besteht. T-Schleife nach vorne unten gerichtet

EKG: Am 15. 8. 66 Mitteltyp, verkleinertes QRS in I, geringe ST-Hebung in I, II, avL und V_2 bis V_5 mit T-Inversionen im Sinne eines Vorderwandlateralinfarktes. Am 23. 11. 66 Achse in den Extremitätenableitungen etwas stärker nach links verlagert, weitgehende Rückbildung der Nachschwankungsveränderungen. In beiden EKG keine sicheren Anhaltspunkte für Hinterwandinfarkt (s. Text)

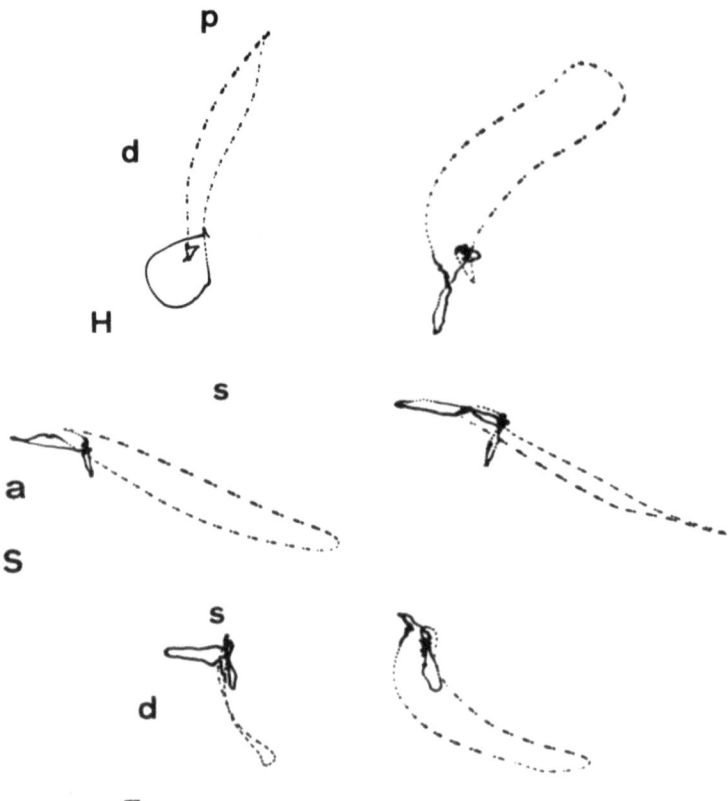

4. Beziehungen zum Elektrokardiogramm

Die sofortige Verlagerung der Vektorschlinge nach hinten, d.h. von der Infarktzone weg, führt generell — entsprechend den weiter vorne diskutierten allgemeinen Beziehungen zwischen Elektrokardiogramm und Vektorkardiogramm — zu einem initial negativen Ausschlag in den vorne gelegenen präcordialen spitzennahen Ableitungen (Abb. 4d). Dementsprechend zeigen auch die meisten der hier untersuchten Patienten einen mehr oder weniger großen präcordialen R-Verlust. In einigen seltenen Fällen können kleinere linksventriculäre R-Potentiale allerdings bestehen bleiben (Abb. 15). Daß Änderungen im Schlingenverlauf anfänglich eher dem Bild des anterolateralen Infarktes, später demjenigen des anteroseptalen entsprechen können, geht aus Abb. 19 hervor. Dieser Patient war wegen eines frischen Infarktes im August 1966 hospitalisiert. Damals bestand vektorkardiographisch das Bild des anterolateralen Potentialverlustes; zum Zeitpunkt der Coronarographie am 23.11.66 hatte sich jedoch das Schlingenbild zu demjenigen des anteroseptalen Infarktes geändert. Die initiale superiore Orientierung von ca. 20 msec Dauer wies überdies auf einen zusätzlichen Hinterwandinfarkt hin. Im Coronarogramm bestand denn auch neben einer subtotalen Läsion am R. ant. desc. sowie leichten Veränderungen am R. diag. eine vollständige Stenose der rechten Coronararterie im oberen Drittel. Auffallend ist, daß sich im Extremitäten-Elektrokardiogramm außer einer geringen Achsendrehung und kleinen, insignifikanten Q-Schwankung in Abl. II, III und avF keine wesentlichen QRS-Veränderungen zeigen. Ein vorwiegend rudimentärer Vorderwandinfarkt nach Holzmann (1955) wäre — ohne Kenntnis des Schlingenverlaufes — deshalb nicht ausgeschlossen.

Generell finden sich im vorliegenden Untersuchungsgut die frühesten präcordialen R-Potentiale in ca. $^1/_4$ der Fälle bereits in V 2 (22,5%), in der großen Mehrzahl in V 3 (42,5%), seltener erst in V 4 (22,5%) und V 5 (12,5%). Das späte Auftreten von R-Potentialen in V 5 ist auf eine starke posteromediale Schlingenorientierung zurückzuführen, wobei jedoch der Maximalvektor noch immer nach links gerichtet ist, und die Schlinge sich horizontal im Gegenuhrzeigersinn dreht.

In den Extremitätenableitungen findet sich je nach der Lage der frontalen Schlinge vorwiegend ein Links- oder ein Mitteltyp. Ein Steiltyp wird nur selten festgestellt. Da bei ca. $^1/_5$ der Patienten (21%) der Maximalvektor nach links hinten oben gerichtet ist, resultiert nicht selten sogar ein *überdrehter* Linkstyp. Anhand der weiter unten diskutierten coronarographischen Vergleichsuntersuchungen muß allerdings angenommen werden, daß es sich dabei — zum mindesten teilweise — um Patienten mit kombiniertem Vorder- und Hinterwandinfarkt handelt, wobei der letztere jedoch im Elektrokardiogramm weitgehend maskiert ist.

Das Fehlen eines signifikanten pathologischen Q in Abl. I oder avL erklärt sich aus der Feststellung, daß beim anteroseptalen Infarkt, im Gegensatz zum anterolateralen, eine initiale Drehung nach *rechts*, d.h. zum negativen Pol von Abl. I hin und von avL weg, in der Regel auf Grund der relativ geringen Infarktausdehnung *ausbleibt*.

5. Beziehungen zur Coronarographie

Auffallend ist, daß bei der überwiegenden Mehrzahl (81%) der Patienten mit dem Vektorbild des anteroseptalen Infarktes coronarographisch die *Stenosierung am R. ant. desc. subtotal* ist (Verschluß des Lumens auf ca. 75%), so daß die distale poststenotische Gefäßfüllung noch auf normalem Wege stattfindet. Ebenso ist ein gleichzeitiger totaler Verschluß des R. diag. selten; subtotale oder diffuse Läsionen sind an diesem Ast jedoch häufig. Dementsprechend zeigt umgekehrt die große Mehrzahl der Patienten mit isoliertem Befall des R. ant. desc. im Vektorkardiogramm ein Fehlen der anterioren Orientierung. Eine solche läßt sich allerdings bei einer Minderheit von Patienten, bei welchen der Coronarverschluß offensichtlich noch nicht zum Infarkt geführt hat, noch beobachten (Abb. 56). Auch eine initial superiore Orientierung der Schlinge war bei Patienten mit isoliertem Befall des R. ant. desc. eher selten; bei Vorhandensein einer solchen lag meistens gleichzeitig eine Läsion an der rechten Coronararterie vor (Abb. 58, 60, 61, 65, Tabelle 6).

6. Anatomisch-vektorielle Überlegungen

Auf Grund der angiographischen sowie anatomisch-pathologischen Befunde muß der an-

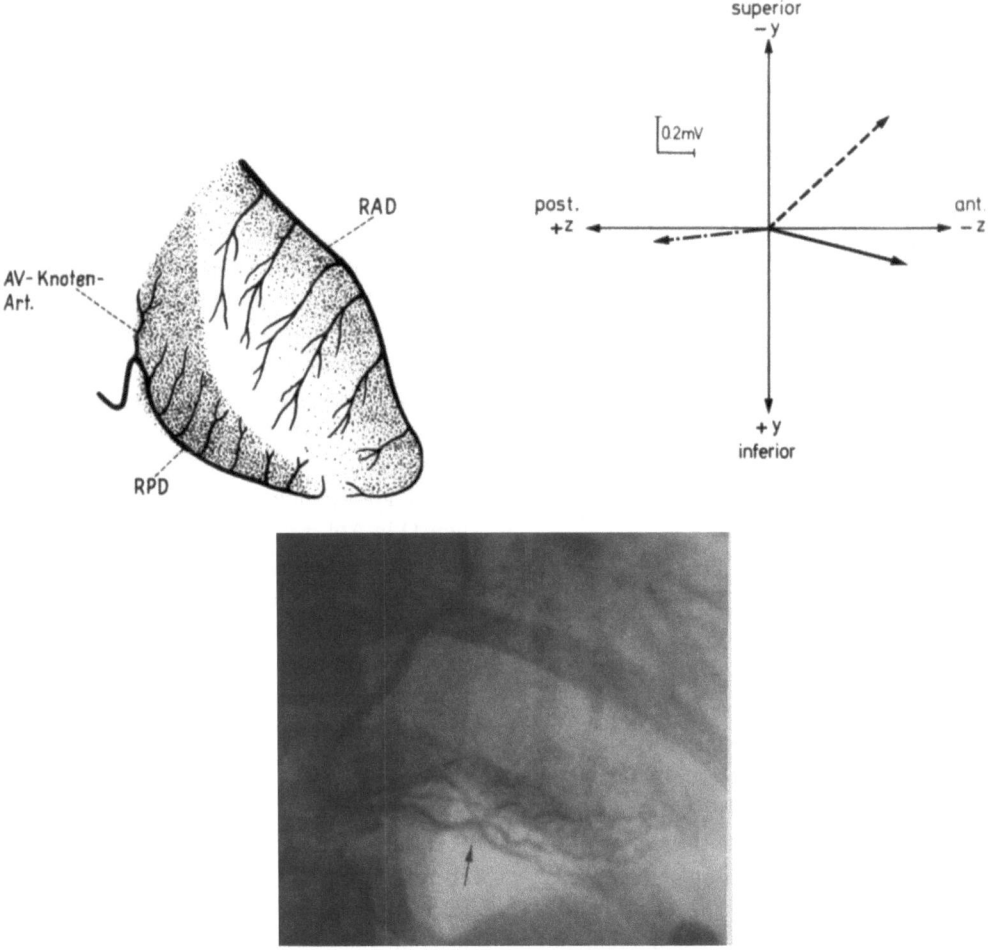

Abb. 20. Septale Durchblutung und septale Vektoren

Links oben: Anatomische Durchblutungsverhältnisse des Kammerseptums nach JAMES (1961): das hintere untere Drittel bis Viertel werden vom R. post. desc. resp. der rechten Coronararterie, die vorderen oberen zwei Drittel bis drei Viertel sowie die Herzspitze von den septalen Ästen des R. ant. desc. versorgt

Rechts oben: Vektorverhältnisse; berechnet aus den Mittelwerten der sagittalen Projektion des 10 msec-Vektors auf die z-Achse. Der septale Vektor ist bei isoliertem Verschluß des R. ant. desc. nach hinten und leicht nach unten, bei isoliertem Verschluß der rechten Coronararterie nach vorne oben, der (daraus resultierende) normale 10 msec-Vektor nach vorne und leicht nach unten gerichtet (s. Text). 10 msec-Vektor sagittal (Mittelwerte bei angiographierten Patienten) ———— normal (n = 11); – – – – Verschluß des R. post. desc. (RPD) (n = 7); –·–·–·– Verschluß des R. ant. desc. (RAD) (n = 13)

Unten: Angiographische Darstellung der inferoposterioren septalen Blutversorgung. Injektion in die rechte Coronararterie (schrägrechte Projektion). R. post. desc. durch Pfeil markiert. Rechts vom Pfeil ist schwach die capilläre Anfärbung des hinteren unteren Septums erkennbar

teroseptale Infarkt somit vorwiegend als Folge eines *subtotalen* Verschlusses des R. ant. desc. angesehen werden. Diese angiographisch beobachtete Häufung subtotaler und relative Seltenheit totaler Stenosen läßt eine ursächliche Beziehung zwischen Stenosegrad und Infarktausdehnung als wahrscheinlich vermuten, wobei subtotale Verschlüsse offensichtlich mit kleineren, totale mit ausgedehnteren Infarktbildern der Vorderwand einhergehen.

Entsprechend seinem Verlauf entlang dem Sulcus interventricularis mit zahlreichen ins Septum hinein perforierenden Ästen und den terminalen, um die Herzspitze herumgreifenden Verzweigungen (Abb. 18), versorgt der R. ant. desc. die Hauptmasse des Kammerseptums. Da nach JAMES (1958) $^2/_3$—$^3/_4$ des Kammerseptums, in den selteneren Fällen des Linksversorgungstyp sogar das ganze Kammerseptum von links her versorgt werden, ist es verständlich, daß durch den Verschluß des R. ant. desc. relativ große, vor allem vordere und obere septale Anteile infarziert werden. Wie weit die hinteren oberen Partien in den Infarkt miteinbezogen werden, hängt nicht nur vom Sitz der Stenose, sondern auch vom Vorhandensein eines selbständig, vom linken Hauptstamm wegziehenden septalen Astes ab. Die außerordentlich gute Durchblutung des Kammerseptums über die perforierenden Äste des R. ant. desc. und des R. post. desc., welche anlagegemäß rasch ein anastomotisches Geflecht bilden können (FULTON, 1964), hat zur Folge, daß Septumsinfarkte oft weniger ausgedehnt sind, als es auf Grund des coronarographischen Befundes angenommen werden müßte!

Eine Ausdehnung des Infarktes nach lateral, auf die freie Wand des linken Ventrikels, ist coronaranatomisch häufig zu erwarten, und zwar nicht nur bei hochsitzendem, den R. diag. miteinbeziehendem Verschluß. Auf Grund der häufigen, im mittleren Drittel stattfindenden Teilung des R. ant. desc. in einen medialen, dem Sulcus interventricularis folgenden, und einen lateralen, auf die freie Wand des linken Ventrikels sich ausbreitenden und bedeutende Abschnitte der Vorderwand des linken Ventrikels mitversorgenden Ast, kann auch ein Verschluß im mittleren Drittel des R. ant. desc. von einem Übergreifen des Infarktes nach lateral gefolgt sein.

Die Interpretation des pathologischen Vektorverlaufes stützt sich auch hier auf den Vergleich der eben skizzierten anatomischen Verhältnisse mit dem normalen Bild der Erregungsausbreitung. Wie bereits früher erwähnt, findet nach der heutigen Theorie der Depolarisation die normale septale Aktivierung nach ca. 10—15 msec ihren Abschluß (SODI-PALLARES, 1951; SCHÄFER, 1957; SCHER, 1962). Nach 15—20 msec sind bereits die spitzennahen Abschnitte beider Ventrikel aktiviert. Obwohl die Hauptrichtung der septalen Depolarisation von links hinten nach rechts vorne orientiert ist, findet normalerweise auch eine Erregungsausbreitung nach hinten gegen die Basis des Kammerseptums zu statt (s. Kapitel III). Da auf Grund sowohl anatomischer (JAMES, 1961, FULTON, 1965) als auch coronarographischer Untersuchungen (ROSS, 1963; PROUDFITT und SONES, 1966, 1967; DÜX, 1967; LICHTLEN, 1967) feststeht, daß die posteroinferioren Sep-

tumspartien, ausgenommen beim ausgesprochenen Linksversorgungstyp, vorwiegend von der rechten Coronararterie her durchblutet werden, betrifft der Verschluß des R. ant. desc. die vorderen oberen $^2/_3$—$^3/_4$ resp. die Hauptmasse des Kammerseptums. Ein Potentialausfall in diesen anterosuperioren Septumspartien, welche für die nach vorne und leicht nach oben gerichteten septalen Kräfte verantwortlich sind, führt zwangsläufig zum Überwiegen der posteroinferioren, nach hinten und medial, horizontal oder unten gerichteten Kräfte (Abb. 20). Die beim anteroseptalen Infarkt beobachtete Orientierung des Initialvektors nach hinten medial und eventuell leicht nach unten, entspricht somit der normalen septalen Erregungsausbreitung in den posteroinferioren Partien. Die posteriore Verlagerung der Vektorschleife ist deshalb um so größer, je stärker der anteriore Potentialverlust resp. je größer der durch Verschluß des R. ant. desc. bedingte Septumsinfarkt ist. Dabei sind die Lokalisation der Stenose sowie die Verteilung der septalen Äste selbstverständlich wichtige mitbestimmende Faktoren.

Da die lateralen Partien der freien Wand des linken Ventrikels beim anteroseptalen Infarkt definitionsgemäß noch erhalten sind, ist stets eine mehr oder weniger starke Ausbreitung der späteren Vektorschlinge nach *links* zu beobachten, wobei diese Linksorientierung allerdings weitgehend vom Grad der Ausdehnung des Infarktes auf die spitzennahen Anteile des linken Ventrikels abhängt.

b) Der anterolaterale Infarkt (Abb. 21)

1. Infarktdefinition

Der anterolaterale Infarkt ist, ähnlich wie der anteroseptale, durch einen Verlust von elektrisch aktivem Gewebe in den vorderen und oberen Anteilen des Kammerseptums und den herzspitzennahen Partien des rechten und linken Ventrikels gekennzeichnet; zusätzlich erweitert sich das Infarktgebiet jedoch durch einen mehr oder weniger ausgedehnten Potentialverlust der vorderen lateralen freien Wand des linken Ventrikels. Die Übergänge zwischen anteroseptalem und anterolateralem Infarkt sind deshalb fließend, und eine genaue Definition auf Grund der Infarktausdehnung läßt sich nicht immer erreichen. Da stets bedeutende Abschnitte des Kammerseptums und der

freien Ventrikelwand betroffen sind, wäre die
Bezeichnung „antero-septo-lateraler Infarkt"
oder einfacher „ausgedehnter Vorderwand-
spitzeninfarkt" an sich vorzuziehen. Der Infarkt ensteht wiederum als Folge eines hochsitzenden Verschlusses am R. ant. desc., wobei jedoch die auf die Vorderwand und freie Wand

Die Vektorschlinge ist charakterisiert entweder durch einen direkt nach *hinten medial*
oder nach *hinten rechts* gerichteten Verlauf mit
oder ohne Orientierung nach rechts hinten
oben. Dementsprechend ist der 10 msec- resp.
septale Vektor in über 80% initial nach hinten
und überwiegend nach rechts (71%) gerichtet

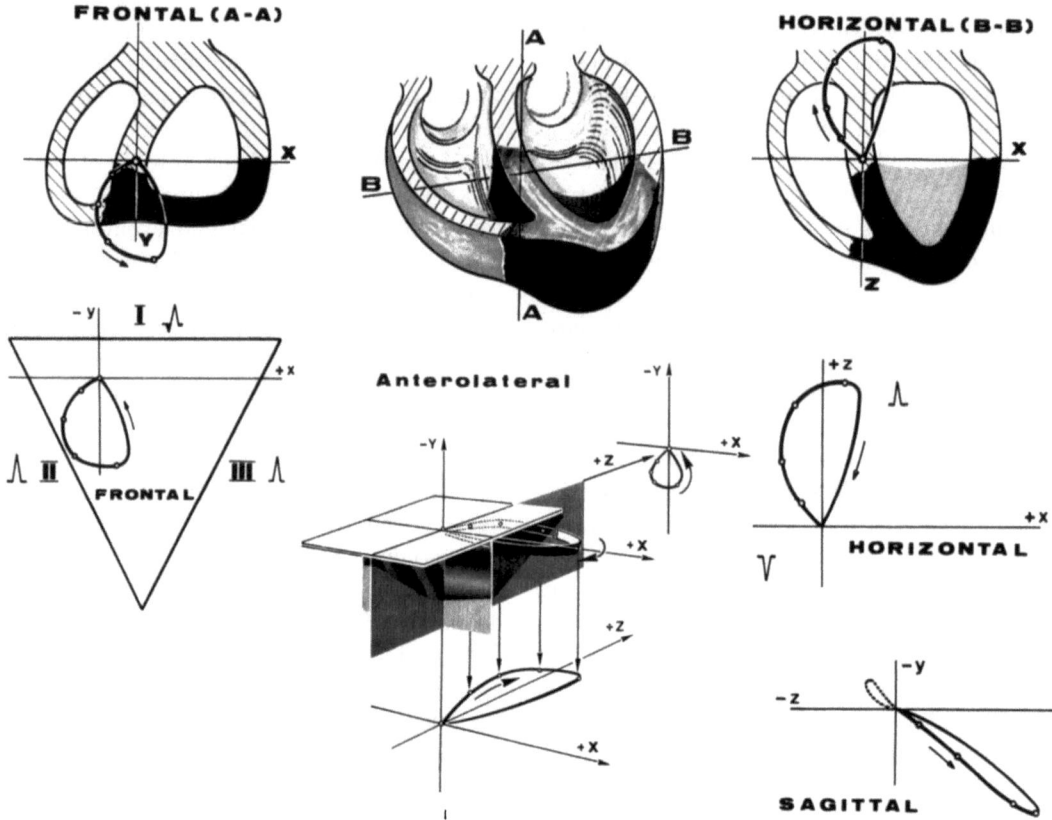

Abb. 21. Vektorverlauf beim anterolateralen Infarkt, Übersichtsbild

Oben: Infarktlokalisation: links Frontalschnitt (*A—A*); Rechts: Horizontalschnitt (*B—B*); Mitte: Räumliche Darstellung. Infarktzone schwarz markiert

Unten Links: Frontaler Vektorverlauf und Beziehungen zum Extremitäten-EKG, Einthovensches Dreieck
mit Abl. I, II und III; *y* Sagittalachse; *x* Horizontalachse. Rechts: Horizontaler und sagittaler Vektorverlauf;
z antero-posteriore Achse, schematische Darstellung von Abl. V_1 und V_5. Mitte: Räumlicher Vektorverlauf
mit Projektion auf die Horizontal- und Frontalebene, konstruiert aus der horizontalen, sagittalen und frontalen
Schlinge. Die offenen Kreise entsprechen den Mittelwerten des 10-, 20- und 30 msec-Vektors sowie des Maximalvektors

des linken Ventrikels übergreifenden Äste, vor
allem der R. diag., hier praktisch immer in die
Verschlußzone miteinbezogen sind (Abb. 22, 23).

2. Vektorverlauf (Abb. 17, 21—25)

(Die klinische Analyse des Vektorverlaufes
beruht auf 50 Patienten mit klinisch nachgewiesenem Vorderwandinfarkt oder coronaro-
graphisch resp. anatomisch-pathologisch be-
stätigtem Verschluß im Gebiete des R. ant.
desc. und des R. diag.)

(Abb. 17), wobei sich die superiore und inferiore Orientierung die Waage halten (je ca. 40%
der Fälle). In 19% findet sich initial eine leichte
Drehung nach vorne, jedoch stets nach vorne
rechts. — In der Folge nimmt die Verlagerung
nach dorsal stetig zu, so daß nach 20 msec
bereits 94% und nach 30 msec sowie zum
Zeitpunkt des Maximalvektors sämtliche Vektorschlingen nach hinten orientiert sind. Während in den ersten 30 msec jedoch vorwiegend
eine *Rechtsverlagerung* besteht (79% nach

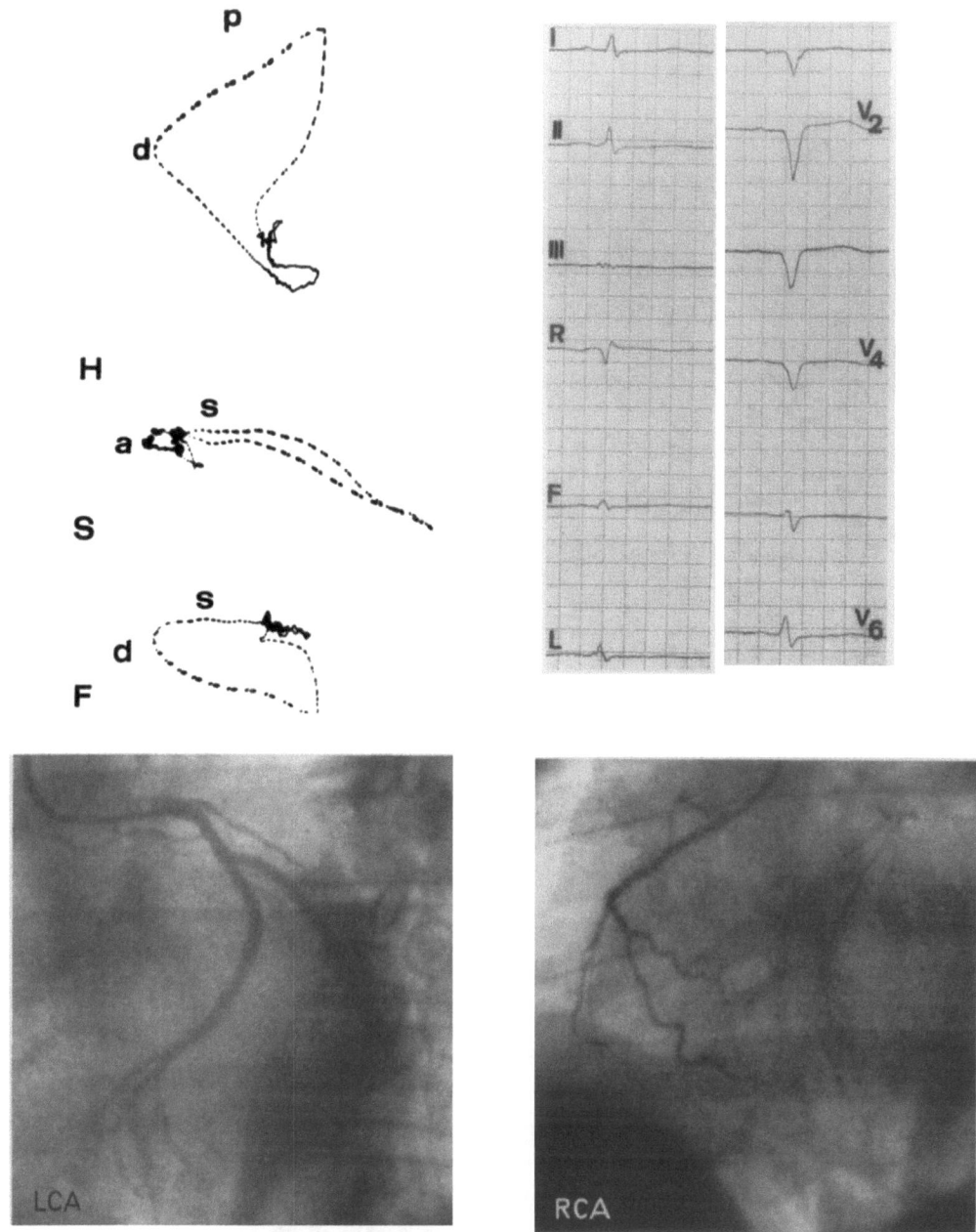

Abb. 22. Anterolateraler Infarkt. L. F., 41jährig, hospitalisiert wegen Vorderwandinfarkt, Angina pectoris

Coronarogramm: Unten links: linke Coronararterie (LCA) (schräglinke Projektion): Vollständiger Verschluß des R. ant. desc. unmittelbar an der Abgangsstelle vom linken Hauptstamm, den R. diag. mit einbeziehend. Unten rechts: Rechte Coronararterie (RCA) (schräglinke Projektion): Anastomotische Füllung des R. ant. desc. von der rechten Coronararterie aus, am rechten Bildrand schwach erkennbar. Leichte diffuse Veränderungen der rechten Coronararterie, vor allem des marginalen Astes

VKG: QRS-Schleife nach hinten und leicht nach unten verlagert, später nach rechts drehend, so daß die gesamte Schleife mehrheitlich nach rechts orientiert ist, Drehung der horizontalen Schleife im Gegenuhrzeigersinn

EKG: R-Verlust in V_1 bis V_4 entsprechend dem ausgedehnten Potentialverlust an der Vorder- und Lateralwand des linken Ventrikels resp. der Orientierung der QRS-Schleife vom Infarkt weg nach hinten rechts

20 msec, 61% nach 30 msec), sind die Vektoren zum Zeitpunkt der maximalen Ausdehnung mehrheitlich nach hinten *links* gerichtet (62%), wobei auch hier die Tendenz zur Drehung der Schleife nach unten überwiegt (62% der Maximalvektoren). Eine kleine Gruppe von Maximalvektoren (38%) ist jedoch direkt nach hinten und leicht nach *oben* verlagert. Aller-

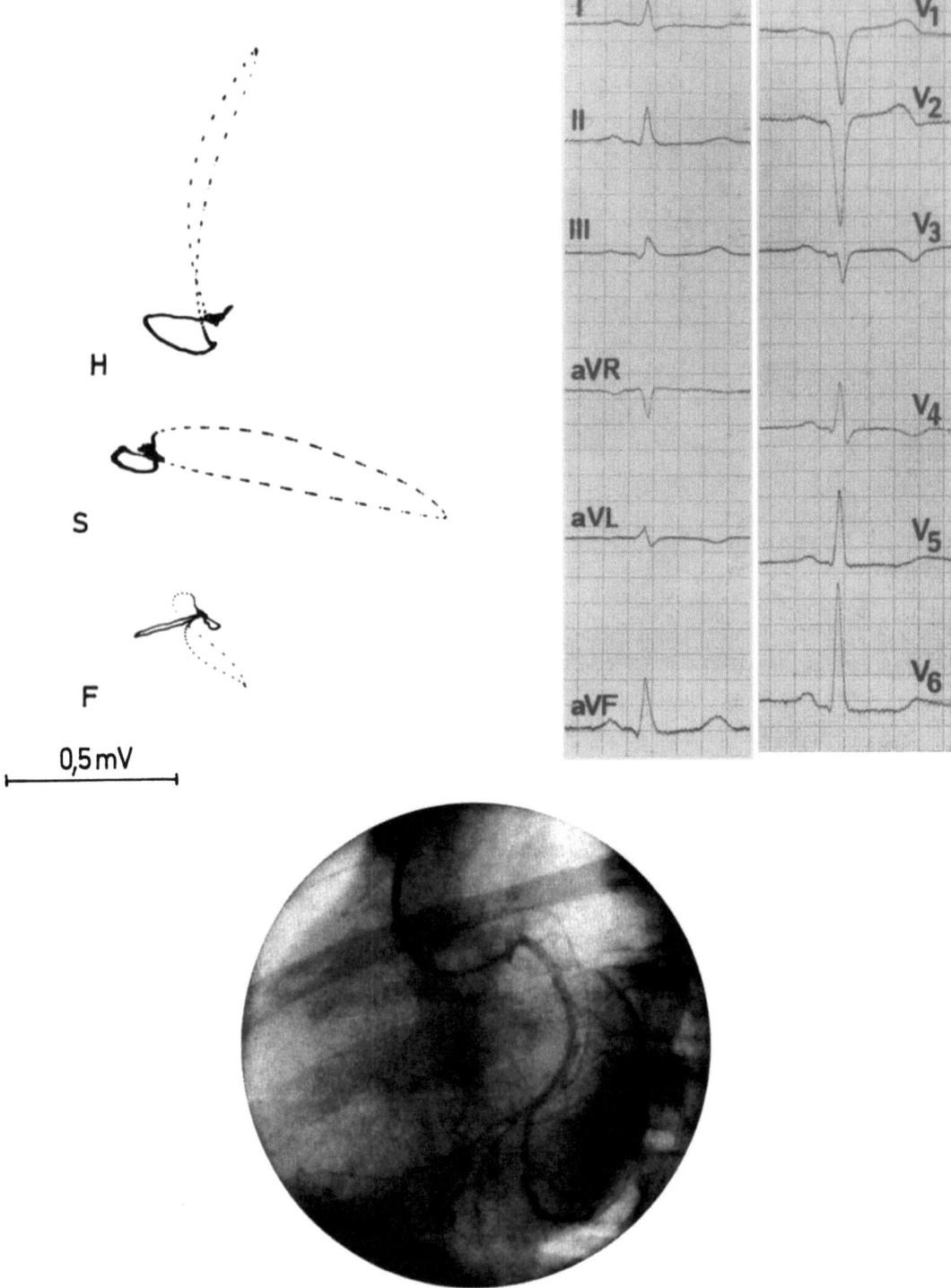

Abb. 23. Anterolateraler Infarkt. F. D., 44jährig, hospitalisiert wegen typischem Vorderwandinfarkt, schwere Angina pectoris.

Coronarogramm (s. auch Abb. 12) unten: Linke Coronararterie (schräglinke Projektion): Vollständiger Verschluß des R. ant. desc. und des R. diagonalis. Füllung eines großen, leicht diffus veränderten posterioren Astes des R. circumfl. sin., der bis zur Crux cordis reicht und den R. circumfl. dexter abgibt (Linksversorgungstyp)

VKG: Verlagerung der ganzen QRS-Schleife von der Infarktzone weg nach hinten medial; initiale Schleife während der ersten 24 msec nach rechts hinten oben orientiert. Drehung der horizontalen Schleife im Uhrzeigersinn. T-Schleife nach rechts horizontal gerichtet, entsprechend einer linksventriculären Ischämie

EKG: Im Gegensatz zum Vektorbild Infarktlokalisation auf die Vorderwandspitzenregion beschränkt mit relativ geringer Ausdehnung nach links hinten

dings kann in diesen Fällen ein Hinterwand-infarkt nicht sicher ausgeschlossen werden.

Als Hauptmerkmal ergibt sich somit beim *anterolateralen Infarkt eine initiale Drehung der Schlinge nach hinten und rechts*. Eine eventuelle, anfänglich geringgradige *anteriore* Orientierung ist ebenfalls stets nach *rechts* gerichtet. Aus

3. Differenzierung gegenüber der Norm

Die Untersuchung gegenüber der Norm bereitet in der Regel keine wesentlichen Schwierigkeiten. Wie beim anteroseptalen Infarkt stellt auch hier die mehrheitlich immediate Orientierung der Schlinge nach hinten ein voll-

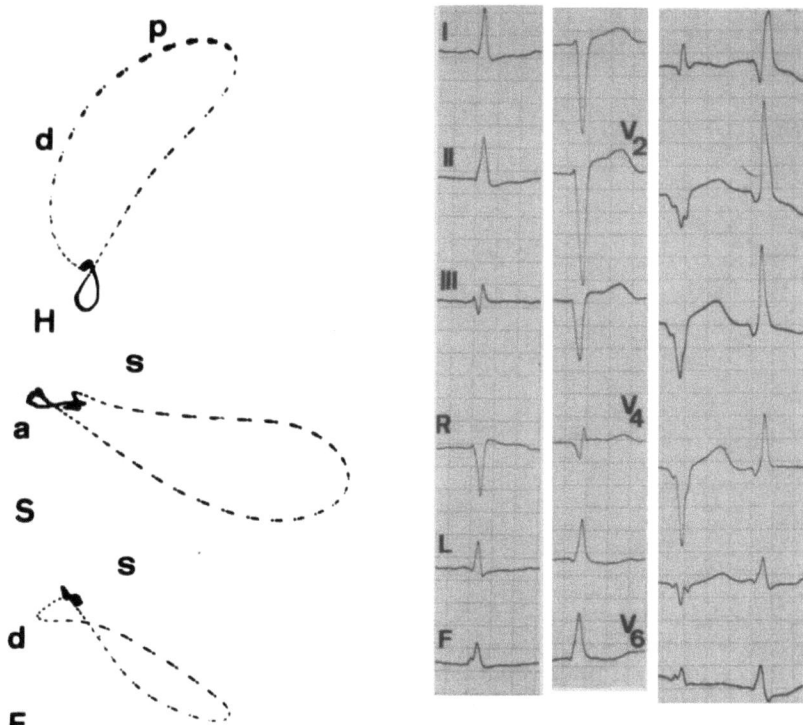

Abb. 24. Anterolateraler Infarkt. M. E., 76jährig. Diabetes, zunehmende Herzinsuffizienz. 10 Tage nach Einweisung plötzliches Lungenödem mit Blutdruckabfall und anschließendem Herzstillstand. Autopsie: „Stenosierende Coronarsklerose, frischer thrombotischer Verschluß der linken Kranzarterie direkt am Abgang von der Aorta. Rezidivierende Myokardinfarkte der linken Herzkammer. Handflächengroßer frischer Infarkt von Septum, Vorder- und Hinterwand der linken Herzkammer. Exzentrische Hypertrophie beider Kammern"
VKG: QRS-Schlinge initial nach rechts hinten, anfangs noch leicht nach oben, dann nach unten gerichtet im Sinne eines ausgedehnten anterolateralen Potentialverlustes. Die initiale Verlagerung nach oben, besonders gut in der sagittalen Projektion sichtbar, entspricht der autoptisch gefundenen Ausdehnung des Infarktes auf die Hinterwand
EKG: In den normalen präcordialen Ableitungen in V_1 bis V_3 noch kleine R-Potentiale, pathologisches Q in V_4; bei hochsitzenden septalen und linksventrikulären Extrasystolen (rechts) zeigt sich ein pathologisches Q schon in V_1 bis V_3. Keine sicheren Anhaltspunkte für Hinterwandinfarkt

dem gleichen Grunde dreht die horizontale Schlinge mehrheitlich im Uhrzeigersinn (64%), seltener im Gegenuhrzeiger- (19%) oder Figur-8-Sinn (17%). Sagittal findet sich dagegen in der Hälfte der Fälle (50%), analog zur Norm, eine Drehung im Gegenuhrzeigersinn nach hinten unten; bei je $^1/_4$ der Patienten besteht ein Schleifenverlauf im Uhrzeiger- oder Figur-8-Sinn. Frontal ist mehrheitlich eine Drehung im Gegenuhrzeigersinn (44%) zu beobachten.

ständiges Trennungskriterium dar. Bei den Schlingen mit initialer Drehung nach vorne rechts und oben (17%) ist der weitere Schlingenverlauf, nämlich nach *rechts hinten*, entscheidend. Der normale, beim Jugendlichen beobachtete QRS-Verlauf mit initialer Drehung nach vorne rechts oben ist stets von einer Drehung nach *links vorne* unten gefolgt. Das gleiche gilt auch für den posteroseptalen Infarkt mit oder ohne Kombination eines Vorderwandinfarktes; zusätzlich beträgt hier jedoch

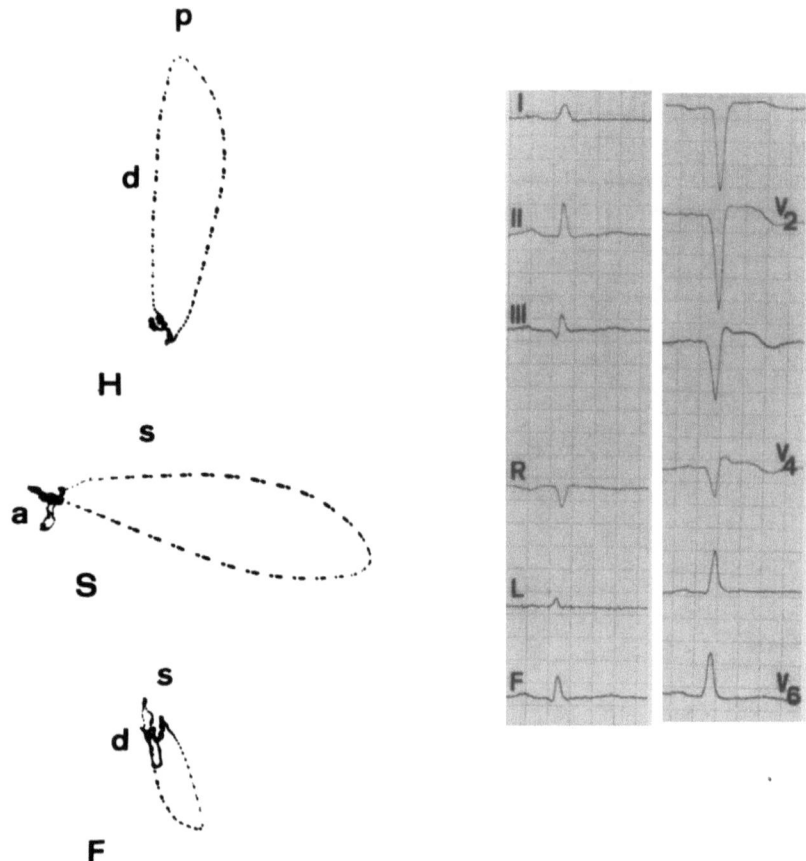

Abb. 25. Anterolateraler Infarkt. S. G., 38jährig. Langdauernde Angina pectoris. Im *Coronarogramm* subtotale Stenose im oberen Drittel des R. ant. desc., übriges Coronarsystem unauffällig

VKG: QRS-Schlinge nach hinten und geringgradig nach rechts und initial leicht nach oben gerichtet (Dauer der superioren Verlagerung ca. 20 msec). Anschließend Orientierung nach hinten unten medial, horizontal Drehung im Uhrzeigersinn. J-Punkt nach vorne links verlagert. T-Schleife verkleinert, nach vorne unten gerichtet

EKG: Ausgedehnter Verlust der R-Potentiale in V_1 bis V_4; entsprechend der nach hinten rechts von der Infarktzone weg gerichteten Schlinge. Das Q III entspricht der initialen Vektororientierung nach hinten oben rechts (!) und darf deshalb nicht im Sinne einer Hinterwandläsion gedeutet werden (s. Text)

die Dauer der superioren Orientierung in der Regel mehr als 20 msec.

Differenzierung gegenüber dem anteroseptalen Infarkt

Da das Vektorbild beim anterolateralen Infarkt zusätzlich den Ausdruck des Potentialausfalles der vorderen lateralen Wand des linken Ventrikels mit einschließt, sonst jedoch durch den Ausfall der gleichen septalen Abschnitte wie der anteroseptale Infarkt geprägt wird, ist die morphologische Abgrenzung zwischen den beiden Vektorbildern nicht immer eindeutig durchzuführen. Schwierigkeiten bestehen vor allem bei nach hinten medial, aber nicht nach rechts gerichteten Schlingen. Im wesentlichen bestehen jedoch rein formal die

folgenden Unterschiede zum anteroseptalen Infarkt: 1. Die QRS-Schlinge ist insgesamt stärker nach hinten und medial orientiert. Die Schlingendrehung erfolgt horizontal mehrheitlich im Uhrzeigersinn. 2. Die efferenten Schlingenanteile sind direkt nach hinten medial oder sogar nach hinten rechts gerichtet; in seltenen Fällen besteht eine initiale Orientierung nach vorne rechts. 3. Zum Zeitpunkt des Maximalvektors ist die Schlinge beim anteroseptalen Infarkt zu 98%, beim anterolateralen Infarkt nur zu 62% nach hinten links, zu 38% jedoch noch immer nach hinten rechts gerichtet.

Vorderwandaneurysma (Abb. 26—29)

Das ausgedehnte Vorderwandaneurysma, in der Regel auf einem vollständigen Verschluß

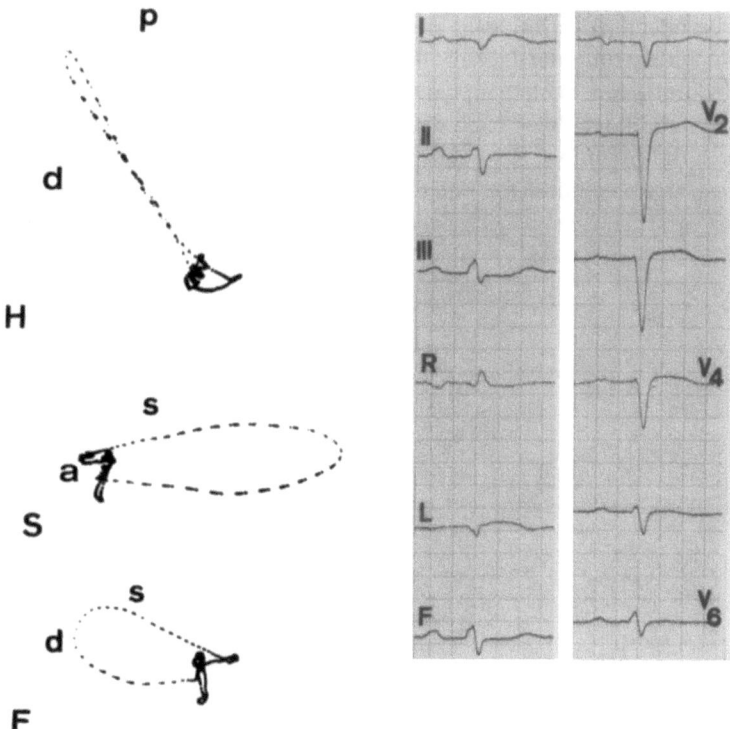

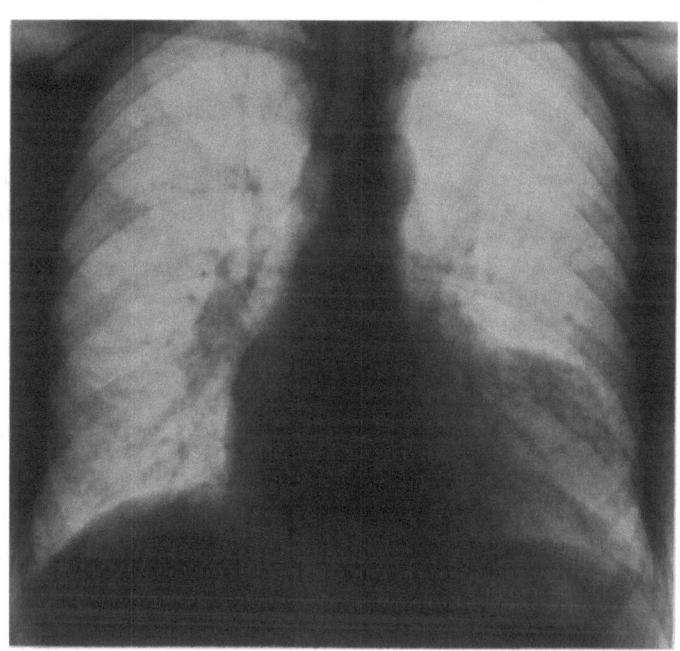

Abb. 26. Vorderwandaneurysma. F. W., 42jährig. Status nach Vorderwandinfarkt; im Thoraxbild ausgedehntes Aneurysma der freien Wand des linken Ventrikels, deutliche schulterförmige Hebung der linken Herzkontur

VKG: Sofortige Verlagerung der Schlinge nach hinten rechts und initial leicht nach unten. Gesamter Schlingenverlauf rechts der z- und y-Achse. J-Punkt nach links hinten oben verlagert

EKG: Präcordialer R-Verlust in sämtlichen Ableitungen; keine wesentlichen ST-Hebungen. Breites pathologisches Q in Abl. I und avL (s. Text)

des R. ant. desc. beruhend (Abb. 29), geht stets mit einer starken Verlagerung der frühen und meistens auch der mittleren Schlingenpartien nach rechts hinten und in der Regel nach oben einher. Oft ist auch die gesamte QRS-Schleife, als Ausdruck eines extremen linksventriculären Potentialverlustes und starken Überwiegens

kungsveränderung resp. das Persistieren der ST-Hebungen in den präcordialen Ableitungen.

4. Beziehungen zum Elektrokardiogramm
(Abb. 4 b und d)

Entsprechend den weiter vorne besprochenen generellen Beziehungen zwischen elektro-

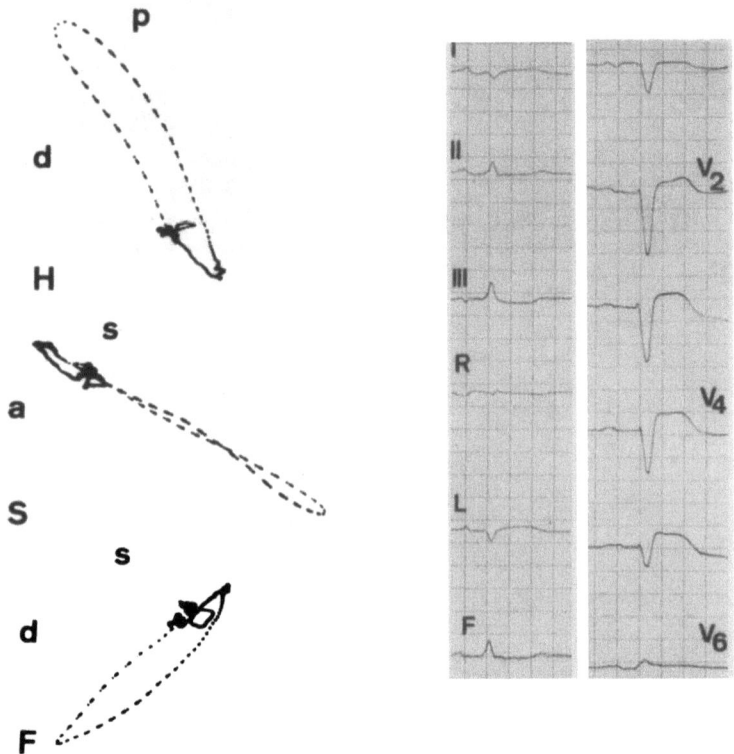

Abb. 27. Anterolateraler Infarkt mit kleinem Spitzenaneurysma. H. J., 53jährig. Schwere Angina pectoris, Einweisung im Lungenödem mit Verdacht auf frischen Infarkt, SR-Anstieg, Enzyme pathologisch verändert (GPT 32,5 E, GOT 226 E, CPK 32 E, LDH 945 E). Verzögerter Infarktablauf, plötzlicher Exitus 1 Woche nach Spitaleinweisung. Autopsie: „Stenosierende Coronarsklerose des R. ant. desc. mit terminalem thrombotischem Verschluß unmittelbar nach Abgang von der Aorta. Umfangreicher rezidivierender über doppelt handtellergroßer linksseitiger Herzkammerscheide-, Vorderwand-Spitzeninfarkt mit aneurysmatischer Ausweitung der Herzspitze. Älterer fibröser Hinterwandinfarkt"

VKG: QRS-Schlinge nach hinten rechts unten gerichtet entsprechend einem ausgedehnten Potentialverlust anterolateral. Keine Anhaltspunkte für Hinterwandläsion

EKG: Ausgedehnter Verlust der R-Potentiale in V_1 bis V_6 mit deutlicher ST-Hebung entsprechend der von der Infarktzone weg gerichteten QRS-Schlinge und der Verlagerung des J-Punktes nach links vorne unten. Breites Q in 1 und avL

der rechtsventriculären Kräfte, nach rechts verlagert. Im *Elektrokardiogramm* resultiert dabei in den Extremitätenableitungen I und avL eine breite Q-Zacke von 0,04 sec Dauer oder mehr, bedingt durch die starke Vektorbewegung nach rechts, vom positiven Pol von Abl. I resp. avL weg. Dieses EKG-Zeichen, welches direkt dem linksventriculären Potentialverlust entspricht, hat sich bei der vorliegenden Untersuchung als mindestens ebenso zuverlässig erwiesen wie die Nachschwan-

kardiographischer und vektorkardiographischer Darstellung der Depolarisationsströme wird zufolge der initialen Orientierung der Vektorschlinge nach hinten, von den präcordialen Ableitungen weg — ähnlich wie beim anteroseptalen Infarkt — in den vorderen Thoraxableitungen ein initial negativer Ausschlag auftreten. Da hier jedoch, im Gegensatz zum anteroseptalen Infarkt, zufolge der starken Ausdehnung der Infarktzone nach lateral, die Vektorschlinge stärker nach hinten und oft

Der anterolaterale Infarkt 53

sogar noch nach rechts gerichtet ist, reicht die Zone der präcordialen Negativität weiter nach links, so daß die Region frühester positiver R-Potentiale relativ weit lateral zu finden ist (Abb. 4d). Bei den hier untersuchten Patienten mit anterolateralem Infarkt fanden sich die frühesten R-Potentiale in V4 in 9%, in V5

sehr starker Rechtsorientierung der Vektorschleife resp. Verlagerung des Maximalvektors nach hinten *rechts* festzustellen. Da extrem rechtsorientierte Schlingen — wie bereits erwähnt — vorwiegend bei Patienten mit Vorderwandaneurysma gefunden werden, darf ein pathologisches Q in Abl. I und avL von 0,03 bis

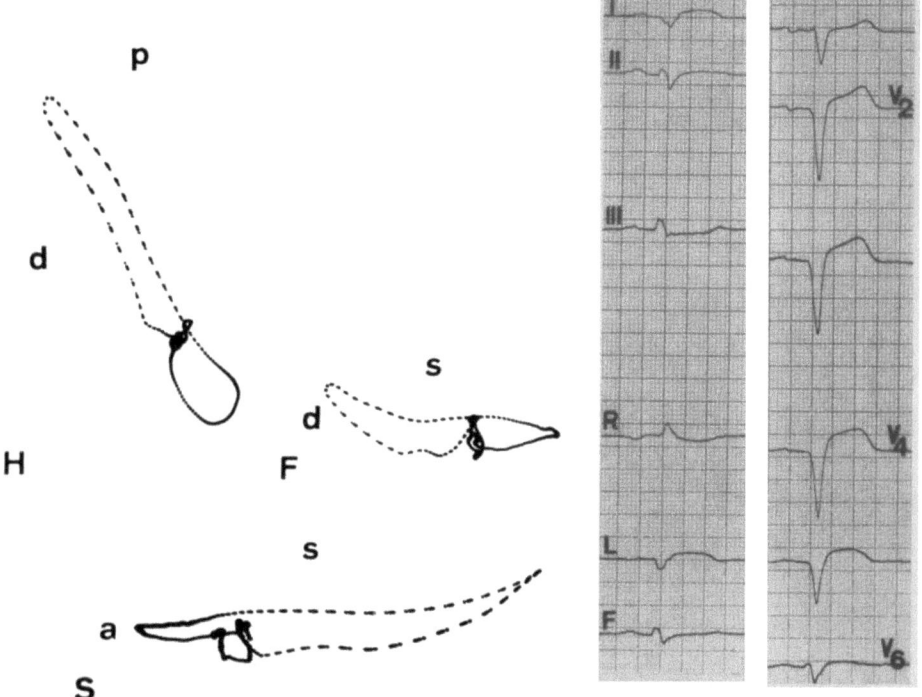

Abb. 28. Vorderwandaneurysma. G. O., 62jährig. Diabetes, hospitalisiert wegen Vorderwandinfarkt. Ca. 1 Monat nach Spitaleinweisung plötzlicher Exitus, wahrscheinlich bei Kammerflimmern. Autopsie: „Schwere herdförmige stenosierende Coronarsklerose, handtellergroßer rezidivierender Myokardinfarkt im Kammerscheide-Vorderwand-Seitenwand-Spitzenbereich der linken Herzkammer mit aneurysmatischer Ausbuchtung und kleinhandtellergroßer wandständiger Thrombose"

VKG: Sofortige Verlagerung der QRS-Schlinge nach rechts hinten, initial nach unten, im mittleren Abschnitt leicht nach oben. Gesamte Schlinge rechts der y- und z-Achse verlaufend. J-Punkt nach vorne links oben verlagert, massiv verbreiterte T-Schleife

EKG: In sämtlichen präcordialen Ableitungen sowie in Abl. I und avL tiefes QS. ST-Hebung in V_2 bis V_5 entsprechend dem unvollständigen Schlingenschluß und der starken Verbreiterung der T-Schleife

in 53% und in V6 in 35%; 3% der Patienten wiesen sogar in allen präcordialen Ableitungen eine QS-Konfiguration auf. Das Auftreten eines kleinen, kurzdauernden Q in Abl. I und avL, zufolge einer initialen Erregungsausbreitung der Frontalschlinge nach rechts, d.h. auf den negativen Pol von Abl. I zu und von avL weg, ließ sich bei anterolateralem Potentialverlust in mehr als der Hälfte der Patienten (57%) feststellen, im Gegensatz zu nur 23% der Patienten mit anteroseptalem Infarkt. Eine Q-Dauer von mindestens 0,03—0,04 sec war jedoch selten und lediglich bei Patienten mit

0,04 sec Dauer als zusätzliches elektrokardiographisches Kriterium dieser Infarktkomplikation betrachtet werden (HIMBERT, 1966).

Die elektrische Herzachse ist meistens nach links gerichtet. Da jedoch in den peripheren Ableitungen oft eine „low voltage" besteht, ist eine genaue Achsenbestimmung nicht immer möglich.

5. Beziehungen zur Coronarographie

Bei über der Hälfte der coronarographierten Patienten mit dem vektorkardiographischen Bild eines anterolateralen Infarktes besteht ein

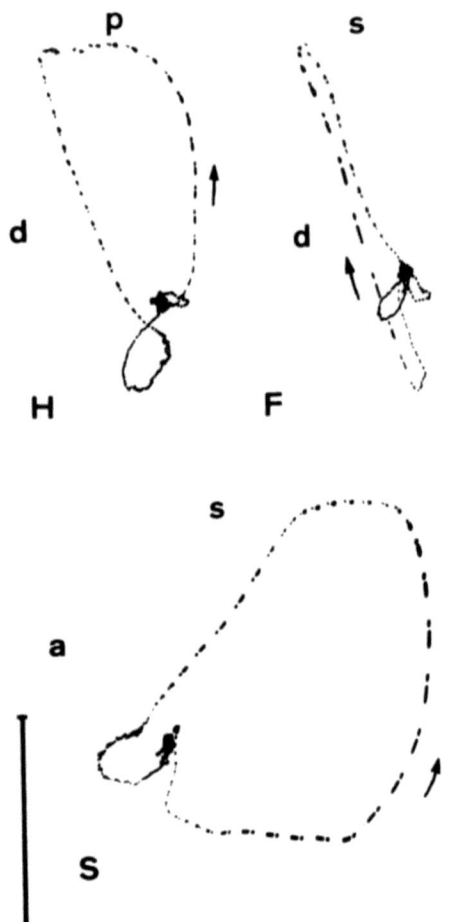

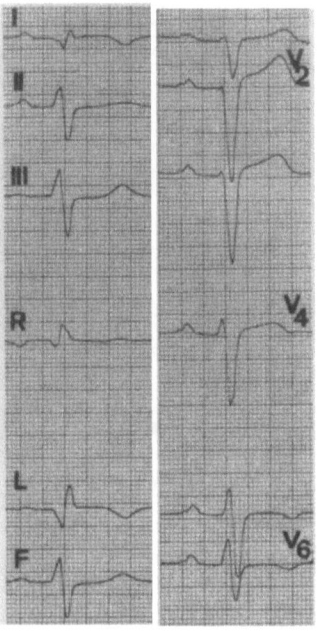

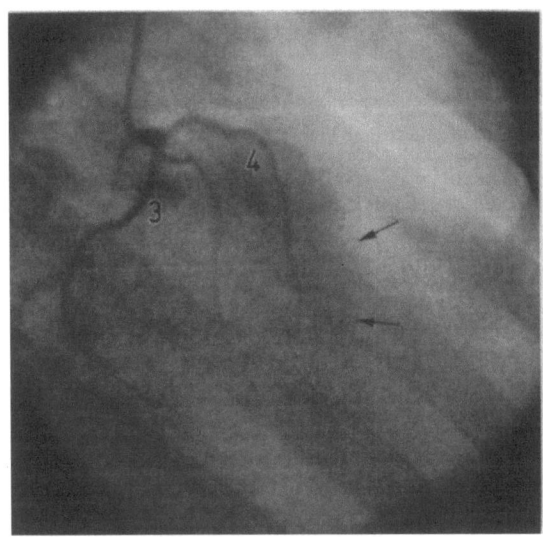

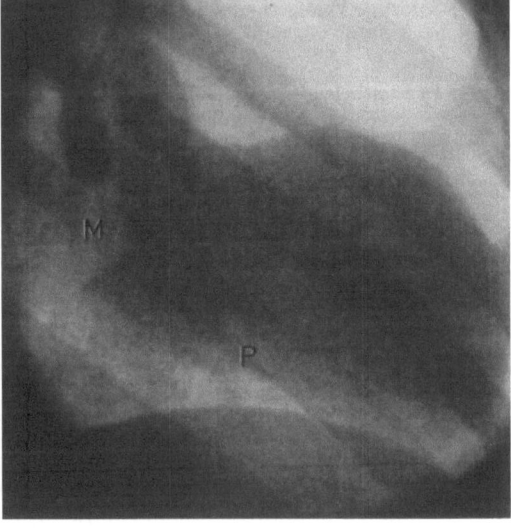

Abb. 29

totaler *Verschluß des R. ant. desc.*, gegenüber nur 20 % der Patienten mit anteroseptalem Infarkt. Der R. diagonalis ist mehrheitlich ebenfalls verschlossen, da die Stenose oft unmittelbar an der Teilungsstelle zwischen linkem Hauptstamm und R. ant. desc. liegt und die tiefer abgehenden diagonalen Äste daher in den Stenosebereich miteinbezogen sind. Es werden somit beim anterolateralen Infarkt einerseits schwere Verschlüsse des R. ant. desc. gefunden, andererseits ist vor allem auch der R. diag. öfters als beim anteroseptalen Infarkt vom Verschluß mitbetroffen (Abb. 22, 23). — Bei Verschlüssen nicht nur der die Vorderwand, sondern auch die Hinterwand versorgenden Gefäße, d.h. vorwiegend bei Stenosen am R. ant. desc. und an der rechten Coronararterie, besteht in der Regel eine deutliche initial superiore Verlagerung der QRS-Schlinge, wobei die Dauer der superioren Orientierung sehr variabel sein kann, jedoch nicht unter 18 msec liegt (Abb. 30, 58). Zu beachten bleibt jedoch, daß eine superiore Orientierung der initialen Schlinge allerdings auch bei isoliertem Verschluß des R. ant. desc. gefunden werden kann (Abb. 23, 25). In diesen Fällen ist der Vektor jedoch nach oben hinten *rechts* gerichtet, wobei die superiore Orientierung von relativ kurzer Dauer ist. Sie kann andererseits bei gleichzeitigem Verschluß der rechten Coronararterie und des R. ant. desc. seltenerweise fehlen. In einem Fall (Abb. 31) erklärte das Vorhandensein eines ausgesprochenen Linksversorgungstyps mit Durchblutung des gesamten Septums von links her bei kurz angelegter rechter Coronararterie das Fehlen des Hinterwandinfarktes, da offensichtlich der Potentialausfall an der Hinter-

wand des rechten Ventrikels nicht genügend groß war, um zu einem Überwiegen der vorderen oberen Kräfte zu führen. Bei einem zweiten Patienten (Abb. 32) bestand eine schwere Linkshypertrophie, so daß sich wahrscheinlich in diesem Falle der geringe posteroinferiore Potentialverlust nicht genügend manifestieren konnte. Auf eine genaue Differenzierung zwischen den Patienten mit verschiedenen Verschlußtypen und dem Bild des Vorderwandinfarktes wird später eingegangen.

6. Anatomisch-vektorielle Überlegungen

Der Ausfall des elektrisch aktiven Gewebes im oberen und vorderen spitzennahen Septumbereich führt, gleich wie beim anteroseptalen Infarkt, zu einem Überwiegen der hinteren, posteroinferioren Kräfte. Wegen des zusätzlichen Ausfalles anterolateraler Potentiale der spitzennahen und vorderen lateralen Partien des linken Ventrikels, ist der efferente Anteil der Vektorschlinge nicht nur stark nach hinten medial, sondern mehrheitlich nach rechts verlagert. Dabei ist die initiale Rechtsorientierung um so größer, je weniger potentialbildendes Gewebe an der vorderen freien Wand des linken Ventrikels noch vorhanden ist.

Aus der Tatsache, daß nach 20 msec noch 80 % und nach 30 msec noch 61 % der Vektoren nach rechts gerichtet sind — zu einem Zeitpunkt, wo im Normalfall und beim anteroseptalen Infarkt praktisch sämtliche Vektoren nach links weisen — muß geschlossen werden, daß hier weitgehend die unopponierten Kräfte des rechten Ventrikels zur Geltung gelangen. Beim anterolateralen Infarkt wird somit infolge des Überwiegens der posteroinferioren septalen

---

Abb. 29. Vorderwandaneurysma, Verschluß des R. ant. desc. S. P., ♂, 33jährig. Mehrfach bei Schwingwettkämpfen stumpfen Thoraxtraumen ausgesetzt. Fragliches Infarktereignis

VKG: QRS-Schleife initial nach links hinten medial und unten gerichtet, anschließend nach rechts oben drehend. Vor allem in der Frontalebene massive Verlagerung der gesamten Schlinge nach rechts, bei nur geringer initialer Linksorientierung. J-Punkt nach vorne rechts verlagert, T-Schleife verkleinert, erweitert und nach vorne rechts unten orientiert (kein Digitalis)

Im *EKG*, entsprechend der Rechtsorientierung der frühen Schlingenpartien, tiefes Q in I, und avL von 0,03 bis 0,04 sec Dauer; weitgehender R-Verlust in V_1 bis V_4. Entsprechend der Orientierung des J-Punktes und der T-Schleife nach vorne rechts unten, T-Inversion in I und avL sowie V_5 und V_6. Geringe ST-Hebungen in den präcordialen Ableitungen und I und avL

Coronarogramm: Unten links: linke Coronararterie in schrägrechter Projektion: vollständiger Verschluß des R. ant. desc.; *4* diagonaler Ast; *3* R. circumfl. sin. Die Pfeile markieren den vorderen Rand der capillär angefärbten, noch vitalen Partien des Kammerseptums. *Unten rechts:* Linker Ventrikel in Systole. Aneurysmatische Ausweitung im Bereiche der gesamten Vorderwand des linken Ventrikels, die Herzspitze miteinbeziehend. Vorderer Papillarmuskel nicht kontrahiert, hinterer Papillarmuskel (*P*) noch knapp angedeutet. *M* Mitralklappenebene

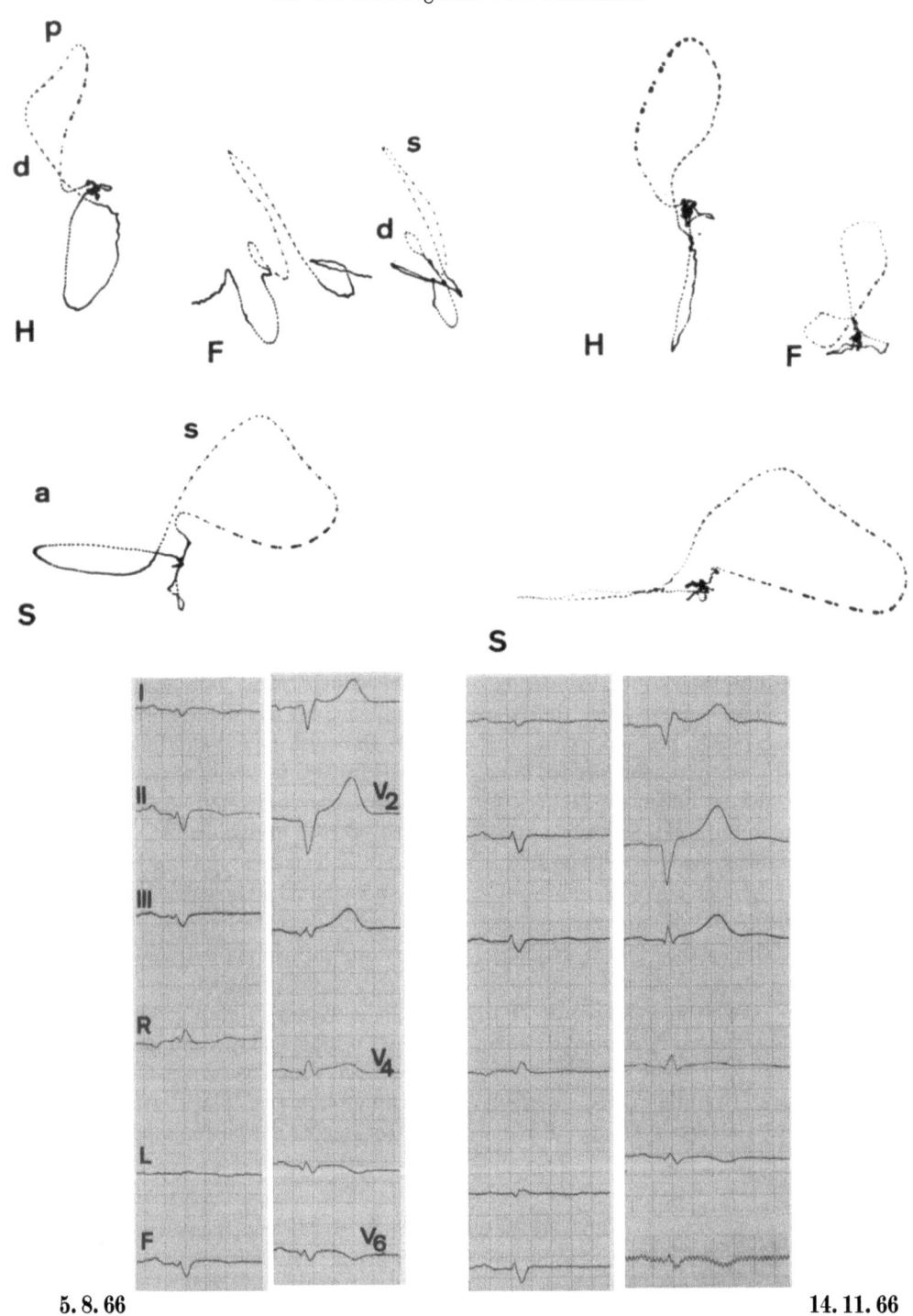

5. 8. 66   **14. 11. 66**

Abb. 30. Ausgedehnter anterolateraler und diaphragmaler Infarkt. J. H., 50jährig. Wegen Infarkt hospitalisiert. Im *Coronarogramm* hochsitzender subtotaler Verschluß der rechten Coronararterie sowie des R. ant. desc., totale Stenose mit Umgehung durch Kollateralen am R. circumfl. sinister

VKG: Komplexer Schlingenverlauf; gesamte Schlinge über die Horizontalebene verlagert, entsprechend einem ausgedehnten Potentialverlust diaphragmal; gleichzeitig initiale Orientierung nach rechts, zuerst geringgradig nach vorne oben, dann gegen hinten im Sinne eines Potentialverlustes an der Vorderwand sowie im diaphragmalen Septumsbereich. Die stärkere superiore Orientierung der Initialschlinge im akuten Infarktstadium (5. 8. 66) spricht für eine vor allem die Hinterwand betreffende Infarzierung zu diesem Zeitpunkt. T-Schleife anfangs weit, später enger, im Sinne einer leichten Rückbildung der Repolarisierungsstörungen *EKG:* R-Verlust in V_1 und V_2, minimale R-Potentiale in den übrigen präcordialen und Extremitätenableitungen, low voltage entsprechend einem ausgedehnten anterolateralen Infarkt. Keine sicheren Zeichen eines Hinterwandinfarktes

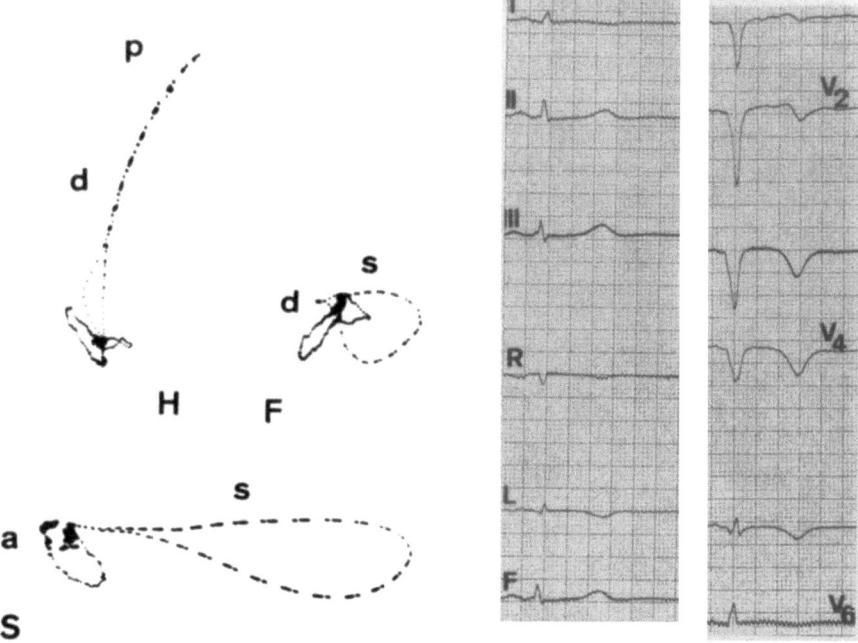

Abb. 31. Anterolateraler Infarkt. W. J., 42jährig. Im *Coronarogramm* subtotaler Verschluß des R. ant. desc., partielle Veränderungen am R. diag. und R. circumfl. sinister. Totaler Verschluß der rechten Coronararterie; da jedoch ein ausgesprochener Linksversorgungstyp mit Durchblutung des ganzen Septums von links her besteht, und der Hauptstamm der rechten Coronararterie kurz ist, kam es wahrscheinlich nicht zur Ausbildung eines relevanten Hinterwandinfarktes

VKG: Verlagerung der ganzen QRS-Schlinge nach hinten und initial nach rechts. Eine superiore Verlagerung fehlt. Es besteht somit nur das Bild des anterolateralen Infarktes; keine Anhaltspunkte für zusätzlichen Hinterwandinfarkt trotz Läsionen an der rechten Coronararterie

EKG: R-Verlust in V_1 bis V_4, kleine R-Potentiale in V_5 und V_6. Da die T-Schleife — wie der QRS-Komplex — vom Infarkt weg nach rechts hinten unten gerichtet ist, finden sich linkspräcordial deutliche T-Negativitäten

Abb. 32. Anterolateraler Infarkt, Linkshypertrophie. H. F., 50jährig. Langdauernde Hypertonie, mehrmals wegen Infarkt hospitalisiert. Im *Coronarogramm* subtotale Stenose der rechten Coronararterie im unteren Drittel unmittelbar vor der Aufzweigung zwischen R. post. desc. und R. circumfl. dexter, nach Abgang des diaphragmalen Astes; hochsitzende totale Stenosierung am R. ant. desc.; anastomotische Füllung der distalen Partien des R. ant. desc. von rechts her

VKG: QRS-Schlinge initial leicht nach rechts hinten, anschließend nach links hinten unten verlaufend; trotz Infarkt Potentialvergrößerung (Maximalvektor horizontal 1,48 mV, sagittal 1,26 mV, frontal 1,14 mV), T-Schleife nach vorne rechts gerichtet, verkleinert (Digitalis); sichere Anhaltspunkte für einen Verschluß der rechten Coronararterie bestehen nicht

EKG: Linkstyp, Linkshypertrophie, ausgedehnter R-Verlust von V_1 bis V_4; die angedeutete R-Zacke in V_1 ist auf die initiale Rechtsorientierung der Schlinge zurückzuführen. Keine Anhaltspunkte für Hinterwandinfarkt. Nachschwankungsveränderungen entsprechend der abnormen Orientierung der T-Schleife

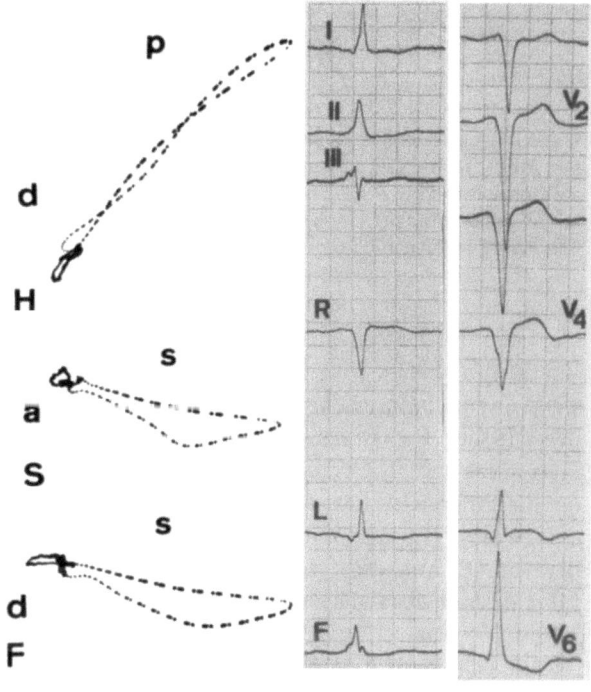

sowie der anterolateralen rechtsventriculären Potentiale die Vektorschlinge in ihren frühen Abschnitten nicht nur nach hinten medial, sondern auch nach rechts verlagert.

Auffallend ist die Beobachtung, daß Früh- und Maximalvektor beim Vorderwandinfarkt signifikant weniger nach unten gerichtet sind

sätzlicher Verschluß der rechten Coronararterie oder des R. circumfl. sin. — beide Ausdruck eines gleichzeitigen Hinterwand- oder eventuell diaphragmalen Infarktes — sehr wahrscheinlich.

Es scheint deshalb, daß bei den 17% der klinisch untersuchten Patienten mit antero-

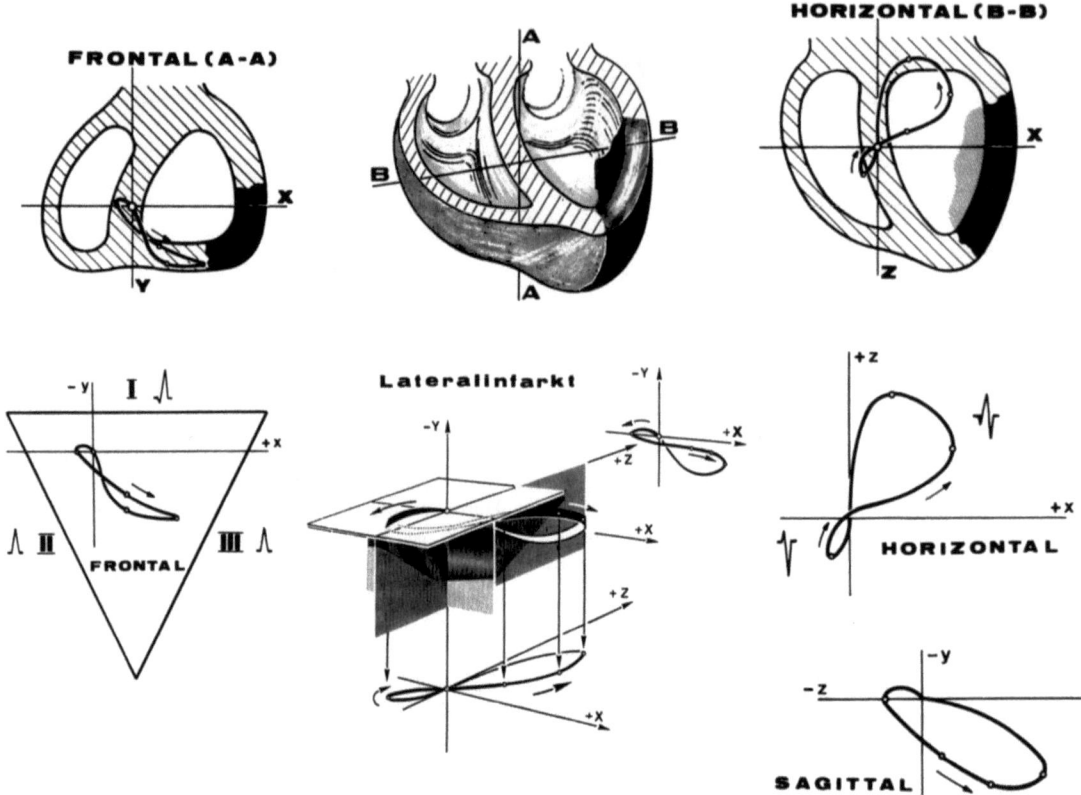

Abb. 33. Vektorverlauf beim Lateralinfarkt, Übersichtsbild

Oben: Infarktlokalisation: links Frontalschnitt (*A—A*), rechts: Horizontalschnitt (*B—B*), Mitte: räumliche Darstellung. Infarktzone schwarz markiert

Unten: links: frontaler Vektorverlauf und Beziehungen zum Extremitäten-EKG, Einthovensches Dreieck mit Abl. I, II und III; *y* Sagittalachse; *x* Horizontalachse. Rechts: Horizontaler und sagittaler Vektorverlauf; *z* antero-posteriore Achse, schematische Darstellung von Abl. V_1 und V_5. Mitte: Räumlicher Vektorverlauf mit Projektion auf die Horizontal- und Frontalebene, konstruiert aus der horizontalen, sagittalen und frontalen Schlinge. Die offenen Kreise entsprechen den Mittelwerten des 10-, 20- und 30 msec-Vektors sowie des Maximalvektors

als beim Normalen oder beim Hinterwandinfarkt (Tabelle 6). Dies dürfte wenigstens teilweise damit zusammenhängen, daß der R. ant. desc. in der Regel noch beträchtlich um die Herzspitze herumzieht und das vordere Drittel der diaphragmalen Partien resp. der Unterseite des linken Ventrikels mitversorgt. Ein Ausfall der vom R. ant. desc. versorgten Muskulatur führt deshalb ebenfalls zu einem gewissen inferioren Potentialverlust.

Die superiore Orientierung ist in der Regel gering; dauert sie über 20 msec, so ist ein zu-

lateralem Infarktbild und Verlagerung der initialen Schlinge nach vorne oben wahrscheinlich zusätzlich ein mehr oder weniger ausgedehnter Hinterwandinfarkt bestand.

c) Der Lateralinfarkt

1. Infarktdefinition (Abb. 33)

Der reine Lateralinfarkt ist durch einen teils auf die Vorderwand, teils auf die diaphragmalen Abschnitte übergreifenden Verlust an potentialbildendem Gewebe in der freien Wand des

Abb. 34. Lateralinfarkt, isolierter Verschluß des R. diagonalis. M. W., 46jährig,
wegen Infarkt hospitalisiert
VKG: Vektorschleife initial
noch normal nach vorne
orientiert, anschließend bei
Drehung nach links hinten
deutliche „Eindellung", be-
ginnend nach 20 msec. Sa-
gittale Schleife „überworfen". Frontale Schleife initial leicht nach rechts orientiert, im Gegenuhrzeiger-
sinn drehend, mit initialer
und terminaler „Eindel-
lung". T-Schleife normal
orientiert, jedoch stark erweitert

EKG: Versenkte R-Poten-
tiale in V_2 und V_3, niedere
R-Potentiale bis V_6 als Ausdruck der verstärkten po-
steromedialen Schleifen-
orientierung und Distorsion
der frühen Schleifenab-
schnitte. Q in Abl. I und
avL entsprechend der ini-
tialen Orientierung der
Schlinge nach rechts. T-Inversion in V_4 bis V_6, bedingt
durch die mäßige Verlage-
rung der T-Schleife gegen
vorne

Coronarogramm: Linke Coronararterie in schrägrechter Projektion: normaler R.
ant. desc. (*RAD*) und R.
R. circumfl. sin. (*RC*). Subtotaler Verschluß am R.
diag. (*RD*), unmittelbar
nach Abgang vom R. ant.
desc. (Pfeil). Entsprechend
der noch normalen septalen
Aktivation (normaler R.
ant. desc.) beginnt die Vek-
torveränderung relativ spät
resp. erst nach 20 msec

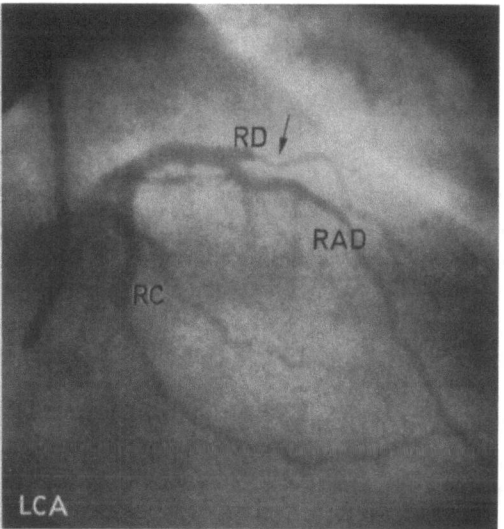

linken Ventrikels gekennzeichnet. Dabei sind
Kammerseptum und Herzspitze selbst nicht
mitbetroffen. Es handelt sich somit vorwiegend
um Infarkte, die durch Verschlüsse der die freie

Wand des linken Ventrikels versorgenden Gefäße, also vorwiegend den diagonalen Ast,
zustande kommen (Abb. 9—12). Da der R. diagonalis seltenerweise vom Hauptstamm der

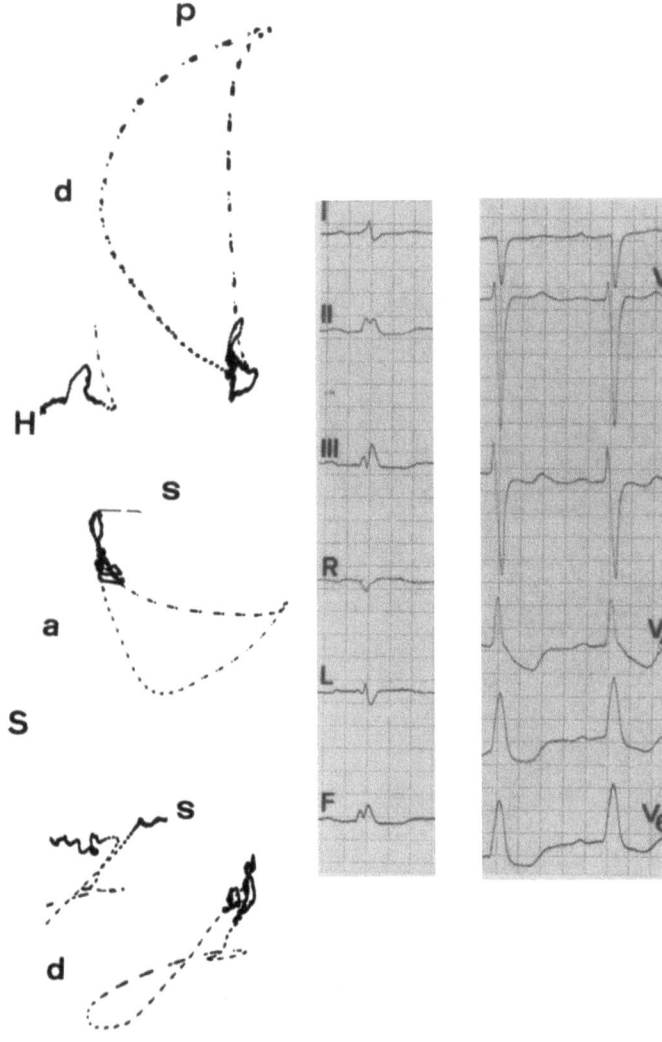

Abb. 35. Ausgedehnter Lateralinfarkt. S. M., 84jährig, hospitalisiert wegen zunehmenden Herzver-
sagens. Exitus 1 Woche nach Spitaleinweisung. Autopsie: „Stenosierende Coronarsklerose mit sub-
totalem Verschluß des R. circumfl.
und R. diag., handtellergroßer
rezidivierender Hinterwand-, Late-
ral- und Spitzeninfarkt der linken
Herzkammer"

VKG: Die QRS-Schlinge ist nach
hinten unten medial, und im mittleren Abschnitt nach rechts verlagert. Eine Orientierung nach
links fehlt. Initial besteht noch eine
geringgradige Orientierung nach
vorne, am besten auf der fortlaufenden horizontalen Schlinge sichtbar. Auffallend ist die „Knotung"
im Anfangsbereich der Frontalschlinge. Die starke Dorsal- und
Rechtsverlagerung entspricht dem
ausgedehnten Potentialverlust
lateral

EKG: Keine sicheren Anhaltspunkte für Infarkt; periphere low
voltage und intraventriculäre Reizleitungsstörung links. Die QRS-
Komplexe sind in II, III und avF
aufgesplittert. Kein präcordialer
R-Verlust

Circumflexa oder deren posterolateralen Ast
entspringen kann, sind reine Lateralinfarkte
ebenfalls bei Circumflexaverschluß zu finden.
Häufiger besteht in solchen Fällen jedoch eine
Kombination von posterobasalem und lateralem Infarkt.

2. Vektorverlauf (Abb. 34—36)

Ein reiner Lateralinfarkt fand sich im vorliegenden Material nur bei 10 Patienten. Er ist
vektoriell durch die folgenden Merkmale charakterisiert: Die initiale Orientierung der ersten
10 msec nach vorne, entweder nach rechts oben
(60%) oder nach links unten (40%), ist noch
normal. Der 10 msec-Vektor entspricht der hier
noch erhaltenen normalen septalen Depolarisation. Dagegen ist der 20 msec-Vektor bereits

vorwiegend nach hinten (80%) und nach links
unten (50%) gerichtet, wobei diese Drehung
nach hinten im Gegenuhrzeiger- oder Uhrzeigersinn um den Nullpunkt herum erfolgen kann.
Nach 30 msec und zum Zeitpunkt des Maximalvektors sind sämtliche Vektoren nach hinten
orientiert, 90% nach dem linken hinteren unteren Oktanten. Dementsprechend dreht die Vektorschleife horizontal und sagittal, ähnlich wie
die Norm, vorwiegend im Gegenuhrzeigersinn
(75%), frontal je zur Hälfte im Uhrzeiger- und
Gegenuhrzeigersinn (Abb. 17).

3. Unterschiede zur Norm

Die Abgrenzung gegenüber der Norm ist
nicht immer leicht durchzuführen. Dreht die
Initialschlinge im Uhrzeigersinn um den Null-

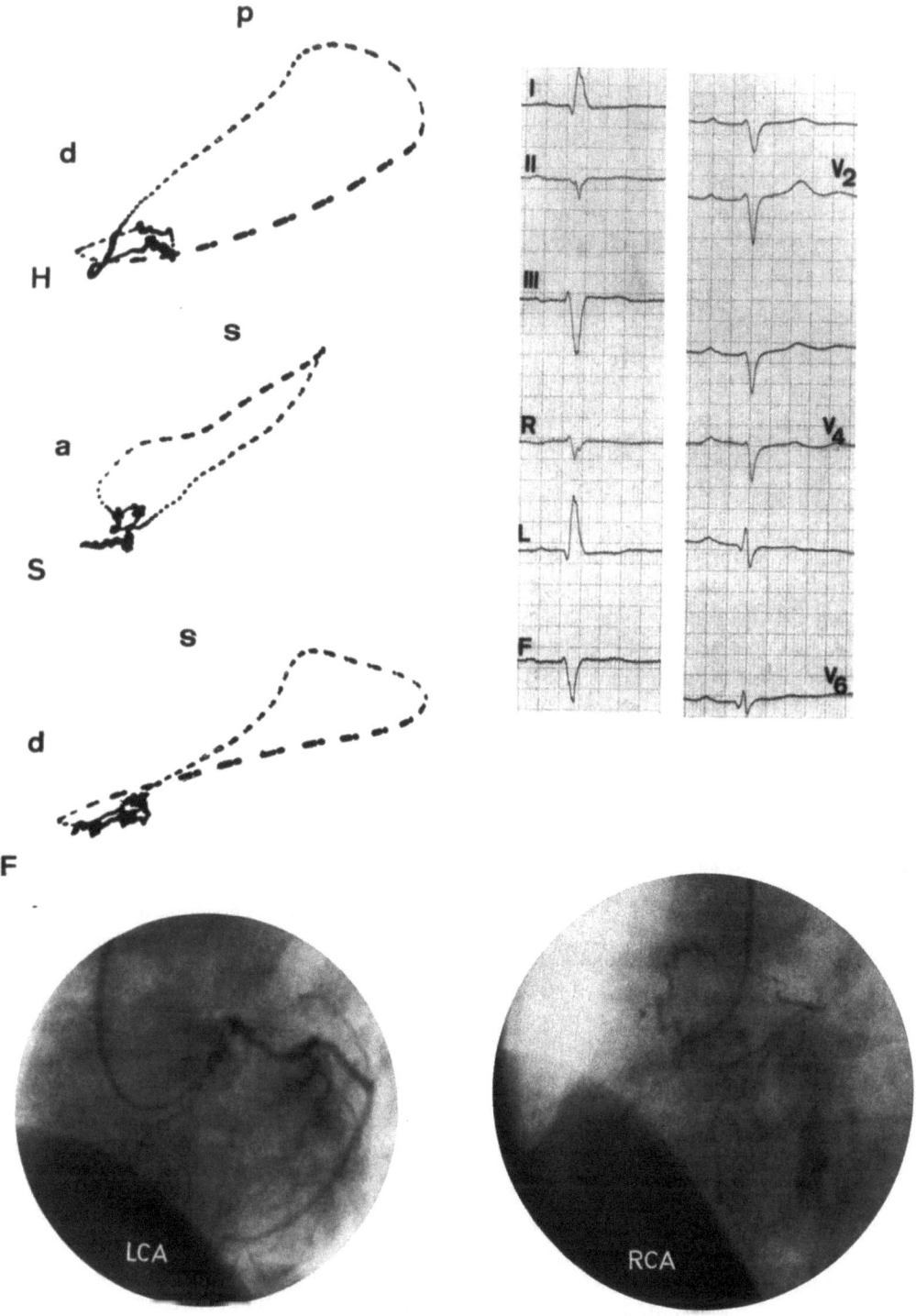

Abb. 36. Lateraler und Hinterwandinfarkt. W. F., 63jährig.

Coronarogramm: Unten links: linke Coronararterie (*LCA*): R. ant. desc. mit subtotaler Stenose im oberen Drittel. Unten rechts: rechte Coronararterie (*RCA*): vollständiger Verschluß des Hauptstammes im oberen Drittel. Weitgehend selektive Füllung der Sinusknotenarterie und über Anastomosen des Daches des linken Vorhofes der distalen Partien des R. ant. desc. sowie des R. diagonalis

VKG: Initiale Schleife noch geringgradig nach vorne rechts oben gerichtet, anschließend rasch folgende Verlagerung nach links hinten oben, so daß praktisch die gesamte Schlinge oberhalb der Horizontalebene liegt. Schlingenverlauf mit lateralem und posteroseptal-diaphragmalem Infarkt vereinbar

EKG: Überdrehter Linkstyp, Q in Abl. I und avL entsprechend der initialen Rechtsorientierung der Schlinge, niedere R-Potentiale präcordial

punkt, d. h. zuerst nach vorne, dann nach rechts hinten und anschließend erneut nach links, so fällt die Differenzierung nicht schwer. Bei einer Drehung im Gegenuhrzeigersinn dagegen wird sich der Lateralinfarkt eventuell lediglich an der stärkeren Verlagerung der efferenten Schlinge nach medial und posterior resp. an einer „Schlingeneinkerbung" während der ersten 20 msec (Abb. 34) erkennen lassen.

4. Beziehungen zum Elektrokardiogramm

Entsprechend der normalen septalen Erregungsausbreitung nach vorne und auf die präcordialen Abl. V_1—V_3 zu, findet sich in der Mehrzahl in diesen Ableitungen ein positiver initialer Ausschlag. So wurden R-Potentiale in V_1 bei 7 (Abb. 34), in V_2 bei allen 10 Patienten registriert (Abb. 35). Da die initiale Schleife nicht nur nach vorne, sondern oft stark nach rechts oder links unten gerichtet ist, läßt sich nicht selten als Ausdruck der initialen Vektorbewegung von den präcordialen Ableitungen weg in V_2 und V_3 ein kleines pathologisches „Q" registrieren (Abb. 34). Durch eine Überwerfung der horizontalen Schlinge, welche nach anfangs normaler Orientierung rasch nach dorsal abweicht, kann sich in V_2 ein rSr-Typ einstellen.

5. Beziehungen zur Coronarographie

Ein für den lateralen Infarkt typischer Vektorverlauf fand sich lediglich bei vier der angiographierten Patienten (Abb. 34, 36). Bei zweien war die Schlinge initial nach vorne rechts orientiert, in einem Falle mit zusätzlich totalem Verschluß der rechten Coronararterie ebenfalls nach oben (Abb. 36). Nur zwei Patienten wiesen einen isolierten Verschluß des R. diag. auf (Abb. 34). Bei beiden war die Vektorschlinge initial normal orientiert und zeigte einen nach vorne links unten gerichteten Verlauf. Anschließend erfolgte jedoch in einem Fall eine abrupte Drehung nach oben und hinten, so daß die Vektorschleife sagittal und frontal im Gegenuhrzeigersinn drehte. Ebenso war die T-Schleife ischämisch vergrößert und vom Infarkt weg nach links und vor allem nach *vorne* unten orientiert.

6. Anatomisch-vektorielle Überlegungen

Definitionsgemäß ist beim Lateralinfarkt die septale Aktivierung intakt. So zeigen denn auch sämtliche Patienten dieser Gruppe eine

normale initiale Orientierung der Vektorschlinge nach vorne. Die Verlagerung nach links hinten erfolgt jedoch sehr rasch, so daß nach 20 msec die Mehrzahl der Schlingen dorsalwärts orientiert ist. Eine frühe Orientierung der Schlinge nach oben ist auch hier wiederum — wie aus den coronarographischen Befunden hervorgeht — sehr verdächtig auf einen Ausfall der posteroinferioren Kräfte, d. h. auf einen zusätzlichen Verschluß an der rechten Coronararterie oder, besonders wenn die anteriore Verlagerung sehr groß ist, auf eine Läsion am R. circumflexus. Der alleinige Befall des R. diag. führt vor allem zum Bild des „hohen Lateralinfarktes" mit kleinerem Q in V_2 und V_3 sowie in avL, entsprechend dem Potentialausfall in den oberen Partien der freien Wand des linken Ventrikels und der frühen Verlagerung der Schlinge von dieser Zone weg (Abb. 34). Bei isoliertem Verschluß der tieferen lateralen Äste des R. ant. desc. werden vor allem die spitzennahen Partien der linken Vorderwand betroffen. Wahrscheinlich führt dieser Infarkttyp — ähnlich dem anterolateralen Infarkt — zu einer initialen Verlagerung der Vektorschlinge nach rechts und eventuell nach oben, wobei allerdings entsprechend dem relativ umschriebenen, Spitze und Septum nicht betreffenden Infarkt, das pathologische Q in Abl. I klein bleibt.

Bei isoliertem Verschluß des vorderen Astes des R. circumfl. sin. sind posterolaterale Infarkte zu erwarten, wobei — wegen des Ausfalles weiter hinten gelegener Partien des linken Ventrikels — die QRS-Schlinge in der Regel initial stärker nach vorne verlagert wird. Das Vektorbild entspricht dann demjenigen des posterobasalen-lateralen Infarktes; auch hier sind der Initialvektor und eventuell auch der 20 msec-Vektor noch normal.

Es muß nochmals festgestellt werden, daß der reine Lateralinfarkt relativ selten ist, da isolierte Verschlüsse am R. diag. selten vorkommen (DÜX, 1967; LICHTLEN, 1967; PROUDFITT und SONES, 1967).

d) Zusammenfassung: Vorderwandinfarkt
Vektorverlauf

Anteroseptaler und anterolateraler Infarkt sind vor allem gekennzeichnet durch eine unmittelbare Verlagerung der initialen Vektorschleife nach hinten und mehrheitlich nach unten. Eine lediglich durch anterioren Potentialverlust bedingte Orientierung nach oben ist in der Regel nach rechts gerichtet und beträgt weniger als 20 msec. Eine superiore Verlagerung von mehr als 20 msec ist — auf Grund coronarographischer Befunde — verdächtig auf einen zusätzlichen Verlust diaphragmaler und inferiorer Potentiale. Der 30 msec-Vektor sowie der Maximalvektor sind mehrheitlich nach dem linken hinteren unteren Oktanten gerichtet.

Im Gegensatz zum anteroseptalen Infarkt, der initial stets nach links hinten gerichtet ist, findet sich beim anterolateralen Infarkt überwiegend eine Orientierung nach rechts, wobei der Vektor der ersten 10 msec sogar nach rechts vorne gerichtet sein kann. Diese Rechtsverlagerung wird durch ein Überwiegen der Kräfte der Vorder- und Lateralwand des rechten Ventrikels erklärt.

Der reine Lateralinfarkt, welcher relativ selten ist, kennzeichnet sich durch eine normale initiale Erregungsausbreitung. Die Schlingenverlagerung nach medial tritt erst nach 10 bis 20 msec auf.

Coronarogramm

Der anteroseptale und anterolaterale Infarkt gehen beide mit subtotalen oder totalen Verschlüssen am R. ant. desc. einher, wobei beim letzteren häufig auch der R. diag. oder tiefer abgehende laterale Äste mitbetroffen sind. Auffallend ist die Häufung von subtotalen Verschlüssen beim anteroseptalen, und von totalen Verschlüssen beim anterolateralen Infarkt.

Der laterale Infarkt ist generell durch isolierte Verschlüsse des R. diag. oder des anterioren Astes des R. circumfl. sin. bedingt, doch sind solche Läsionen isoliert eher selten und kommen in der Regel kombiniert mit solchen anderer Gefäßäste vor.

Elektrokardiogramm

Im EKG findet sich entsprechend der direkten Orientierung der Vektorschlinge nach hinten, in den vorne gelegenen präcordialen Ableitungen ein initial negativer Ausschlag, in der Regel sogar eine tiefe QS-Zacke. Diese reicht beim anterolateralen Infarkt weiter nach links als beim anteroseptalen. Die initiale Rechtsverlagerung der Schlinge beim ausgedehnten anterolateralen Infarkt führt zusätzlich zu einem pathologischen Q in den Ableitungen I und avL.

Bei Vorderwandaneurysma ist die QRS-Schleife zum größten Teil, oft völlig, nach rechts verlagert. Dadurch entsteht in Abl. I und avL ein breites, tiefes Q von 0,03—0,04 sec Dauer oder mehr, da sich die Erregung vom positiven Pol dieser Ableitung auf längere Zeit wegbewegt. Die Verbreiterung der Q-Zacke in diesen Ableitungen darf deshalb als typisches Zeichen des Aneurysmas angesehen werden.

Im akuten Stadium zeigen sich auf Grund der Verlagerung der T-Schleife nach hinten rechts in den präcordialen Ableitungen typische ischämische T-Inversionen (s. Abschnitt 4).

Der laterale Infarkt ist im EKG oft nur schwer zu erkennen, da sich präcordial noch deutliche R-Potentiale vorfinden, auch wenn sie oft kleiner sind als normal. Die initiale Vektorverlagerung nach vorne rechts und stark nach unten, welche nach 20 msec von einer Orientierung nach links vorne oben gefolgt sein kann, führt nicht selten zu einem umschriebenen Q in Abl. V_2 und V_3.

3. Der Hinterwandinfarkt

Als wesentliches vektorielles Merkmal des Hinterwandinfarktes wird von den meisten Autoren (DUCHOSAL, 1949, 1959; MILNOR, 1951; GRISHMAN, 1952; SODI-PALLARES, 1952; WENGER, 1953, 1956; WOLFF, 1955, 1957, 1966; YOUNG, 1956; PORTHEINE, 1958; HUGENHOLTZ, 1961; McCAUGHAN, 1961; ROTHFIELD, 1961; TRANCHESI, 1961; WALSH, 1962; HOFFMAN, 1964, 1965; DITLEFSEN, 1965; GUNNAR, 1967; YOUNG, 1968) eine Tendenz zur Verlagerung der Vektorschleife nach vorne und oben, von der inferoposterior gelegenen Nekrosezone weg,

beschrieben. Der elektrokardiographische Ausdruck, die initial negative Schwankung in den inferioren Ableitungen II und III, wurde bereits 1930 von PARDEE als durch Coronarsklerose bedingt erkannt, und auch ihre engere Beziehung zum posteroinferioren Potentialverlust konnte schon frühzeitig bestätigt werden (EDEIKEN, 1932; WILSON, 1933; BAYLEY, 1939). Trotzdem bleibt auch noch heute die Abgrenzung des pathologischen Q in den inferioren Ableitungen gegenüber der Norm mit gewissen Schwierigkeiten verbunden (PEARCE, 1957;

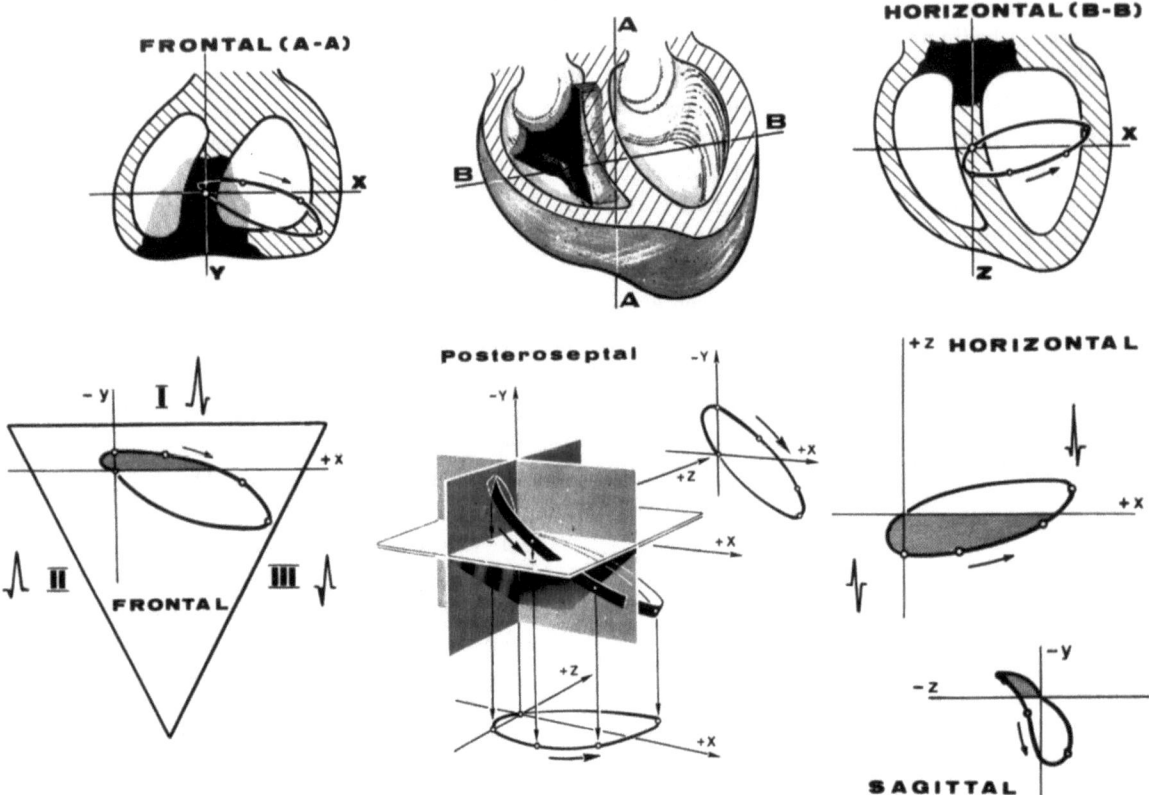

Abb. 37. Vektorverlauf beim posteroseptalen Infarkt, Übersichtsbild

Oben: Infarktlokalisation: links Frontalschnitt *(A—A)*, rechts: Horizontalschnitt *(B—B)*, Mitte: räumliche Darstellung. Infarktzone schwarz markiert

Unten: Links: frontaler Vektorverlauf und Beziehungen zum Extremitäten-EKG, Einthovensches Dreieck mit Abl. I, II und III; *y* Sagittalachse; *x* Horizontalachse. Rechts: Horizontaler und sagittaler Vektorverlauf; *z* antero-posteriore Achse, schematische Darstellung von Abl. V$_1$ und V$_5$. Mitte: Räumlicher Vektorverlauf mit Projektion auf die Horizontal- und Frontalebene, konstruiert aus der horizontalen, sagittalen und frontalen Schlinge. Die offenen Kreise entsprechen den Mittelwerten des 10-, 20- und 30 msec-Vektors sowie des Maximalvektors

PRUITT, 1963). Aber auch die vektorkardiographische Charakterisierung des inferioren Potentialverlustes, die vom Infarkt weggerichtete anterosuperiore Verlagerung der QRS-Schleife bedarf noch weiterer Analysen, da auch die vektorielle Definierung gegenüber der Norm und nicht coronarbedingten Vektoralterationen nicht immer mit der klinisch wünschenswerten Genauigkeit und Sicherheit durchgeführt werden kann.

Entsprechend der Morphologie der pathologischen Vektorschlinge sowie auf Grund theoretischer Überlegungen betreffend der zugehörigen Infarktzone, vor allem aber auf Grund pathologisch-anatomischer Vergleichsuntersuchungen und Analysen anhand der Coronarographie, lassen sich im wesentlichen 3 Grundtypen des Hinterwandinfarktes unterscheiden:

der posteroseptale, posterobasale-laterale und diaphragmale Infarkt.

a) Der posteroseptale Infarkt

1. Infarktdefinition (Abb. 37)

Eine Infarzierung der Hinterwand des Herzens, welche sich vorwiegend auf die hinteren unteren Abschnitte des rechten Ventrikels, des Kammerseptums und die daran unmittelbar angrenzenden hinteren unteren Partien des linken Ventrikels beschränkt, wird im folgenden als *posteroseptal* bezeichnet (Abb. 37). Da die Ausdehnung des Infarktes auch hier in Abhängigkeit von der individuellen Struktur des Coronarsystems und von der Lokalisation der stenosierenden Prozesse in den betreffenden Coronarästen von Fall zu Fall verschieden ist, sind

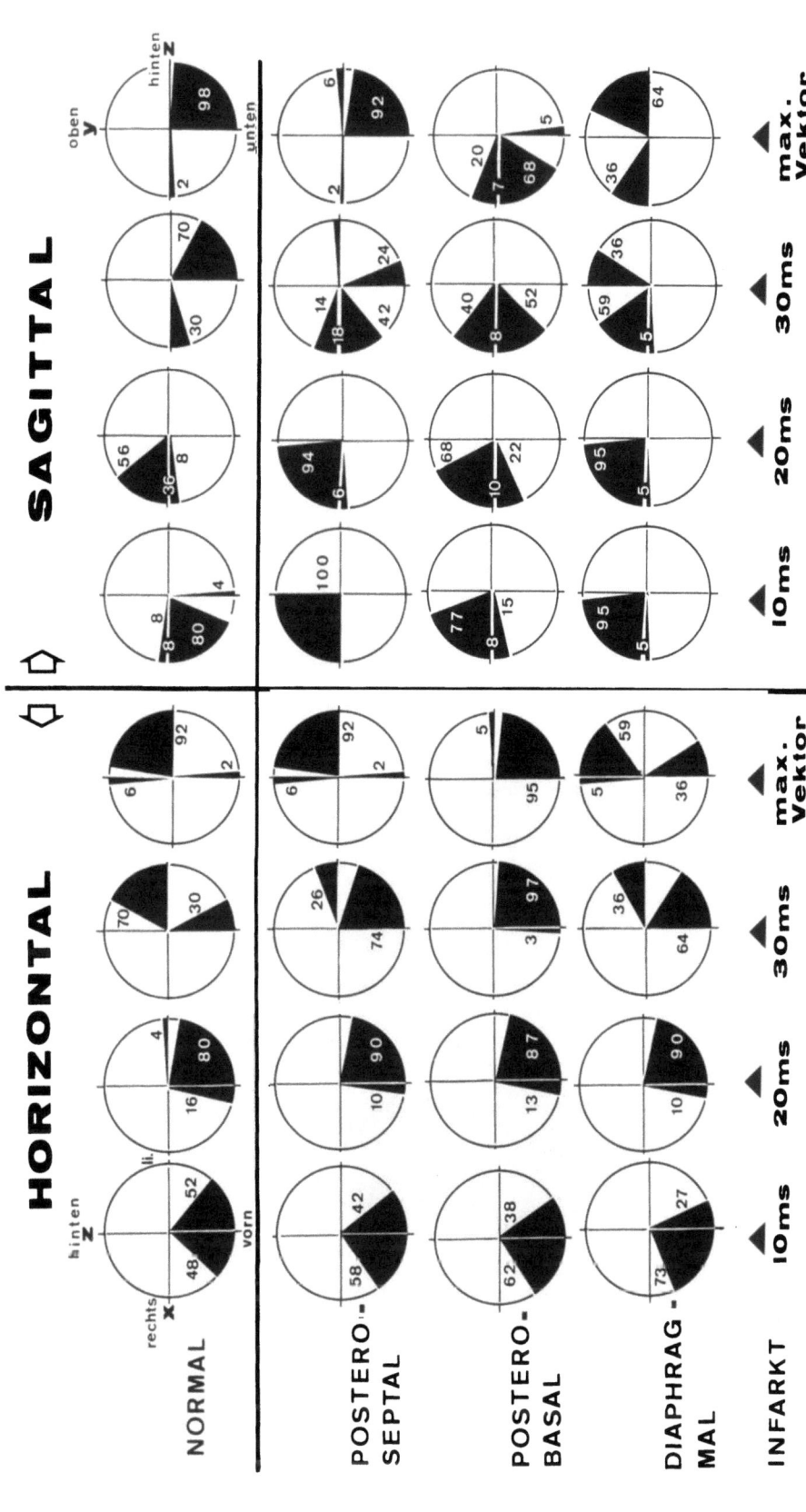

Abb. 38. Prozentuale Verteilung der Infarktvektoren beim Hinterwandinfarkt. Verteilung der Vektoren 10, 20 und 30 msec nach QRS-Beginn sowie zur Zeit des Maximalvektors in horizontaler und sagittaler Projektion, entsprechend ihrer Ausbreitungsrichtung

Oben: Verteilung der Normalfälle (50 Patienten)

Unten: Posteroseptaler, posterobasaler und diaphragmaler Infarkt

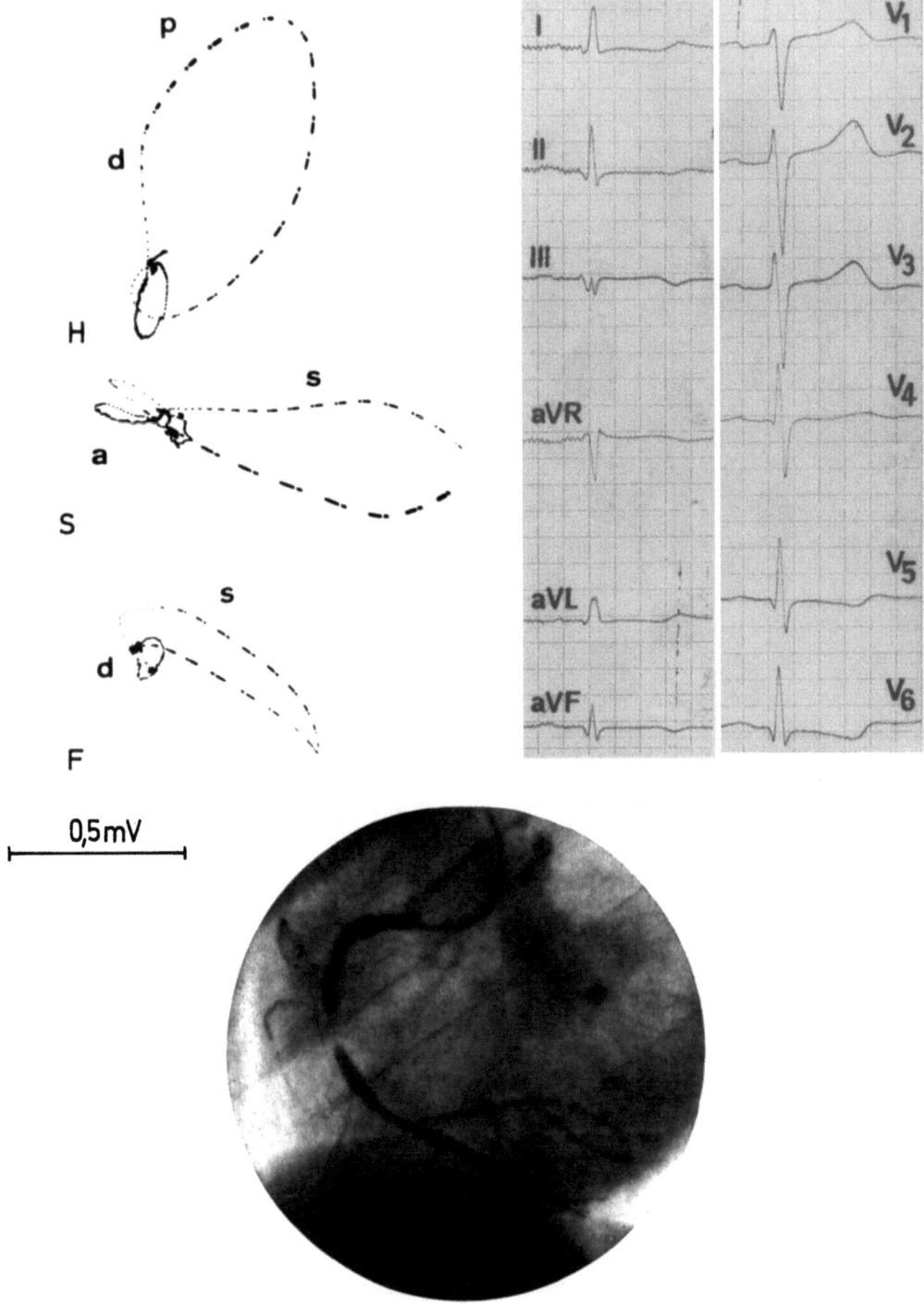

Abb. 39. Posteroseptaler Infarkt. H. P., 45jähriger Patient, schwere Angina pectoris, hospitalisiert wegen Hinterwandinfarkt

Coronarogramm: Rechte Coronararterie: totaler Verschluß im mittleren Drittel, Füllung der distalen post-stenotischen Abschnitte über Kollateralen; leichte Veränderungen im proximalen und distalen Bereich

VKG: Verlagerung der QRS-Schlinge initial nach vorne rechts oben, anschließend nach links oben (Dauer der superioren Orientierung ca. 24 msec); übriger Schlingenverlauf normal. T-Schleife vom Infarkt weg nach vorne medial und leicht nach oben verlagert, entsprechend einer Ischämie der Hinterwand. Das VKG ist typisch für einen isolierten Verschluß der rechten Coronararterie

EKG: Typischer Hinterwandinfarkt. Die T-Inversion in V_5 und V_6 ist als eine „Fernwirkung" der von der Infarktzone weg gerichteten verbreiterten T-Schleife zu deuten und darf nicht mit einem Befall der lateralen linksventriculären Partien interpretiert werden (s. Kapitel über die T-Veränderungen beim Infarkt)

zwar Vektorschlingen ähnlicher Morphologie, aber von teilweise verschiedenem quantitativem Ausmaß zu erwarten. So ist einerseits die Ausdehnung der septalen Infarzierung auf Grund der individuellen Durchblutung des Kammerseptums sehr unterschiedlich, indem

2. Vektorverlauf (Abb. 39—43)

(Die genaue Charakterisierung der Vektorschlinge bei posteroseptalem Infarkt stützt sich auf die Befunde von 50 Patienten mit klinisch eindeutig nachgewiesenem Infarkt sowie auf 20 Patienten mit coronarographisch erhobenem

Tabelle 3. *Dauer des Maximalvektors horizontal, der anterioren und superioren Verlagerung sowie der Relation der Dauer des Maximalvektors zur x-Achse horizontal*

	Normal-fälle	Posteroseptal-Infarkt	Posterobasal-Infarkt	Diaphragmaler Infarkt
a) Dauer des Maximalvektors horizontal				
n	50	50	40	22
$\bar{x}$ msec	40,84	40,32	35,65	40,2
St.dev.	$\pm 5,24$	$\pm 6,92$	$\pm 6,94$	$\pm 5,39$
			t zur Norm $= 3,996$ $p < 0,001$	
b) Dauer der anterioren Verlagerung				
$\bar{x}$ msec	26,98	33,64	41,92	35,59
St.dev.	$\pm 5,56$	$\pm 6,34$	$\pm 10,99$	$\pm 9,96$
p zu Norm		$< 0,001$	$< 0,001$	$< 0,001$
p zu postero-basalem Infarkt		$< 0,001$		$< 0,35$
c) Dauer der superioren Verlagerung				
$\bar{x}$ msec	9,86	26,58	23,62	68,41
St.dev.	$\pm 6,81$	$\pm 5,11$	$\pm 15,19$	$\pm 15,03$
p zu Norm		$< 0,001$	$< 0,001$	$< 0,001$
p zu postero-basalem Infarkt		$< 0,15$		
d) Dauer des Maximalvektors in bezug auf die x-Achse horizontal[a]				
$\bar{x}$ msec	$+ 12,9$	$+ 7,36$	$- 9,35$	$+ 4,0$
St.dev.	$\pm 5,9$	$\pm 7,33$	$\pm 1,92$	$\pm 13,0$
p zu Norm		$< 0,001$	$< 0,001$	$< 0,001$
p zu diaphrag-malem Infarkt		$< 0,05$	$< 0,001$	

$n =$ Anzahl Patienten, $\bar{x} =$ Mittelwert, St.dev. $=$ Standardabweichung. [a] $+ =$ msec über x-Achse nach hinten orientiert, $- =$ msec vor x-Achse nach vorne orientiert.

gerade die posteroinferioren Partien des Septums deutliche Differenzen bezüglich des von der rechten Coronararterie her versorgten Anteiles aufweisen (JAMES und BURCH, 1958; JAMES, 1961). Andererseits, und dies bestimmt den Vektorverlauf wohl am stärksten, zeigen sich große individuelle Schwankungen im Befall der inferioren Abschnitte des linken Ventrikels, indem das Übergreifen des Infarktgebietes auf die linke Kammer weitgehend von der Ausdehnung des R. circumfl. dexter nach links abhängig ist.

isoliertem Verschluß der rechten Coronararterie.)

Die Vektorschlinge zeigt initial, d.h. in den ersten 10 msec, bei sämtlichen Patienten eine deutliche Verlagerung nach vorne *oben* (100%) und mehrheitlich nach rechts (58%), etwas weniger häufig nach links (42%) (Abb. 38). Auch nach 20 msec ist der Vektor bei der Großzahl der Patienten (94%) noch immer nach vorne oben gerichtet, jetzt jedoch vorwiegend nach links (90%). Beide Frühvektoren liegen somit eindeutig oberhalb der Horizontal- resp.

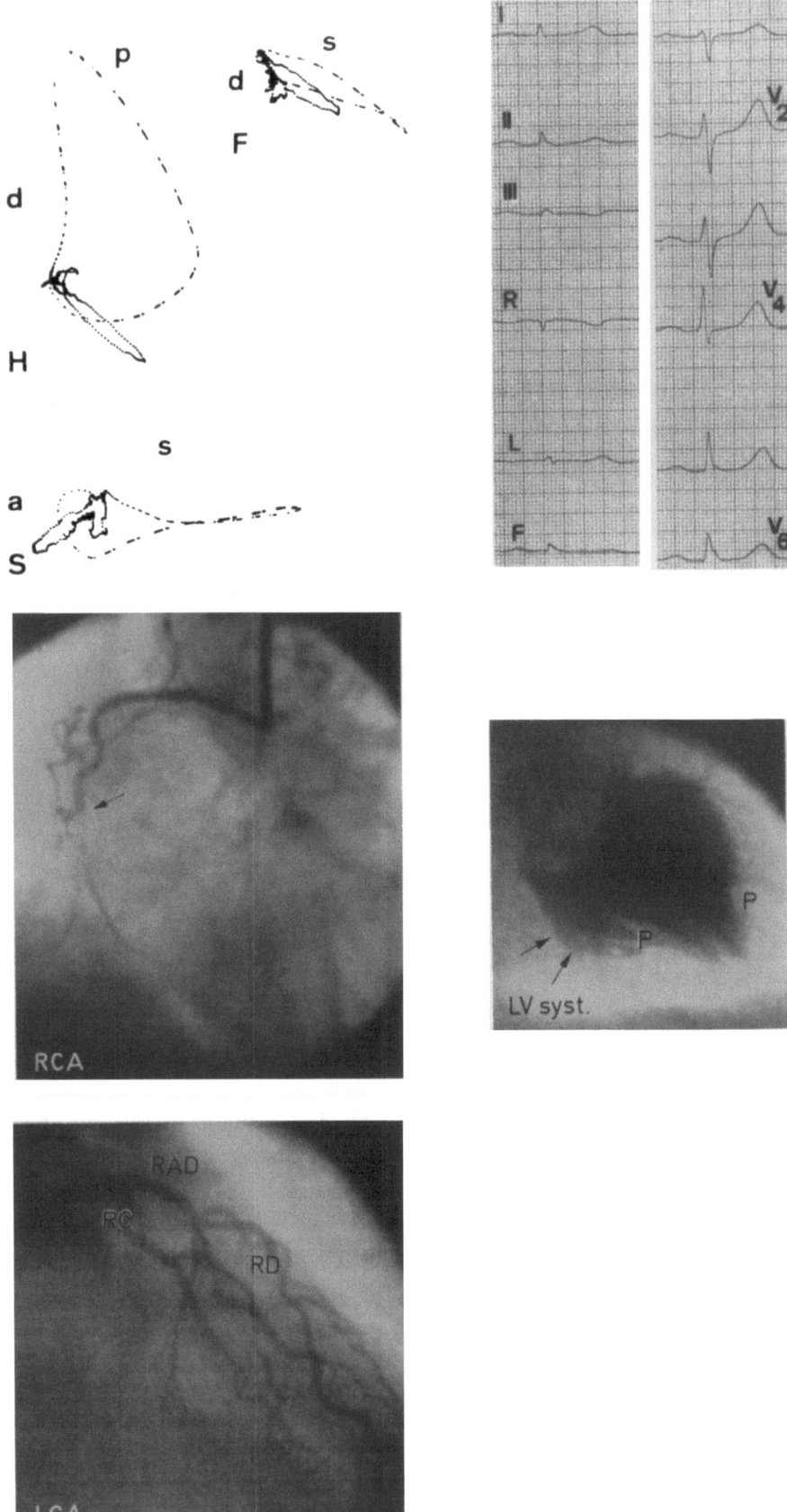

Abb. 40

x-Achse und *weisen mit ihrer Orientierung nach vorne oben, vom Infarkt weg.* Bei der anschließenden weiteren Drehung nach links verläuft die Vektorschlinge mehrheitlich leicht unter die Horizontalachse, so daß der 30 msec-Vektor in 42 % nach links vorne unten, in 24 % nach links hinten unten orientiert ist. In $1/3$ der Fälle ist er jedoch immer noch nach vorne links horizontal oder sogar nach vorne links oben gerichtet. Bei allen Patienten liegt der 30 msec-Vektor jedoch stets nahe an der Horizontal- resp. x-Achse. Durch die weitere Drehung der Vektorschlinge nach links erfährt der Maximalvektor nun in der überwiegenden Mehrzahl eine Orientierung nach dem linken hinteren unteren Oktanten (92 %), wobei er jedoch noch immer relativ stark nach vorne auf die x-Achse zu gerichtet bleibt. Durch den hinteren linken unteren Oktanten verläuft die Vektorschlinge schließlich zum Nullpunkt zurück.

Das wesentliche Merkmal des abnormen Vektorverlaufes beim posteroseptalen Infarkt besteht somit in einer *pathologischen Verlagerung der Frühvektoren nach oben, initial oft nach rechts, später nach links, sowie einer Orientierung der gesamten Schlinge gegen vorne,* wobei diese jedoch größenmäßig noch innerhalb der Normgrenze liegt.

3. Unterschied zur Norm

Die Vektorschleife zeigt beim posteroseptalen Infarkt noch einen weitgehend der Norm ähnlichen Verlauf. Dieser entsprechend dreht die Schlinge horizontal und sagittal im Gegenuhrzeigersinn, frontal im Uhrzeigersinn. Ebenso fehlt eine größenmäßig signifikante anteriore

Verlagerung, und die Dauer der QRS-Schlinge bis zum Erreichen des Maximalvektors ist meistens noch innerhalb der Normgrenze (Tabelle 4). Der entscheidende Unterschied liegt in der initialen Orientierung nach oben. So sind bei den Patienten mit isoliertem Verschluß der rechten Coronararterie der 10 msec-, 20 msec- und 30 msec-Vektor größenmäßig in ihrer Projektion auf die y-Achse resp. in ihrer Ausdehnung nach oben signifikant von der Norm verschieden ($p < 0,001$) (Tabelle 6, Abb. 60). Gleichzeitig ist auch die Dauer der superioren Verlagerung mit 33 msec gegenüber 4,5 msec bei den Normalpatienten stark verlängert ($p < 0,0025$) (Tabelle 6, Abb. 58). Eine gleichartige Verlängerung der superioren Orientierung läßt sich auch bei den 50 Patienten mit klinisch nachgewiesenem Infarkt mit 26,6 msec gegenüber 9,8 msec bei der Norm beobachten ($p < 0,001$) (Tabelle 3).

Demgegenüber ist die Orientierung nach vorne beim posteroseptalen Infarkt von der Norm kaum verschieden. So findet sich nach 10 und 20 msec bei den coronarographierten Patienten auf der sagittalen resp. z-Achse praktisch kein Unterschied zur Norm, und die Dauer der anterioren Orientierung ist mit 30 msec gegenüber 27 msec bei der Norm nur um wenig verlängert (Tabelle 6). Die Vektorschlinge zeigt somit beim posteroseptalen Infarkt zwar eine Tendenz zur länger dauernden, jedoch nicht zur stärkeren Verlagerung nach vorne.

Dem entspricht auch die Beobachtung, daß der Maximalvektor, der zwar wie bei der Norm im hinteren unteren linken Oktanten liegt, in

---

Abb. 40. Posteroseptaler Infarkt, Verschluß der rechten Coronararterie. F. E., 67jährig.
VKG: QRS-Schleife initial geringgradig nach vorne links oben verlagert; Dauer der superioren Orientierung ca. 20 msec. Umlaufsinn der Schlinge noch der Norm entsprechend. T-Schleife nach vorne links unten orientiert, jedoch leicht verbreitert
EKG: Entsprechend der geringen superioren Orientierung nur kleines Q in Abl. III. Periphere low voltage bedingt durch die starke Verkleinerung des Frontalvektors bei postero-medialer Schlingenorientierung. Die präterminale T-Inversion in III ist durch eine terminale Verlagerung der T-Schleife nach oben, über den Nullpunkt hinaus, bedingt; T-Schleife frontal im Gegenuhrzeigersinn drehend
Mitte links: Rechte Coronararterie (schräglinke Projektion). Vollständiger Verschluß des rechten Hauptstammes im mittleren Drittel (Pfeil), geringgradige Anfärbung des distalen Drittels (Rekanalisierung?)
Unten links: Linke Coronararterie (schrägrechte Projektion). Durchwegs normale Verhältnisse, namentlich keine Veränderungen am R. circumflexus. *RAD* R. ant. desc.; *RD* R. diag.; *RC* R. circumfl. sin.
Mitte rechts: Linksventriculäres Angiogramm in Systole (schrägrechte Projektion). Die Spitze ist vollständig kontrahiert, die Papillarmuskeln (*P*) sind deutlich ausgespart. Die hinteren unteren Partien, posterobasal, zeigen eine Wandstarre und fehlende Kontraktionen als Ausdruck eines nach posterobasal übergreifenden Infarktes (Pfeile), im Versorgungsgebiet des R. circumfl. dexter und R. post. desc.

Tabelle 4. *Anteriore Verlagerungsdauer: Häufigkeitsverteilung nach Prozenten. 50 Normalfälle, 50 Patienten mit posteroseptalem, 40 mit posterobasalem und 22 mit diaphragmalem Infarkt*

msec	Normal-fälle	Postero-septal-Infarkt	Postero-basal-Infarkt	Dia-phrag-maler Infarkt
0— 5				
6—10				
11—15				
16—20	14			9
21—25	26	12		9
26—30	32	20	2,5	18,5
31—35	22	28	15	13,5
36—40	4	24	25	9
41—45	2	12	17,5	27,5
46—50		4	27,5	9
51—55			5	4,5
56—60			2,5	
61—65			5	

Tabelle 5. *Superiore Verlagerung: Häufigkeitsverteilung in Prozenten. 50 Normalfälle, 50 Patienten mit posteroseptalem, 40 mit posterobasalem und 22 mit diaphragmalem Infarkt*

msec	Normal-fälle	Postero-septal-Infarkt	Postero-basal-Infarkt	Dia-phrag-maler Infarkt
0— 5	28		20	
6—10	16		2,5	
11—15	40		7,5	
16—20	16	16	7,5	
21—25		30	7,5	
26—30		36	15	
31—35		12	22,5	
36—40		6	10	
41—50			5	13,5
51—60			2,5	27
61—70				4,5
71—80				18,5
81—90				18,5

der Regel ebenfalls leicht nach vorne, zur x-Achse hin verlagert ist. So beträgt das zeitliche Intervall zwischen dem Überschreiten der x-Achse durch die Vektorschleife bis zum Auftreten des Maximalvektors in der Horizontale für die posteroseptalen Infarkte 7,4 msec gegenüber 13 msec bei der Norm ($p < 0,001$) (Tabelle 3).

Obschon zur Abgrenzung gegenüber der Norm somit mehrere Kriterien ausschlaggebend sind, erweisen sich die *quantitativen Veränderungen der Frühvektoren* 10 und 20 msec nach QRS-Beginn in ihrer Projektion auf die y-Achse als bestes Unterscheidungsmerkmal (Tabelle 2).

Die *zeitlichen Verhältnisse* erweisen sich als weniger gute Diskriminatoren, können jedoch in einem gewissen Bereich noch als zuverlässig angesehen werden. Am besten eignet sich die *Dauer der superioren Verlagerung.* In 84% der Patienten mit posteroseptalem Infarkt beträgt diese mehr als 20 msec (Tabelle 5). Andererseits erreichen 5 normale Patienten ebenfalls die kritische Grenze von 20 msec sowie 8 Patienten mit posteroseptalem Infarkt. Bei den Normalfällen handelt es sich durchwegs um jugendliche Patienten. Demgegenüber kann die *Dauer der anterioren Verlagerung* beim posteroseptalen Infarkt nicht als zuverlässiger Parameter angesehen werden. Wie Tabelle 4 zeigt, sind Über-

---

Abb. 41. Posteroseptaler und kleiner anteroseptaler Infarkt, totaler Verschluß der rechten Coronararterie und subtotale Stenose des R. ant. desc., Aneurysma der Hinterwand des linken Ventrikels. C. G., 59jährig

VKG: QRS-Schleife initial mäßig nach oben links verlagert; Dauer der superioren Orientierung ca. 18—20 msec. Umlaufsinn der Schlinge noch normal. Gleichzeitig fehlende initial anteriore Orientierung, direkte Verlagerung der horizontalen Schleife nach links, aber nur leicht nach hinten. T-Schleife verkleinert, nach vorne rechts orientiert

EKG: In den Extremitätenableitungen Linkstyp, entsprechend der horizontalen Lage der Frontalschleife. In Abl. III tiefes QS, bedingt durch die initiale Schlingenorientierung nach oben. Minimales r in Abl. V_1, jedoch deutliche R-Progression von V_2 an

Mitte links und rechts: Linksventriculäres Angiogramm in Systole und Diastole (schrägrechte Projektion). In Systole gute Kontraktion im Bereiche der Herzspitze, welche weitgehend von Kontrastmittel frei ist; die Papillarmuskeln (*P*) sind deutlich ausgespart. Fehlende Kontraktionen der Hinterwand (Pfeile), wo im posterobasalen Bereich ein größerer Wandbezirk starr bleibt und aneurysmatisch erweitert ist. Er entspricht den vom R. circumfl. dexter und R. post. desc. versorgten Partien des linken Ventrikels

Unten links: Rechte Coronararterie (schräglinke Projektion). Totaler Verschluß der rechten Coronararterie kurz unterhalb des Ostiums (Pfeil), distal noch schwache Anfärbung (Rekanalisierung?)

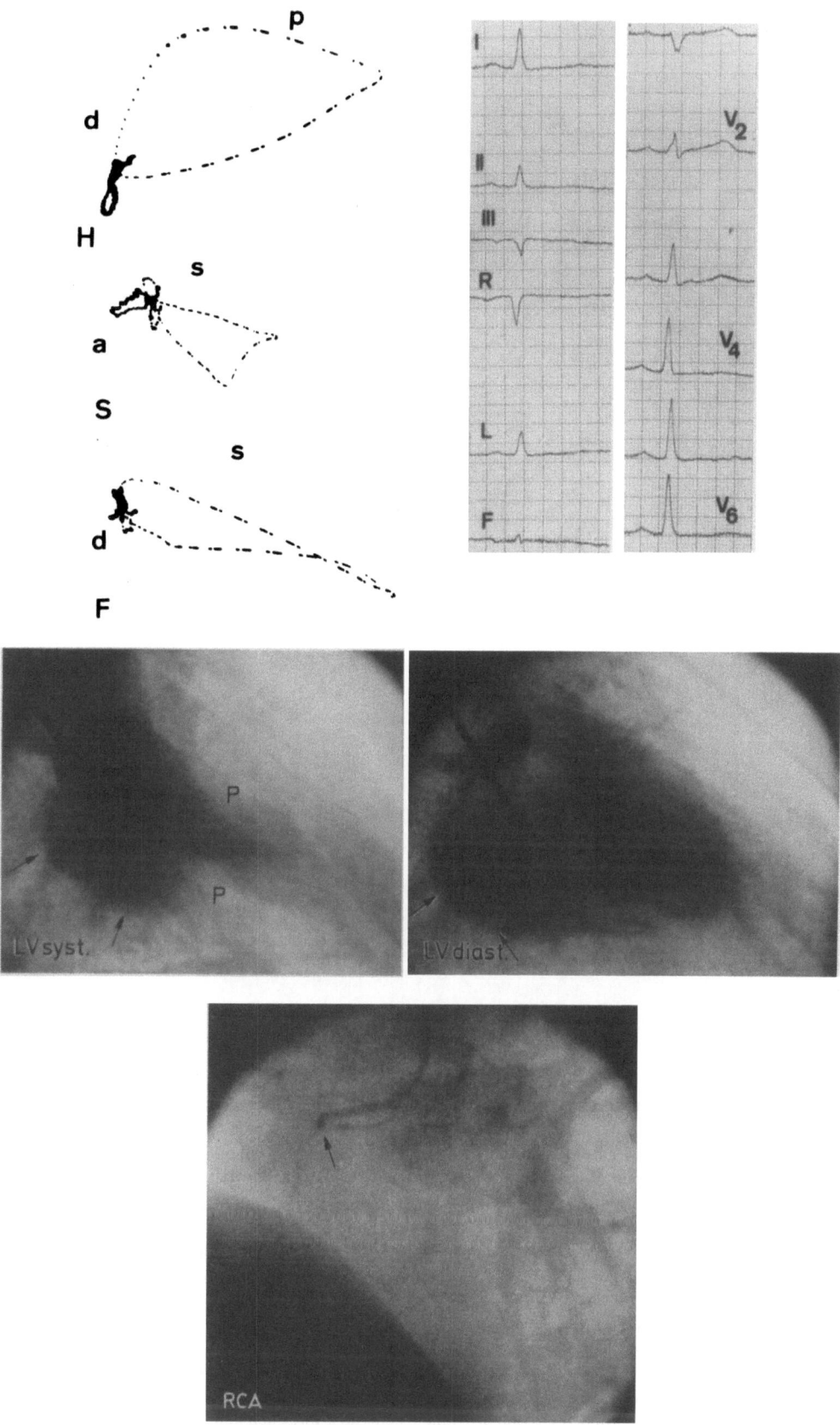

Abb. 41

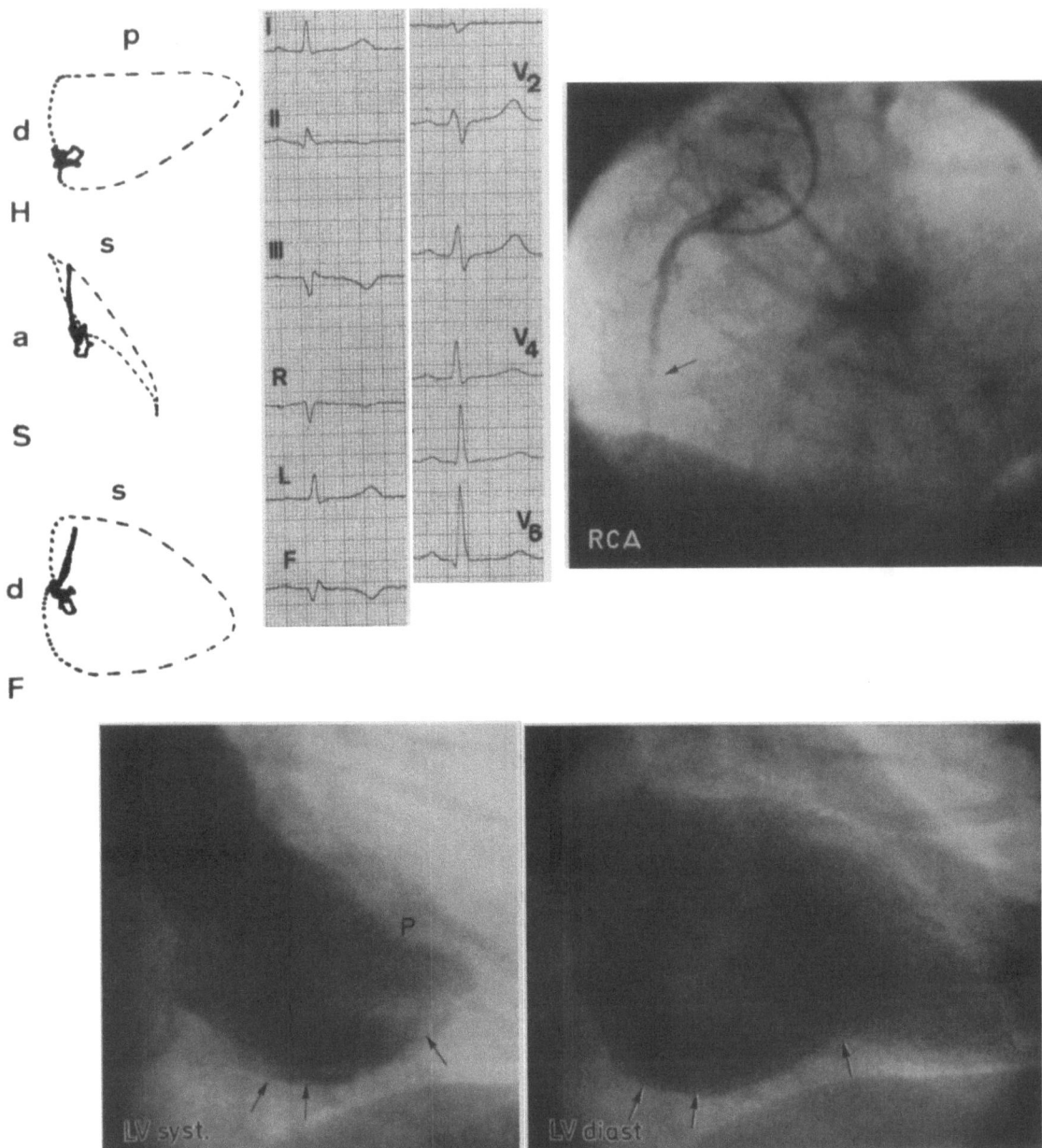

Abb. 42. Posteroseptaler Infarkt, Verschluß der rechten Coronararterie, Aneurysma der Hinterwand. P. R.,
46jährig

VKG: Initiale QRS-Schleife massiv nach vorne oben links verlagert; Umlaufsinn sagittal im Uhrzeigersinn;
superiore Orientierungsdauer ca. 40 msec. T-Schleife nach oben, von der Hinterwand weg orientiert

EKG: In Abl. III und avF breites Q von 0,04 sec Dauer, entsprechend der Schlingenorientierung nach oben.
T-Welle in Abl. III und avF negativ, bedingt durch die Verlagerung der T-Schleife nach oben

Oben rechts: Rechte Coronararterie (schräglinke Projektion). Vollständiger Verschluß des rechten Hauptstammes
im mittleren Drittel, kurz nach Abgang eines marginalen Astes (Pfeil)

Unten links und rechts: Linksventriculäres Angiogramm in Systole und Diastole (schrägrechte Projektion).
Gute Kontraktionen im Bereiche der Vorderwand und Herzspitze; die letztere ist in Systole vollständig entleert;
vorderer Papillarmuskel (*P*) deutlich ausgespart, hinterer teilweise in die Infarktzone mit einbezogen. Großer,
starrer und aneurysmatisch ausgebuchteter Bereich an der Hinterwand mit fehlenden Kontraktionen (Pfeile).
Die Wandstarre reicht von posterobasal bis weit gegen die Spitze hin, zur Stelle, wo sich die Versorgung der
Hinterwand resp. der diaphragmalen Partien des linken Ventrikels zwischen dem um die Spitze herumgreifenden
R. ant. desc. und dem entlang der Crux nach vorne ziehenden R. post. desc. resp. dem nach links lateral
verlaufenden R. circumfl. dexter aufteilt

schneidungen mit der Norm hier relativ groß. Es müssen somit zur Abgrenzung gegenüber der Norm außer den richtungsmäßigen und zeitlichen Kriterien unbedingt die quantitativen mitberücksichtigt werden, um vor allem in Zweifelsfällen eine genügende Differenzierung zu erreichen.

4. Beziehungen zum Elektrokardiogramm

Gemäß dem Gesetz, daß die Vektorbewegung von einer skalaren Ableitung weg zu einem negativen Ausschlag, auf eine Ableitung zu jedoch zu einem positiven führt, muß die initiale pathologische Erregungsausbreitung nach oben vom inferoposterior gelegenen Infarkt weg, in den Abl. II, III und avF sich im EKG in einer negativen Anfangsschwankung äußern (Abb. 4c). Das pathologische Q in Abl. III, eventuell II und avF findet darin seine zwangsläufige Erklärung.

An sich wäre zu erwarten, daß Dauer und Tiefe des pathologischen Q in einem direkten Zusammenhang zur Dauer und Größe der superioren Verlagerung der Schlinge stehen. Praktisch finden sich jedoch bedeutende Unterschiede zwischen der Q-Dauer und derjenigen der superioren Verlagerung der Vektorschleife. Da die Extremitätenableitungen fast ausschließlich der Manifestation der Vektorschlinge in der *Frontalebene* entsprechen, wird bei der Größe und Dauer des Q in den inferioren Ableitungen lediglich die pathologische Abweichung der initialen Kräfte nach *oben*, aber nicht nach *vorne oben*, wie sie sich vor allem in der Sagittalebene äußert, berücksichtigt. Ein gewisser Verlust an Informationen ist deshalb in den Extremitätenableitungen gerade bei transversal gestellter Herzachse, d.h. bei Vektorschlingen, die weniger nach oben als nach vorne hin orientiert sind, oft nicht zu vermeiden. Überdies ist die Dauer der superioren Verlagerung beim posteroseptalen Infarkt relativ kurz im Gegensatz zum diaphragmalen Infarkt. Posteroseptaler und diaphragmaler Infarkt lassen sich somit elektrokardiographisch wesentlich schlechter trennen als im Vektorkardiogramm. Der hier für den posteroseptalen Infarkt gefundene Mittelwert von 27 msec (Streubreite 20—40 msec) liegt denn auch wesentlich unter der im EKG als zuverlässiges Kriterium des Hinterwandinfarktes geforderten Mindestdauer von 0,04 sec (GRANT, 1954; PEARCE, 1957). Der Kontrast wird noch größer,

wenn man bedenkt, daß nur 18% der untersuchten Patienten mit posteroseptalem Infarkt eine Dauer der superioren Verlagerung zwischen 30 und 40 msec aufwiesen. Entsprechend den hier gemachten Erfahrungen muß somit eine Dauer der superioren Orientierung resp. des pathologischen Q von über 20 msec beim *posteroseptalen* Infarkt bereits als pathologisch angesehen werden.

5. Beziehungen zur Coronarographie
(Abb. 39—43)

Der beschriebene Vektorverlauf findet sich ausschließlich bei Patienten mit *isoliertem Verschluß der rechten Coronararterie* oder bei gleichzeitigem Befall mehrerer Coronaräste, aber isoliertem Infarkt der posteroseptalen Partien. (Die Resultate von 20 Patienten sind auf Abb. 58 und 60 sowie Tabelle 6 dargestellt.) Es zeigt sich wiederum, daß die Frühvektoren, vor allem in ihrer superioren Verlagerung resp. Verschiebung auf der y-Achse nach oben, von denjenigen der Patienten mit normalem Coronarogramm signifikant verschieden sind ($p < 0,001$) (Tabelle 6). Dabei ist allerdings zu berücksichtigen, daß bei den angiographierten Normalfällen keine initiale Verlagerung der Schlinge nach oben zu beobachten ist. Dies erklärt sich damit, daß eine solche, wie schon früher betont, vorwiegend bei Jugendlichen vorkommt, die Patienten mit normalem Coronarogramm jedoch ein Durchschnittsalter von über 40 Jahren aufwiesen.

Der isolierte Verschluß der rechten Coronararterie liegt mehrheitlich im mittleren Drittel des Hauptstammes, so daß der R. post. desc., der R. circumfl. dexter und in mehreren Fällen ebenfalls der diaphragmale Ast in den Ischämiebereich miteinbezogen werden. Dabei zeigt sich — bei vollständigem Gefäßverschluß — in der Regel eine Füllung der distalen poststenotischen Abschnitte über Anastomosen von der Gegenseite her oder über die Obstruktion umgehende Kollateralen.

Damit das Bild des posteroseptalen Infarktes zustande kommt, muß coronaranatomisch somit zum mindesten ein balancierter Coronartyp vorliegen resp. gewisse Teile der Hinterwand sowie des Kammerseptums müssen von rechts her durchblutet werden. Der ausgesprochene Linksversorgungstyp mit praktisch vollständiger Durchblutung des Septums vom R. circumfl. sin. her (Abb. 12) führt bei Verschluß der

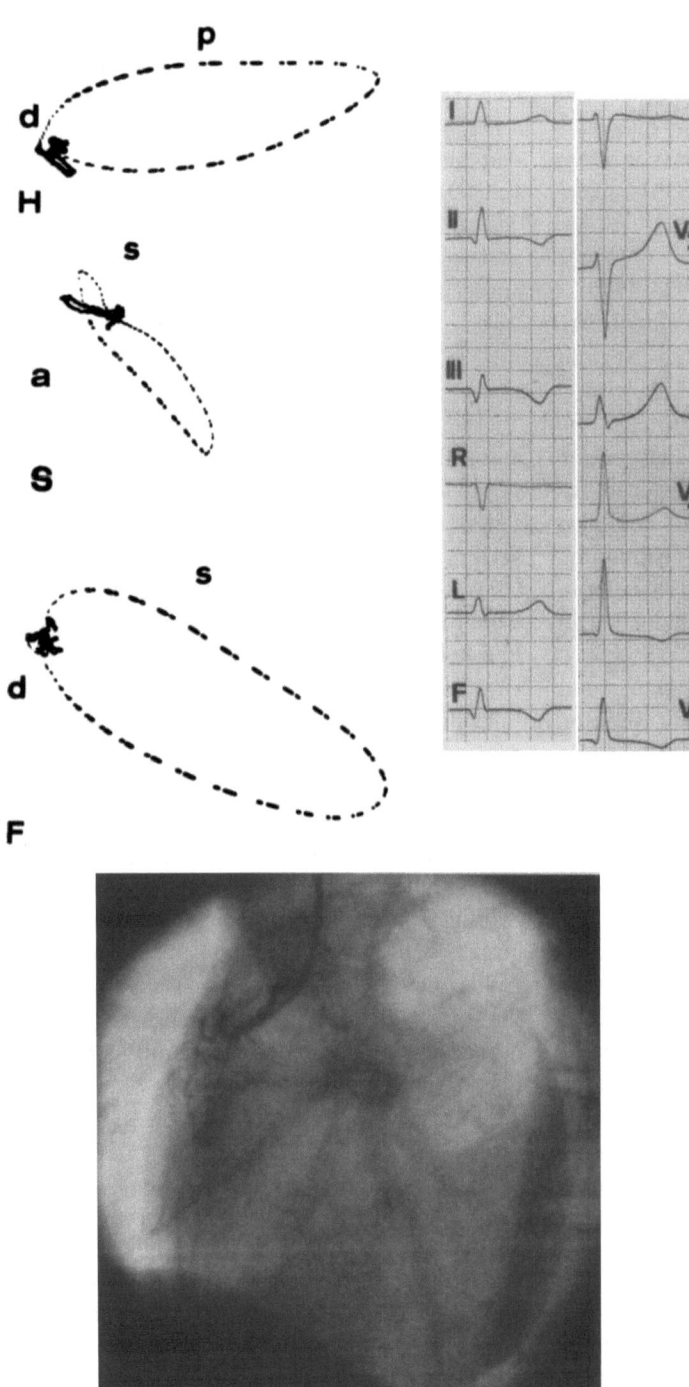

1966 präop.

Abb. 43. Posteroseptaler Infarkt, isolierter Verschluß der rechten Coronararterie. Operation durch Venenpatchgraft (Prof. Å. SENNING). S. J., ♂, 52jährig. 1966 wegen Hinterwandinfarkt hospitalisiert, 1967 wegen Angina pectoris Venengraft rechts; 1968 Nachkontrolle

1966 präoperativ: *VKG*: QRS-Schleife initial stark nach vorne links oben verlagert, initial superiore Orientierung mit 30 msec pathologisch verlängert. Schleifendrehung in allen Ebenen noch der Norm entsprechend. T-Schleife nach vorne oben links, vom Infarkt weg orientiert

Im *EKG* breites und tiefes Q in III und avF, entsprechend der initialen Vektorbewegung von den inferioren Ableitungen weg. T-Inversion in den inferioren Abl. II, III und avF sowie in V_5 und V_6 („Fernwirkung" bedingt durch den nach vorne orientierten T-Vektor)

Präoperatives Coronarogramm: Vollständiger Verschluß der rechten Coronararterie ca. 3 cm unterhalb des Ostiums, distal nur noch geringe Anfärbung des Hauptstammes (Rekanalisation); im Cineangiogramm zeigte sich eine deutliche retrograde Füllung der distalen Partien von links her

rechten, hier sehr kurzen Coronararterie in der Regel nicht zum Hinterwandinfarkt (Abb. 31).

6. Anatomisch-vektorielle Überlegungen

Die rechte Coronararterie versorgt vor allem die freie Wand des rechten Ventrikels, seine diaphragmalen Abschnitte sowie die posteroinferioren Anteile des Kammerseptums (Abb. 9—11). Bei ausgesprochenem Rechtsversorgungstyp können ebenfalls große posterobasale Partien des linken Ventrikels von rechts her durchblutet werden (Abb. 11). Umgekehrt

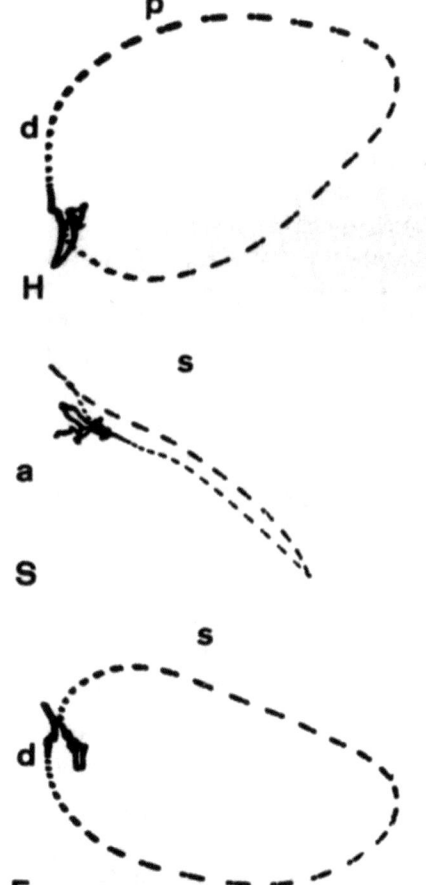

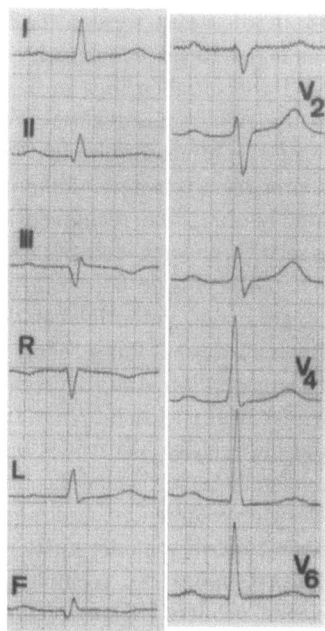

Abb. 43 Fortsetzung

1968 postoperativ: VKG: QRS-Schleife initial noch immer nach links vorne oben verlagert; sagittal jetzt im Uhrzeigersinn drehend. T-Schleife noch immer nach vorne oben gerichtet

Im *EKG* unverändertes Q in III und avF; T-Inversion nur noch in den Extremitätenableitungen

Postoperatives Coronarogramm: Kontinuität der rechten Coronararterie durch Venengraft wieder völlig hergestellt, distale rechte Coronararterie mit sämtlichen Seitenästen, inklusive av-Knotenarterie gut gefüllt

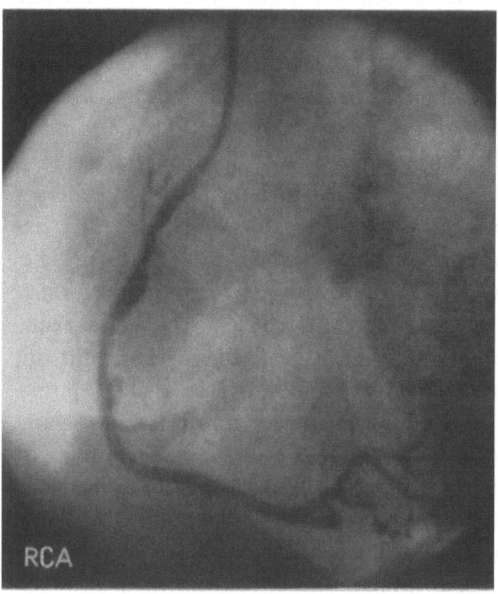

1968 postop.

wird bei Linksversorgungstyp der posteroinferiore Anteil des Kammerseptums vom R. circumfl. sin. her versorgt (Abb. 12). Ein Ausfall der rechten Coronararterie wird deshalb in erster Linie zu einem Potentialverlust im hinteren unteren Septumsbereich sowie in den posteroinferioren, teilweise diaphragmalen Abschnitten des linken Ventrikels führen. So läßt sich im linksventriculären Angiogramm bei Verschluß der rechten Coronararterie in der

Regel eine Wandstarre oder Dyskinesie in den posteroinferioren Abschnitten des linken Ventrikels resp. in den unterhalb und hinter dem Mitralring gelegenen inferioren Partien nachweisen. Dies entspricht der vom R. circumfl. dexter versorgten Region des linken Ventrikels (Abb. 40, 41, 42). Auf Grund des Vektorverlaufes, der beim posteroseptalen Infarkt qualitativ und quantitativ noch weitgehend demjenigen der Norm entsprechen

kann, muß angenommen werden, daß der In-
farktbereich in der Regel jedoch nicht sehr ausgedehnt ist. Dabei ist allerdings zu berücksichtigen, daß die Arbeit des rechten Ventrikels
als vorwiegend volumenförderndes Organ im
Gegensatz zum druckbelasteten linken ohnehin
klein ist und deshalb die rechtsventriculären
Potentiale relativ schwach sind. Es ist deshalb
verständlich, daß rechts größere Infarktbezirke
mit relativ geringem Potentialausfall einhergehen können, während links schon kleinere
Infarkte zu großen Potentialverlusten führen.
Im weiteren ist zu berücksichtigen, daß die zur
freien Wand des rechten Ventrikels hinziehenden marginalen Äste sowie der die inferolateralen Abschnitte versorgende diaphragmale Ast
meistens noch vom oberen oder mittleren Drittel des Hauptstammes der rechten Coronararterie abgehen, größere Läsionen jedoch nicht
selten noch weiter unten liegen. Dadurch erklärt sich wahrscheinlich auch die Seltenheit
von Infarkten der freien Wand des rechten
Ventrikels.

Auffallend ist schließlich die Feststellung,
daß die superiore Verlagerung der Vektorschlinge besonders die ersten 10 msec umfaßt,
d.h. den Zeitpunkt, wo die Erregungsausbreitung im menschlichen Herzen entsprechend der
heutigen Theorie noch weitgehend auf das
Kammerseptum beschränkt ist (SODI-PALLA-
RES, 1951; MEDRANO, 1957; SCHÄFER, 1957;
SCHER, 1962). Eine solche frühe Verlagerung
der Vektorschlinge nach oben kann somit nur
durch eine zum mindesten partielle Infarzierung der posteroinferioren Anteile des Kammerseptums erklärt werden, eine Annahme, die
schon früher von MILNOR (1951) vertreten
wurde und die mit den angiographischen und
anatomischen Beobachtungen, wonach die hintersten septalen Abschnitte vom R. post. desc.
resp. der rechten Coronararterie her durchblutet werden, in gutem Einklang steht (JAMES,
1958, 1961; FULTON, 1965). Bei solchen Überlegungen sind jedoch die großen individuellen
Schwankungen in der Versorgung der hinteren
Septumspartien, welche von $^1/_3$ als Maximum
(FULTON, 1965) bis zu fast vollständigem Fehlen einer rechtsseitigen Septumsdurchblutung
reichen (JAMES, 1958), stets mitzuberücksich-
tigen. Diese Differenzen sind wahrscheinlich
mitverantwortlich für die Verschiedenheiten in
der Gestaltung der frühen Kräfte der Vektorschlingen beim poststeroseptalen Infarkt. Es ist

klar, daß die initiale Verlagerung des 10 msec-
Vektors nach vorne *oben*, vom Infarkt weg,
dem Überwiegen der normalerweise in dieser
Richtung orientierten anterioren septalen
Kräfte entspricht (Abb. 20). Daß der 20 msec-
Vektor, welcher bei der Norm in über 80 % nach
vorne horizontal oder sogar nach unten, praktisch jedoch nie nach oben gerichtet ist (Abb. 38),
hier noch in 94 % eine Verlagerung nach oben
links aufweist, kann nur mit einem zusätzlichen, mehr oder weniger großen Potentialausfall posteroinferiorer Anteile des linken Ventrikels erklärt werden. Auf gleiche Weise ist
auch die leichte Verlagerung des Maximalvektors nach vorne zur Horizontallinie hin zu deuten. — Wenn somit beim posteroseptalen Infarkt der Potentialausfall auch relativ gering
ist, und die QRS-Schleife einen noch weitgehend der Norm ähnlichen Verlauf aufweist,
so ist eine Differenzierung gegenüber der letzteren doch anhand zahlreicher anderer entscheidender Kriterien möglich.

b) Der posterobasale-laterale Infarkt
1. Infarktdefinition (Abb. 44)

Auf Grund anatomisch-pathologischer sowie vektoriell-elektrokardiographischer Überlegungen entspricht der posterobasale-laterale
Infarkt vor allem dem Potentialverlust der
hinteren unteren und lateralen Abschnitte des
linken Ventrikels und der unmittelbar daran
angrenzenden diaphragmalen Partien. Er betrifft somit vorwiegend jene Zone des linken
Ventrikels, welche nach oben unmittelbar an
den Sulcus atrioventricularis sinister resp. an
den Mitralklappenring angrenzt, sich nach
vorne unten zum Boden des linken Ventrikels,
nach lateral gegen seine freie Wand hin erstreckt und medial durch das Kammerseptum
begrenzt wird. Posterobasale Infarkte sind vor
allem Folge eines Verschlusses des atrioventriculären Astes des R. circumfl. sinister. Dabei
ist jedoch zu berücksichtigen, daß häufig — vor
allem bei hochsitzendem Circumflexa-Verschluß — ebenfalls der posterolaterale, die lateralen Partien der freien Wand des linken Ventrikels versorgende Ast mitbetroffen sein kann
(Abb. 9—12). Bei ausgesprochenem Linksversorgungstyp, bei welchem der R. post. desc.
aus dem R. circumfl. sin. entspringt, kann die
Ischämie zusätzlich auf die hinteren unteren
septalen Abschnitte übergreifen. Dadurch er-

hält das Vektorbild des posterobasalen Infarktes überdies den Charakter des posteroseptalen
Potentialverlustes. Ein ähnliches Vektorbild
kann jedoch auch bei ausgesprochenem Rechtsversorgungstyp, d.h. Versorgung der posterobasalen Abschnitte der Hinterwand des linken
Ventrikels vom R. circumfl. dexter aus und

2. Vektorverlauf (Abb. 45—48)

(Die Charakterisierung der Vektorschleife
stützt sich auf 40 Patienten mit klinisch gesichertem Infarkt sowie 5 Patienten mit coronarographisch oder anatomisch-pathologisch
nachgewiesenen isolierten Verschlüssen am R.
circumfl. sinister.) Der Potentialausfall in den

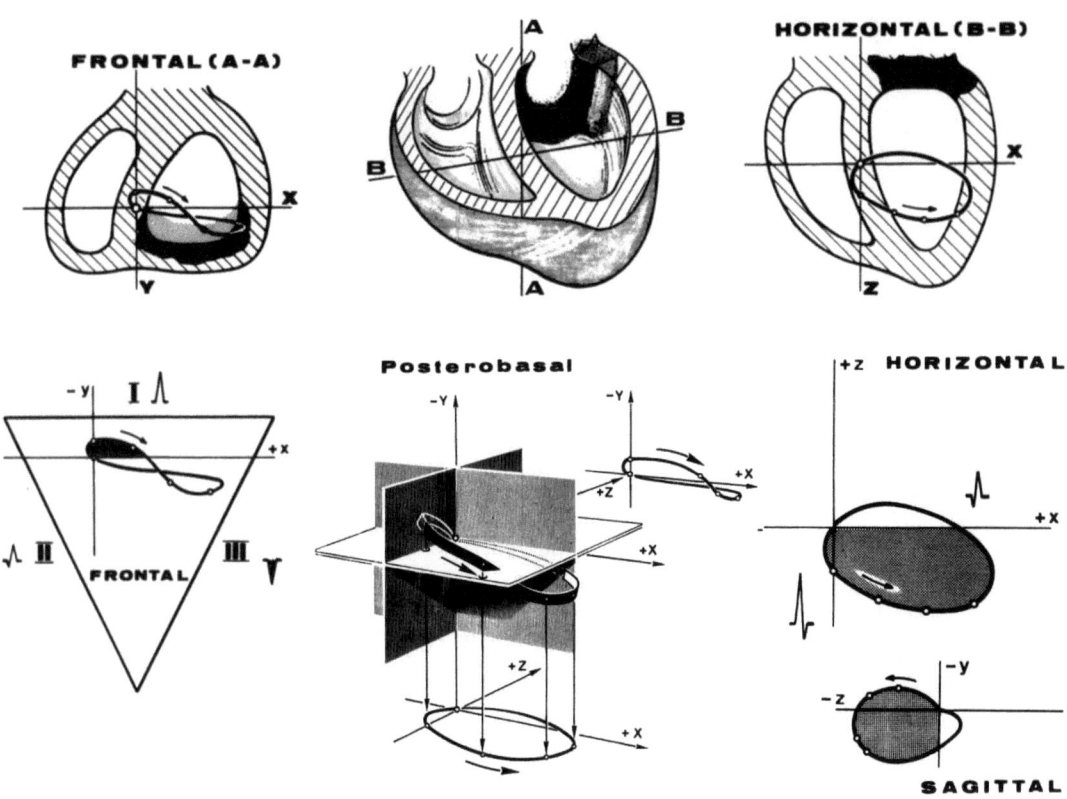

Abb. 44. Vektorverlauf beim posterobasalen Infarkt, Übersichtsbild

Oben: Infarktlokalisation: links: Frontalschnitt (*A—A*), rechts: Horizontalschnitt (*B—B*), Mitte: räumliche
Darstellung. Infarktzone schwarz markiert
Unten: Links: frontaler Vektorverlauf und Beziehungen zum Extremitäten-EKG, Einthovensches Dreieck
mit Abl. I, II und III; *y* Sagittalachse, *x* Horizontalachse. Rechts: Horizontaler und sagittaler Vektorverlauf;
z antero-posteriore Achse; schematische Darstellung von Abl. V₁ und V₅. Mitte: Räumlicher Vektorverlauf
mit Projektion auf die Horizontal- und Frontalebene, konstruiert aus der horizontalen, sagittalen und frontalen Schlinge. Die offenen Kreise entsprechen den Mittelwerten des 10-, 20- und 30 msec-Vektors sowie des
Maximalvektors

Verschluß der rechten Coronararterie, zustande
kommen. Die Aufteilung der Hinterwand-
infarkte in posteroseptale und posterobasale
hat deshalb, besonders wenn sie sich auf rein
elektrokardiographische oder vektorkardiographische Kriterien stützt, stets etwas Willkür-
liches an sich. Im wesentlichen deckt sich der
Begriff des posterobasalen Infarktes jedoch mit
demjenigen des „strikte posterioren" Infarktes
(PERLOFF, 1964).

posterobasalen Partien des linken Ventrikels
führt vor allem zu einer *signifikanten Verlagerung der Vektorschlinge nach vorne.* Eine abnorme superiore Orientierung findet sich im
Gegensatz zum posteroseptalen Infarkt nur in
ca. ²/₃ der Fälle. Nach 10 msec ist die Vektorschlinge zu 77% nach vorne oben, zu 8% direkt
nach vorne gerichtet (Abb. 38). In 15% der
Fälle weist die Schlinge zu diesem Zeitpunkt
bereits nach unten. Gleichzeitig besteht vor-

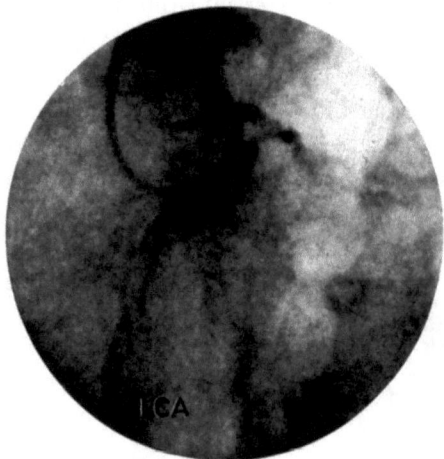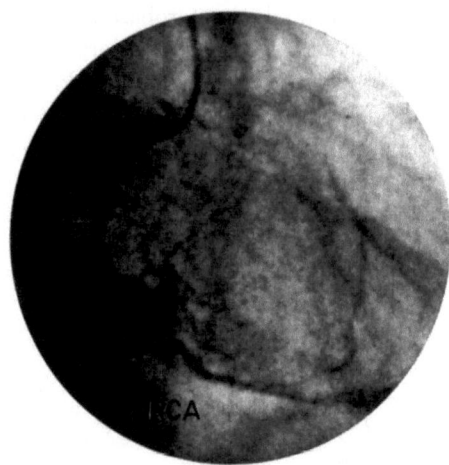

Abb. 45. Posterobasaler Infarkt. C. G., 47jährig, wegen Infarkt und Angina pectoris mehrmals hospitalisiert
Coronarogramm: Links: linke Coronararterie (*LCA*) (schräglinke Projektion). Vollständiger Verschluß des
R. circumfl. sin. ca. 1 cm unterhalb des Abganges vom linken Hauptstamm. Rechts: Rechte Coronararterie
(*RCA*) (schrägrechte Projektion). Anastomotische Füllung der distalen Partien des vorderen und hinteren
Astes des R. circumfl. sin. vom R. circumfl. dexter aus

Nebenstehend: Oben: VKG und EKG zur Zeit der Angiographie (1966): *VKG:* Starke Verlagerung der
initialen Schlingenpartien nach vorne links unten. Dauer der anterioren Verlagerung ca. 40 msec. T-Schleife
ischämisch vergrößert und nach vorne rechts unten, vom Infarkt weg verlagert. *EKG:* R-Potentiale in V_2
bis V_4 leicht überhöht, ebenso stark prominente T-Welle in diesen Ableitungen entsprechend der nach vorne
gerichteten T-Schleife; T-Inversion in Abl. I und avL, bedingt durch die Orientierung der T-Schleife nach
vorne rechts unten. Typischer Vektorverlauf bei Verschluß des R. circumfl. sin., resp. posterobasalem-lateralem
Infarkt

Nebenstehend: Unten: VKG und EKG 1968 nach frischem zusätzlichem Vorderwandinfarkt. *VKG:* Schleife
jetzt direkt nach hinten medial orientiert, im mittleren Abschnitt „überworfen". Vollständiges Fehlen jeder
anterioren Orientierung. Im *EKG* entsprechend R-Verlust in V_1 bis V_3 sowie Q III. Die „Verknotung und
Überwerfung" der QRS-Schleife in den mittleren Abschnitten muß als Ausdruck des alten posterobasalen-
lateralen Infarktes angesehen werden, ebenso wie die geringe initiale Schleifenorientierung nach oben. Bei der
Autopsie Bestätigung des Circumflexverschlusses und alten posterobasalen-lateralen Infarktes; neu Verschluß
des R. ant. desc. und frischer Vorderwandlateralinfarkt

wiegend eine anteriore Orientierung der Schlinge nach rechts (62%), weniger häufig nach links (38%). Im weiteren Verlauf bleibt die Schlinge in der überwiegenden Mehrzahl immer noch nach oben orientiert, so daß nach 20 msec noch 68%, nach 30 msec noch 40% der Vektoren oberhalb der Horizontalachse liegen; sie sind hier jedoch in 87% resp. 97% nach links vorne gerichtet. Eine eigentliche Verlagerung nach unten findet zwischen 20 und 30 msec statt, so daß nach 30 msec über die Hälfte der Schleifen (52%) im vorderen linken unteren Oktanten liegen. Ein wesentlicher Unterschied zum posteroseptalen Infarkt besteht somit darin, daß zum Zeitpunkt des Maximalvektors — ca. 35 msec nach QRS-Beginn — 95% der QRS-Schleifen noch nach links vorne gerichtet sind, wobei ca. $^2/_3$ der Schlingen (67,5%) nach vorne links unten und ca. $^1/_5$ (20%) noch immer nach vorne links oben wei-

sen. Nur bei 5% der Patienten ist der Maximalvektor horizontal nach hinten orientiert, aber auch dann überschreitet er die x-Achse nur wenig.

Die Vektorschlinge des posterobasalen Infarktes ist somit vor allem durch eine *nach* den ersten 10 msec einsetzende Verlagerung nach vorne links gekennzeichnet, die meistens über den Zeitpunkt des Maximalvektors hinaus andauert, wobei die Schleife in den ersten 20 msec mehrheitlich nach oben, zum Zeitpunkt des Maximalvektors jedoch vorwiegend nach unten gerichtet ist. Die superiore Verlagerung ist nicht obligat und findet sich nur in ca. $^2/_3$ der Fälle. Sie hängt weitgehend von der Ausdehnung des Infarktes nach diaphragmal ab.

3. Unterschied zur Norm

Formal und richtungsmäßig verläuft die Vektorschlinge beim posterobasalen Infarkt

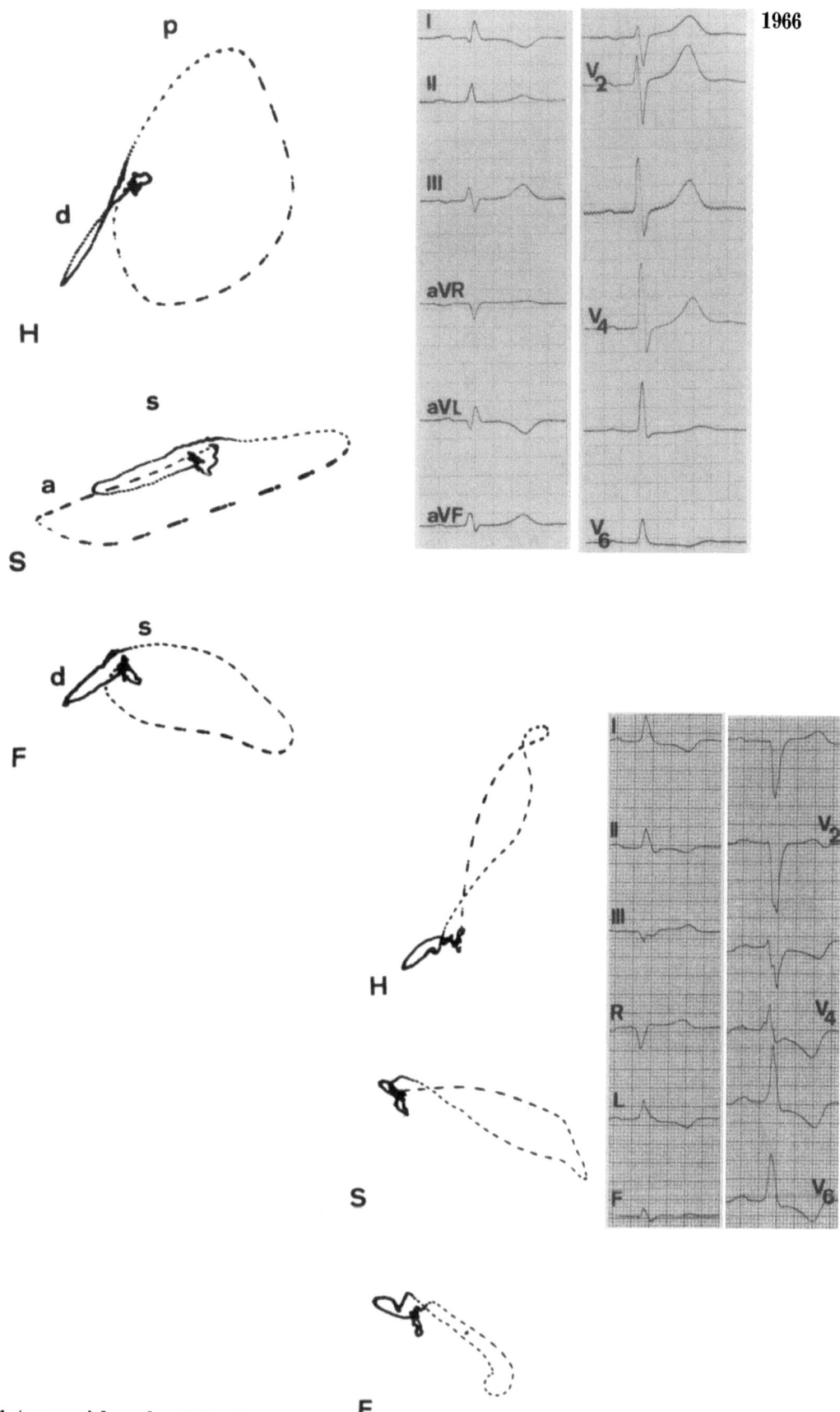

1966

Erläuterung siehe nebenstehend

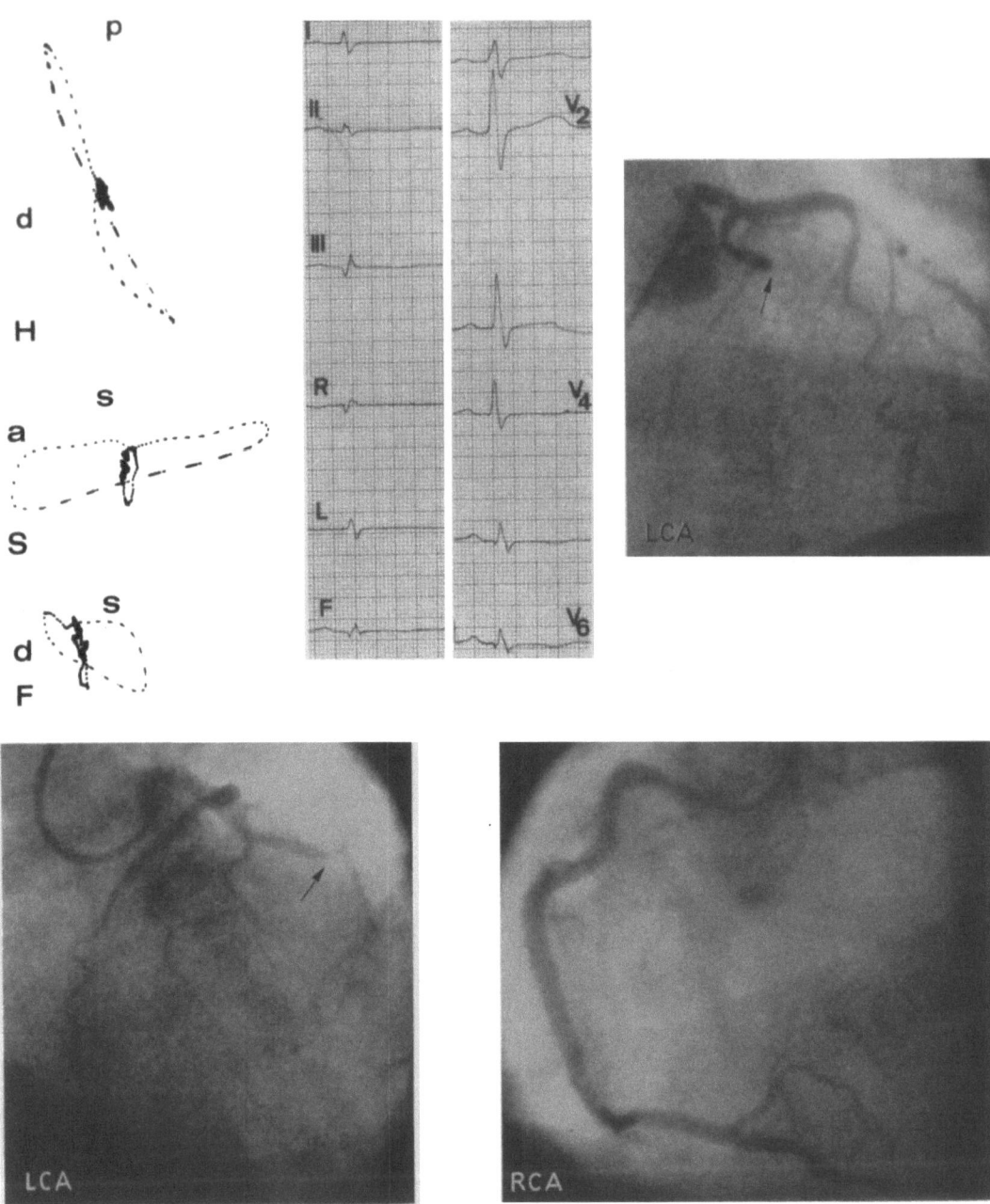

Abb. 46. Posterolateraler Infarkt, Verschluß des posterolateralen Astes des R. circumfl. sin. M. E., ♂, 41jährig

VKG: Massive Verlagerung der initialen Partien der QRS-Schleife nach vorne und leicht gegen unten, terminal mäßige Verlagerung nach rechts hinten oben. Gleichzeitig sind die mittleren Schlingenpartien deutlich gegen medial verlagert

Im *EKG* dementsprechend deutliche Überhöhung der R-Potentiale in den vorderen Brustwandableitungen V_1 bis V_3. Kleines Q in III und avF bedingt durch eine größenmäßig noch im Normbereich liegende geringe superiore Verlagerung der initialen Schleifenpartien

Coronarogramm: Unten links: linke Coronararterie (schräglinke Projektion), *oben rechts:* linke Coronararterie (schrägrechte Projektion). Durch Pfeil ist der vollständige Verschluß des posterolateralen Astes des R. circumfl. sin. unmittelbar nach Abgang vom Hauptstamm desselben markiert. Im Cineangiogramm ließ sich eine späte retrograde Füllung desselben von den diagonalen Ästen her erkennen. Die übrigen Äste, vor allem der atrioventriculäre Ast, sind normal. *Unten rechts:* Normale rechte Coronararterie (schräglinke Projektion). Entsprechend der noch normalen rechten Coronararterie inklusive R. circumfl. dexter und des unversehrten atrioventriculären Astes des R. circumfl. sin. ist die initial superiore Orientierung quantitativ nicht verstärkt, und es liegt ein reiner posterolateraler Infarkt vor (s. Text)

— ähnlich wie beim posteroseptalen — immer noch der Norm entsprechend, horizontal und sagittal im Gegenuhrzeigersinn, frontal im Uhrzeigersinn drehend. Der wesentliche Unterschied liegt in der *signifikanten anterioren Verlagerung*, die sich vor allem im Verhalten des 30 msec- und Maximalvektors zeigt, welche beide fast ausschließlich nach vorne gerichtet sind (97% resp. 95%). Dementsprechend ist die durchschnittliche Dauer der anterioren Verlagerung mit 42 msec gegenüber der Norm (26 msec) wesentlich verlängert ($p<0,001$) (Tabelle 3). Da die Streubreite der Dauer der anterioren Verlagerung beim posterobasalen Infarkt jedoch relativ groß ist, bestehen in einem gewissen Bereiche noch immer deutliche Überlagerungen mit den Normalfällen (Tabelle 4). So gruppieren sich beispielsweise in den Zeitraum von 26—35 msec 17,5% der Patienten mit posterobasalem Infarkt sowie 57% der normalen Patienten (Tabelle 4). Eine eindeutige Trennung bezüglich der anterioren Verlagerungsdauer findet sich in den vorliegenden Untersuchungen erst bei 45 msec. Dadurch lassen sich jedoch nur noch 40% der posterobasalen Infarkte abgrenzen! Ähnlich große Überschneidungen zeigen sich bei der Bestimmung der *superioren Verlagerungsdauer* (Tabelle 5). Wird hier die 20 msec-Grenze als definitiv angenommen, so lassen sich ebenfalls nur 63,5% der Patienten mit Infarkt eindeutig abtrennen, während in den übrigen Fällen die superiore Orientierungsdauer wie bei der Norm weniger als 20 msec beträgt.

Als letztes Kriterium sei noch die Lage des Maximalvektors erwähnt. Entsprechend der starken anterioren Orientierung der gesamten Schlinge liegt dieser beim posterobasalen Infarkt zeitlich im Mittel um 9,5 msec *vor* der x-Achse, während er sich bei den Normalpatienten erst 13 msec *nach* Überschreiten der x-Achse nach hinten einstellt ($p<0,001$). Aus dem gleichen Grunde ist auch der Zeitpunkt des Eintrittes des Maximalvektors in der Horizontalebene mit 35 msec gegenüber der Norm (40 msec) signifikant verkürzt ($p<0,001$).

Als bestes Kriterium erweisen sich wiederum die *quantitativen Beziehungen*. So zeigen beispielsweise die 5 Patienten mit alleinigem Verschluß des R. circumfl. sin. eine massive Verlagerung der Vektorschlinge nach vorne, welche am besten in der Projektion auf die z-Achse nach 20 und 30 msec zum Ausdruck

kommt. Auffallend ist, daß beim 10 msec-Vektor eine die Norm überschreitende anteriore Verlagerung noch fehlt. Daß der durch Verschluß des R. circumfl. resultierende Potentialverlust ein relativ ausgedehnter sein muß, geht insbesondere daraus hervor, daß auch bei kombinierten Verschlüssen des R. circumfl. mit dem R. ant. desc. die Schlinge trotz zusätzlichem anteriorem Potentialausfall während der ganzen ersten 30 msec nach vorne orientiert bleibt (Abb. 65). Dies gilt in etwas geringerem Ausmaß auch noch für die kombinierten Verschlüsse der rechten Coronararterie, des R. ant. desc. und des R. circumfl., während andererseits sowohl beim isolierten Verschluß des R. ant. desc. als auch in Kombination des letzteren mit solchen der rechten Coronararterie die QRS-Schleife sofort nach hinten verlagert ist (Abb. 65). Auch hier wird die Diagnose gegenüber der Norm unter Berücksichtigung der qualitativen wie auch der quantitativen Veränderungen zu stellen sein, ein Postulat, das für alle Formen des Hinterwandinfarktes gilt (LICHTLEN, 1966).

Abgrenzung gegenüber dem posteroseptalen Infarkt

Posteroseptaler und posterobasaler Infarkt zeigen relativ ähnliche Schlingenverläufe. Der letztere unterscheidet sich nur durch die stärkere, nach 20 msec einsetzende Verlagerung nach vorne. Die superiore Orientierung kann nicht als Trennungskriterium verwertet werden.

4. Beziehungen zum Elektrokardiogramm
(Abb. 44—48)

Die anteriore Verlagerung der Schlinge äußert sich vor allem in einer Verschiebung der Übergangszone in den präcordialen Ableitungen nach rechts. Es ist dies das typische Zeichen des „strikte posterioren" Infarktes (GRANT, 1951; PERLOFF, 1964). Dementsprechend finden sich die größten R-Potentiale in V_2—V_4 (PORTHEINE, 1963). Der Grad der Rechtsverlagerung der Übergangszone hängt vor allem von der Ausdehnung der Orientierung des Maximalvektors nach vorne und somit schließlich von der Größe der Infarktzone ab. Das Auftreten eines pathologischen Q in Abl. III und avF ist unterschiedlich; es kann fehlen oder nur sehr wenig ausgeprägt sein. Gleich wie beim posteroseptalen Infarkt entscheidet allein das Ausmaß der superioren Orientierung der initialen Kräfte über Größe und Form des pathologischen Q in den inferioren Ableitungen. Da eine solche in den ersten 10 oder 20 msec in ca. ¹/₃ der Fälle nicht besteht und ca. 20%

der Patienten sogar eine direkt nach unten gerichtete Schlinge aufweisen (Abb. 38), darf das Fehlen eines pathologischen Q_{III} oder Q_{avF} resp. das Auftreten eines rS-Typs in diesen Ableitungen nicht zum Ausschluß eines postero-

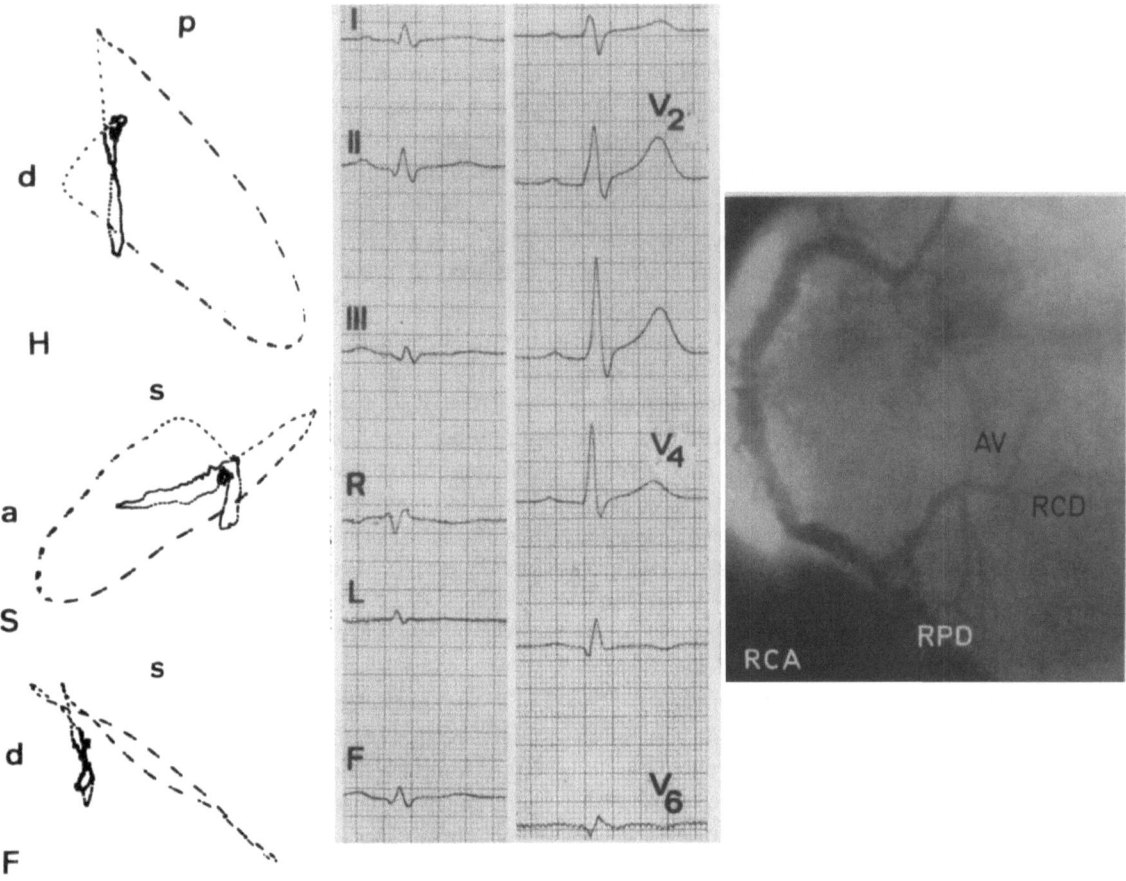

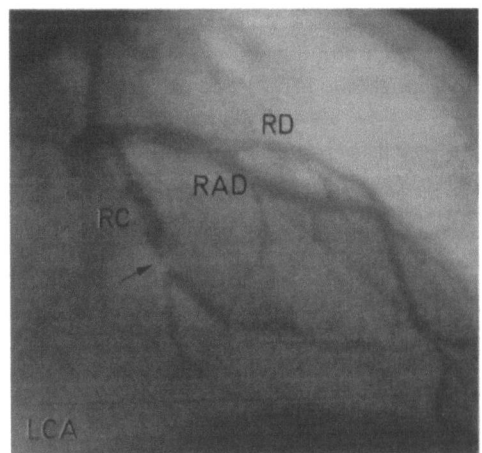

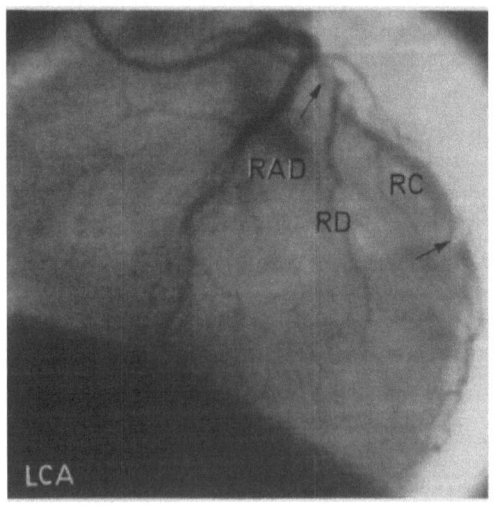

Abb. 47

basalen Infarktes verwendet werden (Abb. 45 und 47). Solche Patienten zeigen in der Regel ebenfalls einen mehr oder weniger stark ausgeprägten Linkstyp. Umgekehrt führt die initiale Orientierung der Schlinge nach rechts als Ausdruck einer nach lateral übergreifenden Ischämie oft zu einem kleinen Q in Abl. I und avL. Im gleichen Sinne sind auch Mitbeteiligungen der Nachschwankung in V_5 und V_6, besonders im akuten und subakuten Stadium zu deuten.

5. Beziehungen zur Coronarographie

Der isolierte Verschluß des R. circumfl. sin. ist relativ selten (LICHTLEN, 1967; PROUDFITT, 1967) und fand sich in der vorliegenden Untersuchung nur bei 5 von 200 Patienten mit angiographisch nachgewiesener Coronarsklerose. Sie zeigen alle eine massiv nach vorne links gerichtete anteriore Verlagerung der Vektorschlinge, die jedoch erst nach den ersten 10 msec einsetzt. Eine gleichzeitige superiore Orientierung besteht bei 3 Patienten, bei den übrigen beiden Fällen ist die Initialschlinge entweder direkt nach vorne oder sogar nach vorne unten gerichtet. Der 10 msec-Vektor ist somit beim reinen posterobasalen Infarkt weitgehend unverändert. Auch bei 4 weiteren Patienten mit einem zusätzlichen Verschluß des R. ant. desc. findet sich — trotz des anterioren Potentialverlustes — noch immer eine deutliche, wenn auch subnormale Orientierung nach vorne.

6. Anatomisch-vektorielle Überlegungen

Der Ausfall posterobasaler und lateraler Kräfte an der Hinterwand des linken Ventrikels führt vor allem zu einem Überwiegen der anterioren Potentiale. Da die elektromotorisch stärksten Potentiale des linken Ventrikels von der freien lateralen und der Hinterwand gebildet werden — woraus sich die normale Orientierung des Maximalvektors nach links hinten unten erklärt — muß die anteriore Abweichung bei Ausfall dieser Regionen zwangsläufig ein relativ großes Ausmaß annehmen. In diesem Sinne spricht auch die Feststellung, daß sogar bei kombiniertem Verschluß am R. circumfl. sin. und am R. ant. desc., d.h. bei posterobasalem und anteroseptalem Infarkt die Schlinge gering nach vorne orientiert bleibt (Abb. 45). Das Hauptmerkmal des posterobasalen Infarktes, allein oder kombiniert mit anderen Potentialausfällen, bleibt deshalb die Schlingenverlagerung nach vorne. Bei verzögertem, *nach* Ablauf der ersten 10 msec einsetzendem Beginn der pathologischen Vorwärtsbewegung und gleichzeitigem Fehlen einer zusätzlichen superioren Verlagerung, darf eine Mitbeteiligung posteroinferiorer Partien des Kammerseptums ausgeschlossen werden. Dem entspricht die coronaranatomische Feststellung, wonach der hintere Ast des R. circumfl. sin. normalerweise nicht bis zur Crux cordis reicht und das Kammerseptum nicht versorgt. Andererseits kann das relativ frühzeitige Einsetzen der anterioren Verlagerung nur damit erklärt werden, daß die posterobasalen Anteile des linken Ventrikels normalerweise doch relativ rasch, wahrscheinlich über das hintere Bündel des linken Schenkels erregt werden (TRANCHESI, 1961).

Abb. 47. Posterobasaler-lateraler Infarkt, Verschluß des R. circumfl. sin. H. G., ♂, 47jährig. Angina pectoris, zweimal wegen Infarkt hospitalisiert

VKG: Gesamte Schleife in den frühen und mittleren Partien massiv nach vorne links unten verlagert; initial quantitativ und zeitlich abnorm superiore Orientierung (Dauer über 30 msec). Terminale Schlinge nach hinten oben rechts verlagert. T-Schleife vergrößert und vom Infarkt weg nach vorne unten gerichtet

Im *EKG* dementsprechend deutliche Überhöhung der R-Potentiale in V_1 bis V_4 und R-Verminderung in V_5 und V_6. Deutliches Q in Abl. II, III und avF entsprechend der initial superioren Schleifenorientierung. T-Welle in V_2 und V_3 überhöht

Coronarogramm: Unten links: Linke Coronararterie in schrägrechter, *unten rechts:* in schräglinker Projektion. Am R. circumfl. sin. finden sich zwei Stenosen (durch Pfeile markiert), eine erste, partielle an seinem Hauptstamm, unmittelbar nach Abgang vom linken Hauptstamm (nur auf der schräglinken Projektion markiert) und eine zweite, größere, subtotale, unmittelbar vor der Teilungsstelle zwischen atrioventriculärem und posterolateralem Ast. *Oben rechts:* Rechte Coronararterie (schräglinke Projektion), leichte Veränderungen im distalen Drittel und am R. post. desc. *RC* R. circumfl. sin.; *RAD* R. ant. desc.; *RD* R. diagonalis; *RPD* R. post. desc.; *RCD* R. circumfl. dexter; *AV* Av-Knotenarterie. Die initial superiore Orientierung, entsprechend einer Infarzierung der posteroseptalen und diaphragmalen Partien, ist hier darauf zurückzuführen, daß der atrioventriculäre Ast der Circumflexa in die Stenose miteinbezogen ist und überdies ein balancierter Verteilungstyp besteht (s. Text)

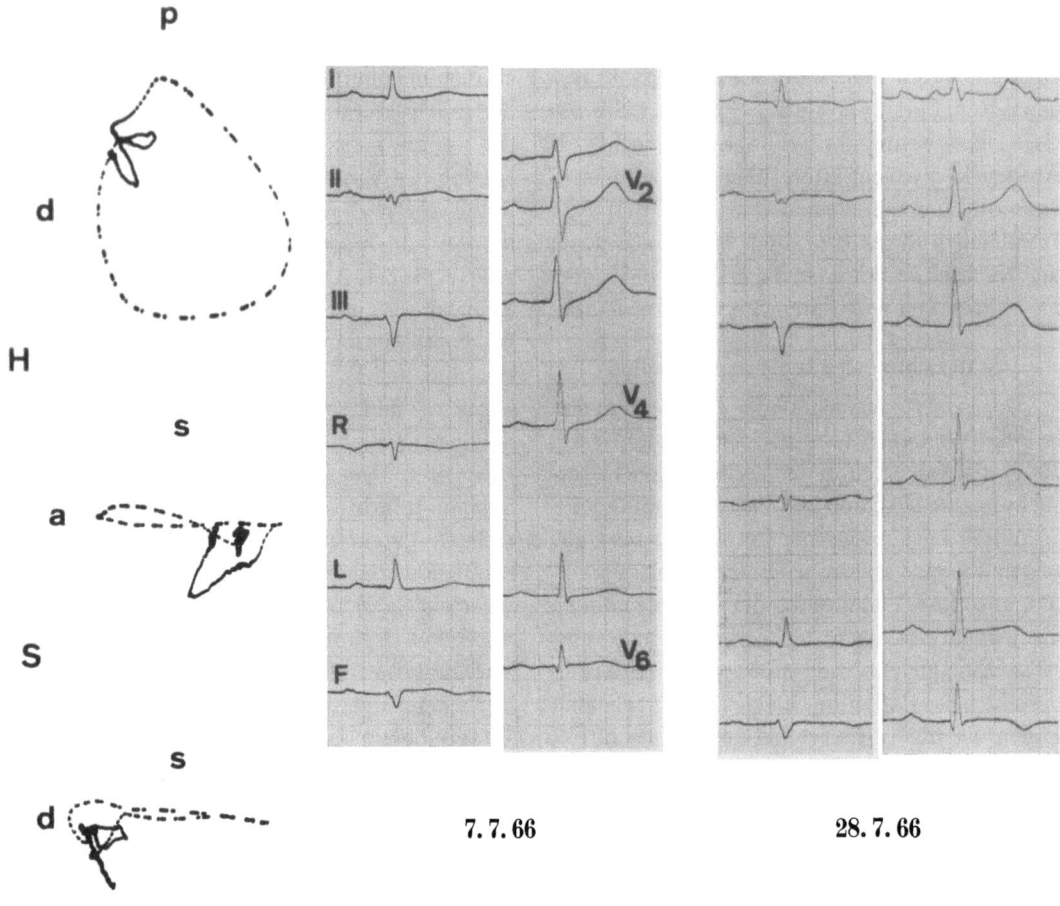

7. 7. 66   28. 7. 66

Abb. 48. Posterobasaler Infarkt. M. P., 50jähriger Patient, hospitalisiert wegen fraglichem Infarkt, leichte Präcordialschmerzen, subfebrile Temperaturen, Senkungsanstieg bis 53 mm, CPK anfangs auf 7,5 E erhöht, dann auf 2,2 E absinkend. Ca. 3 Wochen nach Spitaleintritt plötzlicher Exitus. Autopsie: „Linksseitige Kammerruptur, Hämoperikard. Stenosierende Coronarsklerose. Frischer thrombotischer Verschluß des R. circumfl. sinister. Über handtellergroßer frischer Myokardinfarkt der linken Herzkammerseiten-Hinterwand mit aneurysmatischer Ausbuchtung und Ruptur"

VKG: Starke Verlagerung der QRS-Schlinge nach vorne links und geringgradig nach oben. Maximalvektor nach links vorne gerichtet, entsprechend dem posterobasalen Potentialverlust. Die Verlagerung der Schlinge über die Horizontalebene weist auf zusätzliches Übergreifen der Infarktzone nach diaphragmal hin

EKG: Linkstyp; R-Potentiale in V_2 bis V_4 gegenüber V_5 und V_6 leicht überhöht, Verschiebung der Übergangszone nach rechts, bedingt durch die anteriore Schlingenverlagerung. T-Inversion in V_6 entsprechend der nach vorne links unten vom Infarkt weg gerichteten T-Schleife

Eine initiale superiore Orientierung, wie sie bei 77% der klinischen Infarktfälle (Abb. 38) und bei 2 der 5 coronarographierten Patienten mit isoliertem Verschluß am R. circumfl. beobachtet wurde, kann — wenn sie, wie bei den letzteren, nur geringgradig ist — noch mit einer präinfarziellen leichten Orientierung der frühen Kräfte nach oben erklärt werden; überschreitet sie jedoch 20 msec, so muß angenommen werden, daß die posteroinferioren Partien des Kammerseptums und daran anschließende dia-phragmale Abschnitte des linken Ventrikels in den Infarkt miteinbezogen sind. Eine stärkere anteriore Orientierung ist in solchen Fällen — wie beim posteroseptalen Infarkt — nicht zu erwarten, da das Überwiegen der anterioren septalen Kräfte vor allem von einer superioren, jedoch nicht anterioren Verlagerung gefolgt ist. Es handelt sich bei solchen Vektorveränderungen allerdings nicht mehr um einen „reinen" posterobasalen Infarkt, sondern um *das Bild des posterobasalen Infarktes mit septaler Beteili-*

gung. Dieses kann coronaranatomisch mehrfach bedingt sein: a) durch einen Verschluß der rechten Coronararterie bei Rechtsversorgungstyp unter Miteinbeziehung nicht nur des R. post. desc., sondern vor allem eines größeren, weit nach links reichenden R. circumfl. dexter in das Ischämiegebiet; b) auf Grund eines Linksversorgungstyp mit Verschluß des hinteren Astes des R. circumfl. sin., bei welchem der aus dem letzteren entspringende R. circumfl. dexter und R. post. desc. ebenfalls in den Ischämiebereich miteinbezogen sind; und schließlich c) bei balanciertem Verteilungstyp durch einen Verschluß nicht nur des R. circumfl. sin., sondern evtl. auch der rechten Coronararterie. Die Beobachtung, daß mehr als $^2/_3$ der coronarographierten Patienten mit *einem posterobasalen Infarktbild mit septaler Beteiligung* eine Stenosierung sowohl des R. circumfl. sin. als auch der rechten Coronararterie aufweisen, spricht dafür, daß mehrheitlich die letzte Möglichkeit zutrifft. Dies wird durch die Feststellung, daß bei beiden coronarographierten Patienten mit posterobasalem Infarkt ohne septale Beteiligung resp. mit fehlender superiorer Verlagerung der R. circumfl. sin. allein betroffen war, noch weiter erhärtet. *Auf Grund der Coronaranatomie müssen somit zweierlei Typen von posterobasalem Infarkt unterschieden werden, solche mit und solche ohne septale Beteiligung.* (Die ersteren können auch als posteroinferiore Infarkte bezeichnet werden, insbesondere wenn die Dauer der superioren Orientierung 20 msec wesentlich überschreitet.) Sie unterscheiden sich vektoriell durch das Vorhandensein oder Fehlen einer initialen superioren Verlagerung, elektrokardiographisch durch die Gegenwart oder Abwesenheit eines Q in den inferioren Ableitungen.

Ob und wie weit die *lateralen Partien des linken Ventrikels* mitbetroffen sind, hängt lediglich von der Lokalisation der Stenose am R. circumfl. sin. ab. Umfassende posterobasale-laterale Potentialausfälle werden vor allem durch Verschlüsse am Hauptstamm der Circumflexa proximal von der Aufteilungsstelle zwischen vorderem und hinterem Ast oder am posterolateralen Ast allein verursacht (Abb. 46 bis 48). Ist überdies der R. diag. als Seitenast der Circumflexa in den Ischämiebereich miteinbezogen — ein relativ seltenes Geschehen — so wird sich die Infarktzone noch weiter gegen vorne ausbreiten und der Infarkt erst recht als ein lateraler imponieren. Im Elektrokardiogramm läßt sich bei starker lateraler Ausbreitung auf Grund der initialen Rechtsorientierung der QRS-Schlinge in Abl. I und avL häufig ein kleines Q nachweisen bei gleichzeitiger Verlagerung der Übergangszone präcordial nach rechts.

Schließlich sei noch auf eine Besonderheit im *terminalen QRS-Verlauf* hingewiesen: Die terminale QRS-Schleife ist bei posterobasalem Infarkt nicht selten pathologisch nach rechts hinten oben verlagert (Abb. 46, 47), analog dem Schlingenverlauf gewisser Formen von Rechtshypertrophie. Dies ist u.E. darauf zurückzuführen, daß zufolge des posterobasalen Potentialverlustes die terminalen rechtsventriculären Kräfte deutlich überwiegen resp. die im Bereiche der Crista supraventricularis und des Conus pulmonalis gebildeten Potentiale unopponiert in ihrer normalen Größe zur Geltung gelangen. Der posterobasale Potentialverlust bewirkt somit nicht nur ein Überwiegen der frühen linksventriculären, spitzennahen, sondern auch der terminalen rechtsventriculären Kräfte. Dies weist indirekt darauf hin, daß die Aktivation der lateralen und posterobasalen Region des linken Ventrikels relativ früh beginnt und spät beendet wird, entsprechend der hier überwiegenden Muskelmasse des Herzens.

Zusammenfassend läßt sich feststellen, daß der posterobasale-laterale Infarkt zwar durch seine pathologische anteriore Verlagerung, welche erst *nach* der septalen Erregung einsetzt, vektoriell klar definiert ist, daß jedoch wegen der Möglichkeit des Übergreifens auf das Kammerseptum oder die lateralen linksventriculären Partien eine ziemlich große Variationsbreite bestehen bleibt. Diese Vielfalt macht das Erkennen dieses Infarkttypus oft schwierig, und die Diagnose kann meistens erst durch genauen Vergleich sämtlicher Schlingenanteile gesichert werden.

c) Der diaphragmale Infarkt
(Abb. 49)

1. Infarktdefinition

Potentialausfälle im Bereiche der gesamten, dem Diaphragma aufliegenden Abschnitte des menschlichen Herzens sowohl des rechten als auch des linken Ventrikels, unter teilweiser Mitbeteiligung der posteroinferioren Partien des Kammerseptums, werden im folgenden auf

Grund der Topographie als *diaphragmale In-farkte* bezeichnet. Dabei muß angenommen werden, daß die diaphragmalen Partien des linken Ventrikels infolge ihres Überwiegens an Potentialen bei der vektoriellen Veränderung ausschlaggebend sind.

QRS-Schlinge zu 95% nach vorne oben ge-richtet, und lediglich bei 5% der Patienten sind die initialen Kräfte nur nach vorne orientiert. Eine Verlagerung nach unten fehlt definitions-gemäß (Abb. 38). Anterior besteht in den ersten 10 msec mehrheitlich eine Rechtsorientierung

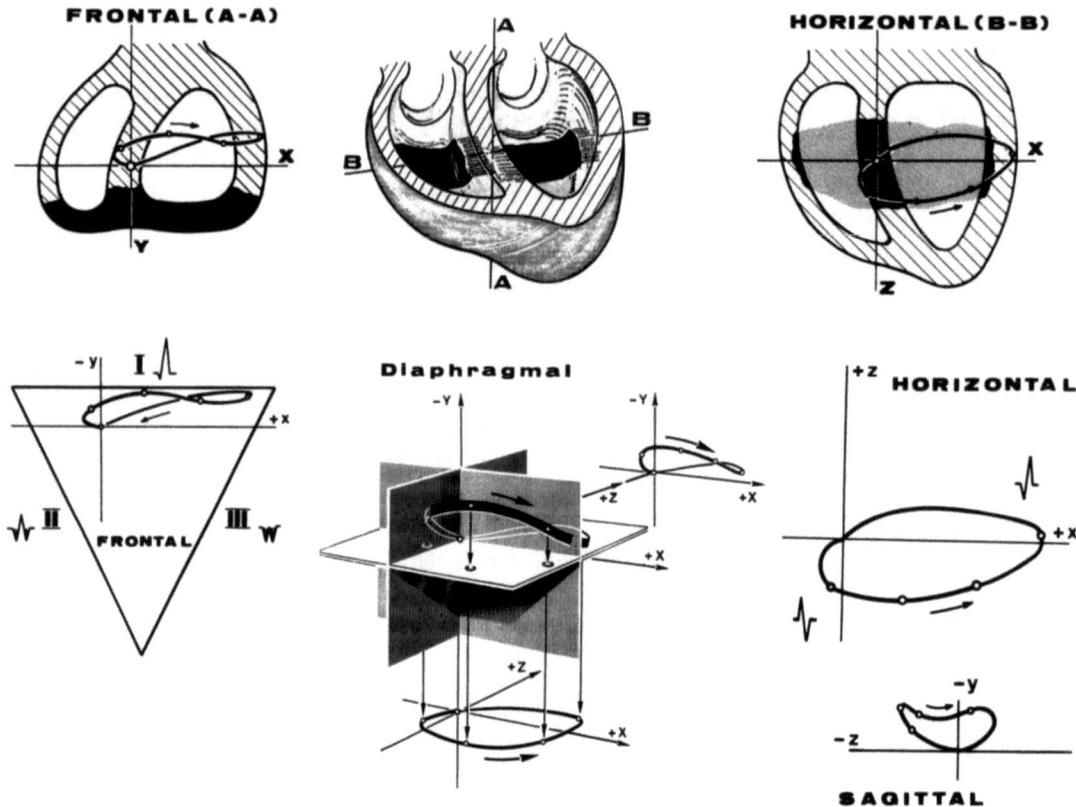

Abb. 49. Vektorverlauf beim diaphragmalen Infarkt, Übersichtsbild

Oben: Infarktlokalisation: links Frontalschnitt (*A—A*), rechts: Horizontalschnitt (*B—B*), Mitte: räumliche Darstellung. Infarktzone schwarz markiert

Unten: Links: Frontaler Vektorverlauf und Beziehungen zum Extremitäten-EKG, Einthovensches Dreieck mit Abl. I, II und III; *y* Sagittalachse; *x* Horizontalachse. Rechts: Horizontaler und sagittaler Vektorverlauf; *z* antero-posteriore Achse; schematische Darstellung von Abl. V_1 und V_5. Mitte: Räumlicher Vektorverlauf mit Projektion auf die Horizontal- und Frontalebene, konstruiert aus der horizontalen, sagittalen und fron-talen Schlinge. Die offenen Kreise entsprechen den Mittelwerten des 10-, 20- und 30 msec-Vektors sowie des Maximalvektors

2. Vektorverlauf (Abb. 50—54)

(Die vektoriellen Untersuchungen stützen sich auf 22 Patienten mit klinisch gesichertem Infarkt sowie auf 8 Patienten mit coronaro-graphisch nachgewiesenem Verschluß am R. circumfl. sin. und an der rechten Coronar-arterie.)

Der Vektorverlauf ist im wesentlichen durch eine fast *vollständige Verlagerung der gesamten QRS-Schlinge über die Horizontalebene charak-terisiert.* Schon in den ersten 10 msec ist die

(73%); jedoch schon nach 20 msec sind 90% der Schlingen nach links vorne oben gerichtet. Die weitere Drehung nach links hinten führt dazu, daß bei 30 msec bereits mehr als $1/3$ und zum Zeitpunkt des Maximalvektors, ca. 40 msec nach QRS-Beginn, 64% der Vektorschleifen nach dem hinteren linken oberen Oktanten zeigen.

Im Rahmen dieser superioren Orientierung der gesamten Schlinge lassen sich jedoch im wesentlichen drei etwas verschiedene Vektor-typen unterscheiden:

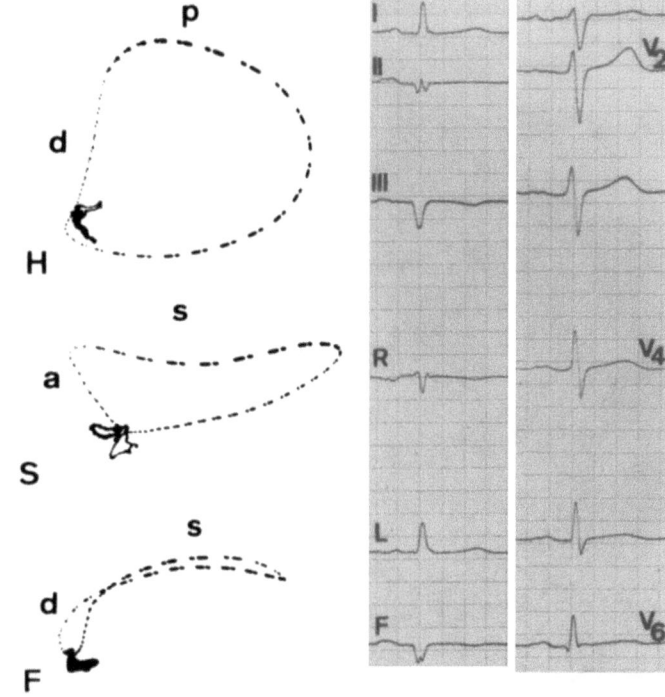

Abb. 50. Diaphragmaler Infarkt
(Typ 1). S. H., 55jährig, wegen Infarkt
hospitalisiert

VKG: Ganze QRS-Schlinge oberhalb
der Horizontalebene verlaufend, flä-
chenmäßiger Hauptanteil sowie Maximalvektor nach hinten links oben gerichtet

EKG: Linkstyp: R-Potentiale entsprechend dem Schlingenverlauf direkt
vom Infarkt weg gerichtet. Pathologisches Q resp. QS in den Abl. II, III
und avF. Geringe Veränderung der
Nachschwankung

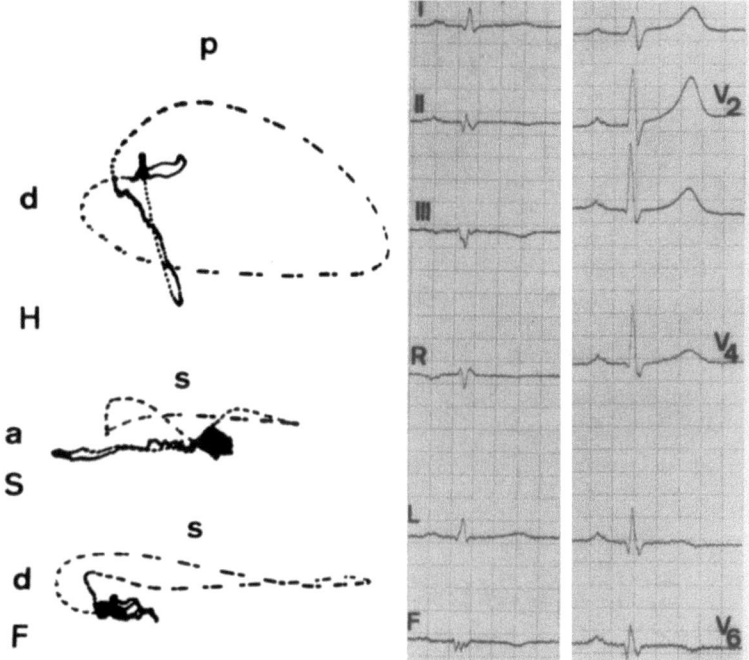

Abb. 51. Diaphragmaler Infarkt (Typ 2). W. E., 65jährig.
Hospitalisation wegen frischem Infarkt

VKG: QRS-Schlinge horizontal mehrheitlich nach vorne
links gerichtet, sagittal gleichmäßige Verteilung der nach
vorne und hinten gerichteten
Abschnitte; ganze Schlinge
über der Horizontalebene
liegend. T-Schleife vergrößert
und nach vorne und leicht
nach links orientiert

EKG: Linkstyp; fraglich pathologisches Q in den Abl. I
und II; in Abl. III rSr-Typ.
Infolge der anterioren Orientierung der Schlinge größte
R-Potentiale in V_2 und V_3.
Die T-Überhöhung in V_1 bis
V_3 entspricht der Orientierung der T-Schleife nach
vorne links

Typ 1 (Abb. 50)

Der flächenmäßige Hauptanteil der QRS-
Schlinge sowie der Maximalvektor sind nach
links oben *hinten* orientiert. Dementsprechend
ist der nach vorne gerichtete Anteil nicht stark
ausgeprägt. Der 30 msec-Vektor kann zwar in
der Horizontalen noch vor der x-Achse liegen,
der Maximalvektor zeigt jedoch stets nach dem

hinteren linken oberen Oktanten. Horizontal
dreht die Schleife der Norm entsprechend
im Gegenuhrzeigersinn, sagittal im Uhrzeigersinn.

Typ 2 (Abb. 51 und 52)

Die nach vorne und nach hinten oben gerichteten Schlingenanteile halten sich ungefähr

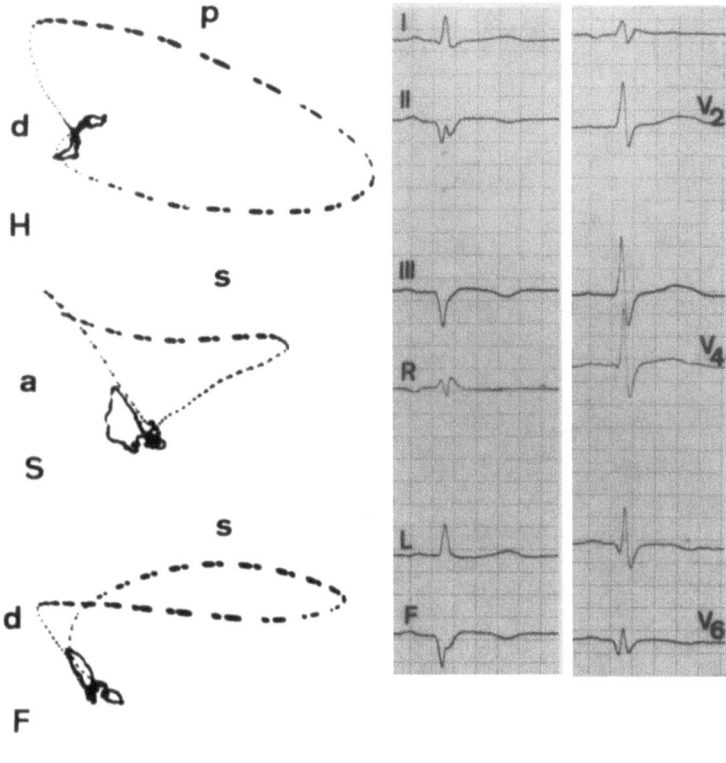

Abb. 52. Diaphragmaler Infarkt (Typ 2). B. E., 53jährig. Bei Hospitalisation typischer Infarktablauf

VKG: Verlagerung der gesamten QRS-Schlinge über die Horizontalebene; gleichmäßige Flächenverteilung der Schlinge nach vorne und hinten; leichte Verzögerung der Erregungsausbreitung im terminalen Anteil. T-Schleife verbreitert, nach vorne links oben vom Infarkt weg gerichtet (chronische Ischämie der Hinterwand)

EKG: Überdrehter Linkstyp; tiefes pathologisches Q in den Abl. II, III und avF. QRS-Komplex somit vom Infarkt weg nach oben gerichtet. Die terminale Schlingenverzögerung und Rechtsverlagerung sind am S in V_2 bis V_6 und Rsr-Typ in V_1 erkennbar

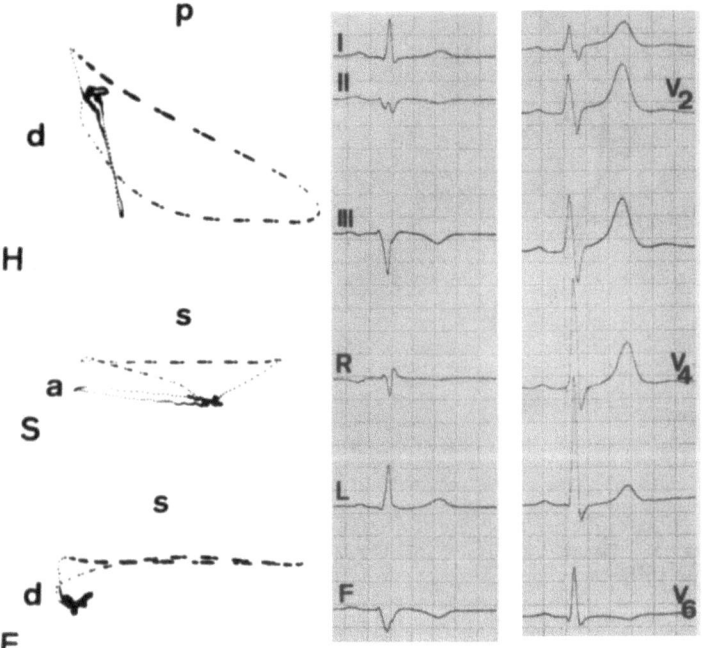

Abb. 53. Diaphragmaler Infarkt (Typ 3). G. A., 32jährig, wegen Hinterwandinfarkt hospitalisiert. Cholesterin 320 mg %

Im *Coronarogramm* vollständiger Verschluß des atrioventriculären Astes des R. circumfl. sin., schwere Veränderungen an der rechten Coronararterie

VKG: Starke Verlagerung der frühen QRS-Schlinge nach vorne links oben, gesamte Schlinge über der Horizontalen liegend, jedoch flächenmäßig hauptsächlich nach vorne gerichtet. Die ischämisch vergrößerte T-Schleife ist ebenfalls vom Infarkt weg nach vorne verlagert

EKG: Linkstyp; leichte Überhöhung der R-Potentiale linkspräcordial; hohe T-Welle in V_2 bis V_4 entsprechend der anterioren Orientierung der vergrößerten T-Schleife

die Waage. Während der Anfangsvektor mehrheitlich nach rechts vorne oben weist, ist der Maximalvektor sowohl teils nach vorne als auch teils nach hinten links oben orientiert. Die Sagittalschlinge zeigt deshalb oft einen etwas „fächerförmigen" oder sogar Figur-8-ähnlichen Verlauf.

Typ 3 (Abb. 53 und 54)

Der flächenmäßige Hauptanteil der QRS-Schlinge und vor allem der Maximalvektor sind nach links *vorne* oben gerichtet und überwiegen die nach hinten orientierten Anteile um ein Mehrfaches. Auch hier dreht die Schlinge sagittal im Gegensatz zur Norm im Uhrzeigersinn.

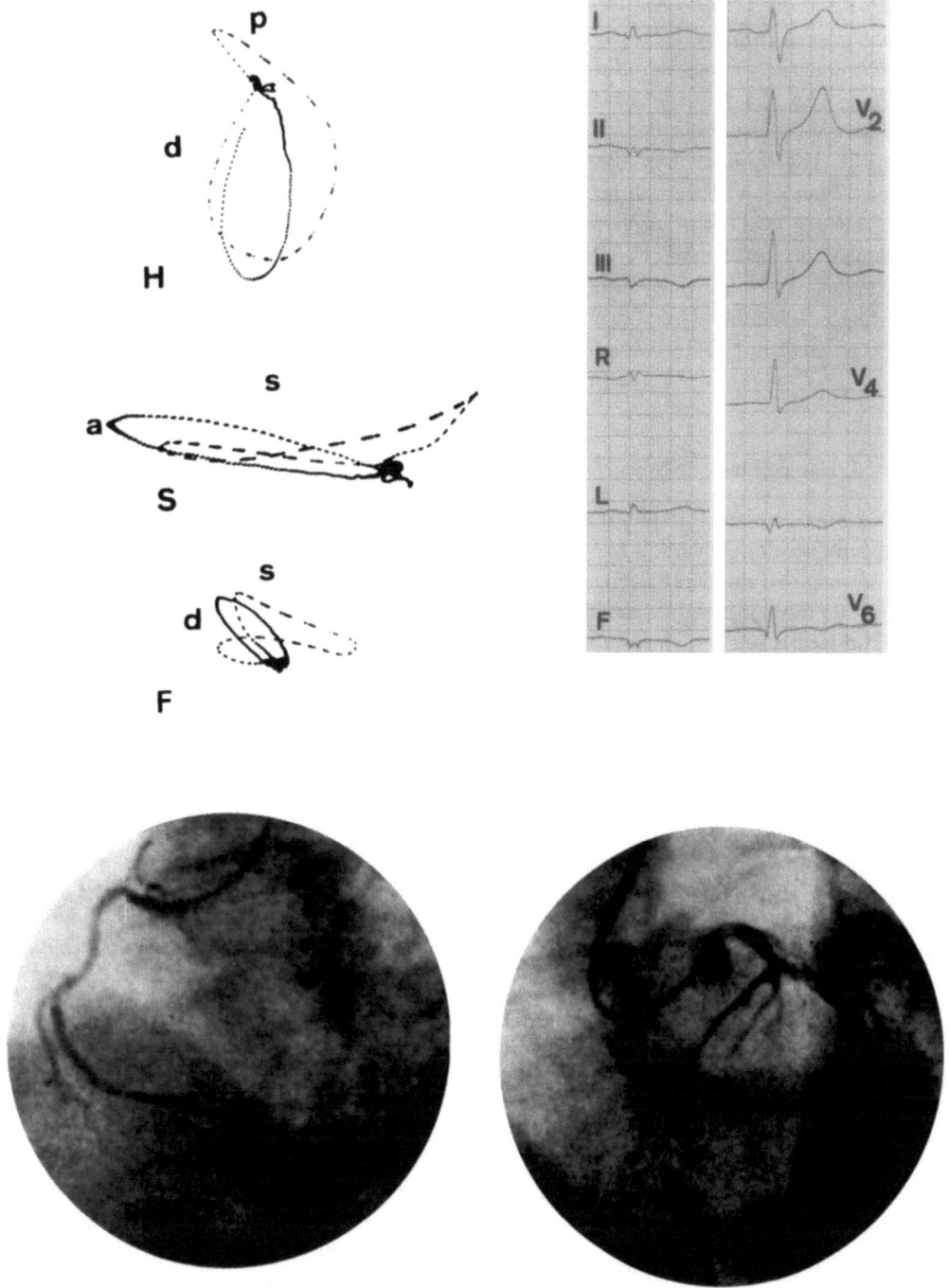

Abb. 54. Diaphragmaler Infarkt (Typ 3). St. H., 44jährig, hospitalisiert wegen Hinterwandlateralinfarkt. Familiäre Hypercholesterinämie, Cholesterin 420 mg %

Coronarogramm: Unten rechts: Linke Coronararterie (*LCA*): Schwere diffuse Veränderungen vor allem am R. circumfl. sin., von dem nur noch die Anfangspartien dargestellt sind. Leichtere diffuse Veränderungen am R. ant. descendens. Unten links: Rechte Coronararterie (*RCA*): Diffuse Veränderungen vor allem der distalen Partien

VKG: Massive Verlagerung der initialen und mittleren Partien der QRS-Schlinge nach vorne links und leicht nach oben; ischämisch vergrößerte nach vorne oben rechts vom Infarkt weg gerichtete T-Schleife. Der Verlauf der Vektorschlinge spricht für ein Übergreifen der Infarktzone auf die posterobasalen und lateralen Abschnitte des linken Ventrikels

EKG: Pathologisches Q in Abl. II, III und avF, Verlagerung der Übergangszone präcordial nach rechts mit hohen T-Wellen in V_2 und V_3, entsprechend der nach vorne und oben gerichteten QRS- und T-Schleife

Das Hauptmerkmal des Schlingenverlaufes beim diaphragmalen Infarkt besteht somit in einer beinahe vollständigen Verlagerung der gesamten QRS-Schlinge über die Horizontalebene, wobei dieselbe flächenmäßig vorwiegend nach vorne oben (Typ 3), nach hinten oben (Typ 1) oder zu gleichen Teilen nach vorne und hinten oben (Typ 2) gerichtet sein kann. Wie weit diese Verschiedenheiten des Schleifenverlaufes auf das präinfarzielle Vektorkardiogramm oder auf infarktbedingte Veränderungen zurückzuführen sind, kann nicht mit Sicherheit entschieden werden.

3. Unterschied zur Norm

Die Differenzierung des diaphragmalen Infarktes gegenüber der Norm dürfte meistens ohne Schwierigkeiten durchzuführen sein. Eine völlige Orientierung der QRS-Schlinge über die Horizontalebene findet sich beim normalen Vektorkardiogramm praktisch nie. Auch bei den Varianten des Linkstyp resp. des überdrehten Linkstyp sind in der Regel nur die mittlere und die Endpartie der Schleife nach links hinten oben verlagert, während die initialen Kräfte einen normalen Verlauf nach vorne links unten aufweisen (NIGGLI, 1964). Es findet sich deshalb in bezug auf die *Dauer der superioren Verlagerung* eine praktisch vollständige Trennung zwischen der Norm und dem diaphragmalen Infarkt, wobei diese beim letzteren mit durchschnittlich 68 msec gegenüber der Norm um ein Vielfaches (9,8 msec) verlängert ist ($p <$ 0,001) (Tabelle 3). Die 100%ige Trennung zeigt sich im vorliegenden Material auch darin, daß die kürzeste Dauer der superioren Verlagerung beim diaphragmalen Infarkt 40 msec und die längste bei den normalen Patienten 20 msec beträgt (Tabelle 5).

Dagegen läßt sich auf Grund der *anterioren Verlagerung* hier, wie zu erwarten, keine eindeutige Diskriminierung durchführen. Sie ist zwar im Mittel mit 36 msec um ca. 9 msec länger als bei der Norm, doch sind die Überschneidungen relativ groß (Tabelle 4).

Als beste Kriterien sind wiederum die quantitativen Verhältnisse zu betrachten, indem vor allem die Verlagerung auf der *y*-Achse nach oben den ausschlaggebenden Unterschied gegenüber der Norm sofort klar erweist.

Abgrenzung gegenüber dem posteroseptalen und posterobasalen Infarkt

Als gutes Unterscheidungskriterium kann das Verhalten des Maximalvektors betrachtet werden, der sowohl beim posteroseptalen als auch beim posterobasalen Infarkt in ca. 70 bis 90% nach *unten* gerichtet ist (Abb. 38). Dagegen ist das Verhalten der Frühvektoren zur Trennung nicht verwertbar, da diese bei allen 3 Formen des Hinterwandinfarktes eine mehr oder weniger ausgeprägte initiale Orientierung nach vorne oben aufweisen.

4. Beziehungen zum Elektrokardiogramm

Die praktisch vollständige Verlagerung der Vektorschleife über die Horizontalebene führt in der Regel auf Grund ihrer initialen Orientierung vom negativen Pol der inferioren Ableitungen weg zu einer breiten, tiefen QS-Zacke oder zu einem rSr-Bild in Abl. III und avF. Dabei ist das pathologische Q um so größer, je stärker die Verlagerung nach links oben ist. Der QS-Typ der inferioren Ableitungen findet sich deshalb vor allem beim *Vektortyp 3* (Orientierung des Maximalvektors nach vorne links oben). Da sich umgekehrt der Maximalvektor in seiner Hauptrichtung nach links oben, also in Richtung auf avL hin bewegt, findet sich nicht selten ein *überdrehter Linkstyp* (Abb. 52, 53). Die vorwiegend anteriore Verlagerung der Schlinge resultiert überdies öfters in einer Verschiebung der präcordialen Übergangszone nach rechts.

Ein pathologisches QS in Abl. III und avF läßt sich ebenfalls beim *Vektortyp 1* nachweisen (Abb. 50). (Überwiegende Orientierung der Schlinge nach links hinten oben.) Da die superiore Orientierung hier jedoch meistens von geringerem Ausmaß ist und überdies stärker aus der Frontalebene heraustritt, sind die in den inferioren Ableitungen auftretende QS-Zacke sowie die Überhöhung der R-Potentiale in den oberhalb des Herzens gelegenen Abl. I und avL weniger ausgesprochen als beim Typ 3. Der bestehende Linkstyp ist deshalb in der Regel nicht überdreht. Ebenso fehlt eine Verlagerung der präcordialen Übergangszone nach rechts, da die anteriore Orientierung zwar verlängert, aber nicht vergrößert ist.

Auch bei *Vektortyp 2* (gleichmäßige Verteilung der Schlinge nach vorne und nach hinten oben) findet sich in der Mehrzahl ein pathologisches QS in Abl. III und avF (Abb. 52). In Ausnahmefällen kann jedoch eine kleine positive Anfangsschwankung in Abl. III und avF resp. ein rS-Typ bestehen, wahrscheinlich auf Grund einer minimalen, initial nur wenige Millisekunden umfassenden Orientierung der Vektorschlinge in der Frontalebene nach vorne unten (Abb. 51). Die Übergangszone der präcordialen Ableitungen kann wiederum, je nach der Orientierung des Maximalvektors, leicht nach rechts verschoben sein. Da die Vektorschlinge stets nach oben links gerichtet ist, findet sich auch hier ein Linkstyp.

5. Beziehungen zur Coronarographie

Bei der Coronarographie der Patienten mit dem Vektorbild des diaphragmalen Infarktes findet sich in der Regel ein Verschluß sowohl an der rechten Coronararterie als auch am R. circumfl. links (Abb. 53). Die Veränderungen an den beiden Arterien sind meistens multipel und ausgedehnt, nicht selten aber diffuser Natur (Abb. 54).

6. Anatomisch-vektorielle Überlegungen

Topographisch gesehen betrifft der diaphragmale Infarkt vorwiegend die inferioren, den Boden der beiden Ventrikel bildenden Herzabschnitte. Es muß jedoch angenommen werden, daß ein Übergreifen auf die Randzonen, d.h. die freie laterale Wand und die posterobasalen Anteile des linken Ventrikels sowie die inferioren Abschnitte des Kammerseptums, relativ häufig zu finden ist. Dafür spricht die Feststellung, daß sich ein differenziertes Vektorbild mit verschieden starker Ausbreitung nach oben vorfindet, wobei das unterschiedliche Verhalten des Schlingenverlaufes weitgehend die Ausdehnung und Lokalisation der Infarktzone wiedergibt. Die Feststellung, daß der 10 msec-Vektor zu 95% nach oben gerichtet ist, legt überdies die Vermutung nahe, daß auch beim diaphragmalen Infarkt in der überwiegenden Mehrzahl eine Mitbeteiligung der posteroinferioren Abschnitte des Kammerseptums vorliegt. Diese Annahme wird bestärkt durch die coronarographische Beobachtung, daß bei sämtlichen Patienten mit dem Vektorbild des diaphragmalen Infarktes stets beide die Hinterwand versorgenden Äste betroffen sind, vor allem auch der die posteroinferioren Anteile versorgende R. post. descendens. Lediglich bei den wenigen Patienten (5%) mit ausschließlich nach vorne gerichtetem Initialvektor scheint das Kammerseptum auf Grund eines alleinigen Verschlusses des R. circumfl. sin. intakt geblieben zu sein.

d) Zusammenfassung: Hinterwandinfarkt
Vektorverlauf

1. Posteroseptaler Infarkt. Die QRS-Schleife *ist in ihren initialen, die ersten 20—40 msec umfassenden Abschnitten pathologisch nach vorne links oben verlagert.* Der Umlaufsinn ist in der Regel noch der Norm entsprechend, sagittal kann seltenerweise jedoch eine Drehung im Uhrzeigersinn erfolgen. Quantitativ entspricht die pathologische Verlagerung einem relativ geringen Potentialausfall. Wegen der Infarzierung der hinteren unteren Partien des Kammerseptums setzt die pathologische Vektororientierung nach oben jedoch schon während der ersten 10 msec ein.

2. Posterobasaler-lateraler Infarkt. Neben einer möglichen abnormen superioren Orientierung besteht *vor allem eine pathologische Verlagerung der frühen Schlingenanteile nach vorne;* diese beginnt in der Regel *nach 10 msec*, d.h. nach Abschluß der septalen Aktivation, als Ausdruck der Infarktlokalisation, welche hier vor allem die hinteren unteren und lateralen Partien des linken Ventrikels, selten aber das Kammerseptum betrifft. Der Umlaufsinn der Schlinge entspricht in der Regel noch der Norm.

3. Diaphragmaler Infarkt. Die QRS-Schleife *ist in ihrem ganzen Verlauf über die Horizontalebene verlagert.* Dabei kann sie sowohl mehrheitlich nach hinten wie nach vorne oben gerichtet sein. Der Umlaufsinn der Schleife ist häufig abnorm.

Coronarogramm

1. Posteroseptaler Infarkt. Die Stenosierung betrifft vor allem den Hauptstamm der rechten Coronararterie. Die Infarktausdehnung umfaßt deshalb die inferioren Abschnitte des rechten Ventrikels, die hinteren unteren Partien des Kammerseptums und gewisse inferoposteriore Abschnitte des linken Ventrikels. Die Ausdehnung nach links hängt dabei vom Verlauf und der Größe des R. circumfl. dexter ab. Beim Rechtsversorgungstyp, mit weiter Ausdehnung des R. circumfl. dexter in den Sulcus atrioventricularis sin. hinein, sind größere Partien des

Tabelle 6. *10-, 20-, 30- msec und Maximalvektoren in Millivolt, Projektion auf x-, y- und z-Achse, bei Patienten mit angiographisch bestätigten Coronarverschlüssen resp. normalen Coronararterien*

n	Normal 50	RCA 20	RAD 26	RC 5	RCA-RAD 21	RCA-RC 8	RAD-RC 5	RCA-RC-RAD 21	
10 msec	0,022	−0,0015	0,003	−0,055[c]	0,03	−0,026[g]	0,101	0,033	x-Achse
20 msec	0,279	0,199	0,113	0,108	0,191	0,126	0,34	0,215	
30 msec	0,642	0,618	0,242	0,463	0,45	0,535	0,502	0,516	
Max. Vekt.	0,678	0,787	0,349	0,6	0,641	0,755	0,501	0,728	
10 msec	0,012	−0,065[a]	0,024	−0,002	−0,0453[e]	−0,058[h]	0,001	−0,056[k]	y-Achse
20 msec	0,136	−0,104	0,096	0,004	−0,032	−0,066	0,042	−0,037	
30 msec	0,328	−0,007	0,196	0,063	0,018	0,014	0,156	0,074	
Max. Vekt.	0,409	0,265	0,181	0,027	0,066	0,081	0,157	0,149	
10 msec	−0,1	−0,083	0,048[b]	−0,135	−0,025[f]	−0,097	−0,044[j]	−0,038	z-Achse
20 msec	−0,17	−0,133	0,285	−0,393[d]	0,061	−0,23[i]	−0,041	−0,003	
30 msec	0,024	0,014	0,561	−0,44	0,275	−0,29	0,145	0,1	
Max. Vekt.	0,41	0,381	0,832	−0,433	0,494	−0,031	0,345	0,364	
Anteriore Dauer msec	29,6	29,5	7,46	44,8	15,9	43,5	9,6	18,5	
Superiore Dauer msec	5,44	31,8	7,61	37,2	34,0	29,2	43,2	30,7	
Signifikanz p		[a] zu N < 0,001	[b] zu N < 0,001	[c] zu N < 0,025 [d] zu N < 0,0025	[e] zu N < 0,001 [f] zu N < 0,001	[g] zu N < 0,1 [h] zu N < 0,01 [i] zu N < 0,005	[j] zu N < 0,001	[k] zu N < 0,001	

RCA = Verschluß der rechten Coronararterie, RAD = Verschluß des R. ant. desc., RC = Verschluß des R. circumfl. sin., RCA-RAD = kombinierter Verschluß an rechter Coronararterie und R. ant. desc., RCA-RC = komb. Verschluß an rechter Coronararterie und R. circ., RAD-RC = kombinierter Verschluß an R. ant. desc. und R. circumfl., RCA-RC-RAD = kombinierte Verschlüsse an allen drei Hauptästen. Es wurden nur totale und subtotale Stenosierungen berücksichtigt (s. Abb. 65).

linken Ventrikels mitbetroffen als bei balanciertem Typ. In der Mehrzahl der Fälle läßt sich deshalb angiographisch ein Infarkt in den hinteren unteren, diaphragmalen Partien des linken Ventrikels nachweisen.

2. Posterobasaler-lateraler Infarkt. Der Coronarverschluß kann den Hauptstamm des R. circumfl. sin., den posterolateralen Ast oder (seltener) den atrioventriculären Ast betreffen. Die Infarktlokalisation hängt wiederum weitgehend von der Verschlußstelle ab. Stenosen am posterolateralen Ast führen vor allem zu postero*lateralen* Infarkten, solche am atrioventriculären Ast zu postero*basalen* resp. strikte posterioren Infarkten. Eine Trennung ist jedoch nicht immer möglich.

3. Diaphragmaler Infarkt. In der Regel sind sowohl der Hauptstamm der rechten Coronararterie wie der R. circumfl. sin. befallen. Der Infarkt erstreckt sich dadurch auf die ganze inferiore, diaphragmale Partie des linken und rechten Ventrikels, wobei die hinteren unteren Partien des Kammerseptums ebenfalls mitbetroffen sind.

Elektrokardiogramm

Ausdruck der superioren Verlagerung der Frontalschlinge ist das breite oder/und tiefe pathologische Q in den inferioren Ableitungen (II), III und avF. Es entspricht der Erregungsausbreitung vom positiven Pol der inferioren Ableitungen resp. von der Infarktzone weg nach oben. Da jedoch beim posterobasalen Infarkt, in seltenen Fällen auch beim diaphragmalen Infarkt, eine vorwiegend anteriore Orientierung der initialen Kräfte besteht und in der Frontalebene die superiore Schlingenverlagerung oft klein ist, findet sich in den

Abl. III oder avF nicht selten ein rS-
Typ, oft begleitet von einem Linkstyp. Die vor
allem beim posterobasalen-lateralen Infarkt
beobachtete abnorme anteriore Orientierung
geht in der Regel mit einer Verlagerung der
präcordialen Übergangszone nach rechts einher.

Tabelle 7. *Dreidimensionale Größe (Millivolt) der Früh- und Maximalvektoren der coronarographierten Patienten.*
Prozentuale Änderungen gegenüber der Norm. Die Berechnung erfolgte auf Grund der auf Tabelle 6 erwähnten
Mittelwerte der Projektionen auf die drei Raumachsen

Verschlußtyp	10 msec		20 msec		30 msec		Maximalvektor	
Normal	0,103		0,354		0,721		0,891	
RCA	0,105	+ 2%	0,262	−26%	0,62	−14%	0,91	+ 2%
RAD	0,054	−48%	0,308	−13%	0,635	−12%	0,92	+ 3%
RC	0,145	+41%	0,407	+15%	0,642	−11%	0,74	−17%
RCA/RAD	0,059	−42%	0,203	−43%	0,53	−27%	0,814	− 8%
RCA/RC	0,116	+13%	0,276	−22%	0,606	−16%	0,76	−15%
RAD/RC	0,101	− 2%	0,345	− 3%	0,546	−24%	0,627	−30%
RCA/RAD/RC	0,075	−23%	0,218	−38%	0,53	−26%	0,826	− 7%

RCA = Verschluß der rechten Coronararterie, RAD = Verschluß des R. ant. desc., RC = Verschluß des
R. circumfl. sin., RCA-RAD = Verschluß der rechten Coronararterie und des R. ant. desc., RCA-RC = Verschluß der rechten Coronararterie und des R. circumfl. sin., RAD-RC = Verschluß des R. ant. desc. und des
R. circumfl. sin., RCA-RAD-RC = Verschluß der rechten Coronararterie, des R. ant. desc. und des R. circumfl.
sin.; es wurden nur totale und subtotale Stenosen berücksichtigt.

4. Veränderungen der Repolarisation bei Infarkt

Ähnlich wie die Erregungsausbreitung ist
auch die Erregungsrückbildung beim Herzinfarkt abnorm. Im Gegensatz zum QRS-Vektor zeigt der pathologische Repolarisationsvektor jedoch eine raschere Tendenz, zum präinfarziellen Verlauf zurückzukehren. So normalisiert sich die Nachschwankung in der Regel
in den ersten 3—4 Monaten nach Infarkt weitgehend (COSBY, 1955), während die QRS-
Schlinge zum mindesten in ihrem initialen Anteil, dem Q-Abschnitt, oft auf unbestimmte
Zeit abnorm verbleibt. Es ist jedoch festzuhalten, daß in gewissen Fällen die pathologischen
T-Veränderungen ebenfalls sehr lange bestehen
können und dann eine sichere zeitliche Infarkt-
bestimmung und -diagnose nicht mehr erlau-
ben. Aus diesen Gründen eignet sich die T-
Schleife wesentlich schlechter zur Diagnose des
Infarktes im chronischen Stadium. Immerhin
kann ihre Analyse in bestimmten Fällen zur
Erhärtung der Diagnose wirkungsvoll beitragen
und ist — zusammen mit den Veränderungen
der ST-Strecke — unter Umständen während
des akuten Stadiums sogar das einzige zuver-
lässige Kriterium (z.B. bei Wolff-Parkinson-
White-Syndrom oder bei gewissen Fällen von
Schenkelblock). Es ist deshalb wesentlich,
bei der Analyse des Infarktvektorkardiogram-
mes neben den Veränderungen der QRS-
Schlinge diejenigen der T-Schleife mitzube-
rücksichtigen, um zusätzliche Informationen
über das Infarktstadium und eventuell auch
über die Infarktlokalisation zu erhalten. Sie
sollten jedoch niemals als alleiniges Kriterium
verwendet werden.

Die *normale T-Schleife* (Abb. 7 und 8, Tabelle 8) ist nach vorne links und unten orientiert (WENGER, 1956; BRISTOW, 1961; HUGEN-
HOLTZ, 1962; PORTHEINE, 1962; CHOU, 1964;
HOFFMAN, 1966). Da der mittlere räumliche
QRS-Vektor nach dem linken unteren hinteren
Oktanten gerichtet ist, ergibt sich somit zwischen QRS- und T-Schlinge ein Winkel von ca.
90° oder weniger. Werte, die über 110° liegen,
müssen als sicher pathologisch betrachtet werden und sind Ausdruck eines abnormen Ventrikelgradienten resp. einer gestörten Repolarisation (ASHMAN, 1943). Die beste Analyse des
Winkels läßt sich im Normalfall in der horizontalen und sagittalen Ebene durchführen; in der
Frontalebene überlagern sich bei der Norm T-
und QRS-Schleife oft wesentlich.

Die T-Schleife ist normalerweise relativ eng.
Das Verhältnis zwischen Länge und Breite der
T-Schleife sollte nach CHOU (1964) für die Norm
bei einer Häufigkeitsgrenze von 97,5% nicht

Tabelle 8. *Verhalten der T-Vektoren im akuten resp. subakuten Infarktstadium. Größe der Projektionen auf die einzelnen Raumachsen (Millivolt)*

Achsen	Normalfälle			Vorderwandinfarkt			Hinterwandinfarkt		
	x	y	z	x	y	z	x	y	z
Anzahl Pat.	46			11			29		
Mittelwert	+0,188	+0,124	−0,154	−0,12	+0,12	+0,115	+0,145	−0,079	−0,228
St.abw.	±0,089	±0,08	±0,06	±0,087	±0,107	±0,146	±0,147	±0,126	±0,12

Signifikanz der Unterschiede

	1. Normal zu Vorderwand-infarkt	2. Normal zu Hinterwand-infarkt	3. Vorder- zu Hinter-wandinfarkt
x-Achse	$p < 0,001$	$p < 0,1$	$p < 0,001$
y-Achse	$p < 0,95$	$p < 0,001$	$p < 0,001$
z-Achse	$p < 0,001$	$p < 0,005$	$p < 0,001$

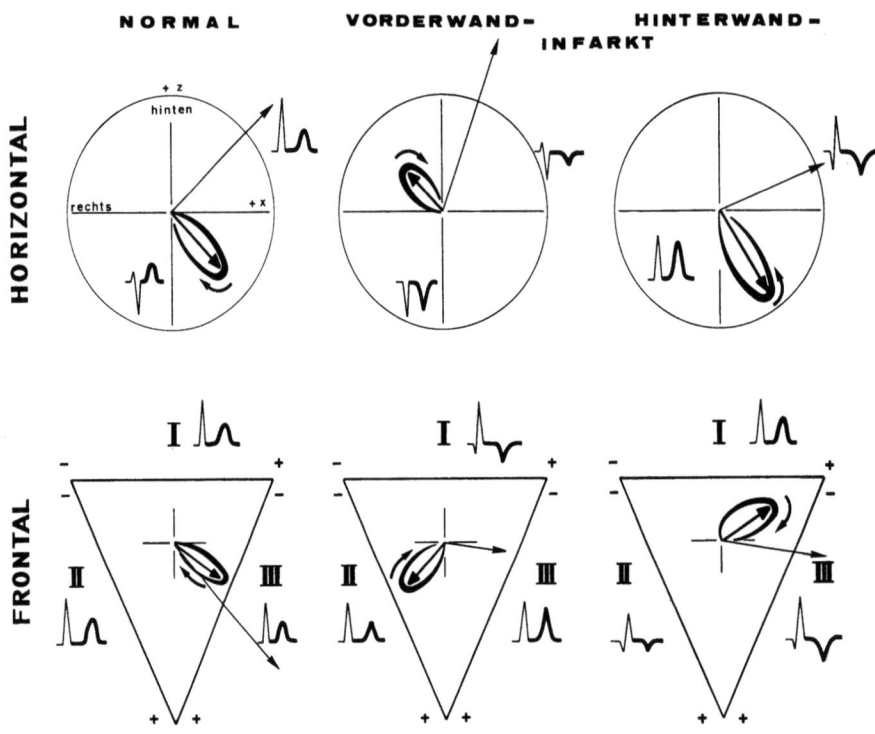

Abb. 55. Verhalten der T-Schleife bei der Norm sowie beim Vorder- und Hinterwandinfarkt. Die Richtung der T-Vektoren ist aus den Mittelwerten der Tabelle 8 konstruiert

unter 2,66:1 liegen. Übereinstimmend mit HOFFMAN (1966) zeigt das vorliegende Material bei 32 Normalfällen ein mittleres Verhältnis von 5,85 (HOFFMAN 7,16) mit 19% der Patienten der Kontrollgruppe und 50% derjenigen mit Hinterwandinfarkten resp. 65% derjenigen mit Vorderwandinfarkten unter 3,5 (Tabelle 9). Der Unterschied zu den Infarktquotienten ist signifikant ($p < 0,0125$). Auffallenderweise besteht auch eine wesentliche Differenz zwischen Hinter- und Vorderwandinfarkt ($p < 0,025$).

Wenn somit dieses Verhältnis im pathologischen Fall als relativ zuverlässig angesehen werden kann, so erlaubt es trotzdem keine sichere Diagnose, da es als weitgehend unspezifisch angesehen werden muß. So findet auch CHOU (1964) bei 500 konsekutiven pathologischen Vektorkardiogrammen nur bei 17% der T-Schleifen ein abnormes Verhältnis zwischen Länge und Breite. Abnorme Verbreiterungen der T-Schleife lassen sich bei einer Vielzahl pathologischer Zustände feststellen, so bei

Jugendlichen mit vegetativer Dystonie resp. vagaler Überfunktion (Abb. 8e), Ischämie, Hypertrophien, Schenkelblockbildern, angeborenen Herzfehlern sowie bei metabolischen Störungen.

Von wesentlich größerer Bedeutung sind deshalb *Änderungen in der Orientierung der T-Schleife*. Beim *Vorderwandinfarkt* erfährt die T-Schleife eine von der Norm und vom Hinterwandinfarkt signifikant sich unterscheidende Verlagerung nach hinten rechts und unten (Abb. 55, Tabelle 8). Der räumliche Winkel zwischen T-Vektor und mittlerem QRS-Vektor beträgt meistens mehr als 90°. Er läßt sich hier am besten in der Frontalebene analysieren. Die Größe des Winkels hängt jedoch wesentlich vom Infarktstadium ab, da der T-Vektor sich im Laufe der Infarktheilung zunehmend von rechts hinten unten nach links vorne unten resp. zur normalen Position zurückbewegt. Diese rückläufige Bewegung erfolgt von der Spitze zur Herzbasis gesehen im Uhrzeigersinn.

Da die T-Schleife relativ stark verbreitert ist und in der Horizontalebene im Uhrzeigersinn nach rechts dreht, bewegt sie sich somit praktisch von sämtlichen präcordialen Ableitungen weg. Entsprechend den weiter vorne erörterten Beziehungen zwischen EKG und VKG resultiert deshalb eine mehr oder weniger ausgeprägte *T-Inversion in den meisten Thoraxableitungen*, vor allem aber in den stärker vorne und lateral gelegenen Ableitungen resp. in V1 bis V4. Mit zunehmender „Rückwanderung" des T-Vektors in die normale Position normalisiert sich auch die T-Welle in diesen Ableitungen. Da die Repolarisation in der Frontalebene nach rechts und unten gerichtet ist, d.h. von den superioren Extremitätenableitungen weg, resultiert in Abl. I und avL eine negative T-Welle (Abb. 55).

Entgegengesetzt dazu ist beim *Hinterwandinfarkt* die T-Schleife nach vorne links und oben gerichtet. Auch hier übertrifft der räumliche Winkel mit dem nach links hinten unten orientierten mittleren QRS-Vektor stets 90°. Er kann sagittal bis zu 180° betragen (Tabelle 8). Seine Verlagerung ist jedoch wesentlich weniger ausgesprochen als beim Vorderwandinfarkt. Im Laufe der Infarktheilung bewegt sich der pathologische T-Vektor von links vorne oben in seine normale Position nach links vorne unten zurück.

Da in der horizontalen Ebene die T-Schleife hier mehrheitlich im Gegenuhrzeigersinne nach vorne dreht, finden sich die daraus resultierenden T-Inversionen im präcordialen EKG vorwiegend in den lateralen Ableitungen V5 bis V6. Aus dieser „Fernwirkung" auf die linksventriculären lateralen Elektroden erklärt sich, weshalb auch bei streng umschriebenem poste-

Tabelle 9. *Verhalten der T-Schleife beim Vorder- und Hinterwandinfarkt*

	Anzahl Patienten	Relation Länge zu Breite
a) Relation zwischen maximaler Länge und Breite der T-Schleife		
Normalfälle	32	5,85
Posteroseptaler Infarkt	30	4,52[a]
Anteroseptaler und anterolateraler Infarkt	20	3,18[a]
Infarkte total	50	3,99

Relation L/B %	Normal %	Vorderwandinfarkt %	Hinterwandinfarkt %
b) Prozentuale Verteilung der Relation Länge zu Breite der T-Schleife			
Unter 2,5	—	50	10
2,5—3,0	9,5 } 19	10 } 65	13,5 } 50
3,1—3,5	9,5	5	26,5
3,6—4,0	9,5	15	3,5
4,1—5,0	18,5	5	13,5
Über 5,0	53	15	33

[a] Signifikanz: Normal zu posteroseptalem Infarkt $p < 0,0125$, Hinterwand- zu Vorderwandinfarkt $p < 0,025$.

roseptalem Infarkt Nachschwankungsveränderungen im Bereiche der lokalen Elektroden über der freien, durch den Infarkt nicht betroffenen Wand des linken Ventrikels entstehen können. Andererseits sind die T-Wellen in den vorne gelegenen parasternalen Abl. V1 bis V3 in der Regel wegen der starken anterioren Verlagerung der T-Schlinge überhöht. In den Extremitätenableitungen bewirkt die Ausbreitung der T-Welle in der Frontalebene nach oben, von den inferioren Ableitungen weg, T-Inversionen vor allem in Abl. III und avF.

Als wesentlich muß festgehalten werden, daß die T-Schleife im subakuten bis chronischen Infarktstadium richtungsmäßig einen ähnlichen Verlauf zeigt wie der initiale, die ersten 10—20 msec umfassende Abschnitt der QRS-Schlinge. Sie ist dementsprechend gleich wie der Q-Vektor beim Vorderwandinfarkt nach hinten unten medial, beim Hinterwandinfarkt nach links vorne oben orientiert. *Initialer QRS- und T-Vektor weisen somit vom Infarktgebiet weg, resp. die Repolarisationswelle folgt im frühen Infarktstadium richtungsmäßig der initialen Ausbreitung der Depolarisationswelle.* Das gleiche Prinzip gilt jedoch auch für die Norm, indem die Orientierung der T-Schleife der initial anterioren Verlagerung der QRS-Schlinge folgt. Es entspricht dies dem im weitesten Sinne allgemein zu beobachtenden Vorgang, daß die initial depolarisierten Kammerabschnitte auch am frühesten repolarisiert wer-

den. Beim Vorder- und Hinterwandinfarkt orientiert sich die initiale Erregungsausbreitung zu der von der Läsion abgewandten Stelle des Herzens hin, welche relativ frühzeitig depolarisiert und offensichtlich auch frühzeitig repolarisiert wird.

Aus diesen Gründen kann, wenigstens im subakuten bis chronischen Stadium des Infarktes, also zum Zeitpunkt ihrer maximalen Veränderungen, die T-Schleife als Kriterium zur Diagnosestellung des Infarktes und auch dessen Lokalisation mitverwendet werden. Primär muß sich die Infarktdiagnostik jedoch stets auf das Verhalten des QRS-Vektors berufen. Eine Diagnosestellung aus der Nachschwankungsveränderung allein kann wegen ihres unspezifischen Verhaltens sehr irreführend sein.

5. Das Vektorbild bei kombiniertem Vorder- und Hinterwandinfarkt. Differenzierung anhand coronarographischer Untersuchungen

a) Allgemeine Vorbemerkungen

In noch größerem Ausmaß als bei den übrigen Infarkttypen ist eine *genaue Definition des formalen Verlaufes der QRS-Schlinge bei gleichzeitigem Vorder- und Hinterwandinfarkt* nur auf Grund von Vergleichsuntersuchungen mit postmortalen oder coronarographischen Befunden möglich. Da die Korrelation mit der Coronarographie eine gleichzeitige und überdies intravitale ist, eignet sie sich zur Gegenüberstellung zwischen Vektorkardiographie und anatomischem Substrat besonders gut.

Um diesen Vergleich jedoch einwandfrei durchzuführen und der Vielfalt der Pathogenese des Herzinfarktes gerecht zu werden, sind die folgenden Gesichtspunkte zu berücksichtigen:

1. Da die Coronarographie nur den zum Infarkt führenden Coronarverschluß, nicht aber den Infarkt selbst nachweist, muß sich die Diagnose des Infarktes (nicht seine Lokalisation!) allein auf den vektorkardiographischen Befund stützen. Dabei ist zu bedenken, daß nicht jeder stenosierende Prozeß im Coronarsystem zum Infarkt führt, sondern daß der Coronarverschluß, um ischämisch zu wirken, ein bestimmtes Ausmaß erreichen muß. Diese kritische Größe liegt — nach der coronarographischen Erfahrung (SONES, 1962; ROSS, 1964; HULTGREN, 1967; LICHTLEN, 1967; PROUDFITT, 1967) — bei einer Einengung des Gefäßlumens um mindestens 75% (subtotale Stenose). Entscheidend scheint auch der Zeitraum zu sein,

in dem sich die Stenose entwickelt. Rasch auftretende Verschlüsse führen eher zum Infarkt als langsam progrediente Prozesse, bei denen Coronarverschluß und poststenotische Durchblutung über Anastomosen simultan miteinander einhergehen. Im letzteren Fall kann bei guter Ausbildung von Anastomosen und Kollateralen ein Infarkt sogar trotz totaler Stenosierung ausbleiben (Abb. 56, 57). Erfahrungsgemäß werden jedoch schwere Verschlüsse (subtotale oder totale Stenosen) ohne Infarkt in weniger als 5% gefunden (DÜX, 1967; HULTGREN, 1967; LICHTLEN, 1967; PROUDFITT, 1967).

2. Während der Einfluß der coronaranatomischen Veränderungen auf die Infarktgenese heute relativ gut bekannt ist, sind die funktionellen Ursachen, vor allem die Relation zwischen Durchblutungsgröße und Substrat, noch wenig untersucht. Die direkte Abhängigkeit der Coronardurchblutung von Perfusionsdruck und Herzminutenvolumen (ANREP, 1926; BING, 1949; GREGG, 1950; BRAUNWALD, 1958; GORLIN, 1961; BRETSCHNEIDER, 1962; BERNE, 1964) wird sich bei Patienten mit Coronarsklerose insofern negativ auswirken, als schon geringgradige Veränderungen dieser hämodynamischen Größen eine an der kritischen Grenze liegende Ruhedurchblutung drastisch vermindern können. Durch diese Diskrepanz zwischen Durchblutungsgröße und anatomisch oft nur leicht insuffizientem Coronarsystem ist bei-

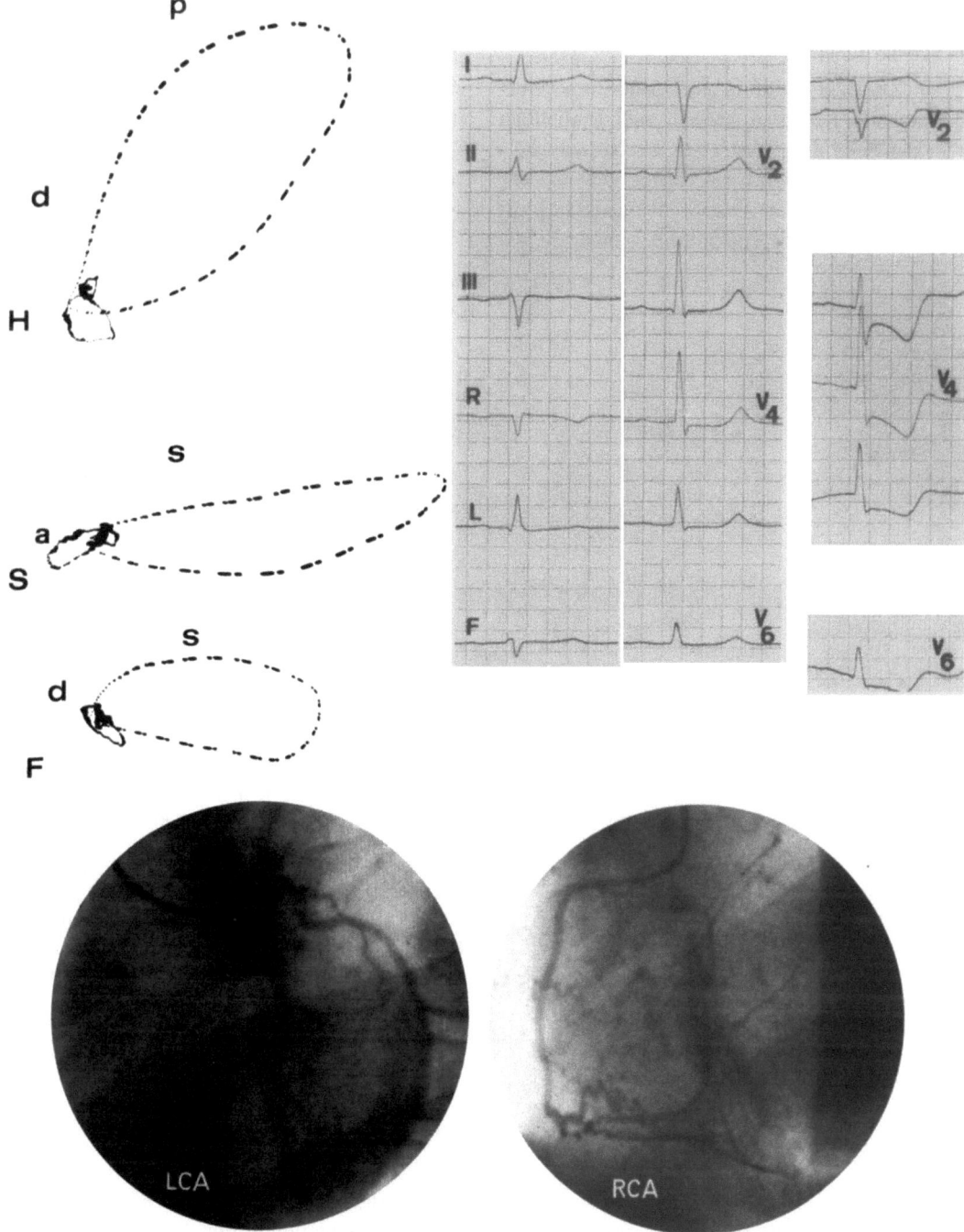

Abb. 56. Linkshypertrophie, Aortenstenose. B. J., 44jähriger Patient, im Dezember 1965 Fascia lata-Plastik
der Aortenklappen wegen kombiniertem Aortenvitium (Prof. Å. SENNING). Im März 1966 zunehmend schwere
Angina pectoris

Coronarogramm: Unten links: Linke Coronararterie (*LCA*): Vollständiger Verschluß des R. ant. desc. unmittelbar am Abgang vom linken Hauptstamm. Normale Circumflexa. Unten rechts: Rechte Coronararterie
(*RCA*): Normale Verhältnisse am rechten Hauptstamm und seinen Seitenästen, Füllung der distalen Partien
des R. ant. desc. — rechts im Bildrand ersichtlich — vom R. post. desc. aus bis zur Verschlußstelle

VKG: QRS-Schlinge nach hinten oben verlagert mit leichter Potentialvergrößerung entsprechend einer
mäßigen Linkshypertrophie (horizontaler Maximalvektor 1,8 mV). Initialer Schleifenanteil wie bei der Norm
nach vorne links unten gerichtet, normale septale Erregung. Drehung frontal im Gegenuhrzeigersinn. Keine
Anhaltspunkte für Infarkt

EKG: Leichte Linkshypertrophie, in Ruhe normale Nachschwankung; im Arbeitsversuch ST-Senkung von
2—3 mm in V$_2$ bis V$_6$

spielsweise die Häufigkeit von Infarkten schon nach geringer Hypotonie oder leichtem Schock bei vorbestehender Coronarsklerose zu erklären.

3. Zusätzliche infarktauslösende oder mitbedingende Faktoren können sich schließlich von der Seite des Substrates, des Herzmuskels her einstellen. So kann bei vorübergehend oder dauernd vermehrtem Durchblutungsbedarf auf Grund einer Linkshypertrophie eine noch ge-

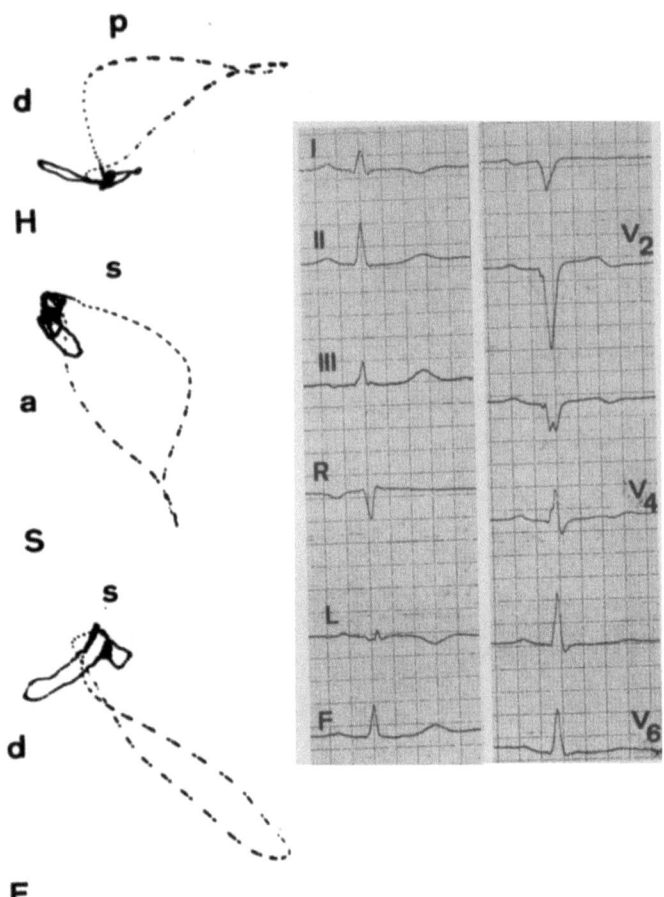

b) Trennungskriterien

Ein relativ einfaches Trennungskriterium stellt beim kombinierten Vorder- und Hinterwandinfarkt wiederum die *Maximaldauer der superioren und anterioren Verlagerung* der QRS-Schlinge dar. Außer den zeitlichen sind jedoch auch die *quantitativen Verhältnisse*, vor allem wie sie sich in den *Projektionen der einzelnen Vektoren auf die Raumachsen* äußern, zu be-

Abb. 57. Anterolateraler Infarkt. S. A., 43jährig. Schwere Angina pectoris

Im *Coronarogramm* vollständiger Verschluß der rechten Coronararterie im mittleren Drittel, Füllung der distalen Partien über Kollateralen von proximal aus sowie über Anastomosen von links her via R. circumfl. sinister. Subtotale Stenose am R. ant. desc., diffuse Veränderungen am R. diagonalis

VKG: QRS-Schlinge initial nach rechts hinten unten orientiert. Keine superiore Verlagerung. T-Schleife nach rechts hinten vom Vorderwandinfarkt weg gerichtet. Keinerlei Anhaltspunkte für einen Hinterwandinfarkt

EKG: R-Verlust in V_1 bis V_3, T-Abflachungen und -Inversionen mit leichter ST-Hebung in Abl. I und avL sowie V_2 bis V_6. Ebenfalls keine Zeichen eines Hinterwandinfarktes (s. Text)

ringgradige Coronarsklerose eventuell bereits zum Infarkt führen. In diesem Sinne ist auch die Häufung der Angina pectoris bei schwerer Linkshypertrophie, z.B. bei Aortenstenose oder Hypertonie ohne zusätzliche pathologische Veränderung der Herzkranzgefäße zu deuten.

Um den Vergleich zwischen Vektorkardiographie und coronaranatomischem Befund eindeutig zu gestalten, wurden deshalb bei der folgenden Analyse nur Patienten mit für Infarkt typischem Schlingenverlauf und gleichzeitig schweren coronaren Läsionen berücksichtigt (subtotale oder totale Stenosen).

rücksichtigen. Zum besseren Verständnis und zur Vervollständigung der Analyse werden im folgenden, zusammen mit den kombinierten Verschlüssen, auch die bei den isolierten Stenosen und im Normalfall gefundenen Veränderungen nochmals kurz mitdiskutiert werden.

1. Superiore Verlagerung
(Abb. 58, Tabelle 6, S. 92)

aa) Zeitliche Verhältnisse

Das bei den Normalpatienten über 40 Jahre und den klinischen Fällen mit Vorderwand-

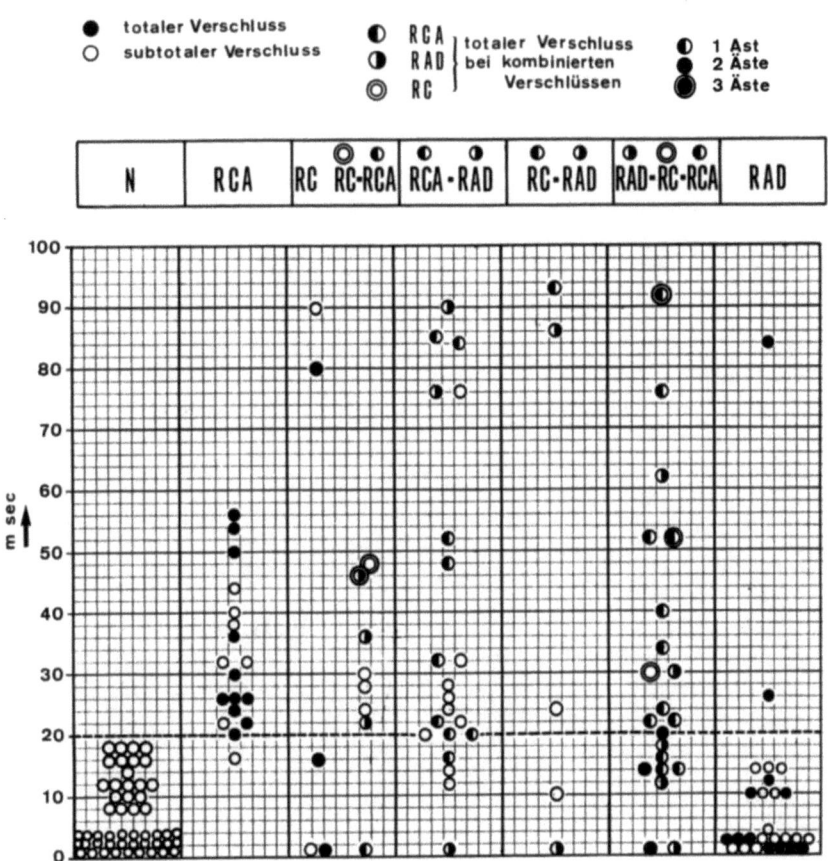

Abb. 58. Dauer der superioren Orientierung der QRS-Schleife bei verschiedenen coronaren Verschlußtypen und bei der Norm. Analyse auf Grund von coronarographierten Patienten. *N* Normales Coronarogramm; *RCA* isolierter Verschluß der rechten Coronararterie; *RC* isolierter Verschluß des R. circumfl. sin.; *RCA—RC* kombinierter Verschluß der rechten Coronararterie und des R. circumfl. sin.; *RCA—RAD* kombinierter Verschluß der rechten Coronararterie und des R. ant. desc.; *RC—RAD* kombinierter Verschluß des R. circumfl. sin. und R. ant. desc.; *RAD—RC—RCA* kombinierter Verschluß des R. ant. desc., R. circumfl. sin. und der rechten Coronararterie; *RAD* isolierter Verschluß am R. ant. desc. Die Untersuchungen beruhen auf 50 normalen und 106 pathologischen Coronarogrammen. Berücksichtigt wurden lediglich totale (ausgefüllte oder — bei kombiniertem Befall — halbgefüllte Kreise) und subtotale Verschlüsse (offene oder — bei kombiniertem Befall — halboffene Kreise)

infarkt festgestellte weitgehende Fehlen einer initialen superioren Verlagerung bestätigt sich auch bei der Coronarographie. So weisen lediglich ca. ¹/₃ der 50 Patienten mit *normalem Coronarogramm und Vektorkardiogramm* eine initiale Orientierung der Schleife nach oben auf. Diese beträgt stets weniger als 20 msec, im Maximum ca. 18 msec. Nicht selten handelt es sich dabei um Patienten mit durchgemachter Perimyokarditis, so daß die abnorme superiore Orientierung auf einem unspezifischen Potentialverlust beruhen könnte (Abb. 59).

Die durchschnittliche Dauer der superioren Schlingenorientierung liegt bei den Normalfällen mit 5,4 msec signifikant unter derjenigen der Patienten mit isoliertem Verschluß der

rechten Coronararterie resp. posteroseptalem Infarkt (31,8 msec) ($p<0{,}001$). — Die bei 10 der 26 Patienten mit *isoliertem Verschluß des R. ant. desc.* gefundene initiale Orientierung nach oben unterscheidet sich deutlich von derjenigen der Patienten mit Hinterwandinfarkt, indem sie nur in 2 Fällen mehr als 20 msec beträgt, überdies stets nach oben *rechts* gerichtet ist und anschließend nach unten hinten rechts verläuft.

Eine initial superiore Orientierung von mehr als 20 msec findet sich vor allem bei den Patienten mit *isoliertem Verschluß der rechten Coronararterie* (posteroseptaler Infarkt). Obwohl diese im Einzelfall bis zu 60 msec andauern kann, liegen die Werte bei der Mehrzahl

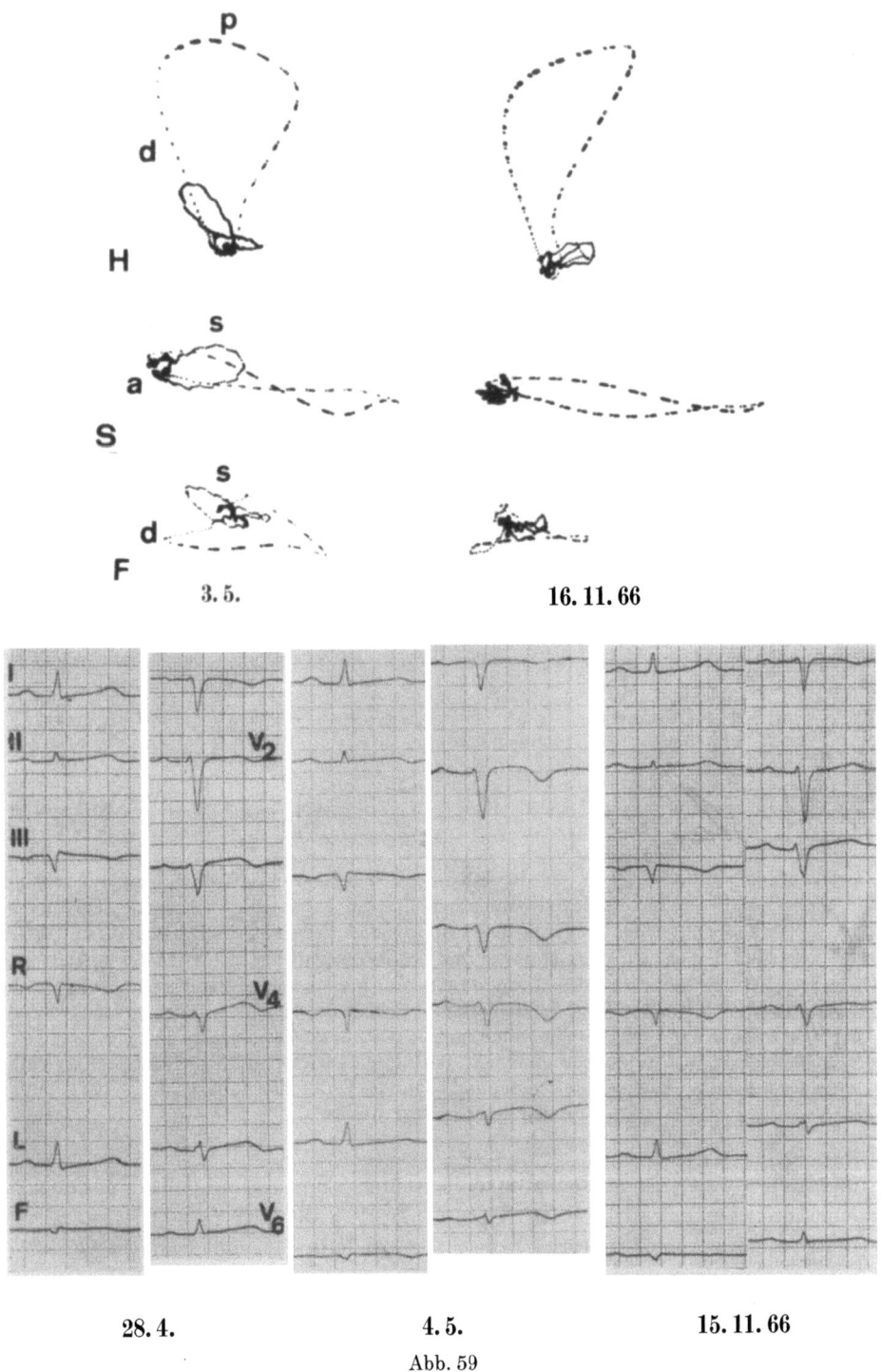

3. 5.   16. 11. 66

28. 4.   4. 5.   15. 11. 66

Abb. 59

der Patienten zwischen 20 und 40 msec; das Mittel beträgt 32 msec (Abb. 58). Wie schon anhand der klinischen Fälle besprochen wurde, muß somit auch auf Grund der Coronarographie eine superiore Orientierungsdauer von über 20 msec bereits als pathognomonisch für eine Hinterwandläsion angesehen werden. Die im Elektrokardiogramm für das pathologische Q in Abl. III und avF geforderte Mindestdauer von 0,04 sec wird somit auch bei den angiographierten Patienten mit posteroseptalem Potentialverlust wesentlich unterschritten (GRANT, 1954).

Ähnlich wie beim alleinigen Verschluß der rechten Coronararterie ist auch bei der Mehrzahl der Patienten mit *kombinierten subtotalen*

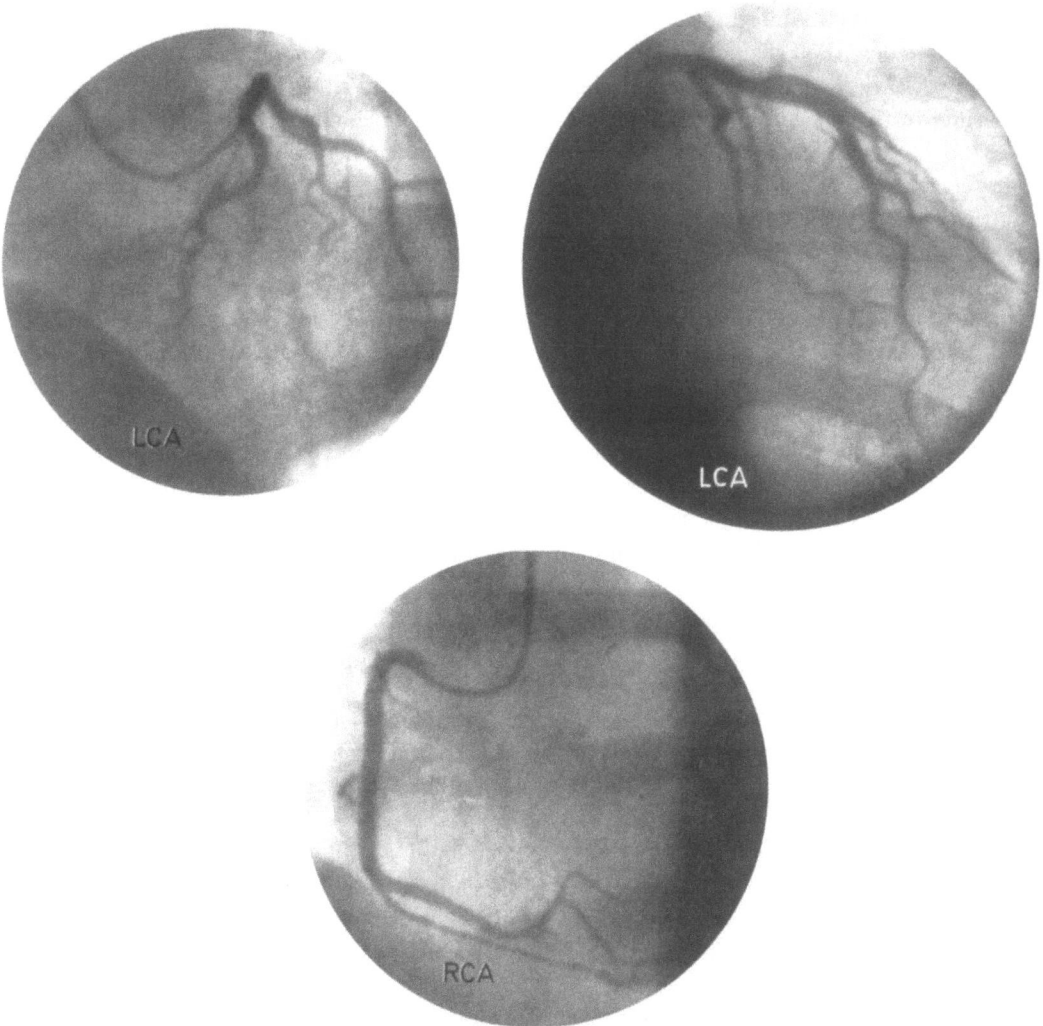

Abb. 59. Unspezifisch pathologisch verändertes VKG. C. K., 41jährige Patientin, hospitalisiert wegen atypischen Präcordialschmerzen und subfebrilen Temperaturen, klinisch jedoch ohne sichere Infarktzeichen

Coronarogramm: Oben: Linke Coronararterie (schräglinke und schrägrechte Projektion). Sämtliche Gefäßäste
ohne jegliche Zeichen einer Stenose. Unten: Rechte Coronararterie. Völlig normale Gefäßverhältnisse

VKG: QRS-Schleife initial noch leicht nach vorne links und geringgradig nach oben gerichtet, anschließend
Verlagerung nach links hinten unten, terminale Rechtsorientierung und leichte Rechtsverspätung. T-Schleife
anfangs (3. 5. 66) nach rechts hinten, später (16. 11. 66) nach links vorne unten gerichtet. Kein sicherer Infarkt
nachweisbar. VKG mit perimyokardialen Läsionen oder leichter Rechtshypertrophie vereinbar

EKG: Low voltage in allen Ableitungen; am 28.4.66 leichte konkordante ST-Hebung in den Extremitätenableitungen sowie präcordial, im späteren Verlauf zunehmende T-Inversion und schließlich Normalisierung
der Nachschwankung. Die R-Potentiale bleiben generell reduziert. Keine sicheren Infarktzeichen

*oder totalen Stenosen des R. ant. desc. mit solchen
der rechten Coronararterie resp. des R. circumfl.
sin.* oder beider Äste zusammen, also mit Vor-
der- und Hinterwandinfarkt, in der überwiegenden Mehrheit initial ein pathologischer Schlingenverlauf nach oben zu beobachten. Dabei
beträgt die Dauer der superioren Verlagerung
wiederum mehrheitlich über 20 msec, und die
durchschnittliche superiore Verlagerungsdauer

entspricht mit 34 resp. 31 und 43 msec (Tabelle 6) weitgehend derjenigen der Patienten
mit alleinigem Verschluß der rechten Coronararterie. Die Feststellung, daß lediglich 7 der
47 Patienten mit kombiniertem Verschluß des
R. ant. desc. und einer die hinteren unteren
kardialen Abschnitte versorgenden Coronararterie keine initial abnorme Verlagerung nach
oben aufweisen, erhöht indirekt die Aussage-

kraft dieses Kriteriums beim kombinierten Vorder- und Hinterwandinfarkt. Es muß angenommen werden, daß beim Fehlen einer superioren Orientierung eine posteroinferiore Infarzierung trotz Verschluß ausgeblieben ist. So bestand in einem Fall (Abb. 57) zwar ein totaler Verschluß der rechten Coronararterie im unteren Drittel, die distalen Partien, vor allem der R. post. desc. und R. circumfl. dexter, füllten sich jedoch sowohl über Anastomosen vom R. circumfl. sin. her als auch über Kollateralen aus den proximalen Partien der rechten Coronararterie. Auch bei einem zweiten Patienten (Abb. 32) mit langjähriger Hypertonie, schwerer Linkshypertrophie und subtotaler Stenose im unteren Drittel der rechten Coronararterie sowie Verschluß des R. ant. desc., ist es denkbar, daß bei der kurzen subtotalen Stenosierung (angiographisch ca. 1 cm) sich noch kein Hinterwandinfarkt ausgebildet hat oder dieser relativ klein geblieben ist, so daß der inferiore Potentialverlust durch das massive Überwiegen der noch erhaltenen Potentiale des hypertrophierten linken Ventrikels voll ausgeglichen wird.

Generell kann somit gesagt werden, daß auch beim kombinierten Vorder- und Hinterwandinfarkt der inferoposteriore Potentialverlust in der großen Mehrzahl durch eine abnorme Verlagerung der initialen Kräfte nach oben zum Ausdruck kommt. Eine Verlängerung der superioren Orientierung auf 20 msec und mehr, bei gleichzeitigem Fehlen der anterioren Kräfte, ist somit sehr verdächtig auf einen zusätzlichen Hinterwandinfarkt.

bb) Quantitative Verhältnisse
(Abb. 60, Tabelle 6, S. 92)

Das Ausmaß der initialen Schlingenorientierung nach oben läßt sich am besten anhand der Projektion der Momentanvektoren auf die y-Achse (Longitudinalachse) ermessen. Dabei stellt die Größe des vom Infarkt weg nach oben gerichteten Initialvektors ein gutes Korrelat zur Infarktausdehnung dar und wird dadurch gleichzeitig zu einem zuverlässigen Trennungskriterium der einzelnen coronaren Verschlußtypen.

Die größte superiore Verlagerung wird beim *isolierten Verschluß der rechten Coronararterie,* d.h. beim posteroseptalen Infarkt, gefunden. Im Mittel unterscheidet sie sich schon nach 10 msec und noch stärker nach 20 msec signifikant von der Norm und vom isolierten Verschluß des R. ant. desc., deren mittlere Vektoren zu diesem Zeitpunkt bereits deutlich nach unten gerichtet sind ($p<0,001$). Aber auch im einzelnen gesehen findet sich bereits bei 10 msec größenmäßig eine praktisch vollständige Trennung, obwohl das Maximum der nach oben gerichteten Schlingenverlagerung nach 20 msec erreicht wird. Nach 30 msec ist dagegen bereits die Mehrheit der Vektoren leicht nach unten orientiert. Das Ausmaß der nach unten gerichteten Projektion des Maximalvektors ist demzufolge auf der y-Achse von der Norm nicht verschieden; dies entspricht der schon weiter vorne gemachten Überlegung, daß der posteroseptale Infarkt Herzabschnitte mit relativ schwacher Potentialbildung umfaßt, wodurch die überwiegenden linksventriculären Kräfte noch voll zur Geltung gelangen — dies trotz der angiographischen Beobachtung, daß bei diesem Infarkttyp stets kleinere posteroinferiore Abschnitte des linken Ventrikels in die Infarktzone miteinbezogen sind.

Eine praktisch identische Verlagerung nach oben findet sich auch bei *kombinierten Verschlüssen an der rechten Coronararterie und am R. circumfl. sin., mit oder ohne Kombination mit solchen am R. ant. desc. resp. bei Patienten mit ausgedehntem posteroseptalem, -basalem und evtl. Vorderwandinfarkt.* Auffallend ist, daß hier — trotz des Vorderwandinfarktes — die superiore Orientierung in den ersten 10 und 20 msec noch immer stark überwiegt und vom Verlust der anterioren Kräfte nicht beeinflußt wird. Dadurch kommt es auch hier auf der Longitudinalachse während der ersten 10 und 20 msec zu einer praktisch vollständigen größen- und richtungsmäßigen Trennung der nach oben orientierten Momentanvektoren gegenüber der Norm und dem isolierten Verschluß des R. ant. desc. Der Maximalvektor ist andererseits wiederum in gleichem Maße wie derjenige der Normalfälle nach unten orientiert.

Auch bei *kombiniertem Verschluß an der rechten Coronararterie und am R. ant. desc. allein* ist die superiore Orientierung in den ersten 10 msec nur wenig verschieden von derjenigen der isolierten Verschlüsse der rechten Coronararterie. Nach 20 msec fällt sie jedoch leicht ab, ist aber noch immer deutlich nach oben gerichtet. Typische Vektorbilder sind auf Abb. 61 und 62 dargestellt. In beiden Fällen fehlt eine anteriore Orientierung, während die superiore

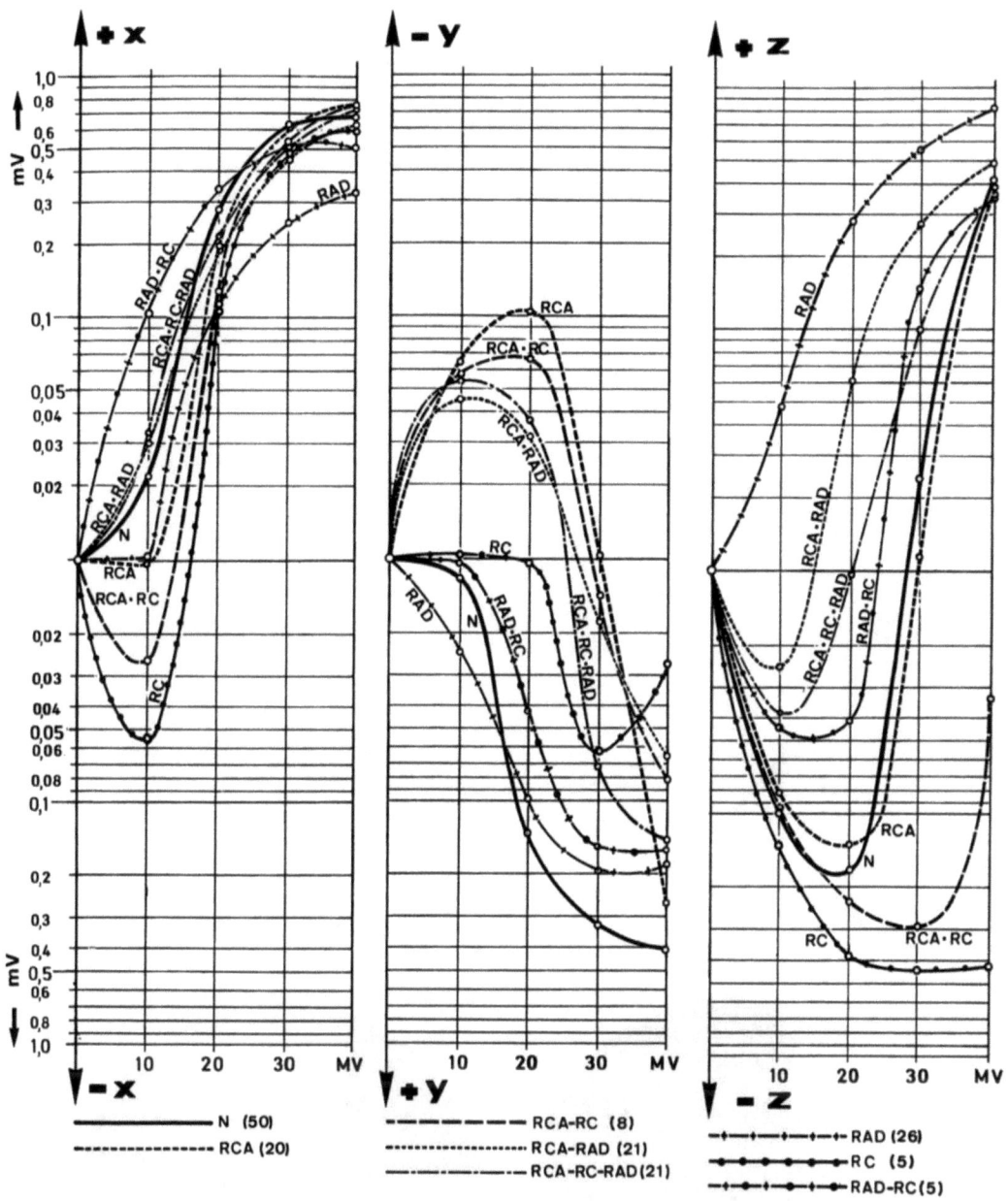

Abb. 60. Quantitatives Verhalten der Frühvektoren und des Maximalvektors bei verschiedenen coronaren Verschlußtypen und Normalfällen. Projektion der Mittelwerte des 10-, 20- und 30 msec-Vektors sowie des Maximalvektors auf die drei Raumachsen (x, y, z). Polung der Ableitungsrichtung entsprechend. Analyse auf Grund coronarographierter Patienten. Ordinate: Projektion auf die Raumachsen in Millivolt; Abszisse: zeitliche Verhaltnisse. Es wurden nur Patienten mit subtotalen oder totalen Verschlüssen berücksichtigt. N Normalfälle; RCA isolierter Verschluß der rechten Coronararterie; RCA—RC kombinierter Verschluß der rechten Coronararterie und des R. circumfl. sin.; RCA—RAD kombinierter Verschluß der rechten Coronararterie und des R. ant. desc.; RCA—RC—RAD kombinierter Verschluß der rechten Coronararterie, des R. circumfl. sin. und des R. ant. desc.; RAD isolierter Verschluß des R. ant. desc.; RC isolierter Verschluß des R. circumfl. sin. In Klammern Anzahl Patienten (s. Text)

deutlich vorhanden ist und entweder in der sagittalen und frontalen Ebene oder nur in der letzteren zur Darstellung kommt. Bei dem auf Abb. 63 erwähnten Fall zeigt die Vektorschleife neben dem Fehlen der anterioren Verlagerung vor allem eine vollständige Orientierung über die Horizontalebene. Hier lag jedoch vorwiegend ein Rechtsversorgungstyp vor, so daß

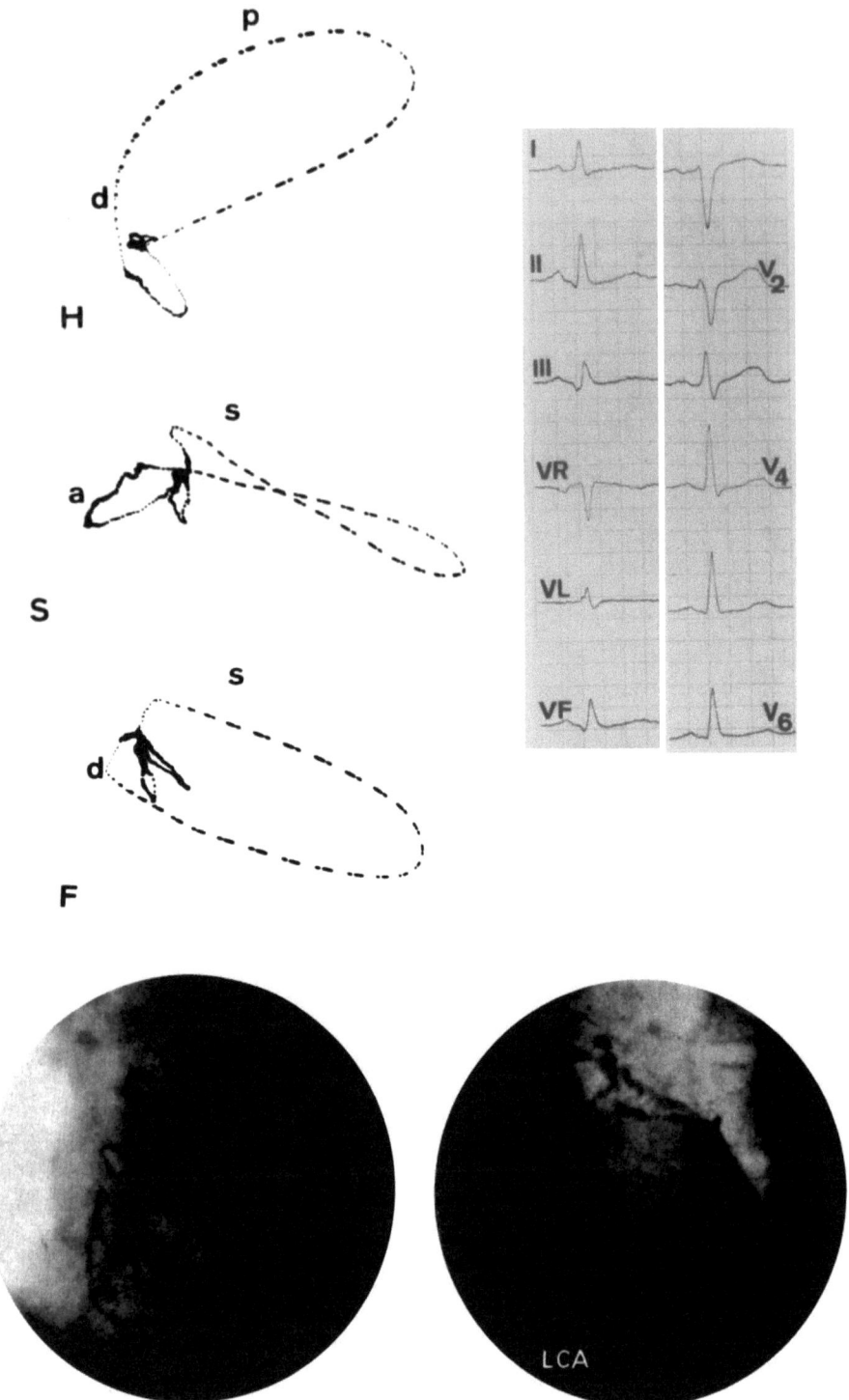

Abb. 61. Kombinierter Vorder- und Hinterwandinfarkt. W. W., 62jährig

Coronarogramm: Unten rechts: Linke Coronararterie (*LCA*). Subtotale bis totale Stenose am R. ant. desc. und R. diagonalis. Unten links: Rechte Coronararterie (*RCA*). Totale Stenose im mittleren Drittel mit Füllung der distalen Partien über Kollateralen

VKG: Sofortige Verlagerung der Initialschleife nach hinten links und oben. Dauer der superioren Orientierung ca. 34 msec entsprechend einem anteroseptalen und posteroseptalen Infarkt

EKG: Niedere R-Potentiale in V_1 und V_2, jedoch ohne sichere Anhaltspunkte für einen Vorderwandinfarkt. Kleines Q in Abl. II und avF, breites Q in Abl. III im Sinne eines Hinterwandinfarktes

zusätzlich größere diaphragmale Abschnitte der Hinterwand mitbetroffen waren.

Beim *isolierten Verschluß des R. circumfl. sin.* fehlt eine signifikante superiore Orientierung, da das hintere untere Kammerseptum nicht vom Infarkt betroffen ist und offensichtlich die posterobasale Infarzierung des linken Ventrikels nicht genügend weit nach diaphragmal reicht. Bei *gleichzeitigem Verschluß des R. circumfl. sin. und der rechten Coronararterie* findet sich jedoch erwartungsgemäß — wie

Coronararterie, allein oder zusammen mit dem *R. circumfl. sin.*, auch in Gegenwart eines Verschlusses am *R. ant. desc.*, eine quantitativ signifikante Orientierung der frühen Vektoren nach oben stattfindet. Sie ist beim alleinigen Verschluß der rechten Coronararterie und des *R. ant. desc.*, also beim kombinierten posteroseptalen und anteroseptalen (lateralen) Infarkt am geringsten, aber in der Mehrzahl der Fälle auch hier von der Norm noch deutlich verschieden.

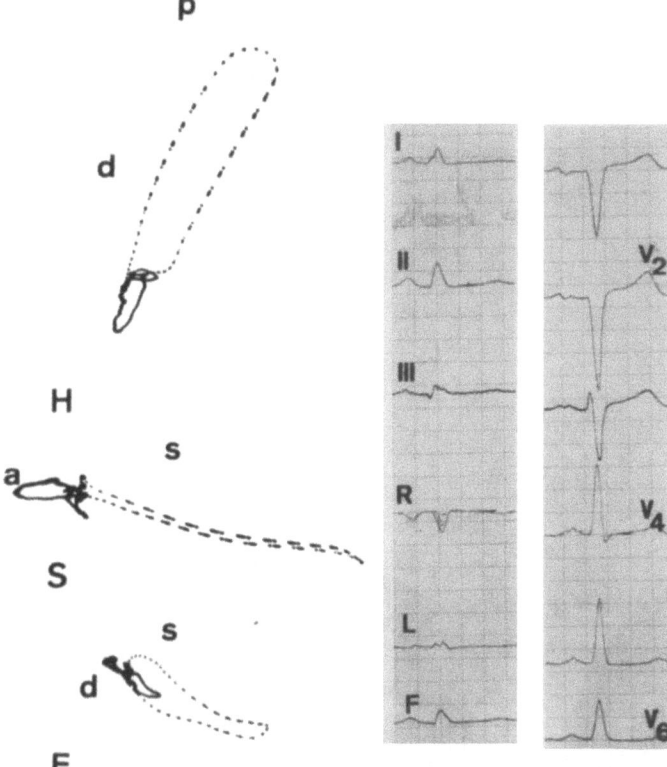

Abb. 62. Anteroseptaler und posteroseptaler Infarkt. DiA. L., 50jährig

Im *Coronarogramm* vollständiger Verschluß der rechten Coronararterie am Übergang vom oberen zum mittleren Drittel; subtotale Stenose am R. ant. descendens

VKG: Initiale Verlagerung der QRS-Schleife nach hinten und links entsprechend einem anteroseptalen Potentialverlust, gleichzeitig Orientierung der frühen Kräfte nach oben. Die Dauer der superioren Verlagerung von 24 msec ist typisch für zusätzlichen alten posteroseptalen Infarkt

EKG: R-Verlust in V₁ und V₂ entsprechend einem anteroseptalen Infarkt, keine sicheren Anhaltspunkte für Hinterwandinfarkt, kleines unsignifikantes Q in Abl. III

bereits erwähnt — kein quantitativer Unterschied in der superioren Orientierung zum isolierten Verschluß rechts. In der Regel zeigt sich hier das Vektorbild des diaphragmalen Infarktes.

Ein gleiches Verhalten läßt sich auch bei *kombiniertem Verschluß am R. circumfl. sin. und am R. ant. desc.* beobachten. Auch hier ist der mittlere 10 msec-Vektor praktisch nicht nach oben verlagert und nur ein Patient wies einen superioren 10 msec-Vektor auf, der jedoch noch immer im unteren Bereich der Fälle mit isoliertem Verschluß der rechten Coronararterie lag.

Generell läßt sich somit feststellen, daß in allen Fällen mit schwerer Läsion der rechten

2. Anteriore Verlagerung
aa) Zeitliche Verhältnisse (Abb. 64)

Die *Dauer der anterioren Verlagerung* stellt ein weniger gutes Trennungskriterium dar, da eine initial nach vorne orientierte Schleife in allen Fällen von Coronarverschluß, sogar bei demjenigen des R. ant. desc., vorkommen kann. Gerade beim anteroseptalen Infarkt, dem zwar das Fehlen einer nach vorne gerichteten Orientierung der QRS-Schlinge als pathognomonisches Zeichen zukommt, kann sich bei zusätzlichen Läsionen an der rechten Coronararterie oder am R. circumfl. sin. ein initial anteriorer Schlingenverlauf einstellen. So darf zwar bei fehlender Schlingenorientierung nach vorne und gleichzeitig initialer superiorer Verlagerung

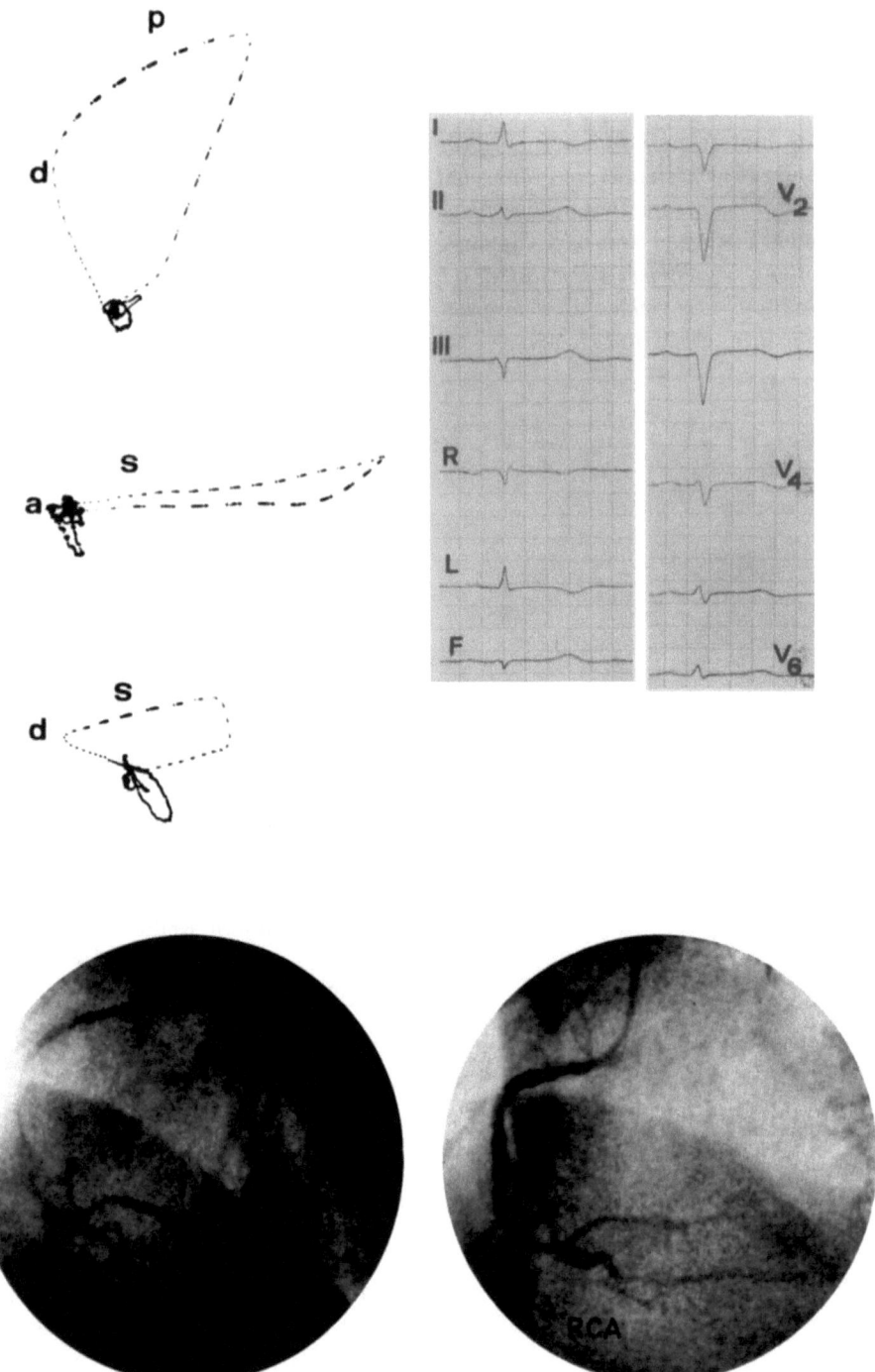

Abb. 63. Anteroseptaler und diaphragmaler Infarkt. F. A., 44jährige Patientin, zweimal wegen Infarkt hospitalisiert

Coronarogramm: Injektion in die rechte Coronararterie. Unten links: Spätphase; unten rechts: Frühphase: Subtotale Stenose im mittleren Drittel der rechten Coronararterie, diffuse Veränderungen im proximalen und distalen Abschnitt. Späte Füllung des R. ant. desc. vom R. post. desc. aus, rechts oben im Bildrand der Spätphase sichtbar. Totale Stenose am R. ant. descendens

VKG: Gesamte Schlinge nach hinten oben, oberhalb die Horizontale verlagert im Sinne eines kombinierten Vorderwand- und diaphragmalen Infarktes

EKG: Überdrehter Linkstyp; R-Verlust in V_1 bis V_3 entsprechend dem anteroseptalen Infarkt, rS-Typ in Abl. III und avF

ein kombinierter Vorder- und Hinterwandinfarkt mit großer Sicherheit angenommen
werden; bei anteriorer Schlingenorientierung
kann ein zusätzlicher Vorderwandinfarkt jedoch nicht ohne weiteres ausgeschlossen werden. Daß sich überdies auch bei isoliertem Verschluß des R. ant. desc., vor allem beim anterolateralen Infarkt, eine anteriore Verlagerung
vorfinden kann, wurde bereits erwähnt. Diese

msec noch wesentlich kleiner als derjenige der
Normalfälle oder der Patienten mit isoliertem
Verschluß der rechten Coronararterie (29,5
msec), ist aber gegenüber demjenigen des alleinigen Verschlusses des R. ant. desc. deutlich
erhöht.

Eine nach vorne gerichtete Schlingenorientierung kann auch bei *gleichzeitigem Verschluß
des R. ant. desc. mit Läsionen des R. circumfl.*

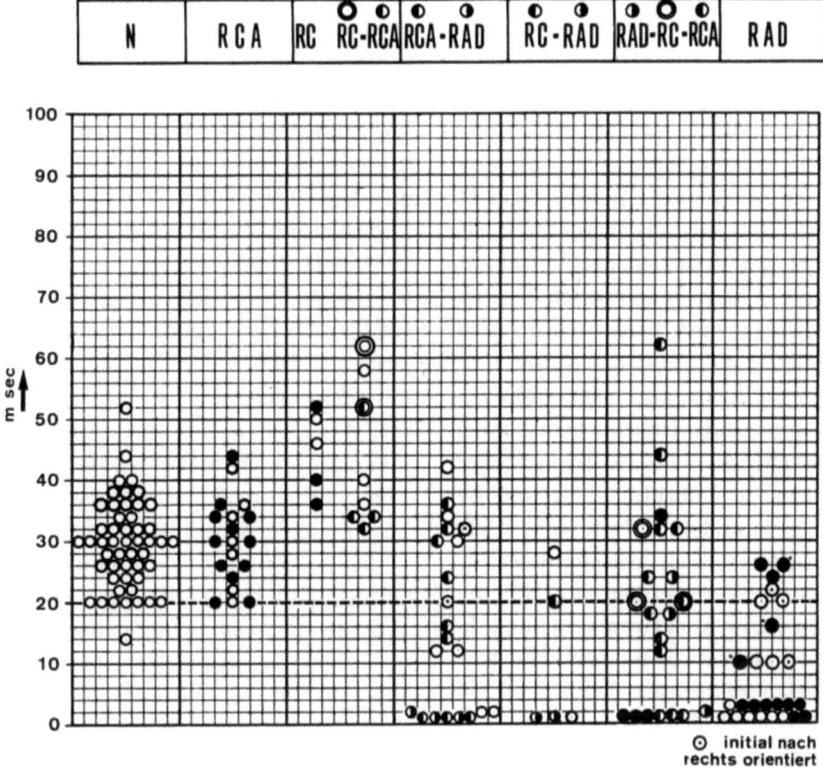

Abb. 64. Dauer der anterioren Orientierung der QRS-Schleife bei verschiedenen coronaren Verschlußtypen
und bei der Norm. Analyse auf Grund von coronarographierten Patienten. Bezeichnungen wie in Abb. 58

ist jedoch stets nach vorne *rechts* gerichtet und
in der Regel von kurzer Dauer, so daß der
Mittelwert der anterioren Orientierung beim
Verschluß des R. ant. desc. mit 7,5 msec gegenüber der Norm mit 29,6 msec signifikant verkürzt bleibt (*p*<0,001) (Tabelle 6). Entsprechend diesen Ausführungen weist ca. die Hälfte
der Patienten mit kombinierten Verschlüssen
an der rechten Coronararterie resp. am R. circumfl. trotz zusätzlichen schweren Läsionen
am R. ant. desc., eine deutliche Verlagerung
nach vorne auf. Der Mittelwert dieser anterioren Verlagerungsdauer ist mit 9,6 resp. 15,9

*sin. resp. bei Vorderwand- und posterobasalem-
lateralem Infarkt* beobachtet werden. So weisen
immerhin 2 der 5 Patienten eine anteriore
Schlingendauer von 20 msec und mehr auf.
Eine relativ langdauernde anteriore Orientierung ist hier zu erwarten, da die längste anteriore Verlagerungsdauer beim *isolierten Verschluß des R. circumfl. sin.* resp. beim posterobasalen-lateralen Infarkt gefunden wird. Offensichtlich führen die potentialmäßig starken,
links hinten unten gelegenen Partien des linken
Ventrikels, welche erst nach 20—40 msec erregt
werden, dazu, daß die anteriore Verlagerung

nicht nur quantitativ sehr intensiv ist, sondern auch lange andauert. Ebenso häufig ist die Tendenz zur anterioren Orientierung beim kombinierten *Verschluß des R. ant. desc. und der rechten Coronararterie, d.h. beim anteroseptalen resp. -lateralen und posteroseptalen Infarkt*, indem sich hier eine anteriore Orientierung im Normbereich bei ca. der Hälfte der Fälle findet.

Aus all diesen Gründen kann die Dauer der anterioren Verlagerung deshalb — ausgenommen beim anteroseptalen Infarkt — nie als alleiniges Trennungskriterium betrachtet werden.

bb) Quantitative Verhältnisse
(Abb. 60, Tabelle 6)

Ähnlich den zeitlichen stellen auch die quantitativen Verhältnisse, wie sie sich aus der Projektion der Momentanvektoren auf die anteroposteriore Achse, die z-Achse, ergeben, im allgemeinen eher ein unsicheres Maß zur Diskriminierung der verschiedenen Verschluß- resp. Infarkttypen dar. Diagnostisch wesentliche Verschiebungen auf dieser Achse finden sich vor allem beim *Verschluß des R. ant. desc. sowie des R. circumfl. sin.*, also beim anteroseptalen und posterobasalen Infarkt. Hier können die Größenverhältnisse auf der z-Achse wiederum entscheidend zur Infarktdiagnose und Beurteilung seiner Ausdehnung beitragen. Andererseits unterscheidet sich beispielsweise die mittlere anteriore Verlagerung des 10- und 20 msec-Vektors beim selektiven Verschluß der rechten Coronararterie resp. beim posteroseptalen Infarkt quantitativ kaum von der Norm.

Eine quantitativ beträchtliche posteriore Verlagerung auf der z-Achse findet sich schon nach 10 msec bei *selektivem Verschluß des R. ant. descendens*. Eine geringe initial anteriore Orientierung besteht zwar bei einer Reihe von Patienten mit ausgedehntem antero*lateralem* Infarkt; sie ist jedoch nicht nur nach vorne, sondern vor allem deutlich nach *rechts* gerichtet und von einer raschen Verlagerung nach hinten gefolgt. Die posteriore Orientierung nimmt bis zum Zeitpunkt des Maximalvektors, wie zu erwarten, größenmäßig noch wesentlich zu, wobei der letztere die Norm in dieser Projektion übertrifft. Räumlich gesehen besteht jedoch kein quantitativer Unterschied (Tabelle 6).

Weit komplexer sind die Verhältnisse bei kombiniertem *Verschluß an der rechten Coronar-*

arterie und am R. ant. descendens. Der mittlere 10 msec-Vektor ist zwar noch leicht nach vorne gerichtet, von der Norm jedoch bereits signifikant verschieden ($p<0,001$). Eine deutliche posteriore Verlagerung weist der mittlere 20 msec-Vektor auf, wobei der größenmäßige Unterschied zu den Patienten mit alleinigem Verschluß des R. ant. desc. jedoch noch eindeutig ist. Die Mittelwerte reflektieren die Verhältnisse im einzelnen hier jedoch relativ ungenau; so zeigen 3 Patienten bei 20 msec noch immer eine anteriore Orientierung. Die starken Differenzen in der größen- und richtungsmäßigen Orientierung der Frühvektoren auf der z-Achse bei den Patienten mit kombinierten Verschlüssen am R. ant. desc. und an der rechten Coronararterie müssen weitgehend auf die Infarktausdehnung an der Vorder- und Hinterwand und ihre gegenseitige Relation zurückgeführt werden.

Tritt zum *Verschluß des R. ant. desc. und der rechten Coronararterie* noch ein solcher am *R. circumfl. sin.* hinzu, so sind sowohl der mittlere 10- wie 20 msec-Vektor nach vorne gerichtet. Die starke Tendenz zur anterioren Schleifenverlagerung, trotz Verschluß des R. ant. desc., ist somit durch die größere Ausdehnung des Hinterwandinfarktes, der hier offensichtlich noch posterobasale und teilweise diaphragmale Abschnitte umfaßt, zu erklären.

Die potentialmäßig stärkste anteriore Orientierung wird beim *isolierten Verschluß des R. circumfl. sin.* resp. beim posterobasalen-lateralen Infarkt gefunden. Die pathologische Abweichung von der Norm tritt jedoch, wie bereits weiter vorne betont wurde, erst bei 20 msec auf, nimmt dann aber bis zum Zeitpunkt des Maximalvektors stetig zu. Dadurch ergibt sich praktisch eine vollständige Trennung gegenüber allen anderen Verschlußtypen sowie den Normalfällen. Da die anteriore Verlagerung Ausdruck des zu diesem Zeitpunkt potentialmäßig stärksten Ausfalles ist, wird der Maximalvektor ebenfalls stark nach vorne orientiert.

Auch bei gleichzeitigem Verschluß des R. circumfl. sin. und des R. ant. desc., also bei anteroseptalem und posterobasalem-lateralem Infarkt, besteht noch eine deutliche Tendenz zur *anterioren* Verlagerung der Frühvektoren. Diese ist zwar im Mittel wesentlich geringer als bei der Norm oder beim isolierten Verschluß der rechten Coronararterie, unterscheidet sich jedoch richtungsmäßig vollständig von derjenigen des kombinierten Verschlusses der rechten Coronararterie und des R. ant. desc., deren mittlerer Vektor nach 10 msec wesentlich weniger nach vorne orientiert ist. Die Verlagerung des 10 msec-Vektors nach vorne, trotz Verschluß des R. ant. desc., ist relativ schwierig zu erklären. Das *geringe* Ausmaß der anterioren Orientierung spricht dafür, daß der subtotale Verschluß am R. ant. desc. tatsächlich zu einem Vorderwandinfarkt geführt hat, da sonst die anteriore Verlagerung wesentlich ausgesprochener sein müßte resp. identisch mit derjenigen beim isolierten Circumflexverschluß wäre. Die bereits bei 10 msec bestehende anteriore Verlagerung kann deshalb nur damit erklärt werden, daß gewisse posterobasale Partien relativ frühzeitig erregt werden, offensichtlich unmittelbar im Anschluß an die septale Aktivation, wodurch der posterobasale Potentialausfall trotz Vorderwandinfarkt noch zu einem geringgradigen Überwiegen der initial nach vorne gerichteten Kräfte führt.

Da die *Projektion auf der x-Achse* im Mittel keine wesentlichen quantitativen Unterschiede ergeben hat und somit als Diskriminierungsmerkmal keine entscheidende Rolle spielt, wird hier nicht näher darauf eingegangen. Für Einzelheiten s. Abb. 60.

c) Zusammenfassende Übersicht über die zeitlichen und größenmäßigen Verhältnisse der Früh- und Maximalvektoren bei Infarkt, anhand der Coronarographie (Abb. 65)

1. Normalfall

Der normale Initialvektor ist bei den coronarographierten Patienten nach vorne unten links gerichtet, wobei die anteriore Orientierung zwischen 14 und 40 msec beträgt. Eine initiale Verlagerung nach oben wird nur in wenigen Fällen beobachtet, was vor allem altersbedingt sein dürfte (mittleres Alter 42,6 Jahre). Die Dauer der evtl. superioren Orientierung liegt stets unter 20 msec. Der Maximalvektor ist nach links hinten unten gerichtet, und seine räumliche Größe beträgt im Mittel 0,89 mV.

2. Isolierter Verschluß der rechten Coronararterie = posteroseptaler Infarkt

Sämtliche 10- und 20 msec-Vektoren sind nach oben und vorne links gerichtet, wobei die superiore Orientierung größenmäßig schon

nach 10 msec von der Norm signifikant verschieden ist, jedoch das Maximum erst nach 20 msec erreicht. Die Dauer der superioren Verlagerung liegt zwischen 22 und 62 msec. Die anteriore Orientierung unterscheidet sich größenmäßig und zeitlich nicht von der Norm. Dreidimensional berechnet sind allerdings der mittlere 20- und 30 msec-Vektor, nicht aber der Maximalvektor (0,91 mV) gegenüber der Norm deutlich reduziert.

3. Isolierter Verschluß des R. ant. desc. = anteroseptaler (-lateraler) Infarkt

Die mittlere Vektorschleife ist von Anfang an sofort nach hinten und nach unten verlagert. Im Einzelfall, bei Orientierung der QRS-Schleife nach rechts, kann noch eine geringgradige anteriore Verlagerung stattfinden. Eine initial superiore Orientierung (stets nach oben rechts) wird ebenfalls in wenigen Fällen noch beobachtet; sie bleibt jedoch auf die ersten 10—14 msec beschränkt. Die räumlichen Frühvektoren sind wiederum gegenüber der Norm im Mittel verkleinert, nicht aber der Maximalvektor (0,92 mV).

4. Isolierter Verschluß des R. circumfl. sin. = posterobasaler (-lateraler) Infarkt

Der überwiegende Anteil der Vektorschlinge ist nach vorne links verlagert, wobei die pathologische anteriore Orientierung erst bei 20 msec einsetzt, jedoch bis zum Zeitpunkt des Maximalvektors andauert. Räumlich gesehen ist der größte Vektorausschlag mit 0,74 mV deutlich unter der Norm. Eine Schlingenverlagerung nach oben fehlt in der Regel oder ist nur minimal.

5. Kombinierter Verschluß an der rechten Coronararterie und am R. ant. desc. = posteroseptaler und anteroseptaler (-lateraler) Infarkt

Der mittlere 10 msec Vektor ist noch leicht nach vorne und deutlich nach oben verlagert; räumlich ist er gegenüber der Norm und dem alleinigen Verschluß dieser Äste jedoch stark reduziert. Nach 20 msec nimmt im Mittel die posteriore Orientierung weiter zu, die superiore jedoch leicht ab, so daß die Schleife insgesamt wesentlich weniger stark nach oben gerichtet ist als beim isolierten Verschluß rechts.

Horizontal

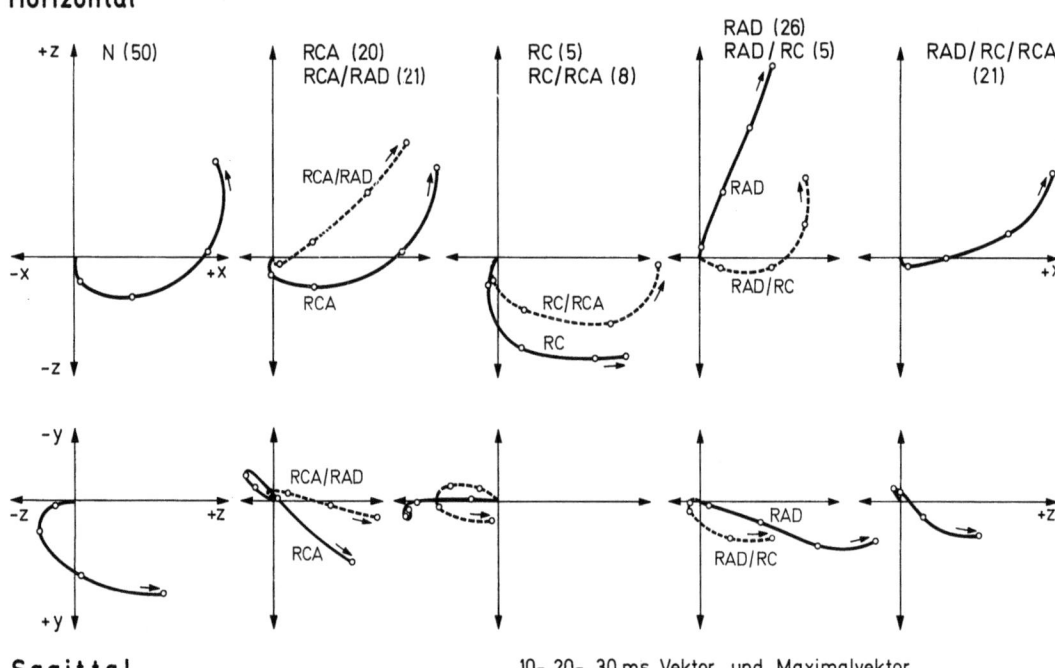

Sagittal   10-,20-,30 ms Vektor und Maximalvektor

Abb. 65. Horizontaler und sagittaler Verlauf der frühen QRS-Schleife beim Normalen und verschiedenen coronaren Verschlußtypen. Analyse auf Grund coronarographierter Patienten. Die offenen Kreise entsprechen den Mittelwerten der 10-, 20- und 30 msec-Vektoren sowie dem Maximalvektor. In Klammern: Anzahl coronarographierter Patienten. Bezeichnungen wie in Abb. 58 (s. Text)

6. Kombinierter Verschluß der rechten Coronararterie und des R. circumfl. sin. = ausgedehnter, diaphragmaler Hinterwandinfarkt

Die QRS-Schleife ist auch hier deutlich nach vorne verlagert und gleicht horizontal weitgehend derjenigen des isolierten Circumflexaverschlusses. Zusätzlich besteht jedoch eine signifikante initial superiore Orientierung, welche die ersten 20 msec umfaßt und sich vom isolierten Verschluß der rechten Coronararterie kaum unterscheidet. Bei sehr ausgedehntem Infarkt kann die gesamte Vektorschleife oberhalb der Horizontale lokalisiert sein. Der räumliche Vektor ist mäßig reduziert (0,76 mV).

7. Kombinierter Verschluß des R. circumfl. sin. und R. ant. desc. = anteroseptaler (-lateraler) und posterobasaler (-lateraler) Infarkt

Trotz Vorderwandinfarkt besteht eine deutliche, initial anteriore Verlagerung der Schlinge, welche die ersten 20 msec umfaßt. Die Schleifenausbreitung nach vorne ist jedoch in der Regel potentialmäßig gering, und sämtliche Frühvektoren und der Maximalvektor sind, räumlich gesehen, größenmäßig stark reduziert (Maximalvektor 0,62 mV).

8. Kombinierter Verschluß der rechten Coronararterie, des R. circumfl. sin. und des R. ant. desc. = ausgedehnter Hinterwand-, diaphragmaler und Vorderwandinfarkt

Während der ersten 10 und 20 msec ist der mittlere Vektor, gleich wie beim isolierten Verschluß der rechten Coronararterie, nach oben verlagert, so daß die Dauer der superioren Orientierung zwischen 22 und 80 msec beträgt. Andererseits ist die Schlinge im Mittel — trotz des Vorderwandinfarktes — nach 10 msec noch nach vorne gerichtet, wobei diese anteriore Verlagerung allerdings wesentlich weniger ausgesprochen ist als bei der Norm oder beim isolierten Verschluß der rechten Coronararterie. Räumlich gesehen sind sämtliche Frühvektoren deutlich reduziert, während der Maximalvektor mit 0,82 mV im Normbereich liegt. Gegenüber dem Verschluß der rechten Coronararterie und dem R. ant. desc. ist somit durch den zusätzlichen Befall des R. circumfl. resp. posterobasalen eventuell diaphragmalen Infarkt die Schlinge initial wieder etwas stärker nach vorne verlagert worden.

VI. Das Vektorkardiogramm bei Störungen der Erregungsausbreitung

A. Schenkelblock

1. Rechtsschenkelblock

a) Erregungsausbreitung und Vektorverlauf
(Abb. 66, 67)

Eines der wesentlichen Merkmale des Rechtsschenkelblocks liegt in dem initial weitgehend normalen Verlauf der Vektorschlinge nach vorne links unten (LENÈGRE, 1952, 1957; WENGER, 1956; BAYDAR, 1965). Die Orientierung der initialen Schlinge entspricht zufolge Blockierung des rechten Schenkels und Verzögerung der Erregungsausbreitung nach rechts praktisch ausschließlich den linksventriculären Partien des Kammerseptums, wobei sich die Aktivationswelle wie bei der Norm vom mittleren linksventriculären Drittel gleichzeitig nach vorne gegen die Spitze und nach hinten oben basiswärts ausbreitet (Vektor 1, Abb. 66). Durch das Überwiegen der spitzennahen Potentiale wird der manifeste septale Vektor jedoch nach vorne links orientiert. Anschließend erfolgt die Erregung der gesamten Spitzenregion sowie der Vorder- und Lateralwand des linken Ventrikels, während gleichzeitig die Depolarisationswelle langsam in das Kammerseptum eindringt und nach rechts übergreift. Da initial die linksventriculären Potentiale schon normalerweise stark überwiegen, äußert sich das Fehlen der zu diesem Zeitpunkt nach rechts gerichteten Kräfte nicht als vektoriell erfaßbarer Potentialverlust, und die initiale Schleife erscheint trotz des Rechtsschenkelblocks weitgehend normal. Sie darf als reine linksventriculäre Schleife betrachtet werden (Vektor 2, Abb. 66).

Die normalerweise am frühesten erregte Stelle rechts, die oberhalb des vorderen Papillarmuskels gelegene Region der vorderen unteren rechtsventriculären septalen Oberfläche, wird beim Rechtsschenkelblock stark verzögert von der Aktivation erreicht, zu einem Zeitpunkt, wo die Erregungswelle links bereits auf die freie Ventrikelwand übergegriffen hat. Im Gegensatz zur normalen linksventriculären Erregungsausbreitung, welche mit einer Drehung der Vektorschlinge nach links hinten unten einhergeht, schreitet die sich vorwiegend auf muskulärem Wege weiter ausbreitende Erregung rechts nur sehr langsam fort. Durch die starke Verzögerung der Aktivation der freien Wand des rechten Ventrikels sowie seiner posterobasalen Anteile, zu einem Zeitpunkt, wo die Erregung des linken Ventrikels im wesentlichen abgeschlossen ist, wird die Vektorschlinge im terminalen Anteil nicht mehr durch linksventriculäre Potentiale kompensiert. Sie ist deshalb nicht wie normalerweise eine Resultante links- und rechtsventriculärer Erregungen, sondern repräsentiert praktisch ausschließlich rechtsventriculäre Kräfte. Dementsprechend ist die Schlinge deutlich nach rechts hinten verlagert und — wegen der blockbedingten muskulären Erregungsleitung — gleichzeitig stark verzögert (Vektor 3, Abb. 66). Indirekt darf somit der terminale Anteil der QRS-Schlinge beim Rechtsschenkelblock als Ausdruck normaler rechtsventriculärer Potentiale aufgefaßt werden, wobei allerdings die Folge der Erregungsausbreitung nicht der Norm entspricht.

Schon GRISHMAN und SHERLIS (1952) haben darauf hingewiesen, daß beim unkomplizierten Rechtsschenkelblock die anfänglich nach links hinten unten orientierte Vektorschlinge in der Horizontalebene *hinter* dem Nullpunkt nach rechts verläuft, während beim Rechtsschenkelblock mit *Rechtshypertrophie* in der gleichen Ebene eine Verlagerung der mittleren Schlingenpartien nach vorne stattfindet, so daß diese *vor* dem Nullpunkt nach rechts drehen (s. Kapitel VII B). Dieses Verhalten entspricht der anatomischen Erfahrung, daß sich der rechte Ventrikel bei Hypertrophie vorwiegend nach

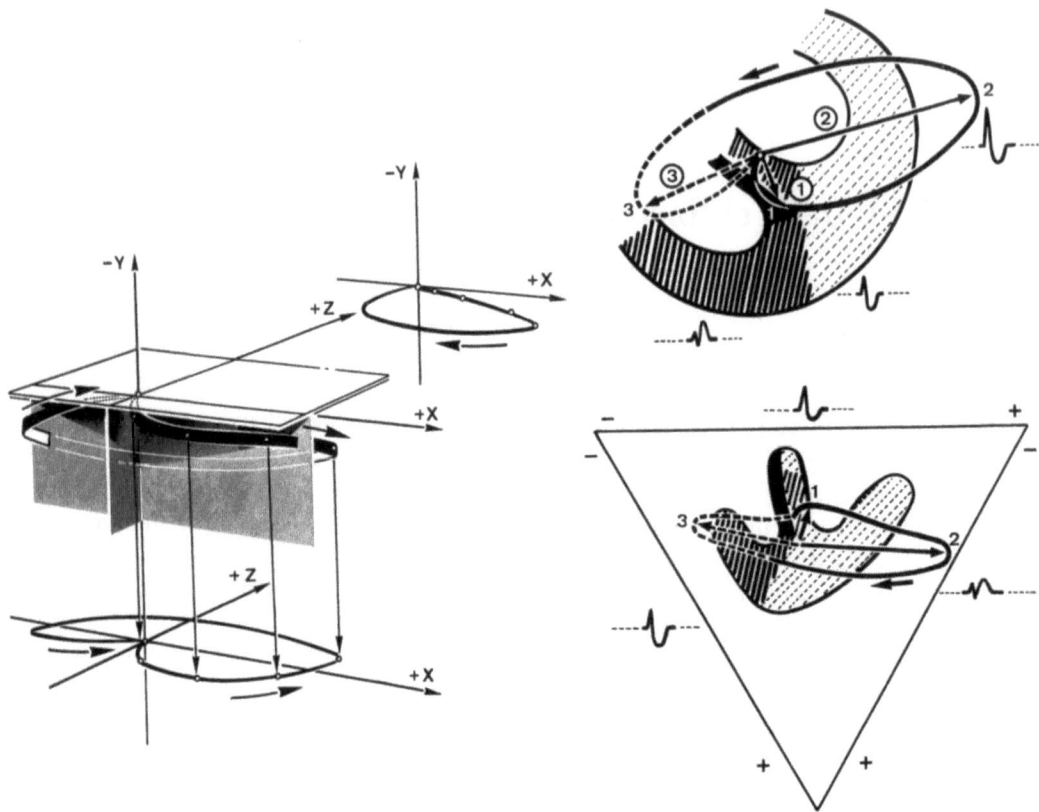

Abb. 66. Rechtsschenkelblock. Übersichtsbild

Rechts oben: Horizontaler Verlauf. Transversaler Schnitt durch Kammerseptum sowie linken und rechten
Ventrikel

Rechts unten: Frontaler Vektorverlauf. Frontaler Schnitt durch Kammerseptum sowie linken und rechten
Ventrikel

Die rechtsventriculären Anteile des Kammerseptums sind schwarz dargestellt. Der Vektorverlauf ist in drei
Hauptvektoren unterteilt. *Vektor 1:* Nach vorne oben und leicht nach links gerichtet; Erregung der linksventriculären Anteile des Kammerseptums (dunkle schräge Schraffur). *Vektor 2:* Nach links hinten und leicht
nach unten gerichtet; Erregung der Hauptmasse des linken Ventrikels; Beginn der Erregung der rechtsventriculären Anteile des Kammerseptums (schwarze Zone) und der Spitze des rechten Ventrikels (helle,
schwache Schraffur). *Vektor 3:* Nach rechts gerichtet; Erregung der Hauptmasse des rechten Ventrikels (dunkel
schraffiert); starke Verzögerung der Erregungsausbreitung (Vektorschleife unterbrochen). Horizontal sind die
präcordialen Ableitungen V_1, V_3 und V_5, frontal die Abl. I, II und III angegeben. *Links:* Räumlicher Verlauf
der Vektorschleife und Projektion auf die Horizontal- und Frontalebene (s. Text)

vorne entwickelt. Trotz seiner allgemeinen
Gültigkeit darf dieses diagnostische Kriterium
nicht ohne Vorbehalt aufgenommen werden, da
ähnliche Vektorbilder sich auch bei gewissen
Infarktzuständen mit Rechtsschenkelblock
(vor allem beim Vorderwandinfarkt) vorfinden.

*Der Rechtsschenkelblock ist somit charak-
terisiert 1. durch einen initial normalen Schlingenverlauf, 2. eine Verlagerung der Vektorschleife
in den mittleren und terminalen Partien hinter
dem Nullpunkt nach rechts und 3. durch eine
starke Verzögerung der Erregungsausbreitung in
den terminalen Abschnitten.*

b) Beziehungen zwischen VKG und EKG

Da die initiale Erregungsausbreitung noch
weitgehend derjenigen der Norm entspricht
resp. die Vektorschleife anfänglich nach vorne
unten links orientiert bleibt, sind die frühen
Abschnitte des QRS-Komplexes noch unverändert. *Präcordial* findet sich dementsprechend
in allen Ableitungen eine normale R-Zacke,
welche eine normale Progression von rechts
nach links aufweist. Sie ist entsprechend der
Schleifendrehung der mittleren und terminalen
Abschnitte nach hinten und vor allem *rechts*,
also von den vorderen und lateralen Brustwandableitungen weg, von einer tiefen und

breiten S-Zacke gefolgt, deren Größe weitgehend vom Ausmaß der terminalen Schlingenausbreitung nach rechts und der gleichzeitigen Rechtsverzögerung und -verlangsamung abhängt. In Abl. V1 findet sich zusätzlich, entsprechend der Bewegung der terminalen Schlingenanteile nach rechts und *vorne*, also auf V1 zu, eine zweite R-Zacke, welche die primäre an Höhe deutlich übertrifft, da die terminale Vek-

noch unverändert. Die terminale Schlingenverlagerung des Frontalvektors nach rechts und leicht nach oben führt jedoch, entsprechend der Vektorbewegung zum negativen Pol von Abl. I, II und avL hin, zu einer Vertiefung der S-Zacke in diesen Ableitungen, wobei auf Grund der Erregungsverzögerung überdies noch eine wesentliche Verbreiterung derselben auftritt. In Abl. III und avF findet sich anderer-

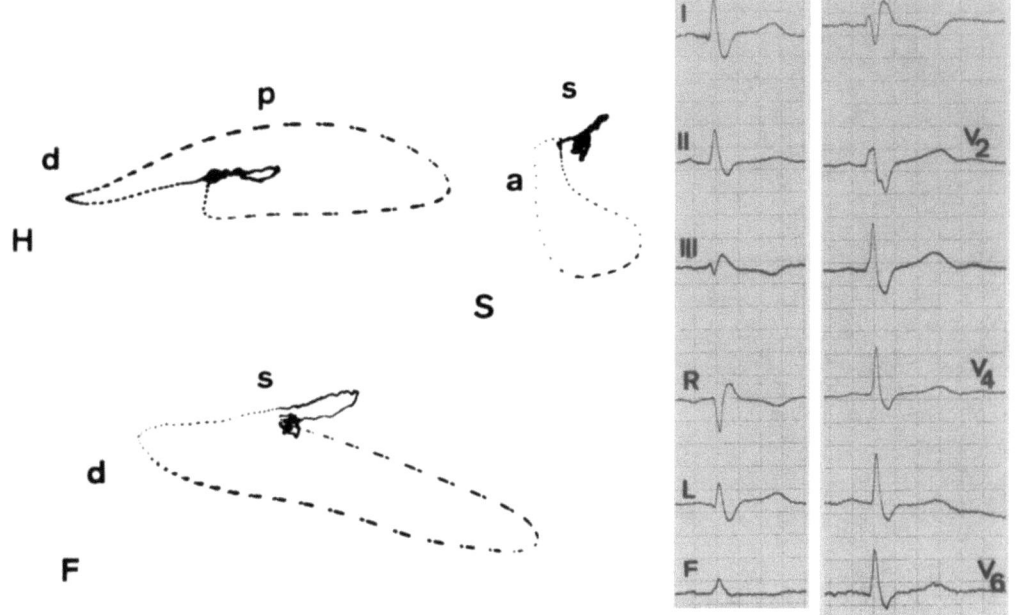

Abb. 67. Unkomplizierter Rechtsschenkelblock. M. U., 37jährig

VKG: Initial normale Erregungsausbreitung nach vorne links unten, terminal deutliche Verlagerung nach rechts hinten mit Rechtsverspätung. Überwiegen der nach links gerichteten Schlingenanteile der linksventriculären Kräfte. Entgegen dem Rechtsschenkelblock bei Rechtshypertrophie kreuzt die Schlinge hinter dem Nullpunkt nach rechts. T-Schleife nach hinten links oben orientiert

EKG: Typischer Rechtsschenkelblock, Verspätung der Erregung resp. der intrinsic deflection vor allem in V_1 und V_2 sowie Abl. III und avR. T-Inversion lediglich in V_1 (!), entsprechend der verspäteten rechtsventriculären Repolarisation

torbewegung wesentlich stärker auf V1 zu gerichtet ist als die initiale (Abb. 66 und 67). Gleichzeitig ist die sekundäre R-Zacke, entsprechend der terminalen Verzögerung und Verlangsamung der Erregungsausbreitung, deutlich verbreitert resp. die örtliche Negativitätsbewegung (intrinsic deflection) findet verspätet statt (in der Regel nach 0,03 sec). In Abl. V1 resultiert somit ein rSR-Typ, der zusammen mit der Verbreiterung des QRS-Komplexes ein charakteristisches elektrokardiographisches Merkmal des Rechtsschenkelblockes darstellt.

Auch in den *Extremitätenableitungen* sind die frühen Abschnitte des QRS-Komplexes

seits wegen der terminalen Vektororientierung zum positiven Pol dieser Ableitungen hin, eine sekundäre und entsprechend der Erregungsverzögerung verbreiterte R-Zacke. Diese ist in der Regel jedoch nicht groß, da die terminal nach unten, also parallel zu Abl. III, gerichteten Kräfte keine wesentlichen Potentiale mehr aufweisen.

Die *Repolarisation* ist beim Rechtsschenkelblock, entsprechend der verzögerten Depolarisation, ebenfalls gestört; dabei sind es wiederum die terminalen rechtsventriculären Abschnitte, welche zuletzt repolarisiert werden, zu einem Zeitpunkt, wo die Erregungsrückbildung links weitgehend abgeschlossen ist. Die

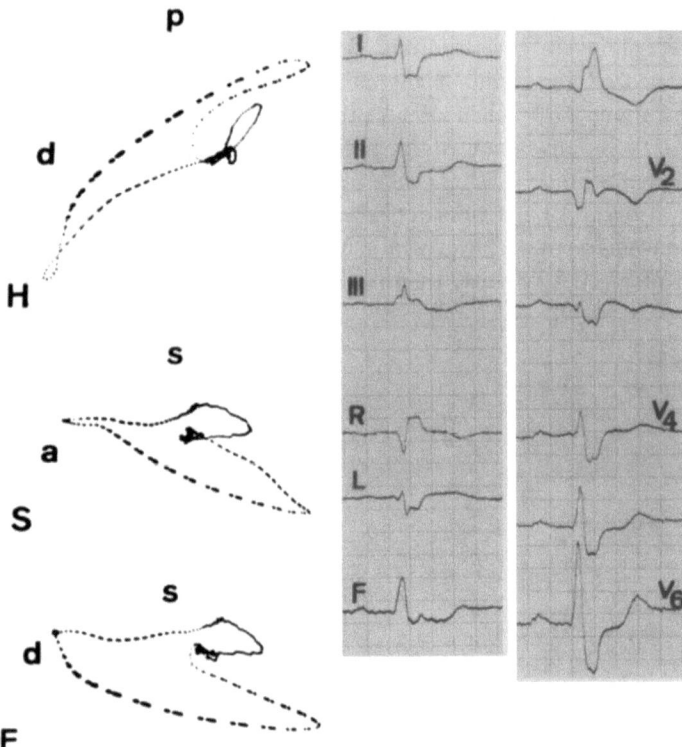

Abb. 68. Rechtsschenkelblock, anteroseptaler Infarkt. F. A., 76jährig

VKG: Typischer Rechtsschenkelblock mit Verlagerung der terminalen Schlinge nach rechts und Rechtsverspätung. Initial ist die Schlinge nach hinten unten links gerichtet, entsprechend einem Potentialverlust im anteroseptalen Bereich. Gleichzeitig ist die terminale Schlinge stärker nach vorne verlagert, da die verzögert erregten rechtsventriculären Abschnitte hier weitgehend unbalanciert zur Wirkung kommen. T-Schleife verstärkt nach hinten links gerichtet, entsprechend dem Rechtsschenkelblock und Infarkt

EKG: Rechtsschenkelblock; pathologisches Q in V_1 bis V_3 entsprechend dem Potentialverlust der Vorderwand und der nach hinten gerichteten initialen Schlinge. T-Inversion in V_1 bis V_3(!)

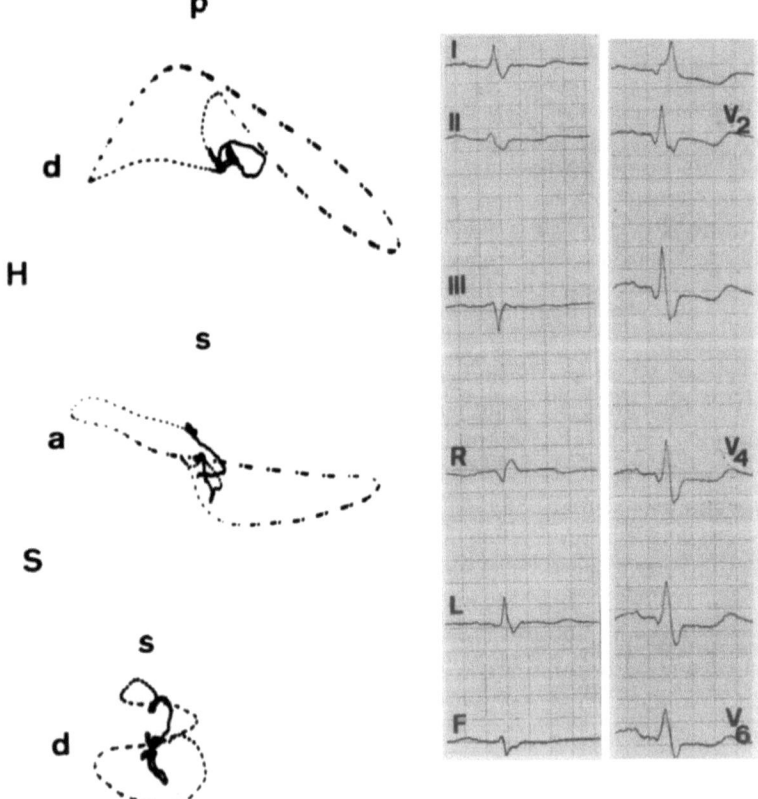

Abb. 69. Rechtsschenkelblock. Anteroseptaler Infarkt, H. B., 72jährig

VKG: Rechtsschenkelblock; Verlagerung der terminalen Schlinge nach rechts mit verzögerter Erregungsausbreitung. Die initiale Schlinge ist direkt nach hinten unten links gerichtet, entsprechend einem Potentialverlust in den vorderen septalen Abschnitten; die anschließende Drehung nach links ist stärker als beim anteroseptalen Infarkt ohne Rechtsschenkelblock und auf das Fehlen der entgegenwirkenden rechtsventriculären Potentiale zurückzuführen. Umgekehrt ist der terminale Anteil stark nach rechts und vorne verlagert, da die QRS-Schlinge durch linksventriculäre Potentiale nicht mehr genügend balanciert wird

EKG: Pathologisches Q in Abl. V_1 bis V_4 bei typischer Rechtsverspätung

T-Schleife entspricht somit weitgehend der *isolierten rechtsventriculären Repolarisation* und ist dementsprechend vom rechten Ventrikel weg nach hinten links und oben gerichtet. Im EKG resultiert daraus eine T-Inversion in den vorderen Brustwandableitungen, vor allem in V1 sowie in den inferioren Ableitungen III und avF.

schenkelblock die normalerweise in mindestens der Hälfte der Fälle zu beobachtende initiale Orientierung nach rechts vorne häufig fehlt. Dadurch wird die Unterscheidung zwischen anteroseptalem und anterolateralem Infarkt beim Rechtsschenkelblock wesentlich erschwert. Der terminale Schlingenverlauf entspricht noch weitgehend demjenigen des

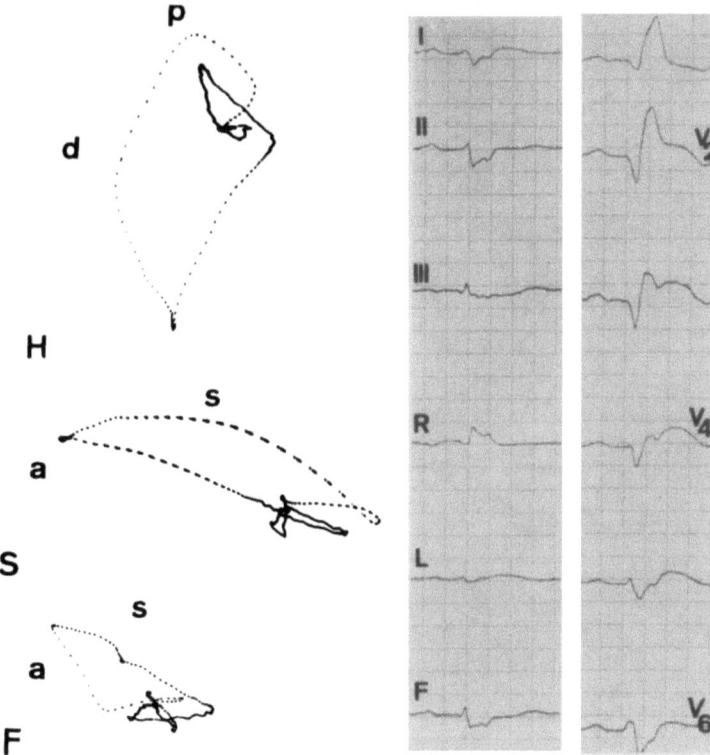

Abb. 70. Rechtsschenkelblock, Vorderwandlateralinfarkt.
S. A., 63jährig

VKG: Rechtsschenkelblock; Schlinge initial direkt nach hinten links abweichend, entsprechend dem Verlust der anterioren Kräfte; anschließend rasche Verlagerung der gesamten Schlinge nach rechts und nach vorne oben; VKG auf einen ausgedehnten anterolateralen Potentialverlust hinweisend (s. Text). ST-Vektor nach vorne verlagert im Sinne eines subakuten Infarktes

EKG: Rechtsschenkelblock, pathologisches Q in V_1 bis V_4, niedere R-Potentiale in den übrigen präcordialen sowie den Extremitätenableitungen

c) Rechtsschenkelblock und Infarkt

Anteroseptaler Infarkt
(Abb. 68 und 69)

Die initiale Veränderung der QRS-Schlinge entspricht weitgehend derjenigen des anteroseptalen Infarktes ohne Rechtsschenkelblock. Sie ist charakterisiert durch eine sofortige, schon die ersten 10 und 20 msec umfassende Orientierung der Schlinge nach hinten, in der Regel leicht nach unten und je nach Ausmaß des Infarktes, mehr oder weniger deutlich nach links. Der Ausfall der frühen rechtsventriculären Kräfte, welche normalerweise die Tendenz haben, die initiale Schlinge beim Vorderwandinfarkt nach rechts zu verlagern, scheint hier eine initiale Linksorientierung zu begünstigen. Auf gleiche Weise erklärt sich, daß auch beim anterolateralen Infarkt mit Rechts-

Rechtsschenkelblocks ohne Infarkt, da offensichtlich beim strikten anteroseptalen Infarkt noch genügend linksventriculäre Potentiale in den später erregten lateralen und posterobasalen Abschnitten erzeugt werden, um ein vektorielles Gegengewicht zum verzögert depolarisierten rechten Ventrikel zu bilden.

Das Charakteristikum des anteroseptalen Infarktes mit Rechtsschenkelblock besteht somit in einer initialen Verlagerung der QRS-Schlinge nach hinten und einer anschließenden Entwicklung der Schleife nach links — oft stärker als beim anteroseptalen Infarkt ohne Rechtsschenkelblock — sowie einer entsprechend dem Rechtsschenkelblock ohne Infarkt verlaufenden terminalen Schlinge, die namentlich noch immer nach hinten rechts verlagert ist.

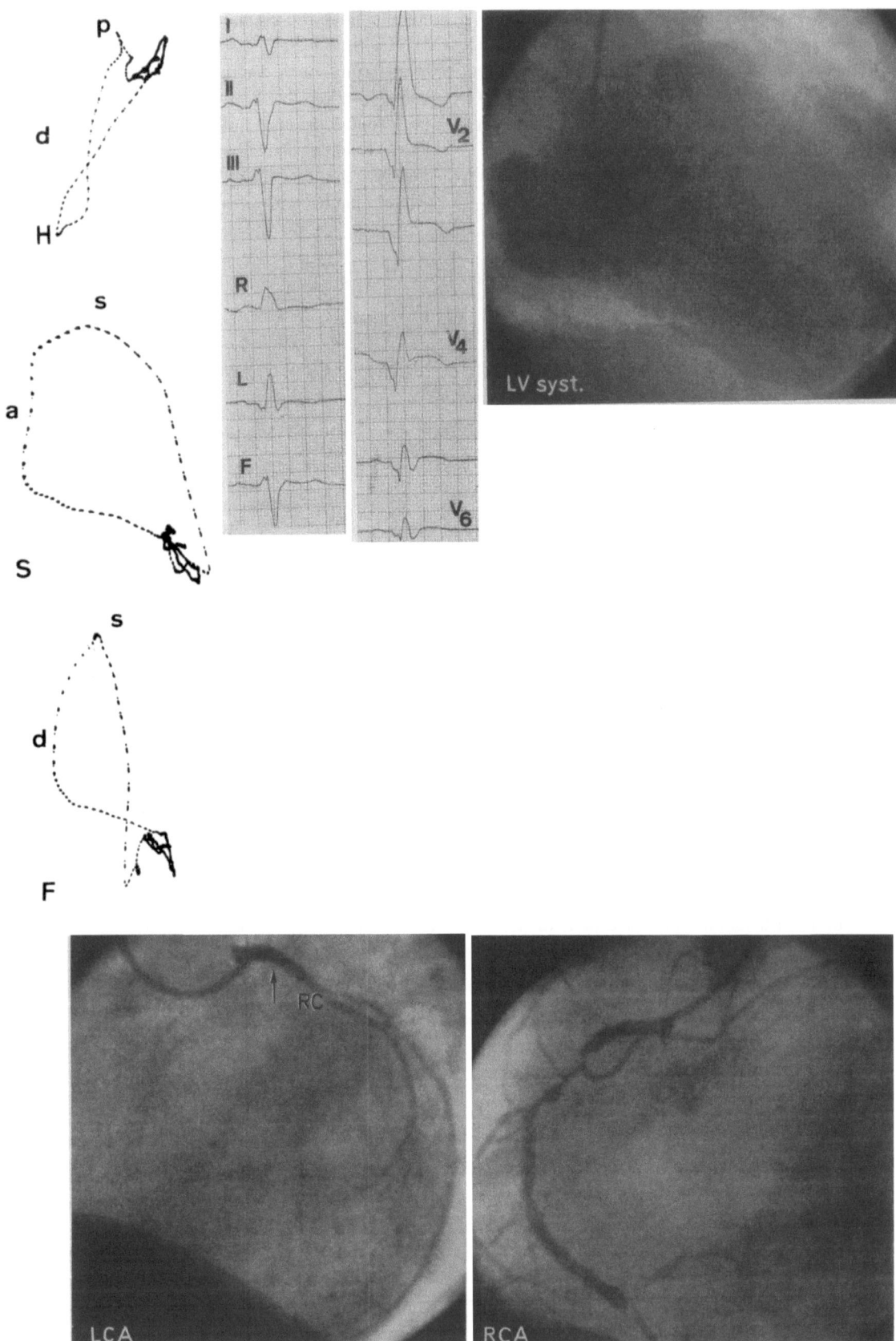

Abb. 71

Anterolateraler Infarkt (Abb. 70 und 71)

Auf die Veränderungen beim anterolateralen Infarkt und ihre Deutung wurde bereits weiter oben hingewiesen. Wiederum ist die initiale Schlinge sofort nach hinten oder rechts, jedoch nicht nach links verlagert; eine initiale Orientierung nach vorne rechts, wie sie beim anterolateralen Infarkt ohne Rechtsschenkelblock in über der Hälfte der Fälle gefunden wird, fehlt in der Regel — wohl als Ausdruck der verzögerten rechtsseptalen Erregung. Die posteriore Orientierung ist überdies kurzdauernd, von geringer Größe und rasch von einer Drehung der Schlinge um beinahe 180° nach vorne gefolgt, wobei die Rotation um den Nullpunkt sowohl im Uhrzeiger- als auch im Gegenuhrzeigersinn erfolgen kann. Die mittleren und vor allem terminalen Schlingenanteile mit verzögerter Erregungsausbreitung sind wiederum nach rechts und hier deutlich nach *vorne* verlagert. Dabei überschreitet die anteriore Orientierung der terminalen Schlinge, im Gegensatz zum anteroseptalen Infarkt, die x-Achse nach vorne beträchtlich, so daß in der Regel die Hauptfläche der Schlinge sogar vor dem Nullpunkt liegt und auch der Maximalvektor nach vorne weist. Die terminale Verzögerung entspricht wiederum derjenigen des Rechtsschenkelblocks ohne Infarkt. Diese frühe Drehung nach vorne mit Verlagerung des Hauptanteiles der Schlinge vor die Transversalachse (x-Achse) erklärt sich durch den massiven Potentialausfall im Bereiche des linken Ventrikels, der nicht nur gewisse septale Partien, sondern vor allem die lateralen Abschnitte miteinbezieht, wodurch schließlich die rechtsventriculären Kräfte praktisch kaum mehr durch linksventriculäre kompensiert werden und der Schlingenverlauf entsprechend der anatomischen Lage des rechten Ventrikels stark nach vorne verlagert ist (s. Abschnitt VII, Rechtshypertrophie).

Der anterolaterale Infarkt ist somit beim Rechtsschenkelblock durch eine immediate Verlagerung der initialen Schlinge nach hinten charakterisiert, welche jedoch rasch durch eine massive anteriore Orientierung im R- und S-Anteil abgelöst wird. Beim anterolateralen Infarkt mit Rechtsschenkelblock sind im Gegensatz zum anteroseptalen nicht nur die initialen, sondern auch die terminalen Partien der QRS-Schlinge verlagert, wobei die letzteren jedoch formal immer noch denjenigen des Rechtsschenkelblocks ohne Infarkt entsprechen. Bei der Differentialdiagnose gegenüber der Rechtshypertrophie mit oder ohne Rechtsschenkelblock ist deshalb nicht nur der Verlauf der terminalen, sondern vor allem auch der initialen Schlinge zu berücksichtigen.

Abb. 71. Aneurysma der Vorder- und Hinterwand, totaler Verschluß des R. ant. desc., multiple Läsionen an der rechten Coronararterie. B. N., ♂, 53jährig. Schwere Angina pectoris, mehrfach wegen Infarkt hospitalisiert

VKG: Bizarrer Schlingenverlauf mit schwerer intraventriculärer Reizleitungsstörung. QRS-Schleife initial nach rechts hinten unten, dann nach rechts vorne oben drehend. Fehlen jeglicher nach links orientierter Potentiale. Initiale Erregung leicht verzögert. T-Schleife nach hinten links unten verlagert

Im *EKG:* In den Brustwandableitungen breites Q von V_1 bis V_6 reichend, entsprechend der initialen Verlagerung der Schleife nach hinten rechts. Starke Überhöhung der R-Potentiale in V_1 bis V_3 bedingt durch die enorme Schleifenverlagerung nach vorne rechts, auf die vorderen präcordialen Ableitungen zu. In den Extremitätenableitungen entsprechend der nach oben rechts, zum negativen Pol von Abl. I, II und III hin verlagerten Frontal-Schleife ein SI-SII-SIII-Typ. Breites Q von 0,04 sec Dauer in avL entsprechend der initialen Verlagerung der Schleife nach unten rechts. T-Inversion in V_1 bis V_4. Im EKG stehen differentialdiagnostisch eine Rechtshypertrophie mit Vorderwandinfarkt sowie ein Rechtsschenkelblock mit Vorderwandinfarkt und kombiniertem posterobasalem and anterolateralem Infarkt zur Diskussion

Im *VKG* schwere intraventriculäre Reizleitungsstörung. Gegen Rechtshypertrophie spricht die Verlagerung der gesamten Schlinge nach oben. Sie wird nur bei gewissen kongenitalen Vitien mit Rechtshypertrophie gefunden

Coronarogramm: Unten links: Linke Coronararterie (schräglinke Projektion). Vollständiger Verschluß des R. ant. desc. unmittelbar nach Abgang vom linken Hauptstamm (Pfeil). Der R. circumfl. sin. (*RC*) zeigt mehrere subtotale Stenosierungen und ist allseitig eingeengt. *Unten rechts: Rechte Coronararterie* (schräglinke Projektion). Subtotale Stenose im oberen Drittel sowie vor der Bifurkation zum R. post. desc. und R. circumfl. dexter. Multiple Veränderungen auch im mittleren Drittel und an den marginalen Ästen. *Oben rechts: Linksventriculäres Angiogramm in Systole.* Vollständiges Fehlen der Kontraktionen an der Vorderwand und in der Spitzengegend des linken Ventrikels; stark eingeschränkte Kontraktionen auch an der Hinterwand. Aneurysma der Vorder- und Hinterwand. Hämodynamisch ließ sich bereits in Ruhe eine massive Erhöhung des enddiastolischen Druckes im linken Ventrikel bis 50 mm Hg feststellen

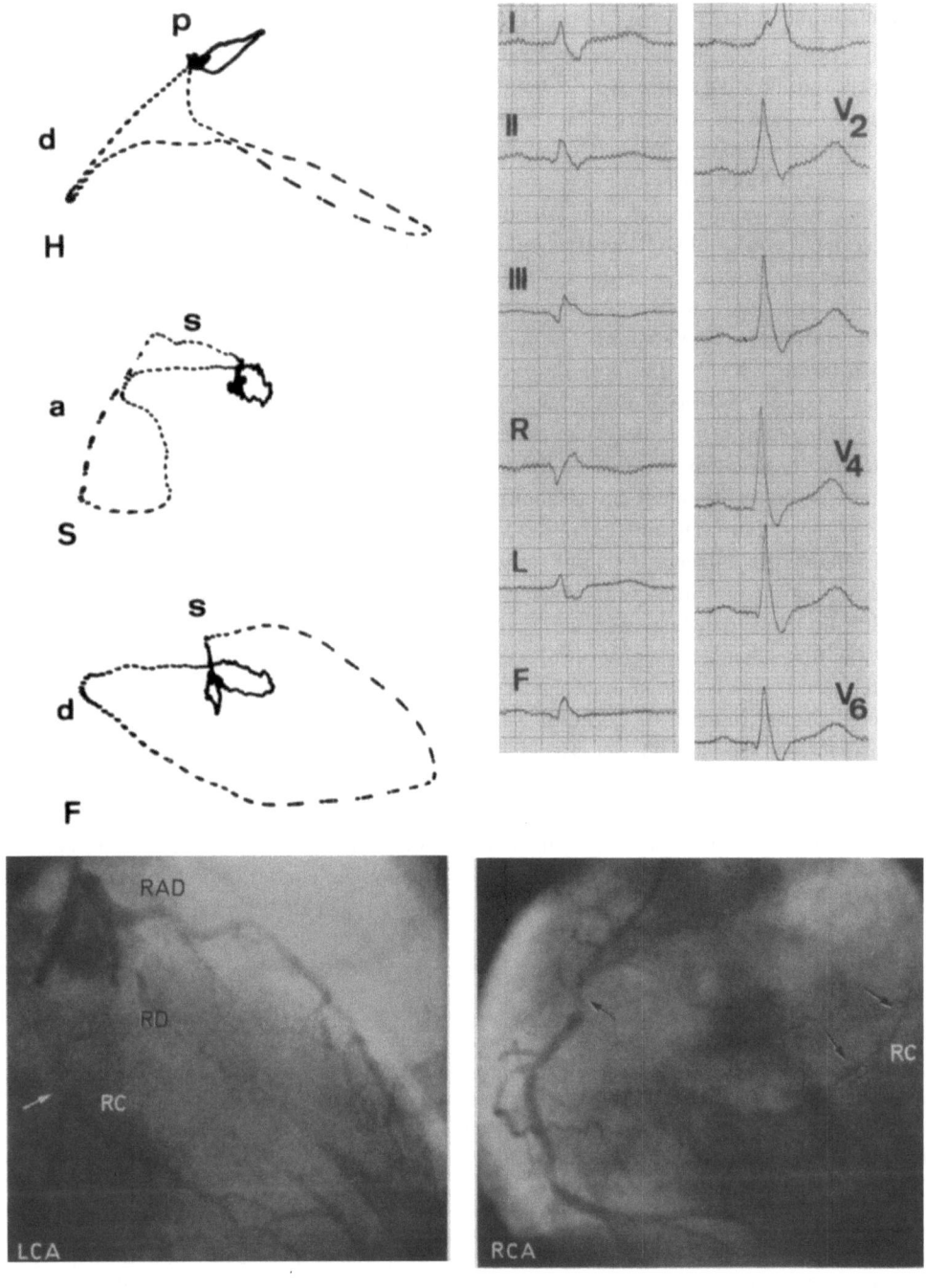

Abb. 72

Hinterwandinfarkt
(Abb. 71—73)

Beim *posteroseptalen* Hinterwandinfarkt resp. Verschluß der rechten Coronararterie erfolgt, wie beim Infarktbild ohne Rechtsschenkelblock, eine Verlagerung der initialen Schlingenpartien nach vorne links oben (Abbildung 72). Dies entspricht der Erfahrung, daß die initiale Schlinge beim Rechtsschenkelblock

nicht verändert ist. Auch beim *posterobasalenlateralen* Infarkt resultiert deshalb wie bei Infarkt ohne Block vor allem eine starke initiale Verlagerung der QRS-Schleife nach links *vorne* (Abb. 72 und 73). Dabei weist der Maximalvektor ebenfalls mehrheitlich nach dem vorderen unteren linken Oktanten. Entsprechend der starken Orientierung nach links vorne ist der terminale Schlingenanteil flächenmäßig

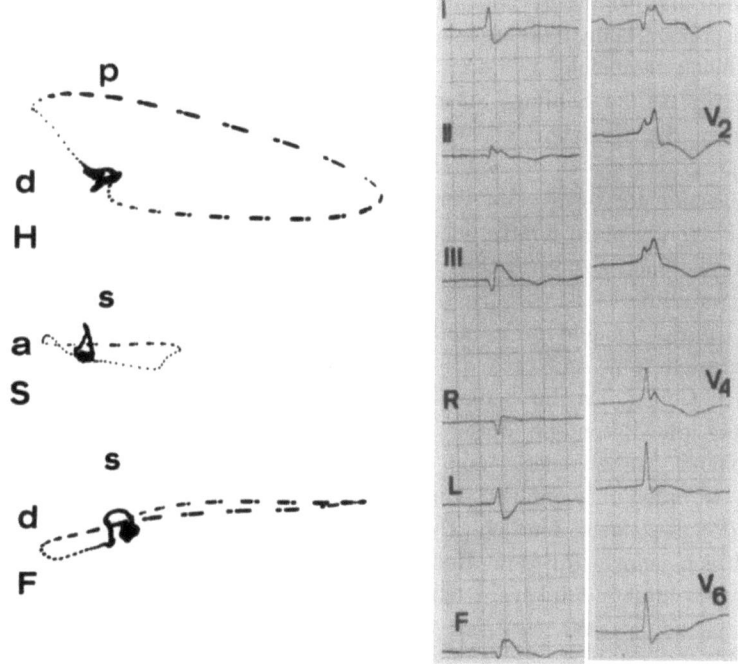

Abb. 73. Posterobasaler Infarkt, Rechtsschenkelblock, Rechtshypertrophie. V. M., 81jährige Patientin, wegen Infarkt und Diabetes hospitalisiert; während des Spitalaufenthaltes mehrfach Episoden von Lungenembolien, im Anschluß daran zunehmendes Kreislaufversagen und Exitus. Autopsie: „Stenosierende Coronarsklerose mit totalem Verschluß des R. circumfl. sin., ca. 2 cm nach Abgang aus dem linken Hauptstamm; kleinhandtellergroßer, rezidivierender hochsitzender Hinterwand-Seiteninfarkt der linken Herzkammer. Exzentrische Hyertrophie der rechten Herzkammer, zentrale Lungenembolie, Infarktpneumonie im rechten Unterlappen"

VKG: QRS-Schlinge initial nach vorne links verlagert, so daß der horizontale Maximalvektor im vorderen linken Quadranten liegt. Schlingenverlauf somit entsprechend einem Potentialausfall posterobasal-lateral. Gleichzeitig deutliche Verlagerung der terminalen Schlinge nach rechts hinten und leicht nach unten mit Rechtsverspätung im Sinne eines Rechtsschenkelblocks. T-Schleife vom Infarkt weg nach oben gerichtet

EKG: Rechtsschenkelblock; signifikantes Q in den Abl. III und avF

Abb. 72. Rechtsschenkelblock mit poseroseptalem, -basalem Infarkt. Verschluß des R. circumfl. sin. und der rechten Coronararterie. V. L., ♂, 45jährig. Angina pectoris

VKG: QRS-Schleife in den initialen und mittleren Partien stark nach vorne links unten verlagert, terminal nach rechts orientiert mit starker Rechtsverspätung, horizontal im Uhrzeigersinn nach vorne drehend. Die anteriore Orientierung der frühen und mittleren Schlingenpartien entspricht derjenigen des posterobasalen-lateralen Infarktes, die initial superiore Verlagerung derjenigen eines posteroseptalen Infarktes (superiore Orientierungsdauer 42 msec), die terminale Rechtsverlagerung und -verspätung einem Rechtsschenkelblock. T-Schleife nach links hinten und leicht nach unten verlagert entsprechend der Alteration der Repolarisation bei Rechtsschenkelblock. — Bei der vollständigen Orientierung der horizontalen und sagittalen Schlinge nach vorne ist differentialdiagnostisch eine Rechtshypertrophie in Erwägung zu ziehen: die starke Verlagerung der frühen und mittleren Schlingenpartien nach links spricht jedoch eindeutig dagegen, da bei Rechtshypertrophie vom dextroanterioren Typ die initial nach links gerichteten (linksventriculären Kräfte) kaum mehr zur Geltung kommen

Im *EKG* entsprechend der anterioren Schlingenorientierung Überhöhung der R-Potentiale in V_1 bis V_4, mit deutlicher Rechtsverspätung in V_1. Pathologisches Q in Abl. III und avF entsprechend der initial superioren Schlingenorientierung

Coronarogramm: Unten links: Linke Coronararterie in schrägrechter Projektion. Der R. circumfl. sin. ist auf ca. 4 cm bis zur Bifurkation zwischen atrioventriculärem und posterolateralem Ast vollständig unterbrochen (Pfeil). Distale Füllung über Kollateralen. *Unten rechts:* Rechte Coronararterie in schräglinker Projektion. Retrograde Füllung der distalen Partien des R. circumfl. sin. von rechts her (durch 2 Pfeile markiert). Die rechte Coronararterie zeigt im oberen Drittel eine subtotale Stenose (Pfeil) und ist distalwärts leicht verändert.

RAD R. ant. desc.; *RD* R. diagonalis; *RC* R. circumfl. sin.

verkleinert, formal und lagemäßig jedoch noch immer der Endschlinge beim unkomplizierten Rechtsschenkelblock vergleichbar. Beim *diaphragmalen* Infarkt ist die Schlinge ebenfalls mehrheitlich über die Horizontalebene verlagert (Abb. 71).

Die Verkleinerung der terminalen vorwiegend durch rechtsventriculäre Kräfte gebildeten Schlingenanteile beim posteroseptalen und -basalen Hinterwandinfarkt ist Ausdruck der allgemein beim Infarkt gemachten Feststellung der Potentialverminderung im durch die Nekrose betroffenen Gebiet. Da durch die Erregungsverzögerung die Potentiale dieser Abschnitte weitgehend „unbalanciert" zur Geltung gelangen, ist auch ihre infarktbedingte Potentialreduktion besonders deutlich. Dieses Phänomen läßt sich jedoch nur beim Rechtsschenkelblock, wo rechts- und linksventriculäre Potentiale weitgehend getrennt registriert werden, so eindrücklich feststellen.

Die vektoriellen Merkmale des Hinterwandinfarktes sind somit beim Rechtsschenkelblock von denjenigen der Norm nicht wesentlich verschieden: Beim posterobasalen-lateralen, in vermindertem Maße jedoch auch beim posteroseptalen Infarkt besteht eine relativ starke initiale Verlagerung der Vektorschlinge nach vorne links, entsprechend dem Überwiegen der normalen, linksventriculären Potentiale und Fehlen einer frühen Kompensation der Vektorschleife durch rechtsventriculäre Kräfte; gleichzeitig findet sich eine starke Reduktion der terminalen Schlingenanteile. Im Gegensatz zum Linksschenkelblock stößt die Infarktdiagnose somit beim Rechtsschenkelblock in der Regel auf keine größeren Schwierigkeiten (SODI-PALLARES, 1963), eine Erfahrung, die auf der Tatsache beruht, daß der Rechtsschenkelblock im Gegensatz zum Linksschenkelblock das normale Vektorkardiogramm wesentlich weniger verändert.

2. Linksschenkelblock

a) Erregungsausbreitung und Vektorverlauf
(Abb. 74 und 75)

Der Erregungsablauf des Linksschenkelblocks äußert sich, entgegen demjenigen des Rechtsschenkelblocks, im Vektorkardiogramm in einer wesentlich stärkeren morphologischen Veränderung, die mit der Norm in keiner Weise mehr vergleichbar ist. Das schwer gestörte Vektorbild wird vor allem durch die verspätete Aktivierung der potentialmäßig stark überwiegenden Massen des linken Ventrikels bedingt.

Aus zahlreichen experimentellen und klinischen Untersuchungen ergibt sich beim Linksschenkelblock folgendes Bild des Erregungsablaufes (KENNAMER, 1954; PENALOZA, 1955; MEDRANO, 1957; BECKER, 1958; FRIMPTER, 1958; ANSELMI, 1961; RHOADS, 1961; SCHER, 1962; VENEROSE, 1962; SODI-PALLARES, 1963; SCOTT, 1965): Die am frühesten erregte Region findet sich rechtsseptal an der schon normalerweise zuerst depolarisierten Stelle unmittelbar oberhalb des vorderen rechten Papillarmuskels. Die Aktivation dieser Stelle ist verantwortlich für die auch beim Linksschenkelblock in der überwiegenden Mehrzahl der Fälle gefundene kurzdauernde initiale Vektororientierung (2 bis 6 msec) noch nach vorne und leicht nach unten (FRIMPTER, 1958; WALLACE, 1962; SODI-PAL-

LARES, 1963) (Vektor 1, Abb. 74). Von dort breitet sich die Depolarisation rasch auf die Hauptmasse des rechten Ventrikels und gleichzeitig langsam in das Kammerseptum hinein aus, wobei an der rechtsseptalen Oberfläche die Erregung in normaler Sequenz von der Spitze gegen die Basis zu erfolgt. Es sei nochmals daran erinnert, daß die Hauptmasse des Kammerseptums vom linken Schenkel her erregt wird und sowohl elektrisch wie anatomisch dem linken Ventrikel zugehört (Vektor 2, Abb. 74).

Die meisten Untersucher sind der Ansicht, daß die hauptsächliche Verzögerung der Erregungsausbreitung nach links auf das langsame Durchdringen der Depolarisationswelle durch die septale Masse von rechts nach links zurückzuführen ist. Dabei nimmt SODI-PALLARES (1951, 1963) auf Grund eingehender Untersuchungen an, daß die Erregungswelle im Septum durch eine elektrische und anatomische Barriere vorübergehend aufgehalten wird. Ist diese Verzögerung, welche auf ca. 0,04—0,07 sec geschätzt wird (MEDRANO, 1957), an dieser Stelle einmal überwunden, so soll sich die Erregung gleichmäßig auf den übrigen linken Ventrikel ausbreiten. Nach SODI-PALLARES treten deshalb beim Linksschenkelblock vorwiegend zwei septale Vektoren auf, ein erster im unteren Drittel entstehender, der von rechts vorne nach

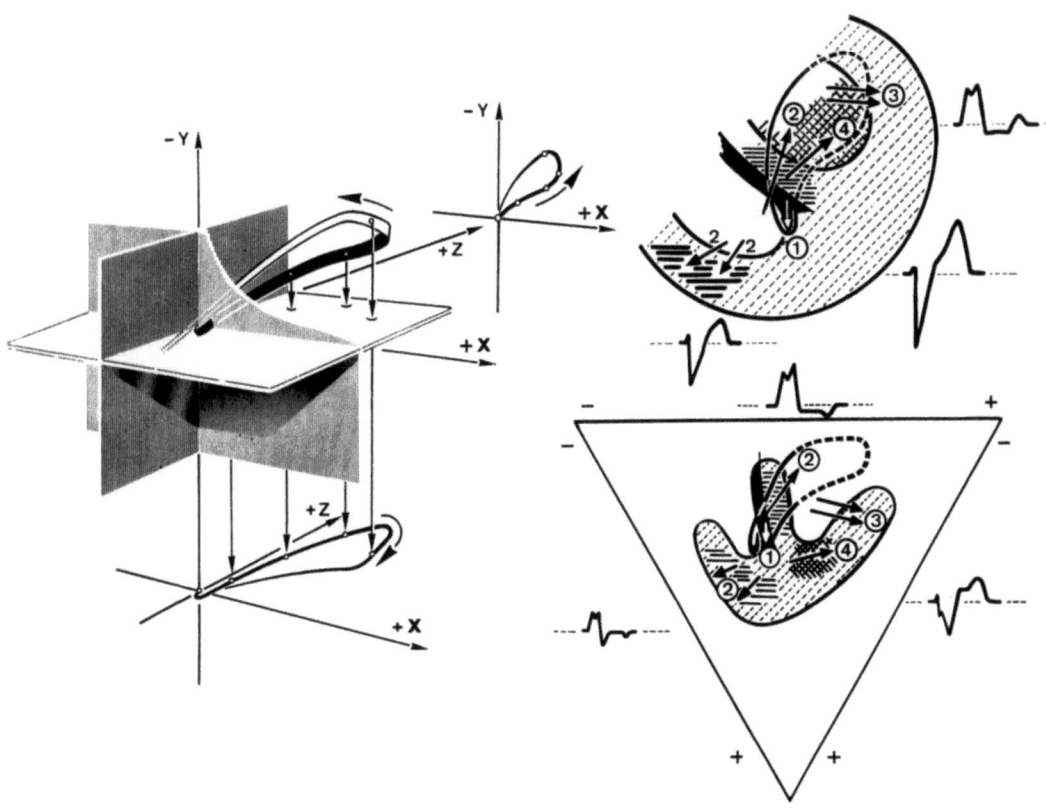

Abb. 74. Linksschenkelblock, Übersichtsbild.

Rechts oben: Horizontaler Vektorverlauf. Transversaler Schnitt durch Kammerseptum sowie linken und rechten Ventrikel

Rechts unten: Frontaler Vektorverlauf. Frontaler Schnitt durch Kammerseptum sowie linken und rechten Ventrikel

Die rechtsventriculären Anteile des Kammerseptums sind schwarz dargestellt. Der Vektorverlauf ist in 4 Hauptvektoren unterteilt. *Vektor 1* (weiß): Nach vorne rechts unten gerichtet; initiale Erregung der rechtsventriculären septalen Anteile. *Vektor 2:* Nach hinten links oben gerichtet; Erregung der überwiegenden linksventriculären septalen Anteile und der Hauptmasse des rechten Ventrikels (horizontale Schraffierung). *Vektor 3:* Direkt nach links gerichtet; Erregung der freien Wand des linken Ventrikels; starke Verzögerung der Erregungsausbreitung, deshalb Vektorschleife unterbrochen dargestellt. *Vektor 4:* Nach hinten unten links gerichtet; Erregung der posterobasalen Abschnitte des linken Ventrikels (gekreuzte Schraffur). Horizontal sind die Abl. V_1, V_3 und V_5, frontal die Abl. I, II und III angegeben

Links: Räumlicher Vektorverlauf mit Projektion auf die Horizontal- und Frontalebene (s. Text)

links hinten verläuft und weitgehend der rechtsseptalen Erregung entspricht, sowie ein zweiter aus dem mittleren und oberen Bereich stammender, der ebenfalls von rechts nach links, aber stärker nach oben gerichtet ist und dem Eindringen der Erregungswelle in den Körper des Septums entspricht. — Nach BECKER und SCHER (1958) muß die Verzögerung der Erregungsausbreitung im interventriculären Septum bei Linksschenkelblock als eine kontinuierlich stetige und nicht sprunghafte betrachtet werden, wobei diese sich ebenfalls auf gewisse Partien des linken Ventrikels erstreckt. Die Untersuchungen von VENEROSE (1962), wonach

ähnlich der Norm auch beim Linksschenkelblock die linksventriculären subendokardialen Anteile des Septums noch vor den rechtsventriculären erregt werden, anschließend jedoch eine Verzögerung der weiteren Erregungsausbreitung im linksventriculären Septum eintritt, haben bis heute noch keine weitere Bestätigung gefunden. Seine Befunde lassen sich vorderhand mit den klinisch-vektorkardiographischen Erfahrungen ebenso schlecht vereinbaren wie die von KENNAMER und PRINZMETAL (1954) geäußerte Annahme, wonach die Erregungsverzögerung rein ventriculär und nicht septal bedingt sein soll.

Die weitgehend allgemein übernommene ersterwähnte Konzeption der Erregungsausbreitung stimmt am besten mit dem für Linksschenkelblock typischen Vektorverlauf überein. Der frühesten Erregungslokalisation im Bereiche der vorderen rechten septalen Partien entspricht die initial nach rechts, seltener nach

vertreten werden. Die anschließende abrupte Änderung im Schlingenverlauf mit einer Drehung um praktisch 180° nach hinten, welche mit einer starken Verzögerung des Erregungsablaufes einhergeht, stellt eine Resultante der normalen posterior orientierten rechtsventriculären septalen Aktivation sowie der verzögerten

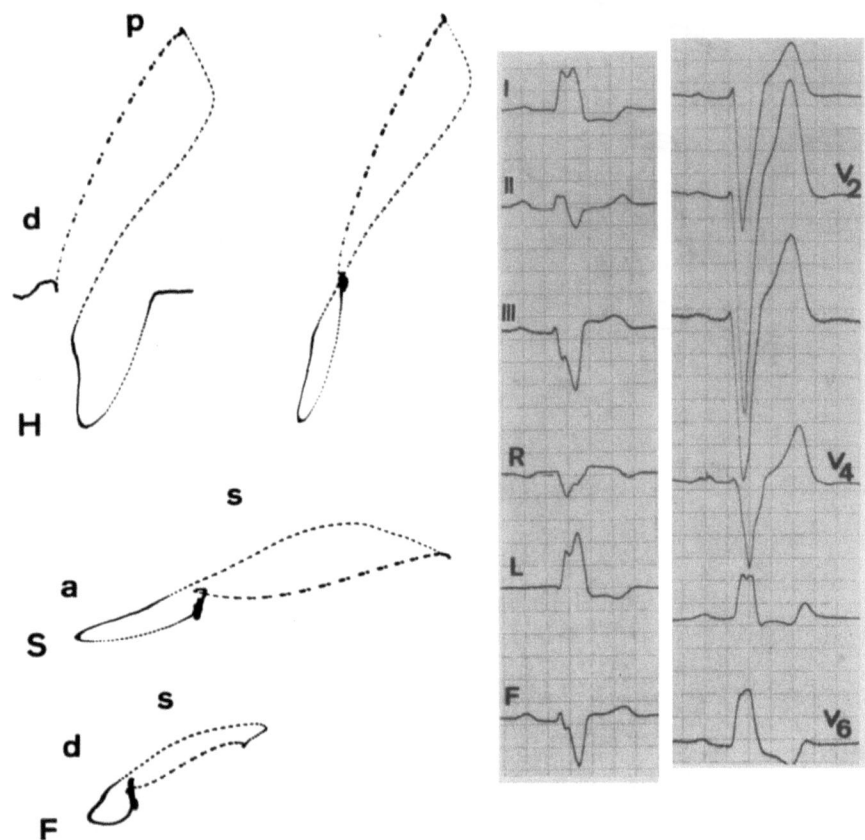

Abb. 75. Unkomplizierter Linksschenkelblock. F. I., 24jährig. Im Herzkatheterismus keine Anhaltspunkte für Vitium, normale Ventrikelfunktion

VKG: Initial noch geringgradig nach vorne gerichtet, am besten sichtbar in der fortlaufenden horizontalen Schlinge (links oben). Anschließend starke Verzögerung, vor allem im mittleren und terminalen, nach links hinten oben gerichteten Schlingenanteil. ST- und T-Vektor nach vorne rechts unten gerichtet, entsprechend der verzögerten linksventriculären Repolarisation

EKG: Deutliche Linksverspätung, keine pathologischen Veränderungen, ST-Senkung und T-Inversion in I, avL und V_6

links gerichtete kurzdauernde Schlingenorientierung nach *vorne* (Vektor 1, Abb. 74). Sie läßt sich beim unkomplizierten Linksschenkelblock sehr häufig beobachten, ist jedoch wegen ihrer Kleinheit und kurzen Dauer oft nur auf den fortlaufenden Schlingen sichtbar oder läßt sich lediglich in vergrößerten instantanen Bildern nachweisen (FRIMPTER, 1958). Dieses technische Detail mag teilweise dazu beigetragen haben, daß heute in der Frage nach der initial anterioren Erregungsausbreitung beim Linksschenkelblock stark gegensätzliche Ansichten

Ausbreitung der Depolarisationswelle durch das Septum von rechts nach links dar. Da die rechtsseptale Erregung jedoch sehr kurzdauernd ist, überwiegt die zweite Komponente. Der *septale Vektor* ist somit nach links hinten oben gerichtet, wobei sich gleichzeitig eine deutliche Erregungsverzögerung einstellt. Er wird in seinem späteren Bereich überdies durch kompensierende rechtsventriculäre Kräfte beeinflußt, die eine gewisse Potentialverminderung mit sich bringen (Vektor 2, Abb. 74).

Die anschließend erfolgende erneute langsame Drehung nach vorne, bei der noch immer eine leichte Erregungsverzögerung festgestellt werden kann, wird vorwiegend als Ausdruck der Depolarisation der freien Wand des linken Ventrikels aufgefaßt (Vektor 3, Abb. 74). Die Feststellung einer gewissen Verzögerung auch in diesem Schlingenabschnitt kann als Hinweis dafür gelten, daß die Aktivation beim Linksschenkelblock — ähnlich wie beim Rechtsschenkelblock — nicht nur septal, sondern auf Grund ihrer vorwiegend muskulären Ausbreitung auch im ventriculären Ablauf stark gestört ist. Schließlich zeigt die terminale Schlinge einen nach vorne rechts unten auf den Nullpunkt zu gerichteten Verlauf, entsprechend der Erregung der posterobasalen und diaphragmalen linksventriculären Abschnitte (Vektor 4, Abb. 74). Die Schlinge kommt jedoch nicht zum Ausgangspunkt, dem Nullpunkt, zurück, sondern auf Grund der abnormen Repolarisation, die wesentlich ausgesprochener als beim Rechtsschenkelblock ist, findet eine der allgemeinen Orientierung der Schlinge entgegengesetzte Verlagerung des J-Punktes nach vorne rechts statt.

Es lassen sich somit beim unkomplizierten Linksschenkelblock in Übereinstimmung mit den experimentellen Untersuchungen 4 Hauptvektoren unterscheiden: 1. Ein kurzer nach vorne gerichteter septaler Vektor (Vektor 1), bedingt durch die Erregung der vorderen Partien der rechtsventriculären Septumsoberfläche und der angrenzenden Abschnitte des rechten Ventrikels. 2. Der septale Hauptvektor (Vektor 2), der zu einer brüsken Drehung der QRS-Schleife nach posterior und links führt, stark verzögert ist und weitgehend der Depolarisation der linksventriculären Anteile des Septums entspricht. 3. Ein kurzdauernder nach vorne links gerichteter Vektor (Vektor 3), der eine erneute Drehung der QRS-Schlinge bedingt und weitgehend durch die Erregung der freien Wand des linken Ventrikels hervorgerufen wird. 4. Ein nach hinten links oben gerichteter Vektor (Vektor 4), zeitlich am wahrscheinlichsten durch die Erregung der posterobasalen Anteile des linken Ventrikels verursacht. Wie weit die terminalen Schlingenanteile tatsächlich Ausdruck der normalen linksventriculären Erregungsausbreitung sind, welche jetzt nicht durch die späte Erregung der Crista supraventricularis und des Conus pulmo

nalis maskiert ist, kann nur auf Grund des Vektorverlaufes allein nicht sicher entschieden werden. Da die terminale Erregung links normalerweise nach hinten gerichtet ist, muß angenommen werden, daß die Störung der Erregungsausbreitung beim Linksschenkelblock primär zwar das Septum betrifft, größere Partien des linken Ventrikels jedoch wegen der muskulösen Reizausbreitung miteinbezieht. Dies ist bei der Beurteilung von durch Infarkt veränderten Bildern des Linksschenkelblocks wesentlich.

b) Beziehungen zwischen VKG und EKG

Entsprechend der Tatsache, daß beim Linksschenkelblock die *initiale* Erregungsausbreitung gestört ist, erfährt auch der QRS-Komplex im EKG von Anfang an eine wesentliche Veränderung. *Präcordial* findet sich in Abl. V1—V4 in der Regel noch eine kleine R-Zacke, bedingt durch die initiale, kurzdauernde Bewegung der horizontalen QRS-Schleife nach vorne. Da diese oft jedoch nur noch wenige Millisekunden umfaßt, ist sie im EKG nicht immer als deutliches R-Potential ersichtlich, so daß in den Brustwandableitungen V1 bis V4 ebenfalls ein breites QS resultieren kann. Da die Erregungsverzögerung vor allem in den mittleren, nach links hinten orientierten Schlingenpartien eintritt, finden sich in den Abl. V4 bis V6 — zufolge der Vektorbewegung nach hinten links — deutliche R-Potentiale. Sie zeigen jedoch entsprechend der Erregungsverzögerung und -verlangsamung eine deutliche Verbreiterung und Verspätung der örtlichen Negativitätsbewegung (intrinsic deflection) auf mehr als 0,06 sec. Umgekehrt resultiert in den vorderen Brustwandableitungen V1 bis V3, entsprechend der Vektorbewegung davon weg, eine Vertiefung der S-Zacken und — bedingt durch die Erregungsverzögerung — gleichzeitig eine Verbreiterung derselben.

In den *Extremitätenableitungen* zeigt sich — auf Grund der nach links oben gerichteten Frontalschleife resp. dem weitgehend parallelen Schlingenverlauf zu Abl. I und auf avL hin — ein Linkstyp oder überdrehter Linkstyp. Da die Erregungsverzögerung und -verspätung wiederum vorwiegend die mittleren Abschnitte betrifft, ist der QRS-Komplex dieser Ableitungen gleichzeitig verbreitert. Umgekehrt resultiert in den inferioren Abl. III und avF ein rS-Typ, wobei die initiale kleine R-

Zacke durch eine geringe frühe Vektorbewegung nach unten links zustande kommt.

Entsprechend der Depolarisation ist auch die *Repolarisation* beim Linksschenkelblock gestört, indem sie ebenfalls verzögert resp. verspätet auftritt. Die Erregungsrückbildung erfolgt im linken Ventrikel zu einem Zeitpunkt, wo sie rechtsventriculär bereits abgeschlossen

Effekt handelt, sondern daß lediglich sowohl beim Block wie bei Hypertrophie die T-Vektoren der betreffenden Ventrikel unopponiert zum Ausdruck gelangen, sei es, daß sie wie bei Block zeitlich getrennt sind, sei es, daß sie wie bei Hypertrophie größenmäßig so stark überwiegen, um ebenfalls unbalanciert aufzutreten. Der normale, nach vorne unten links gerichtete

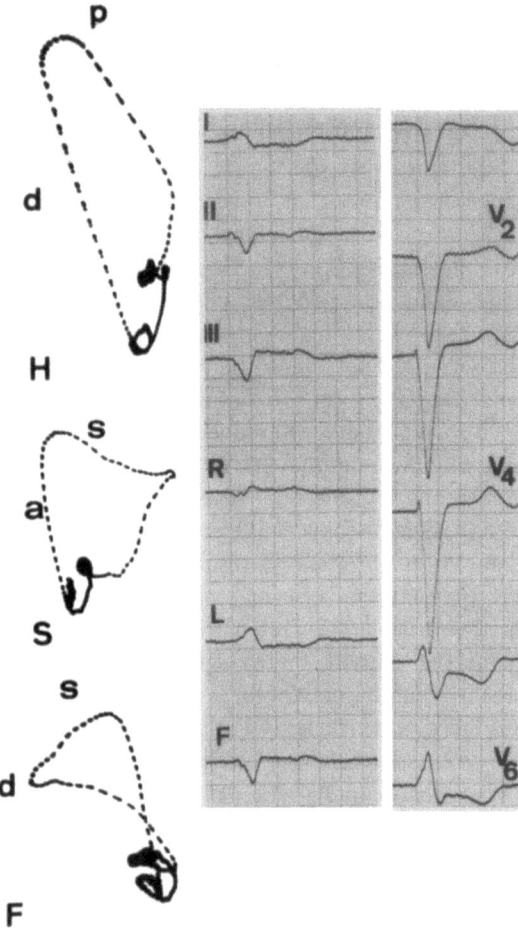

Abb. 76. Anteroseptaler Infarkt, Linksschenkelblock. R. A., 71jährig

Dekompensierte Hypertonie, Einweisung wegen zunehmender Herzdekompensation. 6 Wochen später, nach teilweiser Rekompensation plötzlich Exitus. Autopsie: ,,Schwere stenosierende Coronarsklerose, kleinhandtellergroßer, rezidivierender Seitenwand-Spitzeninfarkt der linken Herzkammer, exzentrische Hypertrophie beider Kammern''

VKG: Verzögerung der Erregungsausbreitung während des gesamten QRS-Verlaufes. Initiale Schlinge nach hinten oben medial, später nach rechts gerichtet. Das Bild des Linksschenkelblocks ist insofern verändert, als die Schlinge nicht mehr nach *links* hinten oben, sondern jetzt nach *rechts* hinten oben orientiert ist. Ebenso fehlt eine initiale anteriore Orientierung

EKG: Linksschenkelblock, R-Verlust in V_1 und V_2, tiefes pathologisches S in V_5 und V_6

ist. Dadurch kommt der nach vorne rechts unten gerichtete *linksventriculäre Repolarisationsvektor unopponiert* zur Geltung. Der so gerichtete *T-Vektor* führt im EKG zu einer T-Inversion in den links hinten gelegenen Brustwandableitungen (V4), V5 und V6 sowie in Abl. I und avL.

Die auffallende Feststellung, daß der T-Vektor sowohl bei Links- wie Rechtsschenkelblock sich gleich verhält wie bei Links- und Rechtshypertrophie, legt die Vermutung nahe, daß es sich bei den durch Hypertrophie bedingten T-Veränderungen nicht um einen Ischämie-

T-Vektor stellt somit die Resultante zwischen dem nach vorne rechts unten orientierten linksventriculären und dem nach hinten links oben weisenden rechtsventriculären T-Vektor dar. Die umgekehrte Annahme, daß es sich bei den durch Block bedingten Repolarisationsveränderungen um Ischämiebilder handelt — analog zu den durch Hypertrophie hervorgerufenen — scheint somit eher unwahrscheinlich. Da die Problematik dieser Frage jedoch noch nicht ganz gelöst ist, werden die Veränderungen des T-Vektors bei Hypertrophie noch der Konvention gemäß als ischämisch bedingte behandelt werden.

c) Linksschenkelblock und Infarkt

Die infarktbedingten vektoriellen Veränderungen sind beim Linksschenkelblock infolge der schon präinfarziell initial stark gestörten Erregungsausbreitung wesentlich schwerer zu beurteilen als beispielsweise beim Rechtsschenkelblock. Theoretisch führen zwar auch beim Linksschenkelblock ähnliche Überlegungen zur Schlingenorientierung nach hinten einhergehen, oft kaum mehr zu erkennen sind. Da die Schlinge beim Linksschenkelblock überdies nach oben gerichtet ist, lassen sich aber auch Läsionen der Hinterwand oft nur schwierig erfassen. Trotzdem können, wenigstens teilweise, Infarkte anhand kleinerer bzw. an sich unbedeutender Kriterien mindestens vermutet

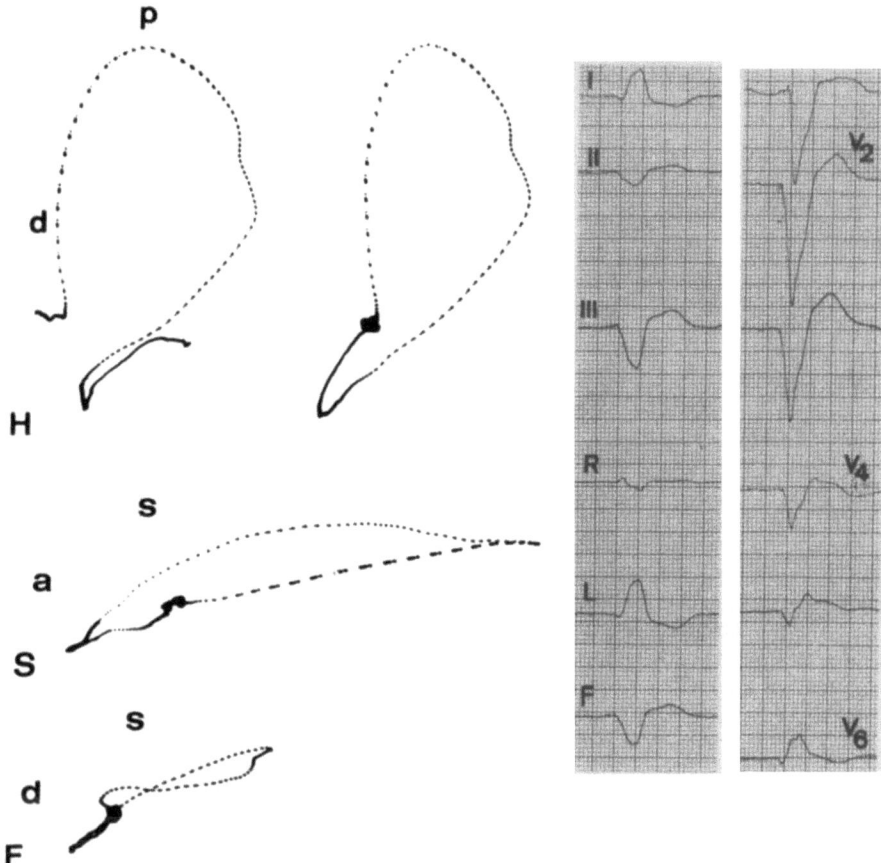

Abb. 77. Linksschenkelblock, anterolateraler Infarkt. H. G., 57jährig

VKG: QRS-Schlinge entsprechend dem Linksschenkelblock nach links hinten oben gerichtet mit starker Linksverspätung; auffallend ist die besonders horizontal und frontal sichtbare initiale Verlagerung nach rechts und hinten medial. Geringgradige „Verknotung" im mittleren Schlingenanteil

EKG: Typischer Linksschenkelblock; fehlende R-Potentiale bis V_4 mit tiefem und breitem Q bis V_5 entsprechend einem Potentialverlust anterolateral

Definition der Infarktkriterien wie bei allen übrigen Zuständen von lokalem Potentialverlust. Sie sind hier jedoch nur von geringem Nutzen, da auf Grund der schweren Veränderung der Erregungsausbreitung kleinere Kräfteausfälle kaum mehr zum Ausdruck kommen. Erschwerend wirkt sich auch die Tatsache aus, daß beim Linksschenkelblock die gesamte Erregungsausbreitung vorwiegend von vorne nach hinten gerichtet ist, so daß gerade Vorderwandinfarkte, die schon normalerweise mit einer werden, wenn auch die Diagnose im chronischen Stadium nicht immer mit Sicherheit zu stellen ist.

Der anteroseptale Infarkt (Abb. 76)

Der anteroseptale Infarkt läßt sich beim Linksschenkelblock vor allem am Potentialausfall der sofort erregten spitzennahen rechtsventriculären Septums- und Kammerpartien erkennen. Es sind dies die Abschnitte, welche beim unkomplizierten Linksschenkelblock zu

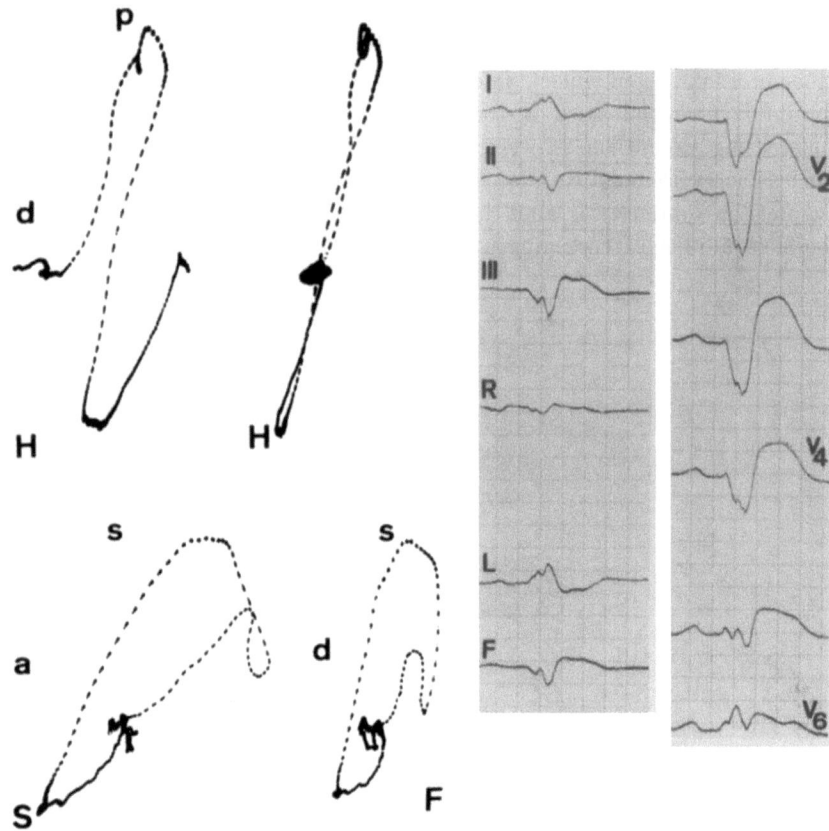

Abb. 78. Linksschenkelblock, Vorderwandlateralinfarkt. H. J., 77jährig

VKG: Linksschenkelblock; QRS-Schlinge direkt nach hinten gerichtet, am besten ersichtlich auf der fortlaufenden horizontalen Schlinge (links oben); es fehlt die normalerweise auch bei Linksschenkelblock auftretende kleine Orientierung nach vorne. Auffallend ist zusätzlich die „Knotung" im mittleren Bereich der QRS-Schlinge als Ausdruck einer Verzögerung der Erregungsausbreitung in der lateralen Wand des linken Ventrikels (s. Text)

EKG: Linksschenkelblock; die minimalen R-Potentiale in V_1 bis V_5 entsprechen der noch geringgradig nach links gerichteten Schlinge. Auffallend ist auch hier die „Aufsplitterung" des QRS-Komplexes in V_2 bis V_4. ST-Hebung in V_1 bis V_4 entsprechend der starken Verlagerung des J-Punktes nach vorne links unten

einer geringgradigen Schlingenorientierung nach vorne führen. Da andererseits beim Linksschenkelblock der linksseptale Vektor (Vektor 2) nach hinten links gerichtet ist, wäre zu erwarten, daß durch seinen Ausfall ein teilweises Überwiegen des hinteren rechtsseptalen Vektors zustande kommt und damit eine stärkere posteromediale Orientierung der frühen Schlingenpartien. Dieses Kriterium ist jedoch stark von der Lage des Septums im Körper und schließlich von der Herzlage selbst abhängig und muß deswegen mit gewisser Vorsicht beurteilt werden. Bei sehr starkem infarktbedingtem Überwiegen der posteroseptalen Anteile und bei steilgestellter Herzachse kann der initiale QRS-Vektor allerdings nicht nur nach hinten unten medial, sondern eventuell sogar nach hinten rechts gerichtet sein.

Der anteroseptale Infarkt beeinflußt somit vor allem die frühen septalen Vektoren 1 und 2 des Linksschenkelblocks, wobei der erstere, welcher die initiale geringgradige anteriore Schlingenorientierung repräsentiert, in der Regel ausfällt und der letztere stärker nach medial und eventuell sogar nach rechts verlagert sein kann.

Der anterolaterale Infarkt
(Abb. 77—79)

Sind größere Abschnitte der freien Wand des linken Ventrikels in das Infarktgebiet miteinbezogen, so sind zusätzlich zu den obenerwähnten frühen septalen Veränderungen der QRS-Schleife auch solche im mittleren Abschnitt zu erwarten. Es treten zum Fehlen des initialen Q und der Verlagerung der frühen

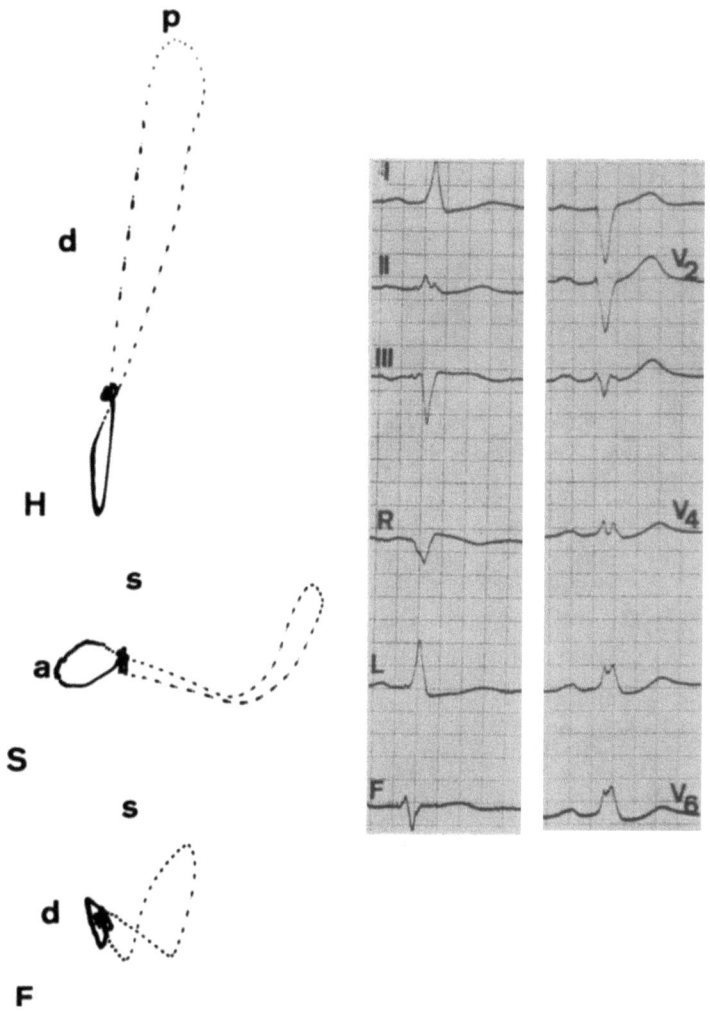

Abb. 79. Partieller Linksschenkelblock, anterolateraler Infarkt. B. E., 60jährig

Wegen rezidivierenden Infarkten und Hypertonie mehrfach hospitalisiert. Bei letztem Klinikaufenthalt CPK bis 2,4 E, LDH auf 1023 E erhöht. Acht Tage nach Einweisung plötzliches Kammerflimmern, Reanimation erfolglos. Autopsie: „Herdförmig stenosierende Coronarsklerose; alter thrombotischer Verschluß am R. ant. desc., ca. 1,5 cm nach Abgang aus der Aorta. Handtellergroßer rezidivierender Vorder-, Seiten-, Hinterwand- und Septumsinfarkt der linken Herzkammer. Exzentrische Hypertrophie beider Kammern"

VKG: QRS-Schlinge initial direkt nach hinten und leicht nach unten, vom anteroseptalen Potentialverlust weg orientiert; auffallende „Knickung" im mittleren Schlingenbereich mit Verlagerung dieser Partien nach links hinten oben, entsprechend dem Potentialausfall in den lateralen Abschnitten des linken Ventrikels. T-Schleife nach vorne medial gerichtet. Intraventriculäre Reizleitungsstörung

EKG: Linkstyp; kein sicherer Infarkt nachweisbar. Auffallende Aufsplitterung von QRS in V_4, weniger in V_5

Schlingenanteile nach hinten medial bizarre *Konturveränderungen* vor allem im mittleren Bereich der Schlinge (Vektor 3) hinzu (WENGER, 1956; PORTHEINE, 1958; BURCH, 1963). Diese Veränderungen sind, wie die Beispiele in Abb. 78 und 79 zeigen, im Elektrokardiogramm nicht immer deutlich zu erkennen. Überdies können bei ausgedehnten Lateralinfarkten Verlagerungen des mittleren Schlingenabschnittes von der Infarktzone weg nach vorne und eventuell geringgradig nach rechts beobachtet werden. Auffallend ist, daß die Potentialreduktion — wie sie bei Infarkt üblicherweise festgestellt wird — hier oft fehlt oder sich durch die erwähnten Konturveränderungen, -einbrüche und Verzerrungen der Schlinge äußert. Offensichtlich überwiegt die Verzögerung der Erregungsausbreitung so stark, daß Potentialveränderungen nur wenig oder kaum zur Geltung kommen.

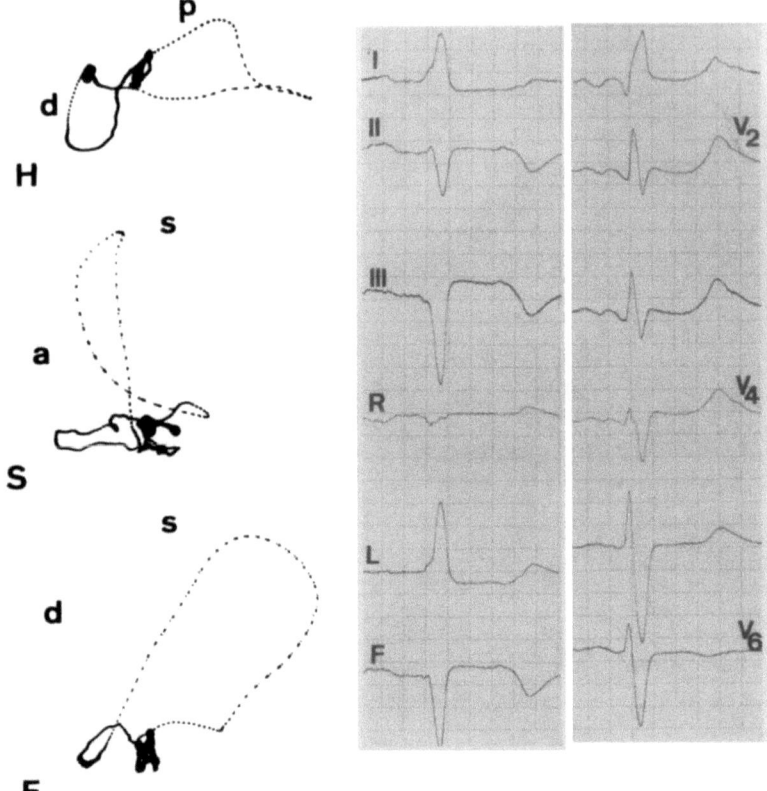

Abb. 80

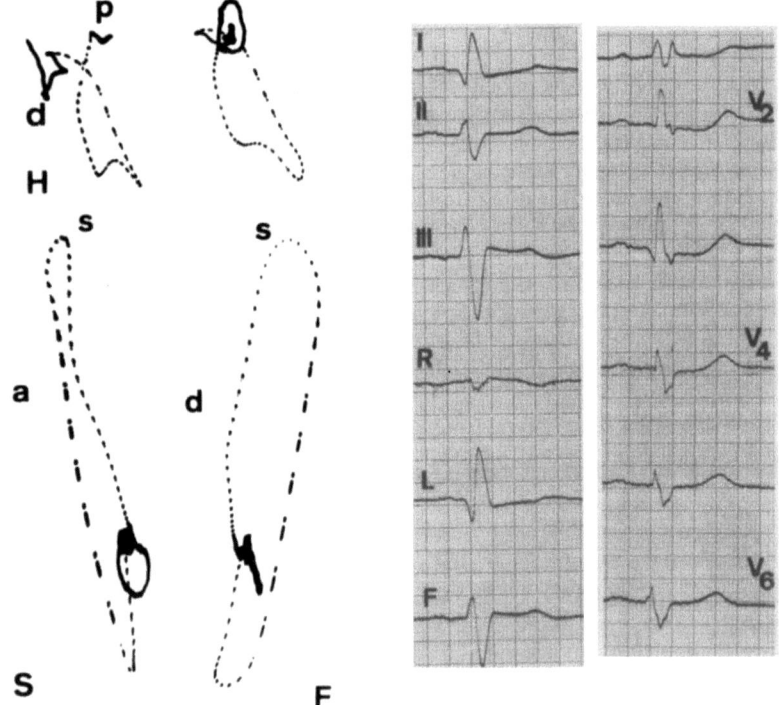

Abb. 81

Hinterwandinfarkt (Abb. 80 und 81)

Der Potentialausfall im *posteroseptalen* Bereich führt auch beim Linksschenkelblock zu einer geringgradigen Verlagerung der initialen QRS-Schleife nach oben (Abb. 80). Da die Hauptmasse des Septums hier jedoch von vorne unten nach hinten *oben* erregt wird, kann die zusätzliche superiore Verlagerung nicht sehr ausgesprochen sein. Eine geringe anteriore Orientierung kann zwar ebenfalls stattfinden, im wesentlichen bleibt jedoch der linksventriculäre septale Vektor entsprechend seiner Ausbreitung von vorne nach hinten immer noch vorwiegend dorsalwärts gerichtet. Wie bereits weiter vorne erwähnt wurde, spricht die geringgradige Vektoränderung beim Hinterwand-

infarkt mit Linksschenkelblock überdies dafür. daß die posteroseptalen Abschnitte vorwiegend ins Erregungsgebiet des linken und nicht des rechten Schenkels gehören.

Die üblicherweise bei *posterobasalem* Infarkt auftretende starke anteriore Verlagerung ist beim Linksschenkelblock weniger deutlich zu erkennen. Da offensichtlich die entsprechenden anterioren und posterioren Partien des linken Ventrikels beim Linksschenkelblock nicht gleichzeitig erregt werden, ist das Überwiegen der anterioren Kräfte weniger eindeutig. Der Schlingenverlauf läßt dann entweder den Linksschenkelblock nicht mehr sicher erkennen oder bei noch deutlichem Blockbild ist der Infarkt nur schwierig zu diagnostizieren.

B. Peri-infarction Block

Der von FIRST und BAYLEY 1950 eingeführte Begriff des „Peri-infarction Blocks" hat in den letzten Jahren, besonders im Zusammenhang mit den eingehenden Analysen von GRANT (1954, 1956, 1959) zu einer größeren Kontroverse Anlaß gegeben. Trotzdem zahlreiche Untersucher sich seither mit dem Problem befaßt haben, besteht weder in bezug auf die Definition noch die Pathogenese endgültige Klarheit (MASSIE, 1960; KOSSMANN, 1962; LIBANOV, 1963; MAYER, 1963; DOUCET, 1965; KOHN, 1965; SCOTT, 1965; PRYOR, 1966).

Zustände peripherer Reizleitungsstörungen sind bei Infarkten wahrscheinlich häufiger als der klassische Schenkelblock. So ist das bereits 1917 von OPPENHEIMER und ROTSCHILD erstmals beschriebene Bild des „Arborisations-Blocks", dessen Verlängerung der QRS-Dauer noch unterhalb derjenigen des Schenkelblocks liegt, in der großen Mehrzahl als infarktbedingt zu betrachten. Dabei wird angenommen, daß durch Zerstörung des Purkinje-Systems die Erregung in den Randzonen der Nekrose zirkulär und longitudinal auf muskulärem Wege weiter-

---

Abb. 80. Linksschenkelblock, Hinter- und Vorderwandinfarkt. R. S., 65jährig

VKG: Linksschenkelblock; starke Verlagerung der Schlinge nach oben und leicht nach vorne, horizontal im Uhrzeigersinn drehend. Initiale Schlinge nach links hinten und oben gerichtet. Die starke Verlagerung nach oben und vor allem im mittleren Abschnitt nach vorne spricht für einen Potentialverlust in den posteroinferioren Abschnitten, die immediate Orientierung nach hinten für einen Kräfteverlust im anteroseptalen Bereich

EKG: Rechtsverspätung in V_1, hervorgerufen durch die Drehung der horizontalen Schlinge im Uhrzeigersinn; präcordial deshalb keine Links-, sondern Rechtsverspätung; abnorm tiefes S in V_5 und V_6, ebenso in den Abl. III und avF. Auffallend ist die Diskrepanz zwischen elektrokardiographischem und vektorkardiographischem Befund. Beim ersteren ist die Linksverspätung nur in Abl. I und avL ersichtlich

Abb. 81. Posterobasaler-lateraler Infarkt, intraventriculäre Reizleitungsstörung links; peri infarction Block. H. A., 84jährig

Spitaleinweisung wegen Lungenödem, klinisch kein sicherer Infarkt, 3 Wochen nach Einweisung plötzlicher Exitus. Autopsie: „Herdförmige stenosierende Coronarsklerose, fünffrankenstückgroßer fibrosierter Hinter-Seitenwandinfarkt der linken Herzkammer"

VKG: Initial während ca. 20 msec nach rechts unten gerichtet, anschließend stark nach links vorne oben verlagert, starke Verzögerung der Erregungsausbreitung im mittleren und terminalen Anteil. Der initiale und terminale 0,04 sec-Vektor sind sagittal und frontal einander entgegengesetzt, entsprechend einem peri-infarction Block. Anteriore Orientierung typisch für posterobasalen-lateralen Infarkt

EKG: Pathologisches Q in Abl. I, avL und V_3 entsprechend dem lateralen Potentialverlust. Die leichte Überhöhung in V_2 bis V_3 entspricht dem posterobasalen Ausfall

schreiten muß, wodurch eine deutliche Verzögerung und Verspätung eintritt (WILSON, 1944). Die Analyse ähnlicher Bilder, welche ebenfalls mit einer Verlängerung der QRS-Dauer noch unterhalb derjenigen des Schenkelblocks, aber ohne „Aufsplitterung" des QRS-Komplexes einhergehen, führte dann zur Definition des peri-infarction Blocks. GRANT hat jedoch schon bald darauf hingewiesen, daß vor allem beim anterolateralen und diaphragmalen Infarkt formal gleiche EKG-Veränderungen auch ohne Verlängerung der QRS-Dauer gefunden werden können. Vorwiegend auf Grund der Lokalisation dieser Infarkte kam er zum Schluß, daß das Zustandsbild wahrscheinlich durch eine Läsion der posterioren Äste des linken Bündels, welche auf die posterobasalen inferolateralen Partien des linken Ventrikels hin verlaufen, bedingt wird. Dadurch soll die Erregung zufolge der syncytialen Verbindungen zwischen posteriorem und anteriorem Anteil des peripheren linken Schenkels über den letzteren umgeleitet, ohne wesentliche Verspätung die Infarktzone erreichen. Damit würde sich — da die Erregung noch immer über das normale Reizleitungssystem weitergeleitet wird — nicht nur die noch normale QRS-Dauer erklären lassen, sondern auch die besondere Häufung beim anterolateralen und diaphragmalen Infarkt. Als entscheidende Veränderungen bezeichnet GRANT 1. einen initialen 0,04 sec-Vektor, der nach rechts und nach unten gerichtet ist und in den Abl. I und avL eine Q-Zacke erzeugt; 2. einen terminalen 0,04 sec-Vektor, der nach links und nach oben zum anterolateralen Infarkt hin gerichtet ist und welcher 3. mit dem initialen Vektor einen Winkel von mindestens 110° bildet. Schließlich soll die QRS-Dauer nur geringgradig oder gar nicht verlängert sein. Wesentlich erscheint bei dieser beschreibenden Definition, daß nicht nur der initiale, sondern vor allem auch der terminale Vektor verändert ist,

wobei der letztere eine ähnliche Orientierung wie beim Linksschenkelblock erhalten kann (GRANT, 1956). Beispiele mit deutlicher Opposition des initialen und terminalen 30—40 msec-Vektors ohne wesentliche QRS-Verbreiterungen sind auf den Abb. 22, 52, 63 und 81 dargestellt. Es handelt sich dabei vorwiegend um Patienten mit anterolateralen Infarkten.

Die Schwierigkeiten, welche sich bei der Definierung des peri-infarction Blocks ergeben, sind mannigfach und basieren vor allem auf der Fragwürdigkeit der Erfassung und Definition eines pathologischen terminalen Vektors. Sie werden deshalb auch nicht behoben, wenn das Zustandsbild allein von den Veränderungen des terminalen Vektors aus definiert wird (MAYER, 1911). Wie schon weiter vorne dargelegt wurde, weist gerade dieser schon normalerweise beträchtliche Unterschiede in seinem Verhalten auf. Überdies können isolierte Veränderungen des terminalen Vektors auch bei alten Infarkten auftreten, nachdem sich der initiale Vektor wieder normalisiert hat oder durch entgegengesetzt gerichtete Kräfte neutralisiert wurde. Gerade die Unkenntnis der präinfarziellen Vektorschlinge macht hier die Beurteilung und Diagnosestellung besonders schwierig.

Trotzdem hat sich der Begriff des peri-infarction Blocks heute weitgehend eingebürgert und das morphologische Erscheinungsbild darf in den meisten Fällen als infarktbedingt angesehen werden. Es ist jedoch beim Fehlen anderer Infarktzeichen mit Vorsicht zu interpretieren. Da Fälle, bei denen sich die Infarktdiagnose lediglich auf die Zeichen des peri-infarction Blocks stützt, jedoch eher selten sind, tritt die praktische Bedeutung bis heute etwas in den Hintergrund. Für klinische Belange sind in der Regel genügend andere Veränderungen, vor allem der initialen Vektoren vorhanden, um die Infarkt-Diagnose sicherzustellen.

C. Wolff-Parkinson-White-Syndrom

Morphologisch lassen sich 2 Typen der *Präexcitation* unterscheiden, wobei angenommen werden muß, daß beiden eine verschiedene Form der Antesystolie und der damit verbundenen pathologischen Erregungsausbreitung im linken Ventrikel zugrunde liegt (WOLFF, 1930, 1948; HOLZMANN, 1932, 1962; ROSENBAUM,

1945; BÄR, 1956; SPRITZ, 1958; BILGER, 1962, 1963; SODI-PALLARES, 1963).

Typus A (Abb. 82)

Der häufiger beobachtete Typus A zeigt neben der initialen Verzögerung der Erregungs-

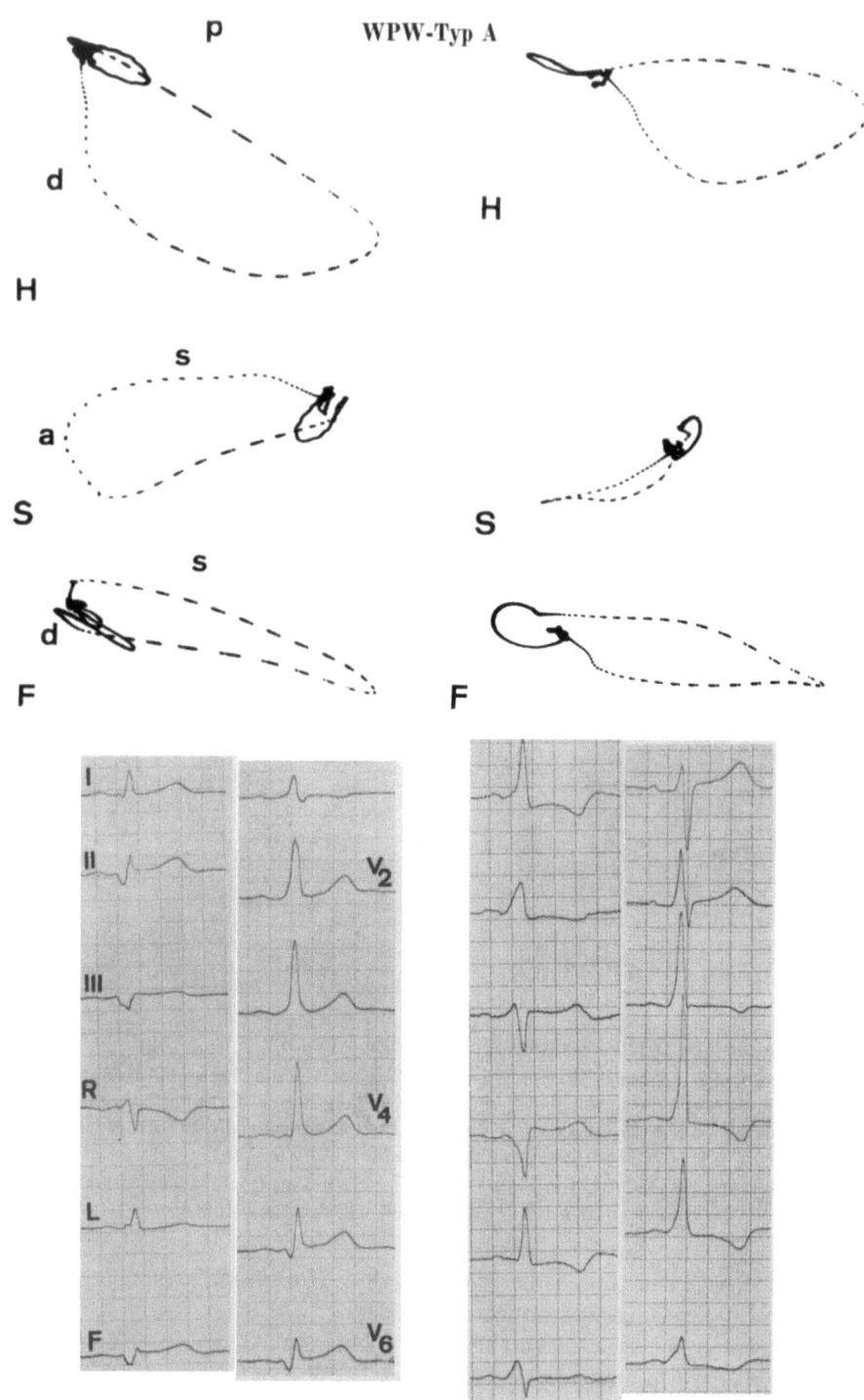

Abb. 82. Wolff-Parkinson-White-Syndrom, Typ A. B. H., 45jährig (links); F. H., 45jährig (rechts)

VKG: Verlagerung der gesamten Schlinge nach vorne links und leicht nach unten entsprechend dem Beginn der Erregungsausbreitung in den hinteren unteren septalen Partien. Initiale Verzögerung der Erregungsausbreitung (Delta-Welle). Der Schlingenverlauf zeigt bei den beiden Patienten deutliche Unterschiede. Bei B. H. (links) erfolgt die frontale Drehung im Uhrzeigersinn, wobei die Schlinge initial stark nach oben gerichtet ist; bei F. H. (rechts) im Gegenuhrzeigersinn. Ein sicherer Hinterwandinfarkt darf bei B. H. trotz der initialen superioren Verlagerung nicht diagnostiziert werden, obwohl das klinische Bild auf Infarkt verdächtig war

EKG: Typische Verkürzung des p-Q-Intervalles, deutliche Delta-Welle. Die Nachschwankungsveränderungen bei F. H. (rechts) sind mit einer lateralen Ischämie vereinbar; klinisch ließ sich jedoch kein Infarkt nachweisen

ausbreitung eine ausschließliche Orientierung der Vektorschlinge nach vorne links und geringgradig nach unten. Dabei ist nicht nur der Maximalvektor nach vorne links gerichtet, sondern die gesamte QRS-Schlinge liegt in ihrem Verlauf vor dem Nullpunkt resp. anterior zur transversalen oder x-Achse. Diese extreme Orientierung nach vorne ist, wie vor allem aus den experimentellen Untersuchungen von SODI-

rium, nämlich die initiale Schlingenorientierung nach hinten. Es ließ sich deshalb beispielsweise bei Patient B. H. (Abb. 82), trotz klinisch vermutetem Infarkt, aus dem Schlingenverlauf ein solcher nicht mit Sicherheit diagnostizieren. Lediglich durch genaue Analyse der Nachschwankungsveränderung kann somit beim WPW-Syndrom vom Typus A ein Infarkt bestätigt oder ausgeschlossen werden (WOLFF,

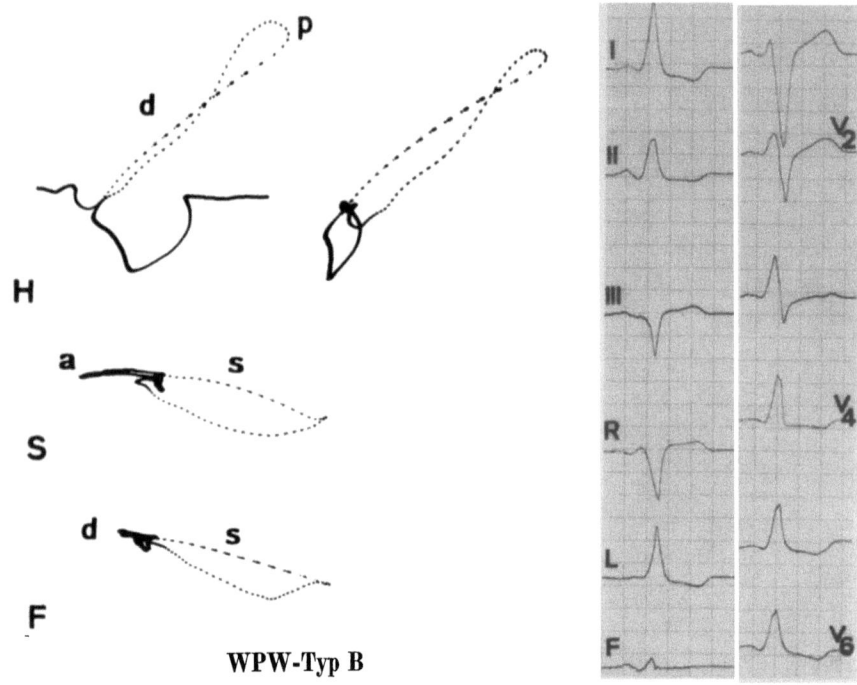

WPW-Typ B

Abb. 83. Wolff-Parkinson-White-Syndrom, Typ B., H. E., 50jährig

VKG: Im Gegensatz zum Linksschenkelblock ist die Verzögerung der Erregungsausbreitung vorwiegend initial (Delta-Welle), während die terminalen Partien die Erregung normal fortleiten. Ähnlich wie beim Linksschenkelblock ist die Schlinge nach links hinten oben gerichtet, entsprechend der Verzögerung der Erregungsausbreitung durch das Kammerseptum (s. Text)

EKG: Typische Verkürzung des p-Q-Intervalles, deutliche Delta-Welle, Linkstyp, Linksverspätung, entsprechend dem Bild eines partiellen Linksschenkelblocks

PALLARES (1963) hervorgeht, durch den vorzeitigen Beginn der Erregungsausbreitung in den am weitesten posterior gelegenen Abschnitten des hinteren oberen Septumbereiches links bedingt. Der initiale Vektor ist deshalb stets nach vorne gerichtet, unabhängig davon, ob zusätzlich ein Infarkt in irgendeiner ventrikulären Zone besteht. Es erklärt sich daraus, weshalb Infarkte bei WPW vom Typus A, wie bereits WOLFF (1948) mit Recht betont hat, äußerst schwierig zu erkennen sind. So entfällt gerade beim Vorderwandinfarkt wegen des bei WPW stets nach vorne gerichteten Schlingenverlaufes ein wesentliches diagnostisches Krite-

1948; HOLZMANN, 1962; SODI-PALLARES, 1963).

Differentialdiagnostisch ist beim Vektorbild des WPW-Syndroms vom Typus A vor allem ein posterobasaler Infarkt mit starker anteriorer Schlingenverlagerung auszuschließen. Da beim WPW jedoch die anteriore Orientierung der gesamten Schlinge meistens von einem wesentlich stärkeren Ausmaß ist, eine signifikante initiale Verlagerung nach oben in der Regel fehlt und überdies definitionsgemäß die Zeichen der Antesystolie vorhanden sind, läßt sich die Differentialdiagnose meistens mühelos durchführen.

Typus B
(Abb. 83)

Beim selteneren Typus B des Präexcitations-syndroms findet sich neben den Zeichen der Antesystolie vor allem ein mehr oder weniger stark ausgeprägter Linksschenkelblock. Es wird angenommen (SODI-PALLARES, 1963), daß bei diesen Patienten die Präexcitation ihren Ursprung in den rechtsventriculären septalen Anteilen oder sogar in der freien Wand des rechten Ventrikels nimmt, und die Erregung von dort, gleich wie beim Linksschenkelblock, auf muskulärem Weg langsam ins Septum eindringt, indem sie sich von rechts vorne nach links hinten ausbreitet. Durch die initiale Erregung rechts entsteht somit, analog zum Linksschenkelblock, ein kleiner nach vorne gerichteter Q-Vektor, der jedoch hier eine deutliche Verzögerung im Erregungsablauf zeigt. Das Bild des Linksschenkelblocks wird weitgehend dadurch bestimmt, wie rasch und in

welchem Ausmaß die von rechts her ins Septum eingedrungene Erregung von der normalen, vom av-Knoten herkommenden Depolarisationswelle zerstört wird. Da in der Regel jedoch meistens ein dem Linksschenkelblock sehr ähnliches Bild besteht, muß angenommen werden, daß stets große Partien des Septums auf abnormem Wege von rechts nach links erregt werden, bevor der normale Reiz eintrifft. Dem kleinen, nach vorne gerichteten Initialvektor folgt deshalb — wie beim Linksschenkelblock — ein nach hinten links oben gerichteter, leicht verzögerter septaler Vektor.

Für die Infarktbilder beim WPW-Syndrom vom Typus B gelten somit ähnliche Überlegungen, wie sie für den Linksschenkelblock ohne Präexcitation bereits dargelegt wurden. Auch hier sind Infarkte relativ schwierig zu erkennen und oft wiederum nur anhand der Nachschwankungsveränderungen zu diagnostizieren.

VII. Das Vektorkardiogramm bei Vorhofs- und Kammerhypertrophie

A. Linkshypertrophie und -dilatation

1. Anatomie (Abb. 84)

Die Besonderheit der Anatomie des linken Ventrikels liegt in der „funktionellen" Gestaltung von Einfluß- und Ausflußtrakt in Abhängigkeit vom Herzcyclus, indem die Topographie der linken Kammer in Systole und Diastole wesentlich durch die Änderung der Position des vorderen resp. aortalen Mitralsegels geprägt wird. So wird in *Diastole* der linke Ventrikel durch Orientierung des aortalen Mitralsegels gegen vorne zur Spitze hin mehrheitlich in einen kegelförmigen Einflußtrakt umgewandelt, wobei die Basis des Kegels durch den nach hinten rechts und leicht gegen oben orientierten Mitralring gebildet wird, während die Kegelspitze durch den Apex und seine Seitenwände durch das vordere sowie das murale Mitralsegel, die posterobasalen Abschnitte des linken Ventrikels sowie das Kammerseptum und die Vorder- resp. Lateralwand des linken Ventrikels repräsentiert werden (Abb. 84). Der Ausflußtrakt nimmt in Diastole nur noch einen kleinen Raum ein, welcher die *vor* und oberhalb des aortalen Mitralsegels gelegenen Strukturen umfaßt. Umgekehrt wird in *Systole* der linke Ventrikel mehrheitlich zum Ausflußtrakt, der wiederum Kegelform besitzt, wobei die Kegelspitze auch hier durch den Apex, dessen Seitenwände durch das Kammerseptum, die Lateral- und Vorderwand des linken Ventrikels und vor allem durch das jetzt geschlossene und straff gespannte aortale Mitralsegel formiert werden. Die Kegelbasis entspricht in Systole dem Aortenring. Die Topographie des Ausflußtraktes ist somit darauf ausgerichtet, das Blut zufolge der primären Erregung der spitzennahen Abschnitte und späteren Aktivation der subvalvulären Partien rhythmisch vom Apex zum Infundibulum und in die Aorta zu fördern (Abb. 84). Durch die spezielle Position des aortalen Mitralsegels erhält der linke Ventrikel somit eine wesentlich verschiedene Topographie vom rechten, bei welchem Einfluß- und Ausflußtrakt — getrennt durch die Crista supraventricularis — in Systole und Diastole ihre Position weitgehend unverändert beibehalten. Diese Besonderheit des linken Ventrikels wird durch die anatomische Nachbarschaft des Mitral- und Aortenringes, welche sich gegenseitig berühren und ein fixes Grundskelet bilden, unterstützt, indem damit Einfluß- und Ausflußtrakt beinahe parallel zueinander zu liegen kommen, was ihre funktionelle Umwandlung während des Herzcyclus wesentlich fördert.

Zu den weiteren Eigenheiten des linken Ventrikels gehört schließlich die spezielle Lage der posterobasalen Abschnitte resp. seiner Hinterwand, welche bereits im normalen Zustand leicht über den Mitralring nach hinten hinausragen. Dieser strukturellen Verschiedenheit von Einfluß- und Ausflußtrakt kommt bei der Ausbildung der Linkshypertrophie wesentliche Bedeutung zu; sie ist zur genauen Vorstellung des Erregungsablaufes, Kontraktionsmechanismus und damit auch des Verlaufes der Vektorschleife unerläßlich.

Die *Linkshypertrophie* ist gekennzeichnet durch eine Muskelzunahme sämtlicher Ventrikelabschnitte (konzentrische Hypertrophie) sowohl des Einfluß- wie Ausflußtraktes. Dadurch wird der normale Bau der linksventriculären Kammermuskulatur allseitig verstärkt resp. die posterobasalen Partien des linken Ventrikels werden noch stärker nach dorsal über den Mitralring hinaus ausgebuchtet, während die vorderen oberen Abschnitte der Vorderwand unterhalb des Aortenringes noch stärker ins Lumen hinein vorspringen (Abb. 84 und 85, konzentrische Hypertrophie).

Die Conusform der Ausflußbahn wird damit bei der *reinen Linkshypertrophie* noch verstärkt, indem auf 3 Seiten eine konzentrische Einengung resultiert (Vorderwand, Lateralwand, Kammerseptum), während die vierte Seite, gebildet durch das aortale Mitralsegel, an der Hypertrophie nicht teilnimmt. Die Hypertrophie der linksventriculären septalen Muskulatur führt überdies zu einer beträchtlichen Vergrößerung der linksseptalen Oberfläche, so daß bei weiterschreitender Hypertrophie zusätzlich eine Elongation der Ausflußbahn in der Längs-

rerseits jede langjährige Hypertrophie jedoch, wie erwähnt, von einer sekundären Linksdilatation gefolgt ist, sind Zustände kombinierter Dilatation und Hypertrophie als Terminalbild häufig. Umgekehrt erreicht die infolge langdauernder Dilatation sich ausbildende sekundäre Hypertrophie gewichtsmäßig nur selten die bei reiner Drucküberlastung gefundenen Ausmaße, so daß sich in der Regel Dila-

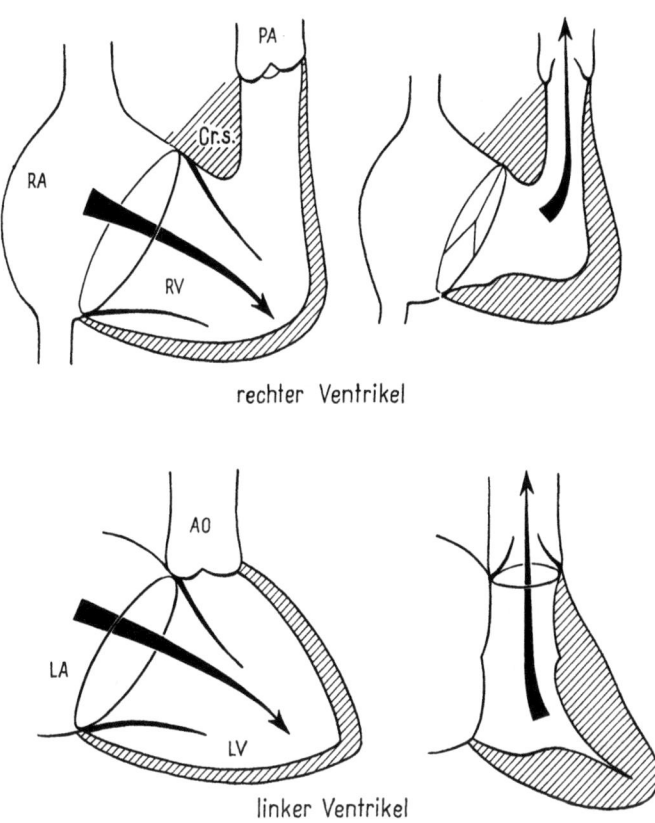

Abb. 84. Topographie des normalen rechten und linken Ventrikels in Systole und Diastole (schrägrechte Projektion)

Der wesentliche Unterschied besteht in der verschiedenen Anordnung des Ausflußtraktes links und rechts. Während beim linken Ventrikel der Ausflußtrakt in Systole teilweise durch das aortale Mitralsegel gebildet wird und somit keine vollständig muskuläre Struktur aufweist, sind beim rechten Ventrikel Einfluß- und Ausflußtrakt durch die Crista supraventricularis (*Cr.s.*) getrennt, wodurch der letztere zu einer selbständigen, allseitig muskulären Struktur wird. Hypertrophie und Dilatation nehmen dadurch beim linken und rechten Ventrikel einen wesentlich unterschiedlichen Verlauf, und dementsprechend sind auch Erregungsausbreitung und Vektorablauf stark verschieden (s. Text). Die Pfeile bezeichnen in Diastole den Einflußtrakt, in Systole den Ausflußtrakt

rechter Ventrikel

linker Ventrikel

Diastole   Systole

achse auf die Spitze zu resultiert mit Verlängerung der vorderen, oberen und lateralen freien Wand des linken Ventrikels. Die konzentrische Hypertrophie ist deshalb in der Regel von einer sekundären Links*dilatation* gefolgt. Wesentlich für die vektorielle Betrachtung ist somit die Feststellung, daß die konzentrische Hypertrophie Ausfluß- und Einflußtrakt in gleichem Maße betrifft, wobei das Lumen noch lange eine normale Größe aufweisen kann.

Deutlich verschieden sind die Verhältnisse bei der reinen oder vorwiegenden *Dilatation des linken Ventrikels*. Erfolgt sie primär, als Folge einer reinen Volumenüberlastung, so sind die Zeichen der begleitenden sekundären Hypertrophie noch lange sehr diskret. Da ande-

tation mit sekundärer Hypertrophie und Hypertrophie mit sekundärer Dilatation anatomisch deutlich verschieden verhalten, wodurch auch ihre vektorielle Differenzierung erleichtert wird. Nach GRANT ist die Beteiligung der verschiedenen Kammerabschnitte bei der *reinen Linksdilatation* resp. Volumenüberlastung links im Gegensatz zur Hypertrophie eine *ungleichmäßige, exzentrische*. So betrifft die Dilatation vor allem die *vor* dem vorderen Mitralsegel gelegenen Partien des linken Ventrikels, während die dorsal davon gelegenen posterobasalen und -lateralen Abschnitte anfangs nur wenig mitbeteiligt sind. Die *Dilatation* umfaßt somit vor allem die *linksventriculäre Ausflußbahn* resp. Kammerseptum, Vorder- und Lateralwand des linken Ventrikels sowie die Herzspitze (Abb. 85). Der exzentrische Befall der Kammerabschnitte nach Dilatation ist bei GRANT (1953) vor allem auf die Verankerung der linken Kammermuskulatur im anatomisch fixierten Mitralring zurückzuführen, wobei die posterobasalen Partien des linken Ventrikels zufolge ihrer nahen Lage am Mitralring wesentlich später gedehnt werden als die weiter davon weg gelegenen anterioren Partien. Überdies wird aus rein anatomischen Gründen ein Reflux bei Aorteninsuffizienz vor allem zu einer Volumenüberlastung im spitzennahen Gebiet und weniger in den posterobasalen Abschnitten führen, da die letzteren in Diastole durch die geöffnete Mitralklappe, vor allem das murale Mitralsegel geschützt sind.

Wesentlich für die vektorielle Interpretation ist schließlich die bereits von GRANT (1953) gemachte Feststellung, daß die Linkshypertrophie primär *nicht* mit einer Änderung der anatomischen Achsen bzw. Rotation des Herzens einhergeht, sondern fast ausschließlich mit einer Vergrößerung gewisser Kammerabschnitte, die dadurch unter sich allerdings eine gewisse Lageveränderung erfahren. So entwickelt sich der hypertrophierende linke Ventrikel, entsprechend der Orientierung der posterobasalen Partien, vorwiegend nach hinten und medial. Die freie Wand des Ventrikels und das Kammerseptum behalten jedoch — fixiert durch das „kardiale Skelet" des fibrösen Ringes der Klappenebene — ihre normale Lage weitgehend bei. Gerade das Kammerseptum soll nach GRANT bei Hypertrophie keine wesentliche Lageänderung im Körper aufweisen und damit weitgehend zur Stabilisierung der anatomischen Herzachse beitragen (GRANT, 1953).

2. Vektorverlauf und Beziehungen zur Anatomie

Da die Linkshypertrophie nicht zu einer wesentlichen Änderung der anatomischen Herzachse führt, sind die Alterationen des QRS-Komplexes in erster Linie durch Änderungen der Sequenz, Größe und Verteilung der einzelnen Momentanvektoren zu erklären. Hypertrophie und Dilatation werden im folgenden gesondert diskutiert, da sie verschiedene Kammerabschnitte betreffen und ein verschiedenes vektorielles Verhalten aufweisen.

a) Drucküberlastung des linken Ventrikels (Linkshypertrophie) (Abb. 85, 93—96)

Als wesentliches vektorielles Merkmal der Linkshypertrophie findet sich eine Verlagerung der gesamten QRS-Schleife nach hinten, medial und leicht gegen oben horizontal. Das Potential des räumlichen Maximalvektors nimmt stark zu und kann die Norm um das Doppelte oder mehr überschreiten (Tabelle 10). Obschon die Mittelwerte für das räumliche Maximalpotential sich bei verschiedenen Untersuchern wesentlich unterscheiden, sind anhand der Literatur und eigener Erfahrung räumliche Potentiale über 1,5—1,8 mV im allgemeinen als pathologisch anzusehen (Tabelle 10). Die vektorielle Diagnostik der Linkshypertrophie stützt sich somit einerseits auf formale, andererseits auf quantitative Kriterien. Dabei ist zu beachten, daß formal eine Linkshypertrophie bereits vorliegen kann, wenn die Potentiale größenmäßig die Signifikanzgrenze noch nicht überschritten haben. Die vektorielle Diagnose der Linkshypertrophie ist somit auch bei normalen Potentialen resp. beim Fehlen quantitativer Zeichen der Linkshypertrophie zulässig und möglich. Die Diskrepanz zwischen Formänderung der Schleife und Potentialvergrößerung ist dadurch zu erklären, daß bei gewissen Fällen von Linkshypertrophie, besonders im Frühstadium, eine nicht alle Abschnitte des Herzens gleich betreffende Muskelhypertrophie vorliegt, so daß zwar formelle Schleifenveränderungen auftreten, das Gesamtpotential jedoch noch im Normbereich liegt (Abb. 93, 96, 97). Demgegenüber ist verständlicherweise eine signifikante Potentialvergrößerung ohne Formänderung der QRS-Schleife äußerst selten. Die Formänderung geht somit der Potentialzunahme voraus!

Das *primäre Zeichen der Linkshypertrophie, die posteromediale Schleifenorientierung,* läßt sich auf verschiedene Faktoren zurückführen:

1. Die konzentrische Hypertrophie führt zu einer beträchtlichen Zunahme der posterobasalen Partien des linken Ventrikels resp. einer „Ausbuchtung" des linken Ventrikels gegen hinten, wobei diese Abschnitte den Mitralring nach dorsal deutlich überragen. Dadurch erhalten die nach hinten und medial gerichteten

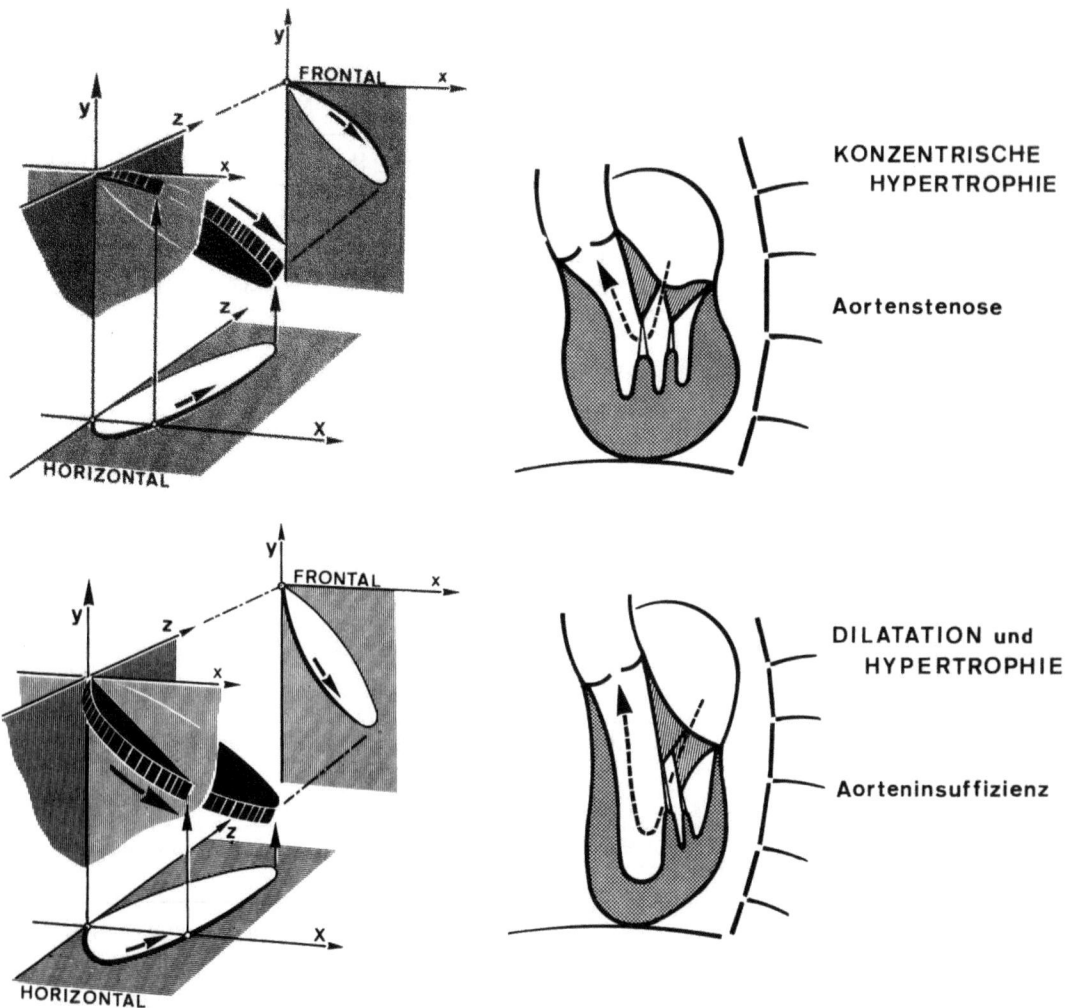

Abb. 85. Relation zwischen Anatomie und Verlauf der frontalen Vektorschleife bei Aortenstenose resp. Drucküberlastung und Aorteninsuffizienz resp. Volumenüberlastung

Oben: Konzentrische Hypertrophie bei Aortenstenose. Gleichmäßige Hypertrophie von Einfluß- und Ausflußtrakt des linken Ventrikels; dadurch weitgehend normale räumliche Verteilung der — stark vergrößerten —
Momentanvektoren, so daß Umlaufsinn und Schleifenorientierung im Raum nur wenig verändert werden:
Orientierung der Schleifenebene resp. des Polarvektors nach links oben *hinten*, deshalb normaler Umlaufsinn
der Frontalschleife im Uhrzeigersinn

Unten: Dilatation und Hypertrophie bei Aorteninsuffizienz. Die Dilatation betrifft vor allem den Ausflußtrakt
des linken Ventrikels, welcher nach vorne, unten und gegen die Spitze des linken Ventrikels orientiert ist.
Starke Vergrößerung der linksseptalen Oberfläche. Überwiegen der nach vorne und links unten gerichteten
septalen und frühen linksventriculären Potentiale. Dadurch wird die QRS-Schleife in den frühen Abschnitten
stärker nach vorne unten links gerichtet als bei Aortenstenose und die Schleifenebene (resp. der Polarvektor)
nach links oben *vorne* orientiert. Es resultiert in der *Frontalebene* eine Drehung im *Gegenuhrzeigersinn* (s. Text)

Potentiale ein noch stärkeres Übergewicht über
die anterioren Kräfte als bei der Norm. Gleichzeitig sind die betreffenden Kammerabschnitte
leicht gegen oben orientiert, wodurch die QRS-
Schleife nicht nur eine Verlagerung nach posteromedial, sondern auch leicht nach oben gegen
die Horizontale zu erfährt.

2. Normalerweise wird das Myokard vom
Endokard auf das Epikard zu erregt. Wegen

der starken Faserverdickung und Zunahme der
polarisierbaren Zelloberfläche ist die trans-
murale Erregungsausbreitung im hypertrophierten Muskel wesentlich verlangsamt und
die subepikardiale Erregung verzögert. Dies
wirkt sich besonders im posterobasalen und
lateralen Kammerbereich aus, wodurch die
zeitliche Differenz zwischen dem Auftreten der
frühen vorderen und späten hinteren Kammer-

Tabelle 10. *Vergleich verschiedener Werte bei Linkshypertrophie und Norm anhand der Literatur. Die räumlichen Potentiale sind aus den betreffenden Werten für den maximalen Horizontal-, Sagittal- und Frontalvektor berechnet. Sämtliche Untersuchungen nach* FRANK

	n	QRS-Max.-V. (mV)			QRS-Max.-V. (Grad)			Räuml. Maximalvektor
		H	F	S	H	S	F	
Linkshypertrophie								
UPSHAW: Amer. Heart J. (1967)	20	1,82	1,68	1,49	−38	+27		2,04
MURATA: Jap. Heart J. (1964)		1,50	1,55	1,23				1,75
WALLACE: Amer. Heart J. (1962)	24	2,43	2,15	1,54	−28	+35	+14	2,56
BRISTOW: Amer. Heart J. (1961)	50	3,29	2,95	2,32	−32	+22		3,52
VARRIALE: Circulation (1966)	50	2,56	2,26	1,89	−40	+20		2,76
HUGENHOLTZ		3,40			−44			
LICHTLEN: AI	50				−42	+13	+19	2,42
AS	40				−48	+22	+21	2,46
Normalfälle								
UPSHAW: Amer. Heart J. (1967)	20	1,37	1,39	1,23	−41	+28		1,64
MURATA: Jap. Heart J. (1964)		1,12	1,23	0,89				1,34
McCALL: Amer. J. Cardiol. (1962)	100	1,03	1,25	0,81	+ 1	+84		1,28
BRISTOW: Amer. Heart J. (1961)	74	1,58	1,67	1,24	−33	+39		1,85
DRAPER: Circulation (1964)	510	1,39	1,57	1,32	−37	+53	+44	1,77
HUGENHOLTZ: Circulation (1962)	100	1,23	1,49	1,19	−18	+72		1,60
FORKNER: Amer. Heart J. (1961)	70				−14	+65		
LYON: Brit. Heart J. (1968)	300	1,38	1,54	1,17	−26	−47	+38	1,68
LICHTLEN	50				−39	+49	+42	1,1

H = horizontal, F = frontal, S = linkssagittal, AI = Aorteninsuffizienz, AS = Aortenstenose.

Tabelle 11. *Unterschied zwischen Druck- und Volumenüberlastung bei Linkshypertrophie sowie Vorderwandinfarkt*

	Linkshypertrophie (LVH)		Vorderwandinfarkt
	Drucküberlastung	Volumenüberlastung	
Potential-vergrößerung	++	++	horizontal und sagittal auf z-Achse vergrößert
Orientierung der QRS-Schleife	posteromedial	posteromedial	posteromedial
Anteriore Orientierung: Größe:			
leichte LVH	leicht reduziert	normal	fehlend oder stark reduziert, horizontale Schlinge nach rechts drehend
schwere LVH	stark reduziert	leicht bis stark reduziert, selten noch normal	
Dauer:			
leichte LVH	leicht verkürzt	normal bis leicht verkürzt	fehlend oder stark reduziert
schwere LVH	stark verkürzt bis fehlend	leicht verkürzt	
Umlaufsinn: horizontal:			
leichte LVH	Gegenuhrzeigersinn	Gegenuhrzeigersinn	Gegenuhrzeiger- oder Uhrzeigersinn
schwere LVH	Gegenuhrzeiger- häufiger als Uhrzeigersinn	Uhrzeiger- häufiger als Gegenuhrzeigersinn	
frontal:			
leichte LVH	Uhrzeigersinn	Gegenuhrzeigersinn	Uhrzeiger- oder Gegenuhrzeigersinn
schwere LVH	Uhrzeiger- häufiger als Gegenuhrzeigersinn	Gegenuhrzeigersinn	
Orientierung des Polarvektors	nach links oben hinten	nach links oben vorne	nach links oben hinten oder vorne, rechts oben hinten oder vorne, evtl. unten
Orientierung des ST-Vektors	frühzeitig nach vorne *rechts*	normal, erst spät nach vorne *rechts*	nach vorne *links*
T-Vektors	frühzeitig nach vorne *rechts*	normal, erst spät nach vorne, evtl. *rechts*	nach *hinten rechts*
Größe des T-Vektors	++	+++	+(+)

Tabelle 12. *Vektorielle Parameter bei Aorteninsuffizienz, Aortenstenose und Normalfällen*

	Normalfälle	Aorteninsuffizienz		Aortenstenose	
Anzahl Fälle	50	50		40	
Durchschnittsalter (Jahre)	30,4	38,8		41,6	
Räuml. Maximalvektor (mV)	$1,099 \pm 0,25$	$2,422 \pm 0,95$		$2,465 \pm 0,86$	
Polarvektor (mV)	$0,951 \pm 0,26$	$1,328 \pm 0,47$		$1,389 \pm 0,41$	
Frontale Drehung im Gegenuhrzeigersinn	8%	90%		32,5%	
Winkel ψ (Grad)	$47,9 \pm 1,95$	$47,7 \pm 51,2$	p zu N < 0,5	$26,9 \pm 53,8$	p zu AI < 0,05
Winkel β (Grad)	$-30,1 \pm 21,2$	$+28,4 \pm 43,3$		$-34,7 \pm 65,7$	p zu AI < 0,001 p zu N < 0,35
QRS Horizontal (Grad)	$-39,1 \pm 30,7$	$-42,1 \pm 20,8$	$(-41,8)$ $(\pm 22,2)$ $n = 40$	$-48,4 \pm 24,2$	$(-44,8)$ $(\pm 28,2)$ $n = 23$
QRS Sagittal (Grad)	$49,3 \pm 26,5$	$12,7 \pm 21,5$		$21,7 \pm 23,9$	
QRS Frontal (Grad)	$42,4 \pm 18,3$	$18,9 \pm 16,5$		$20,8 \pm 22,2$	
Dauer der anterioren Orientierung (sec)	$29,2 \pm 5,8$	$21,4 \pm 12,6$	p zu N < 0,025	$17,7 \pm 3,3$	p zu AI < 0,1 > 0,05 p zu N < 0,001
Größe der anterioren Orientierung (mV)	$0,213 \pm 0,09$	$0,26 \pm 0,22$	p zu N < 0,4	$0,156 \pm 0,14$	p zu AI < 0,005 p zu N < 0,025
Verhältnis der Länge zu Breite der horizontalen QRS-Schleife	$2,14 \pm 1,22$	$5,69 \pm 5,04$		$5,39 \pm 5,88$	
Winkel T Horizontal (Grad)	$37,7 \pm 20,3$	$72,3 \pm 42,7$	$(64,2)$ $(\pm 37,1)$	$95,5 \pm 45,9$	$(74,2)$ $(\pm 45,8)$
Größe des räuml. T-Vektors (mV)	$0,259 \pm 0,113$	$0,403 \pm 0,235$		$0,366 \pm 0,205$	

Die Werte in Klammern entsprechen den Patienten ohne Digitalis. N = Normalfälle, AI = Aorteninsuffizienz.

potentiale noch vergrößert wird, so daß die letzteren durch die vorderen nur noch wenig neutralisiert werden. Daraus resultiert wiederum eine vermehrte posteriore Orientierung der gesamten QRS-Schlinge.

3. Die terminalen linksventriculären Potentiale, welche direkt nach hinten orientiert sind, überwiegen größenmäßig wesentlich stärker über die nach vorne gerichteten terminalen normal großen, rechtsventriculären Kräfte des Conus pulmonalis und der Crista supraventricularis, als dies bei der Norm der Fall ist. Ihr verzögertes Auftreten trägt überdies noch weiter zur Neutralisierung der terminalen rechtsventriculären Kräfte bei.

Als weiteres typisches Merkmal ist die mit zunehmender Linkshypertrophie auftretende *Verschmälerung und Elongierung der QRS-Schlinge* zu betrachten. Sie zeigt sich am besten

in der Horizontalebene. Gleichzeitig findet sich eine signifikante *Abnahme der initial nach vorne gerichteten Kräfte*, wobei Dauer und Größe der initial anterioren Schleifenorientierung den Normbereich oft wesentlich unterschreiten. Auf die Ursache der anterioren Potentialabnahme wird später eingegangen (s. Abschnitt c: Septaler Vektor).

Der *Umlaufsinn* der Schlinge entspricht beim nichtdekompensierten Patienten mehrheitlich noch der Norm, horizontal und sagittal im Gegenuhrzeigersinn, frontal im Uhrzeigersinn drehend.

b) Volumenüberlastung des linken Ventrikels (Linksdilatation) (Abb. 88 und 97)

Die räumliche Orientierung der QRS-Schlinge ist weitgehend identisch mit derjenigen bei Drucküberlastung. Sie ist mit zunehmender Linksdilatation wiederum nach hinten medial und leicht gegen oben verlagert. Als Ursache der posterioren Orientierung sind die gleichen Faktoren geltend zu machen wie bei der Drucküberlastung, da die Volumenüberlastung stets von einer gewissen Hypertrophie begleitet ist.

dilatation bedingte Änderung des Schlingenverlaufes in der Frontalebene im Gegenuhrzeigersinn läßt sich wie folgt erklären:

Die Dilatation des linken Ventrikels betrifft, wie weiter vorne erwähnt wurde, vorwiegend die spitzennahen Partien, Vorderwand und Ausflußbahn, wobei diese Kammerabschnitte

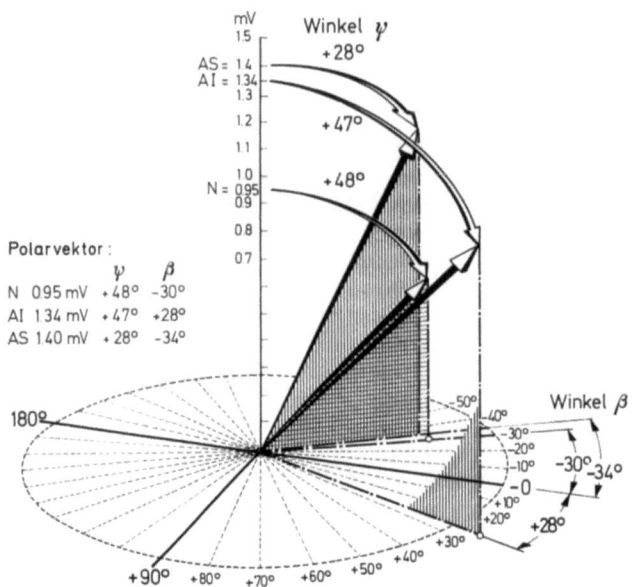

Abb. 86. Unterschied zwischen Druck- und Volumenüberlastung links resp. Aortenstenose und -insuffizienz anhand des Verhaltens der Polarvektoren

Mittelwerte von 50 Normalfällen, 50 Patienten mit Aorteninsuffizienz, 40 Patienten mit Aortenstenose. Die Ordinate entspricht der y-Achse, die Zahlen auf der Ordinate der mittleren Größe der Polarvektoren in Millivolt. Die Horizontalebene ist durch einen Kreis repräsentiert: $0°$ = links, $90°$ = vorne, $180°$ = rechts (körperorientiert); 0—$180°$ = x-Achse. Winkel β = Abweichung des Polarvektors von der x-Achse nach vorne (positiv) resp. nach hinten (negativ); Winkel ψ = Abweichung des Polarvektors von der y-Achse. Die mittleren Polarvektoren der Norm und der Aortenstenose sind nach links oben *hinten* gerichtet, wobei kein Unterschied im Grad der posterioren Orientierung besteht (Winkel β). Der Polarvektor der Aortenstenose ist jedoch stärker nach oben orientiert und signifikant größer als derjenige der Norm. Der mittlere Polarvektor der Aorteninsuffizienz ist entgegengesetzt zur Norm und Aortenstenose nach links *vorne* gerichtet, wobei sich die superiore Orientierung von derjenigen der Norm nicht unterscheidet (Winkel ψ); die Größe des Polarvektors entspricht jedoch derjenigen der Aortenstenose. Die stärkere superiore Orientierung des Polarvektors bei Aortenstenose ist durch die stärkere Linkshypertrophie bei Drucküberlastung, die anteriore Orientierung bei Aorteninsuffizienz durch die Dilatation bei Volumenüberlastung bedingt. Die Unterschiede der Orientierung sind signifikant (s. Tabelle 12). *N* Normalfall; *AI* Aorteninsuffizienz; *AS* Aortenstenose

Als wesentlicher Unterschied gegenüber der Drucküberlastung findet sich bei reiner Volumenbelastung eine *Änderung des Drehsinnes der QRS-Schleife in der Frontalebene*, indem diese hier mehrheitlich im *Gegenuhrzeigersinn* verläuft (Abb. 85 und 97). Die frontale Rotationsänderung läßt sich am besten bei der reinen Aorteninsuffizienz beobachten, und zwar oft schon zu einem Zeitpunkt, in dem die räumlichen Potentiale noch nicht oder nur wenig vergrößert sind (Abb. 97). Die durch Links-

eine Längs- und Querdehnung erfahren. Es handelt sich somit um die *vorderen* Abschnitte des linken Ventrikels resp. jene Strukturen, welche *vor* dem anterioren Mitralsegel liegen, während die dorsal dazu orientierten Partien, vor allem der linksventriculäre Einflußtrakt weniger betroffen werden. Mit der *exzentrisch nach vorne* gerichteten Muskelhypertrophie bei Dilatation ist ein Überwiegen der gegen vorne, lateral und *unten* gerichteten Potentiale verbunden, woraus eine *Drehung der frontalen*

Schleife im Gegenuhrzeigersinn resultiert (Abbildung 85). Über die Signifikanz dieses Verhaltens orientiert die Untersuchung einer Gruppe von je 50 Patienten mit reiner Aorteninsuffizienz, 50 Normalpersonen und 40 Patienten mit Aortenstenose (Tabelle 12). Die Diagnose des Vitiums wurde bei sämtlichen Patienten mittels Herzkatheterismus bestätigt. Eine frontale Drehung im Gegenuhrzeigersinn fand sich bei 90% der Patienten mit Aorteninsuffizienz gegenüber 32% der Patienten mit Aortenstenose und 8% der Normalpersonen. Noch deutlicher zeigen sich diese Unterschiede bei der Untersuchung der räumlichen Orientierung der Schleifenebene anhand des *Polarvektors* nach BURGER (1958). Der Polarvektor ist als jener Vektor definiert, welcher senkrecht zur Schleifenebene steht, wobei dessen Größe der Fläche der Schleife entspricht. Er resultiert somit aus der räumlichen Orientierung der Schleife resp. dem Umlaufsinn der horizontalen, sagittalen und frontalen Schleife sowie dem Ausmaß dieser 3 Flächen und drückt deshalb Größe und Orientierung der räumlichen Schleifenebene aus (zur genauen Definition s. S. 18ff.). Der Polarvektor ist bei der durch Aorteninsuffizienz bedingten Linksdilatation nicht wie bei der Norm und der Aortenstenose resp. Drucküberlastung nach links oben *hinten*, sondern nach links oben *vorne* gerichtet (Abb. 86). Diese anteriore Orientierung — gemessen am Winkel β (Abweichung des Polarvektors von der x-Achse nach hinten resp. vorne) — erweist sich gegenüber der Norm und der reinen Drucküberlastung als signifikant ($p<0{,}001$) (Tabelle 12). Andererseits ist der Winkel ψ des Polarvektors (Winkel zwischen Polarvektor und y-Achse) bei den Patienten mit Aortenstenose signifikant kleiner als bei den Patienten mit Aorteninsuffizienz oder den Normalpersonen. Dies muß als Ausdruck der stärkeren Linkshypertrophie und damit größeren Annäherung der QRS-Schleife der Aortenstenose an die Horizontalebene gedeutet werden.

Die relative Häufigkeit (32%) einer frontalen Drehung im Gegenuhrzeigersinn bei den Patienten mit Aortenstenose läßt sich wie folgt erklären: Einerseits fanden sich bei den untersuchten Patienten mit Aortenstenose in über der Hälfte klinisch Zeichen der schweren Linksdekompensation, welche eine zusätzliche Linksdilatation als wahrscheinlich erscheinen lassen. Andererseits bestand bei ca. $^1/_3$ der Patienten

mit Aortenstenose eine zusätzliche Aorteninsuffizienz, die jedoch angiographisch und hämodynamisch gering war. (Patienten mit kombiniertem Aortenvitium von gleichem Stenose- und Insuffizienzgrad wurden in die Untersuchung nicht miteinbezogen.) Es kann deshalb die Möglichkeit nicht ausgeschlossen werden, daß trotz überwiegender Stenose die leichte Aorteninsuffizienz zu einer frühen zusätzlichen Dilatation und damit zu einer Änderung des frontalen Umlaufsinnes geführt hat.

c) Der septale Vektor bei Linkshypertrophie und -dilatation (initiale Erregungsausbreitung) (Abb. 87 und 93—97)

Die mit zunehmender Linkshypertrophie auftretende Abnahme der anterioren Orientierungsdauer und Potentialverminderung der initial nach vorne gerichteten Kräfte der QRS-Schleife ist noch immer Gegenstand verschiedener Hypothesen. Dabei unterschreitet die initial anteriore Orientierung nicht nur die für die septale Erregung notwendige Dauer von 10—20 msec oft deutlich, sondern der 10- und 20 msec-Vektor sind in der Regel verkürzt (HUGENHOLTZ, 1963). Die Erklärung dieses abnormen Verhaltens der anterior gerichteten Kräfte ist um so schwieriger, als gerade bei Linkshypertrophie auf Grund der starken Zunahme der septalen Muskelmasse und Vergrößerung der linksseptalen Oberfläche eine Zunahme der nach vorne gerichteten septalen Potentiale an Größe und Dauer zu erwarten wäre.

Es lassen sich für dieses paradoxe Verhalten verschiedene Erklärungen herbeiziehen, wobei — wie dies schon für die Linkshypertrophie im allgemeinen bemerkt wurde — eine anatomische Rotation resp. Lageveränderung des Kammerseptums offensichtlich auch bei schwerer Linkshypertrophie fehlt (GRANT, 1953) und somit nicht für das frühe Abweichen der initialen Kräfte nach hinten verantwortlich sein kann. Die initialen vektoriellen Veränderungen müssen deshalb wiederum allein auf Grund einer abnormen, durch die Anatomie der linksventriculären Hypertrophie bedingten, initialen Potentialverteilung gedeutet werden.

1. Von verschiedenen Autoren wird bei Linkshypertrophie eine entsprechende *Fibrosierung des Kammerseptums* postuliert (CABRERA, 1959; WALLACE, 1962; CHOU, 1967), welche entweder zu einem Verlust septaler Kräfte ähn-

lich dem Vorderwandinfarkt führt oder mit einer Verzögerung der septalen Erregungsausbreitung analog dem Linksschenkelblock einhergeht. Die nach vorne gerichteten Kräfte entsprechen dann vorwiegend den schwachen, rechtsseptalen Potentialen, während anschließend, gleich wie beim Linksschenkelblock, das Septum mit Verzögerung von rechts vorne nach links hinten erregt wird, woraus — entgegen der Norm — eine Orientierung des sep-

kann sie doch nicht generell als die Ursache der initial abnormen Potentialverteilung bei Linkshypertrophie angenommen werden.

2. Die Linkshypertrophie geht mit einer *starken Muskelzunahme des linksventriculären Septums* sowie der frühzeitig erregten spitzennahen Partien einher. Dies bedingt — entsprechend den weiter vorne gemachten Feststellungen — eine leichte *Verzögerung der Erregungsausbreitung im linksventriculären Sep-*

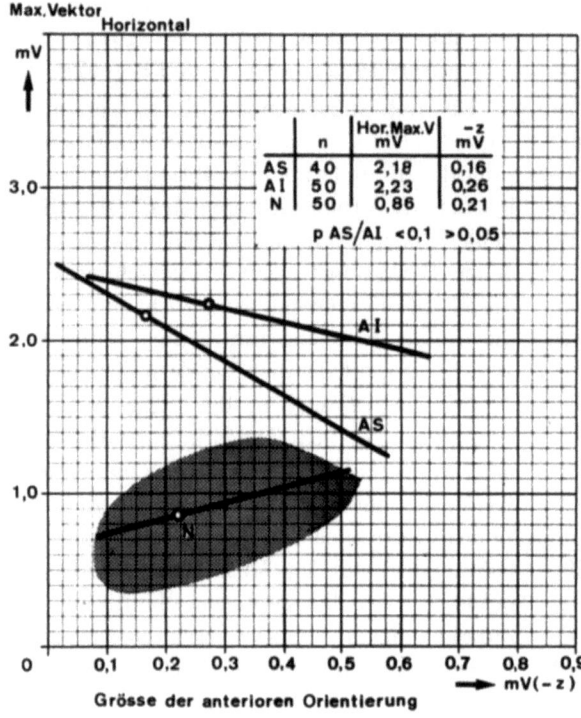

Abb. 87. Korrelation zwischen Größe des horizontalen Maximalvektors (Ordinate) und Größe der initial anterioren Orientierung der horizontalen QRS-Schleife (Abszisse) bei Aortenstenose (Drucküberlastung) und Aorteninsuffizienz (Volumenüberlastung)

AI Aorteninsuffizienz (50 Patienten); *AS* Aortenstenose (40 Patienten); *N* Normalpersonen (50 Patienten ohne kardiovasculäre Erkrankungen). Gleiche Fälle wie in Abb. 86. Ausgezogene Linien = Regressionsgeraden; offene Kreise = Mittelwerte. Der schraffierte Bezirk bezeichnet die Streuung der Normalfälle. Im Mittel signifikante Reduktion der anterioren Orientierung ($-z$ mV) bei Aortenstenose ($p < 0,001$) gegenüber Aorteninsuffizienz, trotz identischer Potentialgröße des horizontalen Maximalvektors. Differenz der Regressionsgeraden von Aorteninsuffizienz und Aortenstenose nur knapp signifikant ($p < 0,1 > 0,05$). Bei gleichem Ausmaß der Linkshypertrophie resp. gleicher Potentialgröße des horizontalen Maximalvektors ist die initial nach vorne gerichtete Orientierung der QRS-Schleife bei Volumenüberlastung resp. Aorteninsuffizienz somit wesentlich größer als bei Drucküberlastung resp. Aortenstenose (s. Text)

talen Vektors nach links hinten resultiert. Dieser Hypothese könnte die Feststellung entsprechen, daß bei leichter Linkshypertrophie die anterioren Kräfte und damit die septale Erregung sich noch weitgehend der Norm ähnlich verhalten, während mit zunehmender Linkshypertrophie eine stärkere Fibrosierung des Septums und damit zunehmende Verzögerung und Änderung der initialen Erregungsausbreitung auftritt. Anatomisch-pathologisch läßt sich eine septale Fibrosierung jedoch nur in seltenen Fällen nachweisen und ist überdies im Bereich des Kammerseptums nicht ausgesprochener als in der freien Wand des linken Ventrikels. Wenn somit diese Erklärung auch für gewisse Fälle von Linkshypertrophie, vor allem bei starker Linksverspätung, zutreffen mag,

tum und damit *Verlängerung der septalen Aktivationsdauer.* Die Richtung der septalen Aktivation wird allerdings nicht geändert, da keine Blockierung im Bereiche eines Schenkels besteht. Die Verlangsamung der septalen Erregung bedingt jedoch, daß noch vor deren Abschluß bereits größere Partien der freien Wand des linken Ventrikels, vor allem der vorderen und lateralen Abschnitte, aktiviert werden, linksventriculäre Gebiete, welche an Potentialstärke die septalen Kräfte deutlich übertreffen. Dabei bleibt der durch die septale Erregung generierte Vektor zwar gegen vorne orientiert, der manifeste Vektor, resultierend aus den septalen Kräften und denjenigen der frühzeitig erregten freien Wand des linken Ventrikels wird jedoch nach 10—20 msec nach hinten gerichtet.

Die Verlängerung und Verzögerung der septalen Erregungsdauer führen somit dazu, daß die septalen Vektoren zeitlich nicht mehr *vor*, sondern weitgehend *simultan* mit den frühen linksventriculären Kammervektoren generiert werden. Für eine solche Annahme spricht die anatomische Beobachtung, daß mit zunehmender Linkshypertrophie die linksseptale Oberfläche und Masse deutlich zunehmen (KIRCH, 1948; LINZBACH, 1951; GRANT, 1953). In diesem Sinne spricht auch die Feststellung, daß bei reiner Dilatation des linken Ventrikels, z.B. Aorteninsuffizienz, die anterioren Potentiale noch lange im Normbereich bleiben, auch wenn das Gesamtpotential schon beträchtlich vergrößert ist (Abb. 90). Die reine Dilatation geht jedoch in wesentlich geringerem Grade mit einer Zunahme der linksseptalen Masse einher als die reine Hypertrophie.

3. *Extrem kurze anteriore Orientierungen* mit einer Dauer von beispielsweise unter 5 msec lassen sich jedoch nur noch schwer mit einer Erregungsverzögerung allein erklären, da, entsprechend der Minimalzeit der Übermittlung der Aktivation vom Septum auf die Kammer, ein anteriorer Vektor von mindestens 10 msec

Dauer resultieren sollte. In solchen Fällen muß angenommen werden, daß der linksventriculäre septale Vektor tatsächlich nicht mehr wie bei der Norm nach vorne links oben, sondern eindeutig nach links hinten gerichtet ist, wobei offensichtlich die gegen hinten orientierte Zunahme der septalen Muskelmasse zu einer gewissen Blockierung der septalen Erregungsausbreitung führt und trotz normaler Position des Septums den Vektor nach hinten abweichen läßt. Septale Erregungsverzögerung, Überwiegen der frühen linksventriculären Kammerpotentiale und Orientierung des septalen Vektors nach hinten, entsprechend der Muskelzunahme der linksseptalen Oberfläche, sind hier wahrscheinlich als zusammenwirkende Faktoren zu betrachten.

Aus all diesen Gründen ist es bei schwerer Linkshypertrophie nicht mehr möglich, die Dauer und Größe des septalen Vektors zu bestimmen. Es muß angenommen werden, daß die anteriore Orientierung nur noch ein septales Restpotential darstellt, das den frühen septalen Kräften entspricht, welche noch unverändert zum Ausdruck kommen, bevor stärkere Kammerpotentiale den Gesamtvektor ändern.

3. Repolarisation
(Abb. 88 und 89)

a) ST-Vektor: Innenschicht-Ischämie bei Hypertrophie versus Außenschicht-Ischämie bei Infarkt
(Abb. 88)

Mit zunehmender Linkshypertrophie entsteht ein Mißverhältnis zwischen Umfang resp. Ausdehnung der Kammermuskulatur und ihrer Versorgung durch das Coronarsystem, welches sich nicht im gleichen Ausmaße adaptieren kann (LINZBACH, 1960). Die daraus resultierende chronische Ischämie äußert sich elektrokardiographisch vor allem in einer Alteration der Repolarisation resp. des ST- und T-Vektors. Entgegen der generalisierten, vorwiegend auf die Außenschichten bezogenen Ischämie des Infarktes werden hier vor allem die *Innenschichten der linken Kammer* betroffen. Dies erklärt sich in erster Linie aus der intramuralen Verteilung des Coronarsystems in einen äußeren subepikardial verlaufenden und inneren subendokardialen Durchblutungsring (FULTON, 1965). Da die konzentrische Hypertrophie allmählich zu einer Drosselung der Blutzufuhr in

den in die Tiefe dringenden, den äußeren mit dem inneren Gefäßring verbindenden intramuralen Gefäßen führt, stellt sich mit zunehmender Linkshypertrophie zwangsläufig eine Ischämie der subendokardialen Schichten ein. Als zusätzlich ischämisierender Faktor wirkt sich überdies der konstant erhöhte systolische und diastolische Druck auf die Innenschichten aus.

Normalerweise lassen sich im Intervall zwischen Depolarisation und Repolarisation keine Potentialveränderungen an der Körperoberfläche nachweisen, da an der Zellmembran selbst keine Ionenverschiebungen stattfinden und sich die vorhandenen Potentiale gegenseitig aufheben. Anfang und Ende der QRS-Schleife sind deshalb isopotentiell resp. Nullpunkt und J-Punkt entsprechen sich weitgehend, und es läßt sich kein ST-Vektor feststellen (Abb. 3, 7, 8). Demgegenüber führt die *Ischämie* generell gesehen zu einer „Hyperpolarisierung" der Zellmembranen, wodurch das Aktionspotential im Ischämiegebiet über

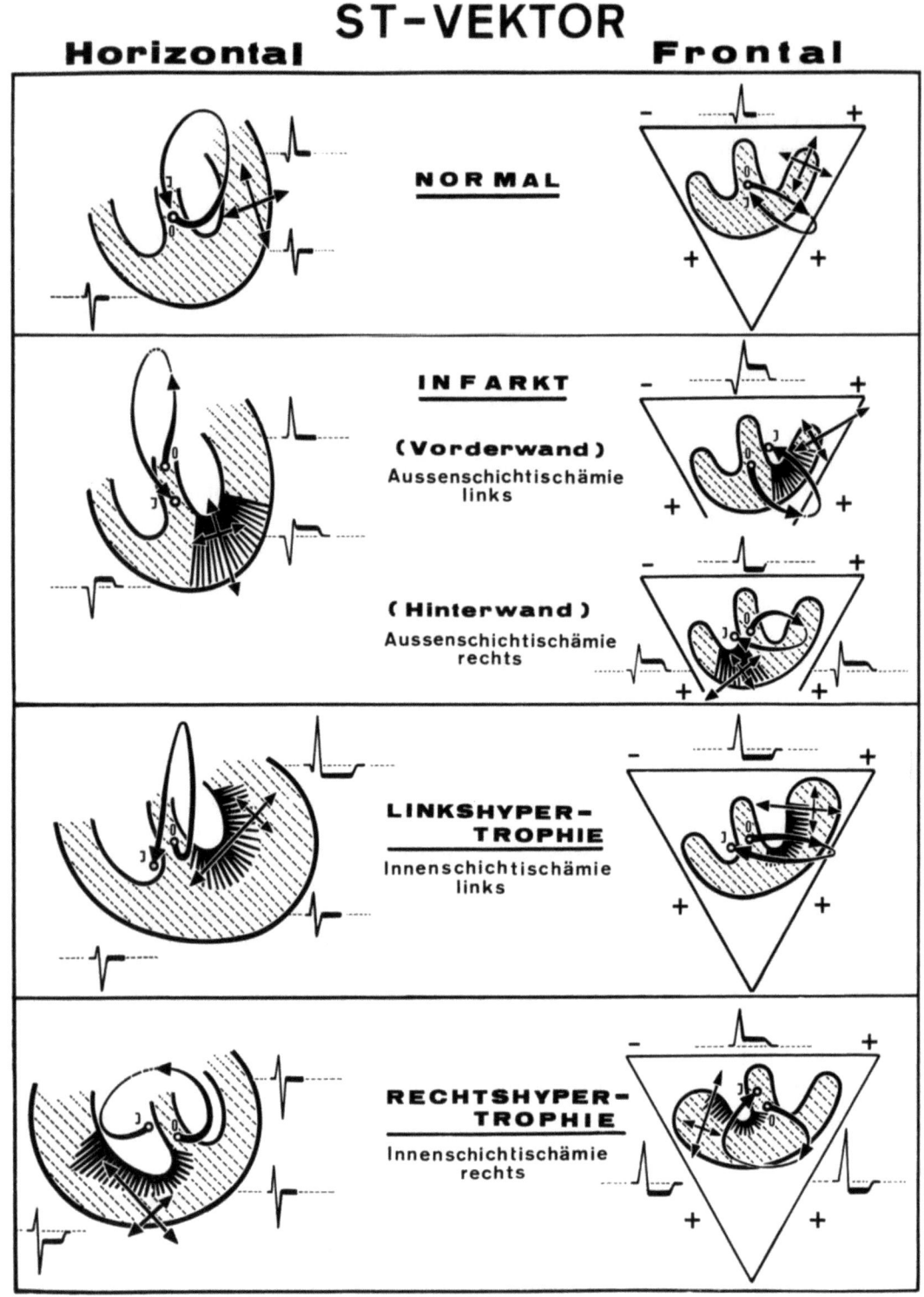

Abb. 88

dasjenige der übrigen Kammerabschnitte (Null-potential) überwiegt, so daß der ST-Vektor auf die ischämischen Kammerbezirke *hin* orientiert wird. Dementsprechend findet sich bei der Innenschicht-Ischämie links eine Potential-steigerung im Bereiche der subendokardialen

Schichten, wodurch der ST-Vektor auf die Innenschichten dieser Kammerbereiche zu gerichtet wird resp. auf das *Cavum des linken Ventrikels hinweist.* Da die Hauptmasse des linken Ventrikels jedoch nach hinten und medial gerichtet ist, wird der ST-Vektor in seiner mittleren Orientierung von hinten links medial gegen (vorne) rechts weisen (Abb. 88, 93—97).

Im Gegensatz dazu werden bei der durch *Infarkt bedingten Ischämie* die Zellen über die ganze Kammerwandbreite mehr oder weniger gleichmäßig betroffen, wobei die Außenschichten jedoch wegen ihrer größeren Oberfläche und vermehrten Zellzahl über die Innenschichten dominieren. Durch das Überwiegen der Potentiale der Außenschichten wird der ST-Vektor hier nach *außen* gerichtet. Dabei wird die mittlere Orientierungsrichtung des ST-Vektors von der Lokalisation des Infarktes bestimmt.

Die chronische Innenschicht-Ischämie läßt sich nicht nur bei Hypertrophie, sondern auch bei Coronarinsuffizienz beobachten, da auch hier aus dem gleichen Grund wie bei Linkshypertrophie eine coronare Durchblutungsstörung sich zuerst im Bereiche des inneren subendokardialen Gefäßringes bemerkbar macht. Auf gleiche Weise ist auch die unter akuter Arbeitsbelastung bei Coronarinsuffizienz auftretende vorübergehende Innenschicht-Ischämie zu erklären. Verlagerung des J-Punktes resp. Orientierung des ST-Vektors sind somit in diesen Fällen von der Innenschicht-Alteration bei Linkshypertrophie nicht zu unterscheiden.

b) T-Vektor (Abb. 89)

Entsprechend der abnormen Orientierung des ST-Vektors erleidet auch der T-Vektor eine Verlagerung. Dabei ist die T-Schleife wie der ST-Vektor von der hinten links gelegenen hypertrophierten und chronisch ischämisch geschädigten Kammermuskulatur weg gerichtet und *nach vorne rechts orientiert.*

Im Gegensatz zum ST-Vektor ist auch bei *Infarkt* der T-Vektor von der Ischämie weg gerichtet resp. beim Vorderwandinfarkt nach hinten rechts orientiert. Im akuten Stadium ist die Differentialdiagnose zwischen Außenschicht-Ischämie bei Infarkt und Innenschicht-Ischämie bei Hypertrophie nicht nur anhand des ST-Vektors, sondern auch anhand des T-Vektors in der Regel ohne weiteres möglich. Im chronischen Infarktstadium, bei welchem sich der T-Vektor langsam wieder der normalen Orientierung nähert, kann die Differentialdiagnose auf Grund der Nachschwankung allein allerdings schwierig sein.

Größe und Ausmaß der Abweichung des T-Vektors hängen auch hier wiederum weitgehend vom Schweregrad und von der Art der Linkshypertrophie ab. Generell nimmt die anteriore Orientierung des T-Vektors parallel zur Veränderung des QRS-Vektors zu. Schon CABRERA (1952, 1959, 1960) wie auch SODI-PALLARES (1956) haben darauf hingewiesen, daß ST- und vor allem T-Veränderungen bei Drucküberlastung wesentlich häufiger sind als bei der reinen Volumenüberlastung. Dies läßt sich bei nichtdigitalisierten Patienten mit reiner Aortenstenose und Aorteninsuffizienz bestätigen, indem die ersteren mit zunehmender Linkshypertrophie wesentlich stärkere T-Alterationen aufweisen, so daß bei gleichem Ausmaß der Linkshypertrophie der T-Vektor bei Drucküberlastung deutlicher nach vorne orientiert ist als bei Volumenüberlastung (Abb. 90, Tabelle 12). Da wegen bedeutender Überschneidungen die Unterschiede jedoch nur knapp signifikant sind und das Kriterium, wie Abb. 90 zeigt, nur beim nichtdigitalisierten Patienten

---

Abb. 88. Verhalten des ST-Vektors beim Normalen, bei Vorder- resp. Hinterwandinfarkt sowie bei Links- und Rechtshypertrophie

QRS-Vektor schwarz ausgezogen, Umlaufsinn durch Pfeil markiert. Die offenen Kreise bezeichnen den Nullpunkt (*0*) sowie den J-Punkt (*J*) (*J* = junction, Übergang Ende der QRS-Schleife zu Beginn der T-Schleife). Der ST-Vektor entspricht der Verlagerung des J-Punktes gegenüber dem Nullpunkt. Die gekreuzten Pfeile bezeichnen die Potentialverteilung in der ST-Phase resp. das Überwiegen eines Pfeiles die Richtung des ST-Vektors. Die Verteilung der „ST-Potentiale" hebt sich beim Normalen gegenseitig auf. Bei Infarkt überwiegen — wegen der Außenschicht-Ischämie — die nach außen gerichteten ST-Vektoren. Bei Hypertrophie sind die ST-Vektoren — wegen Überwiegen der Potentialveränderungen in den Innenschichten — nach innen, auf das Cavum der Ventrikel zu gerichtet. — Der ST-Vektor ist somit stets auf die alterierte Schicht *zu* orientiert. Horizontal sind die EKG-Ableitungen V_1, V_3 und V_5 dargestellt; frontal — entsprechend dem Einthovenschen Dreieck — Abl. I, II und III. Infarkt- und Ischämiezonen schraffiert (s. Text)

T-VEKTOR

Horizontal   Frontal

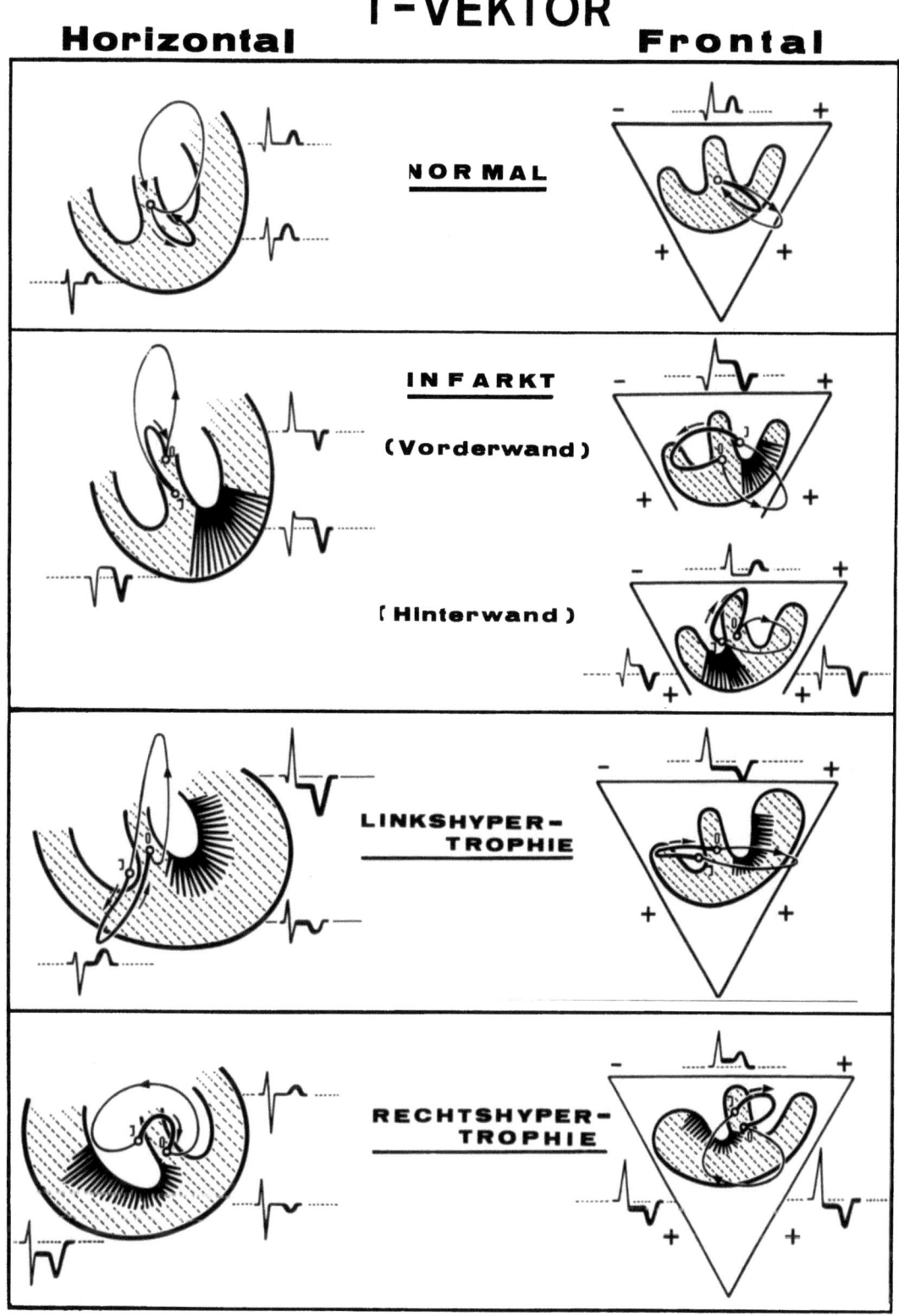

Abb. 89. Verhalten des T-Vektors beim Normalen, bei Vorder- resp. Hinterwandinfarkt sowie bei Links-
und Rechtshypertrophie

QRS-Vektor als dünne Schleife dargestellt; die offenen Kreise entsprechen dem Null- und J-Punkt. Die
T-Schleifen sind als verdickte Schlingen gezeichnet. Umlaufsinn durch Pfeil markiert. Der normale T-Vektor
ist nach vorne links unten gerichtet. Im Gegensatz zum ST-Vektor, welcher auf die alterierte Schicht zu

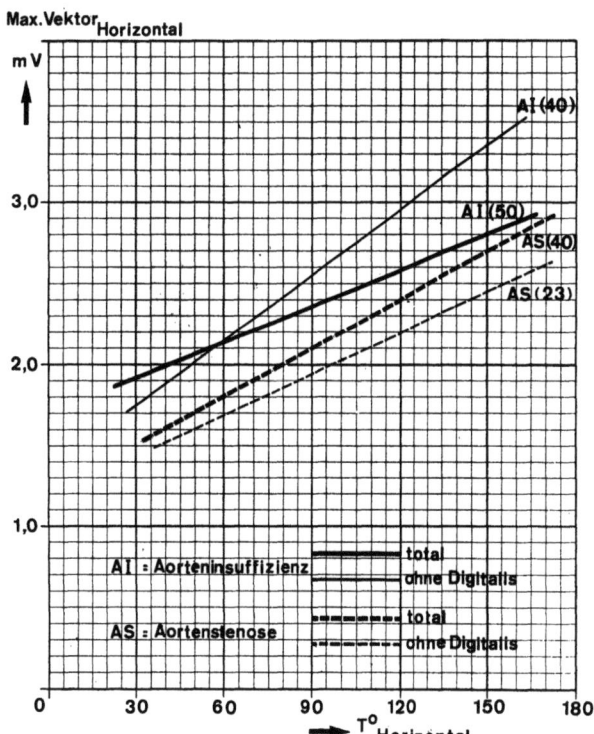

Abb. 90. Korrelation zwischen Größe des horizontalen Maximalvektors (Ordinate) und Orientierung des horizontalen T-Vektors (Abszisse) bei
Aortenstenose (Drucküberlastung) und Aorteninsuffizienz (Volumenüberlastung)

40 Patienten mit Aortenstenose, 23 ohne Digitalis; 50 Patienten mit Aorteninsuffizienz, 40
ohne Digitalis. Gleiche Fälle wie in Abb. 86
und 87. Der T-Vektor verlagert sich sowohl bei
Aortenstenose wie bei Aorteninsuffizienz mit zunehmender Linkshypertrophie resp. Zunahme
des horizontalen Maximalvektors von links nach
rechts *vorne* (0° = links, 90° = vorne, 180° =
rechts). Jedoch ist bei gleicher Linkshypertrophie resp. gleicher Größe des horizontalen
Maximalvektors der T-Vektor bei Aortenstenose
resp. Drucküberlastung wesentlich stärker nach
vorne gerichtet als bei Aorteninsuffizienz resp.
Volumenüberlastung links. Dies hat jedoch nur
für nicht-digitalisierte Patienten Gültigkeit. Bei
Mitberücksichtigung der digitalisierten Patienten
ist der Unterschied der Regressionsgeraden nicht
significant (s. Text)

zuverlässig ist, muß die Differenzierung zwischen Druck- und Volumenüberlastung anhand
der Nachschwankungsveränderung stets mit
Vorsicht betrachtet werden. Das Fehlen einer
frühzeitigen Alteration des T-Vektors bei Links-

dilatation und -hypertrophie darf lediglich als
Zeichen der noch fehlenden Innenschicht-
Ischämie gewertet werden und der Rückschluß
auf eine zugrunde liegende spezifische anatomische Situation ist nur bedingt zulässig.

4. Vorhofshypertrophie links
(Abb. 91 und 92)

Die Hypertrophie des linken Vorhofes ist,
entsprechend der anatomisch-topographischen
Position des linken Vorhofes links hinten oben,
durch eine Verlagerung des mittleren Vorhofvektors nach links hinten gekennzeichnet.
Diese Orientierung des p-Vektors wird vor
allem dadurch bedingt, daß der hypertrophierende linke Vorhof sich lediglich nach hinten
und links entwickeln kann, da eine Ausdehnung
nach vorne durch die übrigen Herzabschnitte
und die großen Gefäße verwehrt ist. Das vektoriell resultierende Übergewicht der linksatria-

len Potentiale über die rechtsatrialen, nach
vorne unten rechts gerichteten Kräfte, läßt sich
am besten in der fortlaufenden horizontalen
Schlinge beobachten (Abb. 7). Normalerweise
weist die Vorhofserregung hier einen biphasischen Verlauf auf, gekennzeichnet durch eine
primär geringgradig nach vorne orientierte
Schleifenpartie — der Erregung des rechten Vorhofes vor Einsetzen derjenigen des linken Vorhofes entsprechend — und einen sekundär nach
links hinten gerichteten Schleifenabschnitt —
der Erregung des linken Vorhofes entsprechend.

orientiert ist, bewegt sich die T-Schleife davon weg: beim Vorderwandinfarkt nach hinten rechts, beim Hinterwandinfarkt nach oben links, bei Innenschicht-Ischämie links resp. Linkshypertrophie nach vorne rechts
horizontal, bei Innenschicht-Ischämie rechts resp. Rechtshypertrophie nach hinten links oben, vom Cavum
der betreffenden Ventrikel weg. Horizontal sind die Ableitungen V_1, V_3 und V_5, frontal die Extremitätenableitungen I, II und III wiedergegeben. Die Infarkt- bzw. Ischämiegebiete sind schraffiert dargestellt (s. Text)

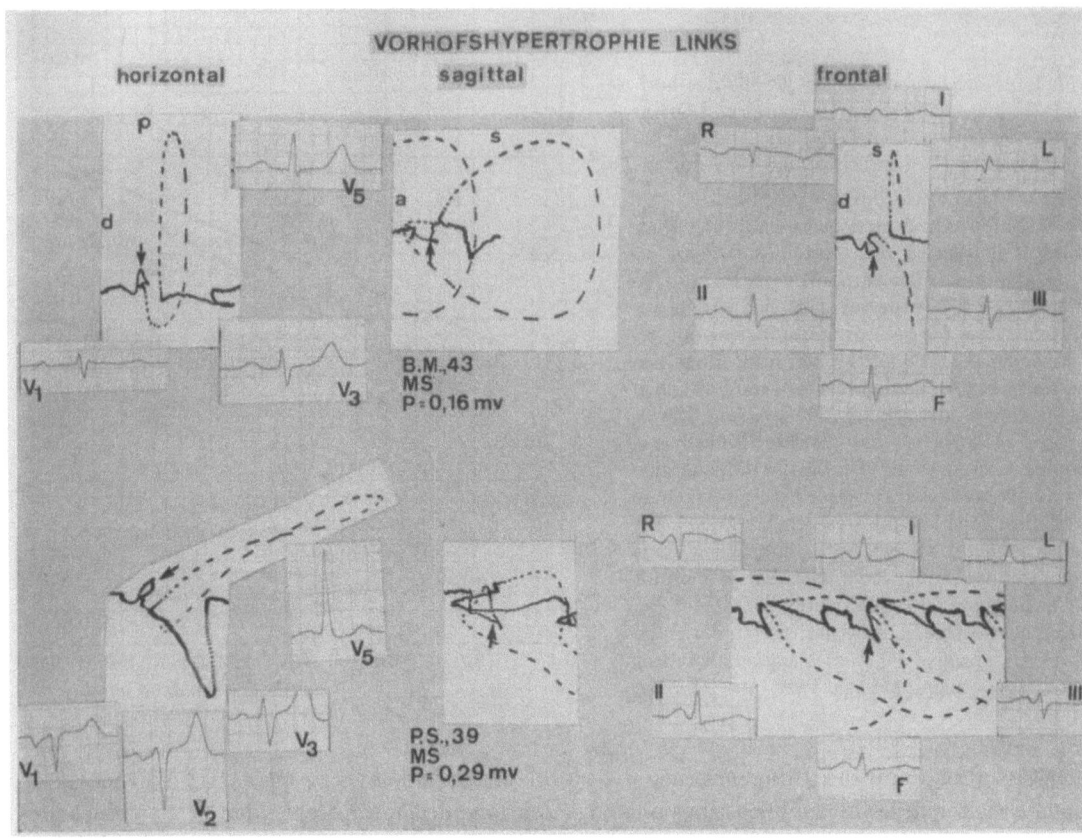

Abb. 91. Verlauf des p-Vektors bei Vorhofshypertrophie links

Fortlaufende Vektorschleife horizontal, sagittal und frontal. Der vergrößerte und nach hinten links und leicht nach unten gerichtete linksatriale Vorhofsvektor ist durch Pfeil markiert. In allen drei Ebenen überwiegen die linksatrialen Potentiale deutlich über die rechtsatrialen, wodurch die p-Schleife — vor allem horizontal und frontal — einen deutlich biphasischen Verlauf aufweist. Gesamtpotentiale der p-Schleife mit 0,16 resp. 0,29 mV deutlich vergrößert (Mittelwert der Norm ca. 0,1 mV). Im *EKG* bei Patient B. M. (reine Mitralstenose) in Abl. V_1 noch biphasisches p mit initialer Orientierung nach vorne entsprechend einer leichten zusätzlichen Vorhofsüberlastung rechts bei Mitralstenose. In Abl. II p verbreitert, bedingt durch den biphasischen Verlauf der frontalen p-Schleife mit größter Ausdehnung parallel zu Abl. II. Bei Patient P. S. (kombiniertes Mitralvitium) in Abl. V_1 und V_2 stark negatives p entsprechend der Verlagerung der linksatrialen Vorhofsanteile und damit des gesamten p-Vektors nach hinten. In den Extremitätenableitungen wiederum Verbreiterung der p-Zacke in Abl. II entsprechend der Orientierung der p-Schleife parallel zu dieser Ableitung
(s. Text)

Bei Vorhofshypertrophie links ist der nach hinten medial gerichtete Anteil der p-Schleife stark vergrößert und verbreitert, woraus eine posteromediale Orientierung des mittleren Vorhofvektors resultiert (Abb. 91 und 92). In der frontalen Ebene erfolgt eine stärkere Orientierung der p-Schleife nach links, wobei die nach unten gerichteten Anteile deutlich geringer sind als bei der Norm.

Im *Elektrokardiogramm* zeigt sich somit in den *Extremitätenableitungen* wegen der Vergrößerung des sekundären, nach links und nur wenig nach unten gerichteten p-Vektors, vor allem eine Verbreiterung der p-Welle in Abl. I und II, wobei eine deutliche Doppelgipfligkeit auftritt. Sie entspricht der noch normalen Vorhofserregung rechts bei gleichzeitiger Verlängerung, Vergrößerung und Verlagerung des linksatrialen Vorhofvektors gegen horizontal. *Präcordial* führt die Orientierung des linksatrialen Anteiles nach hinten medial mit gleichzeitiger Verlängerung der Erregungsdauer und Potentialvergrößerung, vor allem zu einer stark negativen p-Zacke in V 1 und V 2, wobei die negative Schwankung entsprechend der Orientierung der Vorhofserregung von den vorderen Ableitungen weg nach links hinten, vertieft und verbreitert ist. Da stets noch ein geringgradiger

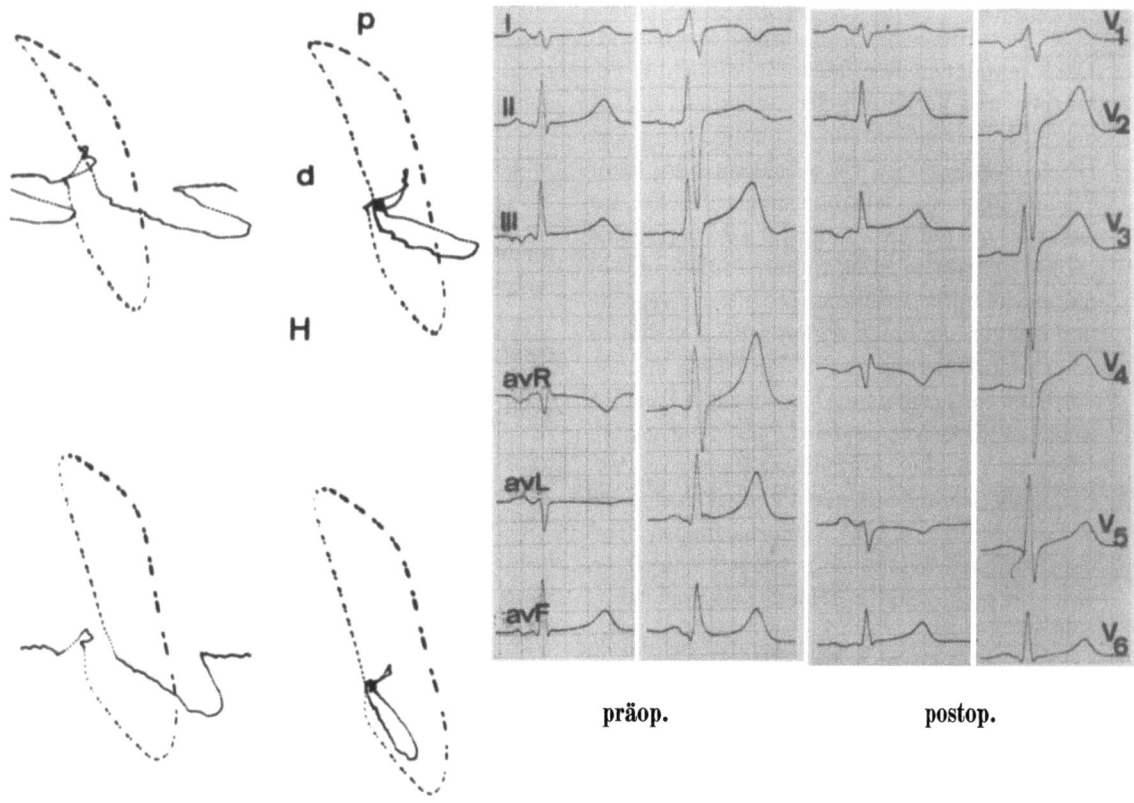

präop.   postop.

Abb. 92. Vorhofshypertrophie links bei Mitralstenose

VKG: Oben: Präoperativer Vektorverlauf (28. 5. 65), horizontal; fortlaufende und instantane Schlinge. *Unten:* Postoperativer Vektorverlauf (26. 4. 66). *Präoperativ* ist der linksatriale Vorhofsanteil deutlich vergrößert und stark nach hinten verlagert, woraus eine Orientierung der mittleren p-Schleife nach hinten links resultiert. Der rechtsatriale, nach vorne gerichtete Anteil, ist nicht vergrößert und entspricht der Norm

Im präoperativen *EKG* entsprechend der Verlagerung der p-Schleife nach hinten stark, negatives p in Abl. V₁, angedeutet auch in V₂. *Postoperativ* wesentliche Rückbildung des linksatrialen Vorhofanteiles entsprechend der Reduktion des mittleren diastolischen Gradienten von 18 auf 6 mm Hg (im VKG gleiche Sensitivitäten prä- und postoperativ). Der p-Vektor bleibt aber noch immer deutlich nach hinten links orientiert. Im *EKG* deshalb noch immer negatives p in V₁

rechtsatrialer Vorhofsvektor mit anteriorer Orientierung bestehen bleibt, ist die p-Zacke in V1 und V2 ausgesprochen biphasisch, mit starkem Überwiegen des negativen sekundären Anteiles. — Umgekehrt kann, je nach Ausmaß der posteromedialen Orientierung der linksatrialen Vektoren resp. je nach dem Grad der Vorhofshypertrophie links, in den linkspräcordialen Ableitungen V4 und V5 eine Verbreiterung und leichte Überhöhung der p-Zacke resultieren.

5. Beziehungen zwischen Vektorkardiogramm und Elektrokardiogramm bei Linkshypertrophie und -dilatation

a) QRS-Vektor

Entsprechend der Verlagerung der QRS-Schleife nach hinten medial, finden sich in den präcordialen Ableitungen die höchsten R-Potentiale nicht wie bei der Norm in V4 oder V5, sondern häufig in V6 (Abb. 94). Bei sehr starker posteromedialer Orientierung des horizontalen Maximalvektors sind die größten präcordialen R-Ausschläge nicht selten sogar in V7 und V8 zu suchen, entsprechend den weiter vorne gemachten Bemerkungen über die Beziehungen zwischen elektrokardiographischem Ausschlag und Richtung der Teil- resp. Maximalvektoren. Gleichzeitig bewirkt die posteromediale Orientierung des QRS-Vektors eine deutliche Vertiefung der S-Zacken in den anterior gelegenen Abl. V 1 bis V 3, von welchen sich die QRS-Schleife maximal wegbewegt. Die Überhöhung der linkspräcordialen R-Potentiale und Vertiefung der anterioren S-Zakken entspricht potentialmäßig weitgehend dem Größenzuwachs der QRS-Schleife und dient deshalb auch als elektrokardiographischer Index zur Differenzierung der Linkshypertrophie (SOKOLOFF, 1949). Des weiteren führt die Abnahme der initial anterioren Orientierungsgröße und -dauer der horizontalen QRS-Schleife zu einer Verkleinerung der R-Potentiale in den vorderen präcordialen Ableitungen V 1 bis V 3 sowie zu einer Verminderung der Q-Zacke in V 5 und V 6. Bei Aorteninsuffizienz resp. Volumenüberlastung des linken Ventrikels sind die R-Potentiale in V 1 bis V 3 jedoch, entsprechend der noch lange erhaltenen normalen anterioren Orientierung der QRS-Schleife, oft noch weitgehend normal.

Die Verlängerung der QRS-Dauer sowie Verzögerung des Erregungsablaufes in den mittleren Schleifenabschnitten führt in der Mehrzahl der Fälle zu einer leichten Verspätung der örtlichen Negativitätsbewegung (intrinsic deflection) auf mehr als 0,06 sec, formal einem partiellen Linksschenkelblock entsprechend. Daß es sich hier nicht um einen eigentlichen Block, sondern lediglich um den Ausdruck der Erregungsverspätung infolge Zunahme der zu aktivierenden Muskelmasse handelt, geht daraus hervor, daß der formale Verlauf der QRS-Schleife nicht demjenigen des Linksschenkelblocks, sondern jenem der Linkshypertrophie entspricht.

In den *Extremitätenableitungen* führt die Verlagerung der frontalen QRS-Schleife auf die Horizontalebene hin oder sogar über diese hinaus in der Regel zu einem *Linkslagetyp*, da der frontale Maximalvektor weitgehend parallel zur Abl. I verläuft resp. auf den positiven Pol dieser Ableitung sowie auf avL zu gerichtet ist. Die Größe des Ausschlages in Abl. I hängt jedoch weitgehend vom Ausmaß der posteromedialen Schleifenorientierung ab, da mit zunehmender Verlagerung der QRS-Schleife nach hinten die Projektion auf die Frontalebene verkürzt wird. Bei jugendlichen Patienten besteht überdies nicht selten noch eine deutliche Steilstellung der Schlinge, woraus trotz ausgeprägter Linkshypertrophie nicht ein Links-, sondern Mittelbis Steiltyp resultiert. Eine frontale Drehung im Gegenuhrzeigersinn läßt sich in den Extre-

mitätenableitungen nur dann mit Sicherheit feststellen, wenn in Abl. I ein kleines Q besteht resp. initial eine Orientierung nach rechts, auf den negativen Pol von I stattfindet.

b) ST-Vektor (Abb. 88)

Die zufolge Innenschicht-Ischämie auftretende Verlagerung des J-Punktes nach vorne rechts resp. die Orientierung des ST-Vektors von hinten links gegen vorne rechts, führt in den hinteren, lateralen präcordialen Ableitungen V 5 bis V 6 entsprechend der Bewegung des Vektors von diesen Ableitungen weg, zu einer Senkung der ST-Strecke.

Eine ST-Hebung in den vorne gelegenen Abl. V 1 bis V 3 fehlt in der Regel oder ist nur minimal ausgebildet, da die Rechtsverlagerung des J-Punktes resp. Orientierung des ST-Vektors nach rechts häufig so stark ist, daß der ST-Vektor parallel zu den vorne gelegenen präcordialen Abl. V 1 bis V 3 verläuft.

Im Gegensatz zum Verhalten bei Hypertrophie ist bei der durch *Vorderwandinfarkt* bedingten Ischämie (Außenschicht-Ischämie) der J-Punkt resp. der ST-Vektor nach vorne *links*, auf die Infarktzone zu gerichtet, woraus eine ST-*Hebung* in den entsprechenden präcordialen Ableitungen resultiert.

In den *Extremitätenableitungen* führt die *Innenschicht-Ischämie* wegen der *Verlagerung des J-Punktes nach rechts* resp. der Orientierung des ST-Vektors auf den negativen Pol von Ableitung I zu und von Ableitung avL weg, zu einer ST-Senkung dieser Ableitungen (Abb. 93). Beim *Vorderwandinfarkt* findet sich im Gegensatz dazu, wegen des nach *links* auf den positiven Pol von Abl. I und avL zu gerichteten ST-Vektors, eine ST-Hebung dieser Ableitungen.

c) T-Vektor (Abb. 89)

Entsprechend der Orientierung des T-Vektors nach vorne rechts findet sich eine T-Inversion in den davon abgewandten linkspräcordialen hinteren Abl. V 5 bis V 6. Diese ist jedoch selten sehr stark ausgeprägt. Je nach dem Grad der Rechtsorientierung der T-Schleife läßt sich in V 1 bis V 3 eine geringgradige Überhöhung der T-Welle nachweisen. Sie kann bei starker Rechtsorientierung vollständig fehlen. Veränderungen der ST-Strecke und der T-Welle sind bei Drucküberlastung, wie bereits weiter vorne betont wurde, wesentlich häufiger und stärker ausgeprägt als bei der reinen Volumenüberlastung. Da eine Großzahl dieser Patienten jedoch mit Digitalispräparaten behandelt wird, sind die Veränderungen der Repolarisation oft unspezifischer Natur und dürfen nicht ohne weiteres als Ausdruck der Innenschicht-Ischämie aufgefaßt werden.

6. Zusammenfassung

Die Veränderungen der QRS-Schleife sowie des ST- und T-Vektors bei Linkshypertrophie und -dilatation lassen sich wie folgt zusammenfassen (Tabelle 11, S. 138):

1. Zunehmende Verlagerung der QRS-Schleife nach hinten und medial sowie gegen horizontal, entsprechend dem Grad der Linkshypertrophie.

2. Verschmälerung und Elongation vor allem der horizontalen QRS-Schleife.

3. Reduktion der anterior gerichteten initialen Potentiale und Verkürzung der anterioren Orientierungsdauer.

4. Verlängerung der QRS-Dauer, zeitlich — jedoch nicht formal — einem partiellen Linksschenkelblock entsprechend.

5. Vergrößerung der räumlichen Potentiale, vor allem des räumlichen Maximalvektors im Mittel auf über 2,0 mV.

6. Veränderung des Umlaufsinnes der QRS-Schleife: Bei Volumenüberlastung oder Drucküberlastung mit Dekompensation und Dilatation frontal im Gegenuhrzeigersinn drehend, bei Drucküberlastung in der Regel noch der Norm entsprechend, frontal im Uhrzeigersinn drehend. Bei schwerer Linkshypertrophie eventuell horizontale Drehung im Uhrzeigersinn.

7. J-Punkt und T-Schleife vor allem bei Drucküberlastung nach (vorne) rechts verlagert, dementsprechend ST- und T-Vektor von hinten links medial nach vorne rechts weisend.

7. Spezielle Formen der Linkshypertrophie und -dilatation

a) Aortenstenose (Abb. 93)

Vergleichsuntersuchungen zeigen, daß beim Erwachsenen nur eine mäßige Korrelation zwischen dem hämodynamischen Schweregrad der Aortenstenose und den vektoriellen Veränderungen der QRS-Schleife besteht. Dies trifft für die meisten wesentlichen Parameter zu, wie systolischer Druck im linken Ventrikel, mittlerer oder systolischer Gradient an der Aortenklappe einerseits und Größe des räumlichen Maximalvektors oder Ausmaß der posteromedialen Verlagerung andererseits. Diese Feststellung steht in deutlichem Gegensatz zu Korrelationsuntersuchungen bei der kongenitalen Aortenstenose, bei welcher sich im Kindesalter eine relativ gute Übereinstimmung zwischen systolischem linksventriculärem Druck, Gewicht des linken Ventrikels und Größe des räumlichen QRS Vektors ergibt (HUGENHOLTZ, 1964, 1965, 1968). Dies dürfte vorwiegend darauf zurückzuführen sein, daß beim Erwachsenen für den Vektorverlauf neben den hämodynamischen noch andere Faktoren mitbestimmend sind, wie die Dauer der Hypertrophie, der Grad der Linksdekompensation, zusätzliche Vitien anderer Klappen (Mitral-, Tricuspidalinsuffizienz) oder zusätzliche Coronarsklerose.

Es lassen sich deshalb — je nach dem Verhalten des horizontalen QRS-Vektors — nur gruppenmäßige Unterschiede festhalten: So fehlt z.B. bei den Patienten mit mäßiger Aortenstenose (Typ 1 in Tabelle 13, Abb. 93) (Gradient im Mittel 46 mm Hg) in der Regel eine wesentliche Verschmälerung und Elongierung der horizontalen QRS-Schleife, und das Verhältnis zwischen Länge und Breite der Schlinge liegt noch im Normbereich. Orientierung und Umlaufsinn der Schleife sind ebenfalls noch normal. Entgegen der Norm ist der räumliche Maximalvektor jedoch bereits im Durchschnitt leicht vergrößert. Dagegen zeigen die schweren Formen eine zunehmende Elongierung und Verschmälerung der horizontalen Schlinge, wobei das Verhältnis zwischen Länge und Breite sich zunehmend vergrößert (Aortenstenose Typ II und III in Tabelle 13 und Abb. 93). In ca. 2/3 der Fälle bleibt der normale Umlaufsinn der QRS-Schlinge gewahrt. Der Maximalvektor zeigt eine weitere Potentialzunahme, die jetzt dem Doppelten bis Dreifachen der Norm entspricht.

1. Aortenstenose Typ I (Abb. 93, Tabelle 13)

Angeborene valvuläre Aortenstenosen, leichte erworbene Aortenstenosen. Weitgehend normaler Verlauf der QRS-Schlinge: horizontal keine wesentliche

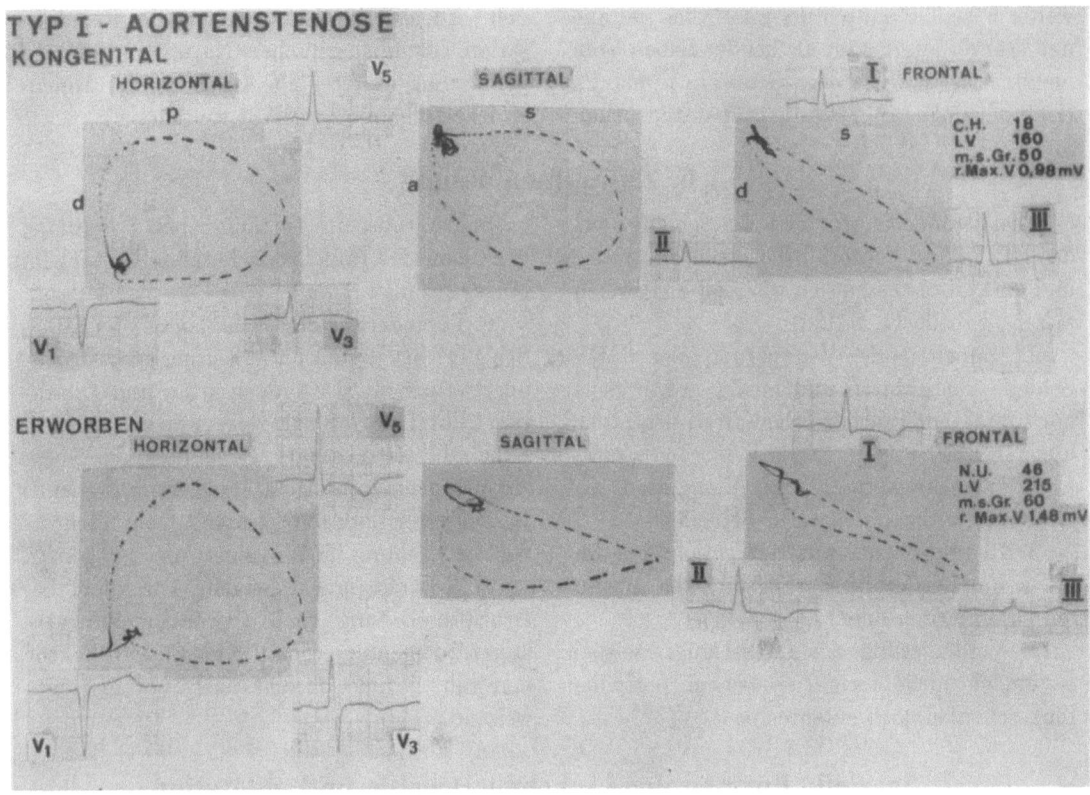

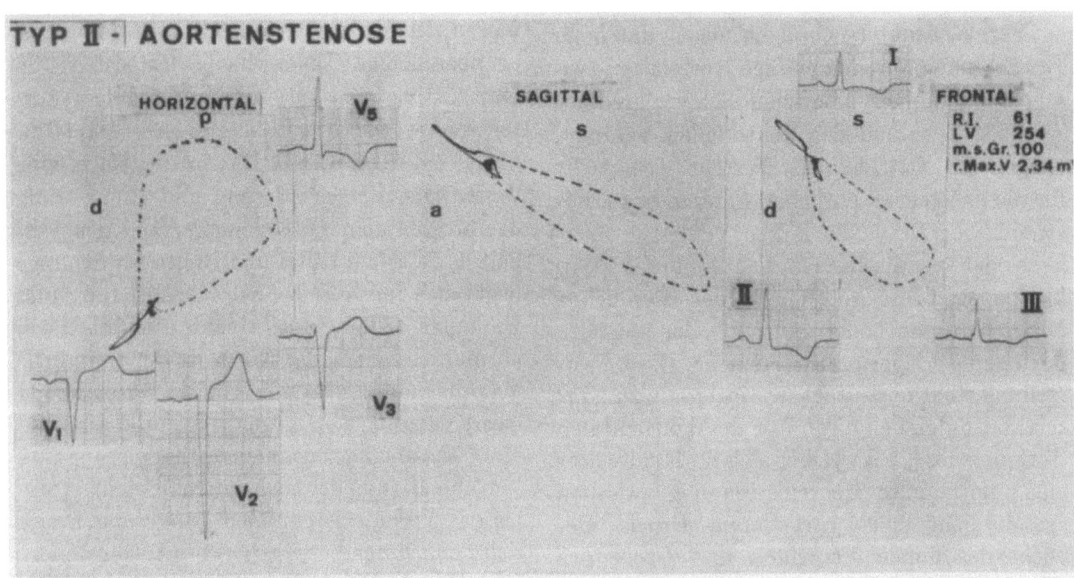

Abb. 93

Verschmälerung, nicht selten sogar Erweiterung; initial anteriore Orientierungsdauer normal, Größe normal bis leicht reduziert; Verbreiterung der Schlinge in der x- und z-Achse, horizontal sich der Kreisform nähernd resp. verstärkte posteriore Orientierung der mittleren und terminalen Schlingenpartien, welche nach dorsal „ausgebuchtet" erscheinen; Potentiale nur wenig vergrößert oder noch normal. Typischer

Verlauf für die *kongenitale Aortenstenose:* Entsprechend dem jugendlichen Alter zusätzlich oft noch deutliche Steilstellung der Schlinge, deshalb sagittale Schleife erweitert als Ausdruck der Kombination von Linkshypertrophie und Steilstellung der Schlinge. J-Punkt häufig schon bei noch normalen räumlichen Potentialen nach vorne rechts verlagert. T-Schleife oft, auch ohne Digitalis verkleinert und abgerundet,

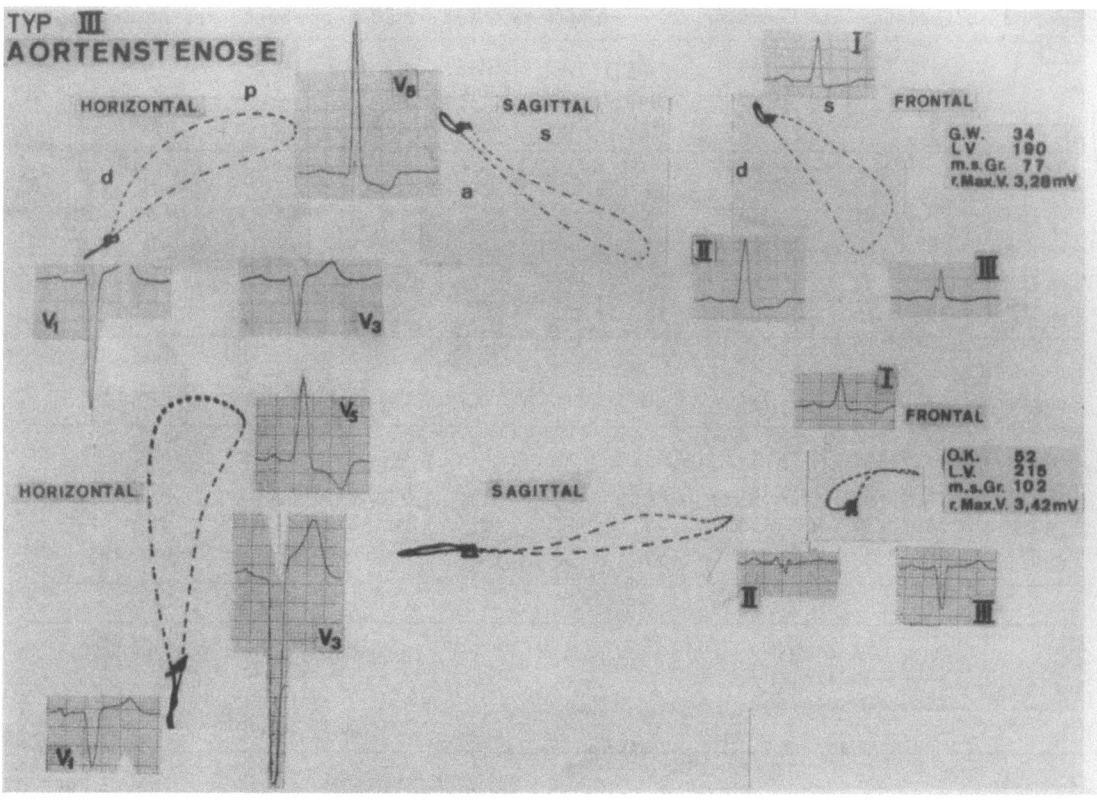

Abb. 93. Vektorverlauf bei valvulärer Aortenstenose (Drucküberlastung links)

Einteilung auf Grund des Verlaufes der horizontalen QRS-Schleife; Vergleich mit der Hämodynamik. Bei kongenitaler und leichter, erworbener Aortenstenose ist die horizontale QRS-Schleife noch weit und „geöffnet", allerdings deutlich gegen hinten und medial „ausgebuchtet". Die Nachschwankung ist bereits im Sinne der Innenschicht-Ischämie links verändert *(Typ I)*. Im EKG dementsprechend die Zeichen der Linkshypertrophie noch fehlend oder nur wenig ausgeprägt, jedoch besteht ein deutlicher „Linksschaden". — Mit zunehmender Aortenstenose leichte Verschmälerung und Elongierung der horizontalen Schleife, stärkere Verlagerung nach hinten medial sowie weitere Abnahme der initial nach vorne gerichteten Schlingenanteile. ST- und T-Vektor nach vorne rechts oben gerichtet als Ausdruck der schweren Innenschicht-Ischämie links. Zunahme des räumlichen Maximalvektors *(Typ II)*. Im EKG Zeichen der schweren Linkshypertrophie mit „Linksschaden". — Bei schwerster Drucküberlastung links starke Verschmälerung und Elongierung der QRS-Schleife; minimale oder fehlende anteriore Orientierung; Verlagerung des ST- und T-Vektors nach vorne rechts oben von den Innenschichten des linken Ventrikels weg. Starke Vergrößerung des räumlichen Maximalvektors. Im EKG weitere Zunahme der Linkshypertrophie mit massiver Überhöhung der R-Potentiale in V₅ und Vertiefung der S-Zacken in V₃ entsprechend der posterioren Schlingenorientierung. In den Extremitätenableitungen auf Grund posteromedialer Verlagerung der QRS-Schleife und damit verminderter Projektion auf die Frontalebene, keine Zunahme der Potentiale *(Typ III)*. Bei allen Formen dreht die frontale Schleife der Norm entsprechend im Uhrzeigersinn! Rechts: Korrelation zur Hämodynamik. *LV* Systolischer Druck im linken Ventrikel in mm Hg; *m.s.Gr.* mittlerer systolischer Gradient an der Aortenklappe in mm Hg; *r.Max.V.* Größe des räumlichen Maximalvektors in Millivolt (s. Text)

in der Orientierung nach vorne links unten jedoch noch der Norm entsprechend. Aortaler Gradient mit ca. 50 mm Hg mittelschwer; Cardiac index und enddiastolischer Druck im linken Ventrikel noch im Normbereich. Systolischer Druck im linken Ventrikel mäßig erhöht. Es handelt sich somit auch hämodynamisch um leichte bis mittelschwere Aortenstenosen.

2. Aortenstenose Typ II (Abb. 93, Tabelle 13)

Räumliche Potentiale über 2 mV; QRS-Schleife deutlich nach posteromedial und gegen horizontal

(zur x-Achse hin) orientiert; noch weitgehend normaler Umlaufsinn der Schleife; Verschmälerung und Elongierung der QRS-Schlinge in allen 3 Ebenen, dementsprechend Änderung des Quotienten zwischen Länge und Breite der horizontalen Schleife; initial anteriore Orientierung gegenüber der Norm verkürzt. J-Punkt nach vorne rechts verlagert, ebenso T-Schleife. Systolischer und mittlerer Gradient an der Aortenklappe über 60 mm Hg, im Mittel 100 mm Hg. Cardic index leicht reduziert, enddiastolischer und systolischer Druck im linken Ventrikel deutlich er-

Tabelle 13. *Hämodynamische Korrelation bei verschiedenen Formen der Linkshypertrophie und Linksdilatation*

	N	Alter (Jahre)	LVs (mm Hg)	LVED (mm Hg)	GR (mm Hg)	BDA (mm Hg)	CI (L/m je m²)	H G	H U	S G	S U
Aortenstenose											
Typ I kong.	6	21	170	9	52	—	3,96	6	—	5	1
erworben	9	35	163	11	46	—	3,58	9	—	9	—
Typ II	9	53	218	21	98	—	2,85	9	—	6	3
Typ III	12	45	201	16	75	—	3,03	8	4	8	4
Subaortenstenose											
Ruhewerte	7	32	184	20	59	—	3,84	5	2	6	1
Aorteninsuffizienz											
Typ I	10	31	127	11	—	62	3,6	10	—	10	—
Typ Ia	13	40	124	18	—	82	3,02	12	1	13	—
Typ II	8	38	145	23	—	96	2,84	4	4	6	2

	F G	F U	MV (mV)	T (mV)	AD (sec)	$-z$ (mV)	MV H (Grad)	MV F (Grad)	T_H (Grad)	L/B_H
Aortenstenose										
Typ I kong.	1	5	1,39	0,2	23	0,3	-46	34	47	1,7
erworben	1	8	1,65	0,32	26	0,21	-29	25	64	1,64
Typ II	2	7	2,21	0,39	16	0,11	-53	23	125	3,7
Typ III	7	5	2,37	0,4	12	0,09	-50	22	119	11,8
Subaortenstenose										
Ruhewerte	4	3	2,75	0,65	16	0,21	-53	3	109	4,4
Aorteninsuffizienz										
Typ I	6	4	1,81	0,28	31	0,45	-45	26	55	1,6
Typ Ia	10	3	2,31	0,37	19	0,22	-44	22	72	7,94
Typ II	6	2	2,84	0,57	2	0,03	-50	6	121	5,6

N = Anzahl Fälle, LVs = syst. Druck im linken Ventrikel, LVED = enddiastolischer Druck im linken Ventrikel, GR = mittlerer syst. Gradient, BDA = Blutdruckamplitude, CI = cardiac index, H = horizontal, S = sagittal, F = frontal, G = Drehung im Gegenuhrzeigersinn, U = Drehung im Uhrzeigersinn, MV = räumlicher Maximalvektor, T = Maximalvektor der T-Schleife, AD = ant. Dauer, $-z$ = Größe der ant. Orientierung, L/B = Verhältnis von Länge zu Breite der horiz. Schleife.

höht. Es liegt somit hämodynamisch eine schwere Aortenstenose vor.

3. Aortenstenose Typ III (Abb. 93, Tabelle 13)

Massive Zunahme der räumlichen Potentiale in der Regel über 3 mV. Starke zeitliche und potentialmäßige Reduktion der initial anterioren Schlingenorientierung, in seltenen Fällen sogar fehlend. Horizontaler Umlaufsinn in ca. der Hälfte der Fälle im Uhrzeigersinn; frontal in ca. ¹/₃ der Fälle, vor allem bei Linksdekompensation Drehung im Gegenuhrzeigersinn; extreme Verschmälerung und Elongierung der QRS-Schleife mit gleichzeitiger starker postero-

medialer Orientierung. J-Punkt und T-Schleife nach vorne rechts orientiert. Gegenüber Typ II keine weitere Zunahme des Gradienten oder systolischen Druckes im linken Ventrikel.

b) Muskuläre, idiopathische Subaortenstenose (Abb. 94 und 95, Tabelle 13)

Bei der idiopathischen muskulären Subaortenstenose läßt sich kein einheitliches vektorielles Verhalten feststellen. Dies mag, wenigstens teilweise, auf die verschiedenen zugrunde liegenden anatomischen Störungen zurückzu-

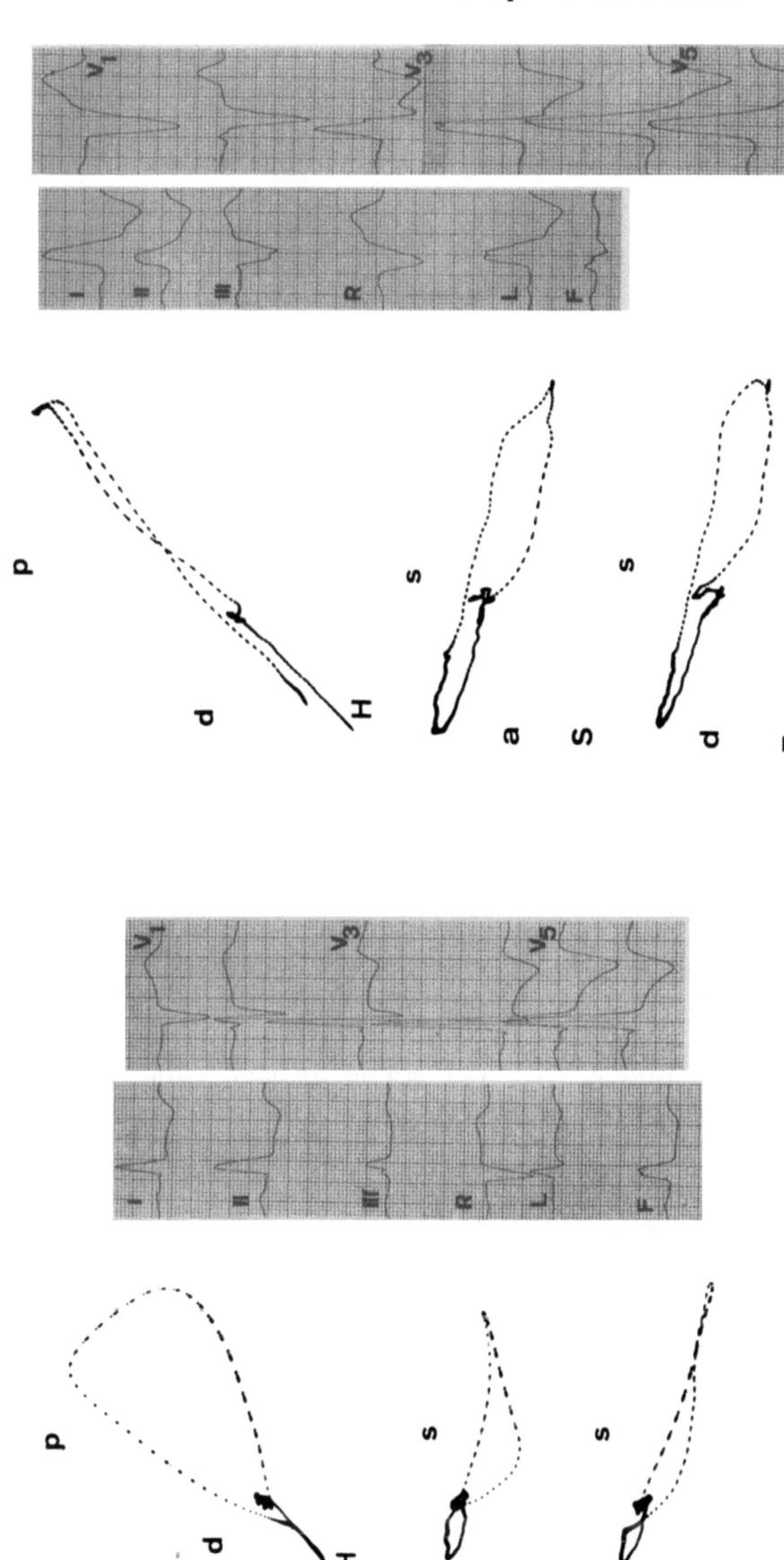

Abb. 94. Muskuläre Subaortenstenose. Pat. M. A., ♂, 43jährig. *Links: 1967 präoperativ. VKG:* QRS-Schleife nach links hinten und nur wenig nach unten gerichtet. Initial anteriore Orientierung mit 4 msec stark verkürzt. Geringgradige Verspätung der QRS-Schleife im mittleren und terminalen Anteil. ST- und T-Vektor im Sinne der Innenschicht-Ischämie links nach vorne rechts oben gerichtet. Räumlicher Maximalvektor mit 3,72 mV stark vergrößert

EKG: Linkstyp, partieller Linksschenkelblock, Linkshypertrophie, "Linksschaden"

Herzkatheter: Druck im linken Ventrikel in Ruhe 190/0—12 mm Hg, in Aorta 115/78 mm Hg, mittlerer Gradient zwischen Einfluß- und Ausflußtrakt links 42 mm Hg. Cardiac index 3,4 l/min/m². Unter Isuprel Druck im linken Ventrikel 245/5—25 mm Hg, mittlerer Gradient 87 mm Hg

Rechts: 1968 postoperativ. VKG: Auftreten eines typischen Linksschenkelblocks, die Verzögerung der Erregungsausbreitung in den mittleren und terminalen Abschnitten hat deutlich zugenommen. Daneben besteht jedoch noch immer eine massive Potentialvergrößerung, welche für Linkshypertrophie bei Linksschenkelblock spricht (räumlicher Maximalvektor 3,6 mV)

EKG: Linksschenkelblock und Linkshypertrophie

Herzkatheter: In Ruhe normale Druckwerte, unter Isuprel nur noch minimaler Gradient von 15 mm Hg

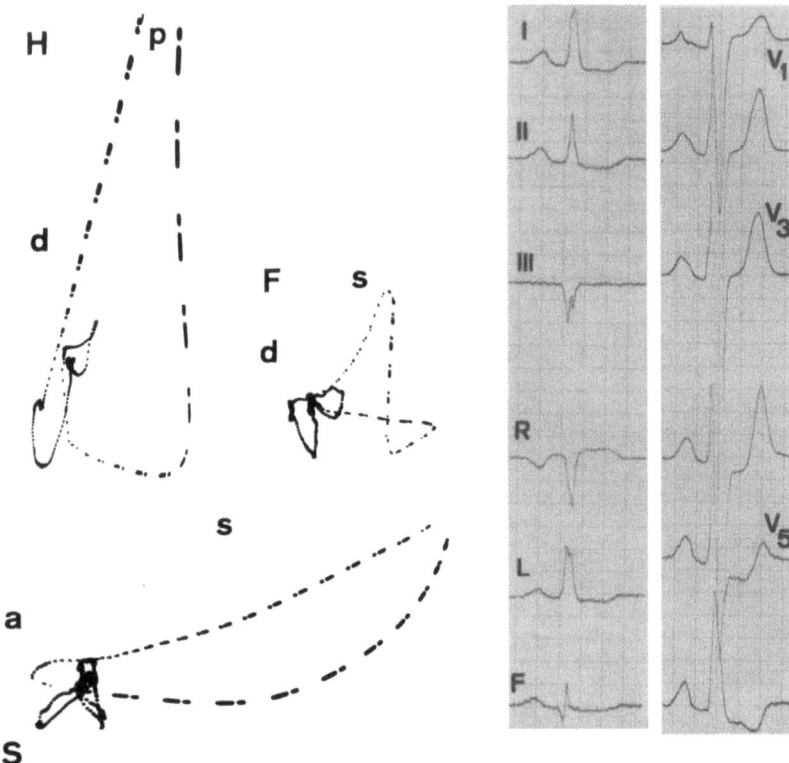

Abb. 95. Muskuläre Subaortenstenose. Patient J. R., ♂, 10jährig

VKG: QRS-Schleife stark nach hinten medial und oben gerichtet, horizontal elongiert und mäßig verschmälert. Räumlicher Maximalvektor 2,52 mV. Trotz starker Linkshypertrophie mit Drucküberlastung, vergrößerte initial anteriore Orientierung, wahrscheinlich auf Grund der linksseptalen Hypertrophie. ST- und T-Vektor nach vorne rechts unten gerichtet. Innenschicht-Ischämie links. p-Schleife vergrößert und nach hinten links orientiert

EKG: Linkshypertrophie, Überhöhung der R-Potentiale in V_1 bis V_3 im Sinne der Septumshypertrophie; Überhöhung der R-Potentiale in V_4 bis V_6 mit Vertiefung der S-Zacke in V_1 bis V_4 entsprechend der starken posteromedialen Schlingenverlagerung. Mäßiger „Linksschaden". Vorhofsüberlastung links

Herzkatheter: Druck im linken Ventrikel systolisch in Ruhe 135 mm Hg, unter Isoproterenol auf 200 mm Hg ansteigend mit mittlerem Gradienten im Ausflußtrakt von 55 mm Hg, Cardiac index in Ruhe 3,0 l/min/m²

führen sein. Die idiopathische muskuläre Subaortenstenose geht nach heutiger Definition überwiegend mit einer Hypertrophie des linksventriculären Ausflußtraktes einher. Wie weit die im Tierversuch, speziell am Hund beschriebenen Formen, bei denen die Hypertrophie den gesamten linken Ventrikel betrifft und die Bildung des intraventriculären Gradienten bereits im apexnahen Gebiet und nicht im Ausflußtrakt erfolgt, auch beim Menschen bestehen, ist noch unklar (CRILEY, 1965). Vektoriell lassen sich typische Bilder der schweren Linkshypertrophie (Abb. 95) neben solchen des partiellen und vollständigen Linksschenkelblocks feststellen (Abb. 94). Im allgemeinen ist die posteromediale und superiore Orientierung noch ausgeprägter als bei der durch valvuläre Aortenstenose bedingten Linkshypertro-

phie. Auch sind die räumlichen maximalen Potentiale in der Regel noch wesentlich größer (im Mittel 2,75 mV). Auffallend ist die *Diskrepanz zwischen den Zeichen der schweren Linkshypertrophie resp. Drucküberlastung links und der Größe der initial anterioren Schlingenorientierung.* Während bei der valvulären Aortenstenose diese mit zunehmender Linkshypertrophie signifikant abnimmt, findet sich hier trotz starker Vergrößerung des räumlichen Maximalvektors im Durchschnitt noch eine von der Norm nicht wesentlich verschiedene initial anteriore Orientierungsgröße (Tabelle 13). (Dies gilt jedoch nur für Fälle ohne Schenkelblock.) Dagegen ist die *anteriore Orientierungsdauer* ebenfalls deutlich verkürzt. Das Weiterbestehen normaler anteriorer Potentiale trotz massiver Linkshypertrophie bei reiner Drucküberlastung läßt sich mit einer sehr *starken Zunahme der septalen Potentiale* bei relativ geringerer Zunahme der frühen linksventriculären Potentiale gut vereinbaren. Dabei muß angenommen werden, daß der septale Vektor noch stärker als bei der durch valvuläre Stenose bedingten Drucküberlastung nach vorne gerichtet ist und andererseits weniger stark durch die nach hinten orientierten frühen linksventriculären Kräfte opponiert wird. Dies entspricht der anatomisch-pathologischen Feststellung, wonach die Hypertrophie vor allem den Ausflußtrakt des linken Ventrikels bzw. das Kammerseptum betrifft. ST-Vektor und T-Schleife sind entsprechend der Innenschicht-Ischämie nach vorne rechts verlagert.

c) Hypertonie (Abb. 96, Tabelle 14)

Der Verlauf der QRS-Schleife ist weitgehend demjenigen der linksventriculären Drucküberlastung bei Aortenvitien ähnlich. Entsprechend dem Verlauf der horizontalen Schleife lassen sich 2 Grundtypen unterscheiden:

1. Hypertonie Typ I (Abb. 96, Tabelle 14)

Stark geöffnete horizontale Schleife; Verhältnis zwischen Länge und Breite weitgehend im Normbereich; deutliche *„Ausbuchtung" der mittleren und terminalen Schlingenabschnitte nach hinten medial*. Horizontale, sagittale und frontale Drehung meistens der Norm entsprechend. Räumlicher Maximalvektor nur geringgradig vergrößert, in der Regel zwischen 1,5 und 2 mV. Initial anteriore Orientierungsdauer und -größe nur leicht vermindert. ST- und T-Vektor mehrheitlich unverändert oder nur geringgradig im Sinne der Innenschicht-Ischämie verlagert. Diese Schlingenform findet sich bei der überwiegenden Mehrzahl der Patienten mit Hypertonie (38 von 56 Patienten der Tabelle 14) und scheint vom Typus und Schweregrad der Hypertonie unabhängig zu sein. Bei einer kleinen Minderheit findet sich trotz horizontal weiter Schlinge bereits eine starke posteromediale Orientierung. Sie stellt wahrscheinlich einen Übergang zum Typ II dar (Patient P. A., Abb. 96).

2. Hypertonie Typ II (Abb. 96, Tabelle 14)

Er umfaßt ca. $\frac{1}{3}$ der Patienten mit Hypertonie und zeichnet sich durch eine starke Elongierung und Verschmälerung der horizontalen QRS-Schleife aus, entsprechend den schweren Formen der Drucküberlastung links. Räumlicher Maximalvektor im Durchschnitt leicht größer als bei Typ I, jedoch deutlich kleiner als bei Aortenstenose mit gleichem QRS-Verlauf. Auffallende Diskrepanz zwischen der Elongierung und Verschmälerung resp. posteromedialen Orientierung der Schleife und der relativ geringen Vergrößerung der maximalen Potentiale. Anteriore Orientierungsdauer stark verkürzt bei relativ geringer

Abnahme der anterioren Potentiale. Zunahme des T-Vektors parallel zum Gesamtpotential; in ca. der Hälfte der Fälle Richtungsänderung des T-Vektors im Sinne der Innenschicht-Ischämie. Bei jugendlichen Patienten noch starke Steilstellung der QRS-Schleife (Patient I. M., Abb. 96). Stärkere Potentialzunahme, vor allem bei älteren Patienten, entsprechend der Dauer der Hypertonie. Formaler Vektorverlauf wiederum unabhängig von Typ und Schweregrad der Hypertonie, wenn auch Typ II eine etwas größere Anzahl renaler Hypertonien umfaßt.

Differentialdiagnostisch sind gegenüber den anderen Formen der Drucküberlastung links folgende Punkte festzuhalten: Die Potentialzunahme erreicht bei Hypertonie selten diejenigen Werte, wie sie bei den Aortenvitien gefunden werden. Formal bleibt die Vektorschleife in der Horizontalebene noch lange der Norm entsprechend normal weit oder kann sogar, besonders bei den essentiellen Hypertonien diese an Weite noch übertreffen und derjenigen einer leichten Drucküberlastung bei Aortenstenose entsprechen (Typ I Aortenstenose), wobei vor allem eine „Ausbuchtung" der mittleren Abschnitte nach hinten medial auffällt. Die Faktoren, welche die Form der Vektorschleife bei Hypertonie bestimmen, lassen sich nicht sicher eruieren; es muß jedoch auch hier angenommen werden, daß neben der Dauer der Drucküberlastung zusätzliche Momente wie atypische Lokalisation der Hypertrophie im linken Ventrikel, vermehrte Fibrosierung des Muskels, Sklerosierung und Veränderungen der kleineren Coronargefäße usw. eine Rolle spielen.

d) Aorteninsuffizienz (s. Abschnitt 2b über Linksdilatation)

Ähnlich wie bei der Aortenstenose läßt sich auch hier nur eine mäßige hämodynamische Korrelation erkennen und lediglich eine gruppenweise Klassifizierung durchführen. Dabei sind es wiederum mehr die formalen Veränderungen als die quantitativen, welche für die vektorielle Diagnose entscheidend sind.

1. Aorteninsuffizienz Typ I (Abb. 97, Tabelle 13)

Mäßige Potentialvergrößerung, QRS-Schleife zunehmend nach dorsal orientiert und auf die Horizontale resp. x-Achse hin verlagert. Umlaufsinn horizontal und sagittal der Norm entsprechend, frontal auch bei noch normaler Potentialgröße in der Regel bereits im Gegenuhrzeigersinn drehend. Initial anteriore Orientierungsgröße und -dauer in der Regel noch der Norm entsprechend. ST- und T-Vektor entsprechend der fehlenden oder geringen Linkshypertrophie resp.

Tabelle 14.

Gruppe	n	Alter	EH	RH	Harnstoff			Fundus			Thoraxbild				Blutdruck mm Hg	Digitalis
					<40	>40	m	III bis IV	I bis II	0	LVH	links bet.	bds.	N		
A₁	16	51	12	4	4	12	38	2	13	1	7	4	0	4	212/120	6
A₂	16	45	6	10	10	6	85	5	9	2	6	7	2	0	204/130	4
A₃	6	48	4	2	2	4	39	2	4	0	1	3	2	0	192/117	1
Mittel	38	49	22	16	16	22	58	9	26	3	14	14	4	4	205/124	11
B₁	7	33	4	3	2	5	86	1	3	3	0	1	0	6	179/116	0
B₂	11	52	5	6	4	7	78	3	8	0	6	2	3	0	216/129	7
Mittel	18	44	9	9	6	12	81	4	11	3	6	3	3	6	189/124	7

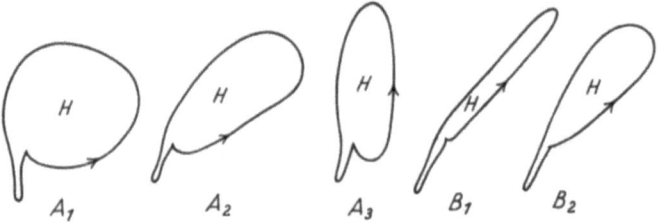

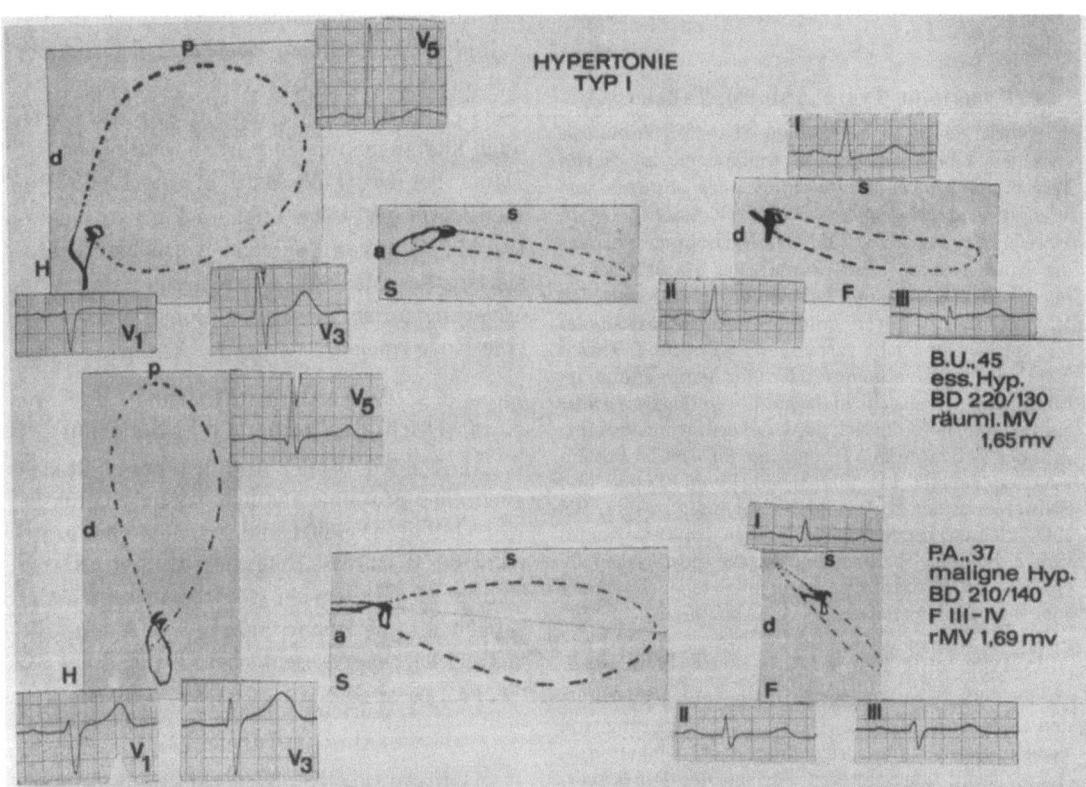

Abb. 96. Vektorverlauf bei Hypertonie (Drucküberlastung links). Im EKG nur geringe Zeichen der Linkshypertrophie und des „Linksschadens". Die Mehrzahl der Patienten mit essentieller Hypertonie fällt unter Typ I.

Einteilung auf Grund des Verlaufes der horizontalen QRS-Schlinge. Diese ist bei *Typ I* noch relativ weit und „geöffnet", mit deutlicher „Ausbuchtung" nach hinten medial, ähnlich wie bei leichter Aortenstenose. Orientierung des räumlichen Maximalvektors nach hinten links und gegen die Horizontale hin. Verlagerung des ST- und T-Vektors im Sinne der Innenschicht-Ischämie links nach vorne rechts. Der räumliche Maximalvektor ist mit 1,65 mV resp. 1,69 mV nur leicht über die Norm vergrößert.

Hypertonie

H		S		F		Max. V.			Max. V. mV	ST mV	T-Schleife			—z mV	AD sec	L/B_H
GUZ	UZ	GUZ	UZ	GUZ	UZ	Grad					Größe mV	Richtung				
						H	S	F				vl	vr			
16	—	15	1	4	12	340	11	16	1,45	0,097	0,229	11	5	0,18	27	1,5
16	—	16	—	6	10	328	10	15	1,69	0,099	0,312	10	6	0,12	19	2,7
6	—	6	—	1	5	287	11	33	1,54	0,129	0,327	2	4	0,23	26	2,1
38	—	37	1	11	17	326	11	18	1,57	0,097	0,271	23	15	0,161	23,5	2,2
7	—	6	1	3	4	306	39	46	1,69	0,108	0,367	7	—	0,16	15	9,2
11	—	8	3	5	6	310	11	14	1,98	0,156	0,341	—	11	0,12	19	6,9
18	—	14	4	8	10	308	22	26	1,87	0,122	0,351	7	11	0,137	17	7,8

EH = essentielle Hypertonie; RH = renale Hypertonie; LVH = Linkshypertrophie; li bet. = links betont; bds. = beidseits vergrößert; N = normal; H = horizontal; S = sagittal; F = frontal; GUZ = Drehung im Gegenuhrzeigersinn; UZ = Drehung im Uhrzeigersinn; Max. V. = räumlicher Maximalvektor; vl = Orientierung nach vorne links; vr = Orientierung nach vorne rechts; —z = Größe der anterioren Orientierung; AD = Dauer der anterioren Orientierung; L/B = Verhältnis von Länge zu Breite horizontal.

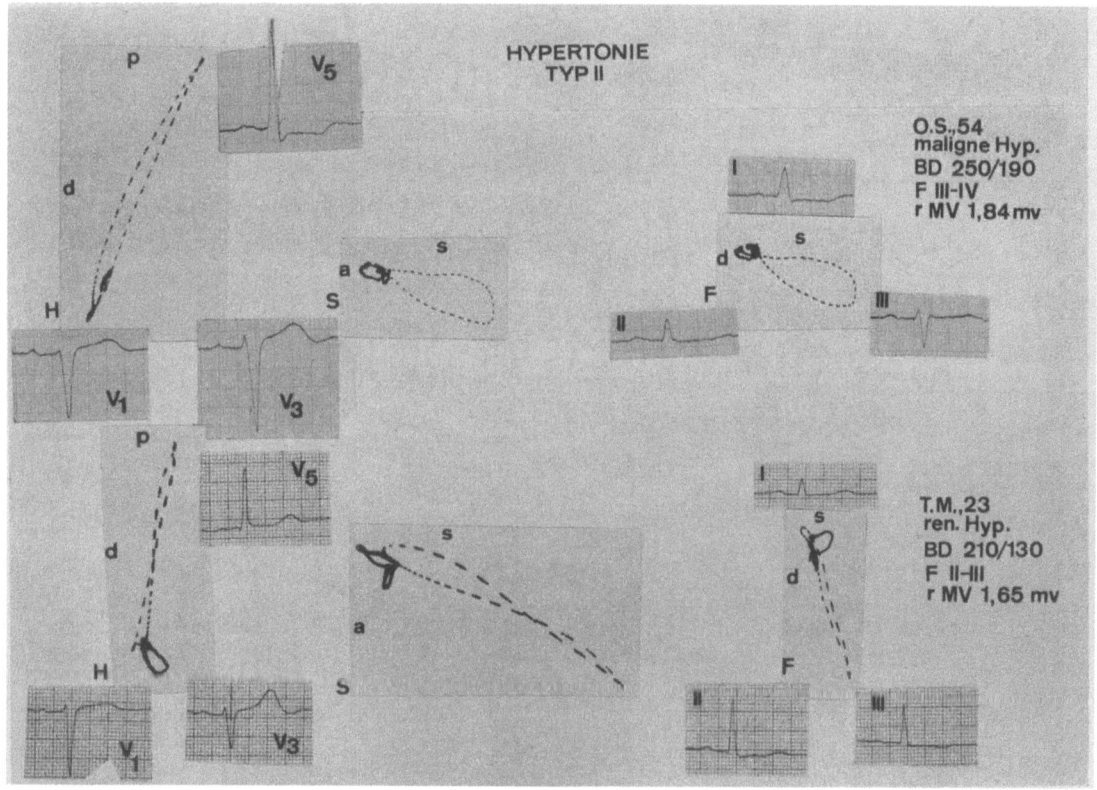

Abb. 96

Bei *Typ II* starke Elongierung und Verschmälerung der horizontalen QRS-Schleife; deutliche Verlagerung des räumlichen Maximalvektors nach hinten medial. Sagittal und frontal vor allem im jugendlichen Alter noch deutliche Steilstellung der Schlinge. ST- und T-Vektor im Sinne des Innenschicht-Schadens links verändert. Im EKG deutliche Zeichen der Linkshypertrophie und des „Linksschadens", vor allem in den präcordialen Ableitungen. Räumliche Maximalvektoren mit 1,84 mV resp. 1,65 mV wiederum nur mäßig über die Norm vergrößert (s. Text)

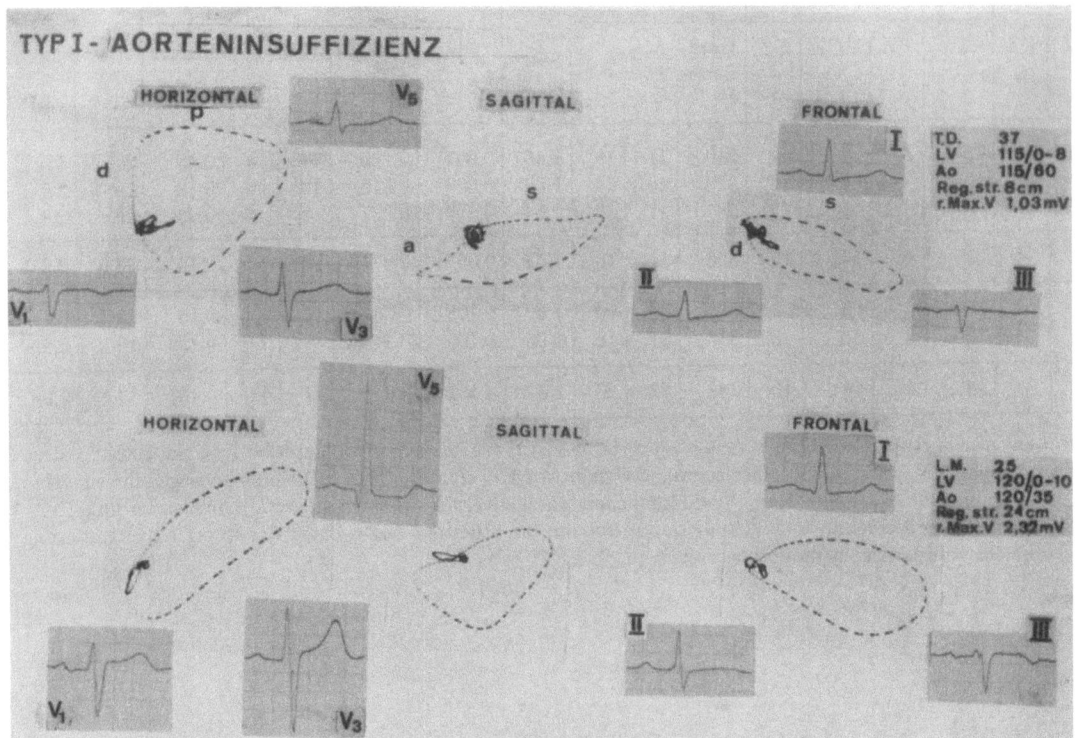

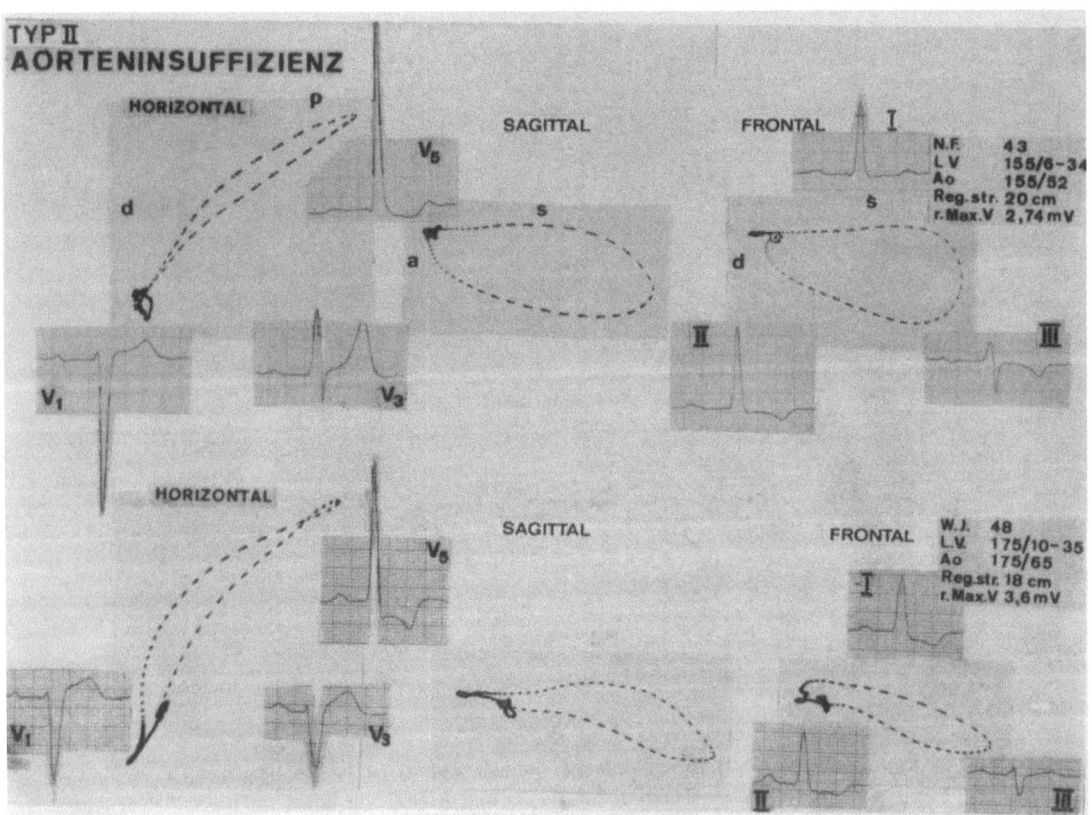

Abb. 97

Innenschicht-Ischämie noch weitgehend normal orientiert. Potentialzunahme der T-Schleife entsprechend derjenigen der räumlichen Maximalpotentiale der QRS-Schleife, sofern keine Digitalisierung besteht. Mit Zunahme des Schweregrades der Aorteninsuffizienz weitere Zunahme der räumlichen Maximalpotentiale über 2 mV, stärkere Verlagerung der QRS-Schleife nach posteromedial und gegen horizontal mit beginnender Verschmälerung und Elongierung der Schlinge.

2. Aorteninsuffizienz Typ II
(Abb. 97, Tabelle 13)

Starke Potentialzunahme auf 2,5—3 mV oder sogar darüber, gleichzeitig starke Verlagerung der Schlinge nach posteromedial und gegen horizontal. Umlaufsinn der Schlinge horizontal und sagittal der Norm entsprechend, frontal praktisch immer entgegen der Norm im Gegenuhrzeigersinn verlaufend. Nachschwankung häufig im Sinne der Innenschicht-Ischämie verändert mit Verlagerung des J-Punktes und der T-Schleife nach vorne rechts. Auch in diesem Stadium der Aorteninsuffizienz finden sich jedoch noch immer Fälle mit normaler Orientierung der T-Schleife oder nur leichter Verlagerung nach vorne. Hämodynamisch in der Regel größere Pulsamplitude als bei Typ I, stärkere Zunahme der aortalen Regurgitationsstrecke resp. der aortalen Regurgitationsfraktion. Enddiastolischer Druck bei Typ II in der Regel stärker erhöht als bei Typ I.

8. Infarkt bei Linkshypertrophie

Die Schwierigkeiten der Infarktdiagnose bei Linkshypertrophie sind bekannt (HUGENHOLTZ, 1963). Durch die starke Zunahme der Muskulatur, vor allem im Spitzenbereich, jedoch auch in den lateralen und posterobasalen Abschnitten des linken Ventrikels und das damit verbundene Überwiegen der linksventriculären Kräfte, sind kleinere Potentialverluste, vorwiegend an der Hinterwand sowie im Spitzenbereich größenmäßig und insbesondere formal wesentlich schlechter zu erkennen. So können beispielsweise bei Linkshypertrophie und Vorderwandinfarkt noch immer genügend Potentiale vorhanden sein, um die Ausschlagsgröße nach Infarkt nur unwesentlich verkleinert erscheinen zu lassen. Auch die initiale Verlagerung der Vektorschlinge nach links vorne oben bei Hinterwandinfarkt ist bei Linkshypertrophie relativ zur gesamten Schlingengröße gering und unter Umständen kaum mehr erkennbar. Der allgemeine Grundsatz, daß der Infarkt mit einer erheblichen Potentialvermin-derung einhergeht (20—30%), gilt hier deshalb nur noch mit Vorbehalt. Aus diesem Grunde ist es wesentlich, bei den verschiedenen Hypertrophieformen mit Infarkt vorwiegend auf die *Lokalisation* der durch den Potentialverlust hervorgerufenen Veränderungen zu achten, wobei ihre Relation zum gesamten Schlingenbild weniger stark in Betracht fällt.

a) Vorderwandinfarkt

Beim Vorderwandinfarkt bleibt in der Regel die Schlingenvergrößerung bestehen, und die Verlagerung der Schleife nach hinten medial und gegen horizontal erfährt keine wesentliche Veränderung. Eine — wenn auch minimale — initial anteriore Orientierung fehlt. In dem auf Abb. 32 dargestellten Fall liegt ein vollständiger Verschluß des R. ant. desc. bei Linkshypertrophie auf Grund langjähriger Hypertonie vor. Eine wesentliche Reduktion der Potentiale fehlt jedoch, indem der räumliche Maximalvektor mit 1,96 mV noch deutlich innerhalb

---

Abb. 97. Vektorverlauf bei Aorteninsuffizienz (Volumenüberlastung links)
Einteilung auf Grund des Verlaufes der horizontalen QRS-Schleife; Vergleich mit der Hämodynamik. Bei leichter Aorteninsuffizienz noch deutlich weite und „geöffnete" horizontale Schleife mit normaler initial anteriorer Orientierung. Bei zunehmender Linkshypertrophie resp. Aorteninsuffizienz, leichte Verschmälerung und Elongierung der horizontalen QRS-Schleife, wobei die initial anteriore Orientierung jedoch noch erhalten bleibt *(Typ I)*. — Bei schwerer Aorteninsuffizienz zunehmende Zeichen der Linkshypertrophie mit starker Elongierung und Verschmälerung der horizontalen QRS-Schleife, Verlust der anterioren Potentiale und deutlichen Zeichen der Innenschicht-Ischämie links *(Typ II)*. In der *Frontalebene bei allen Formen Drehung im Gegenuhrzeigersinn*. Der ST- und T-Vektor bleiben noch lange der Norm entsprechend erhalten. — Im EKG bei Typ I Linkstyp, die Zeichen der Linkshypertrophie nur mäßig ausgebildet; bei Typ II Verminderung der R-Potentiale in V_1 bis V_3, deutliche Linkshypertrophie und „Linksschaden". Räumlicher Maximalvektor bei Typ I entweder normal oder nur mäßig vergrößert, bei Typ II massiv vergrößert. Rechts: Korrelation zur Hämodynamik. *LV* Druck im linken Ventrikel in mm Hg; *Ao* Druck in Aorta asc. in mm Hg; *Reg.str.* maximale Länge der aortalen Regurgitationsstrecke nach Injektion von Farbstoff in die Aorta desc., registriert am rechten Ohr (in cm); *r.Max.V.* räumlicher Maximalvektor (in Millivolt) (s. Text)

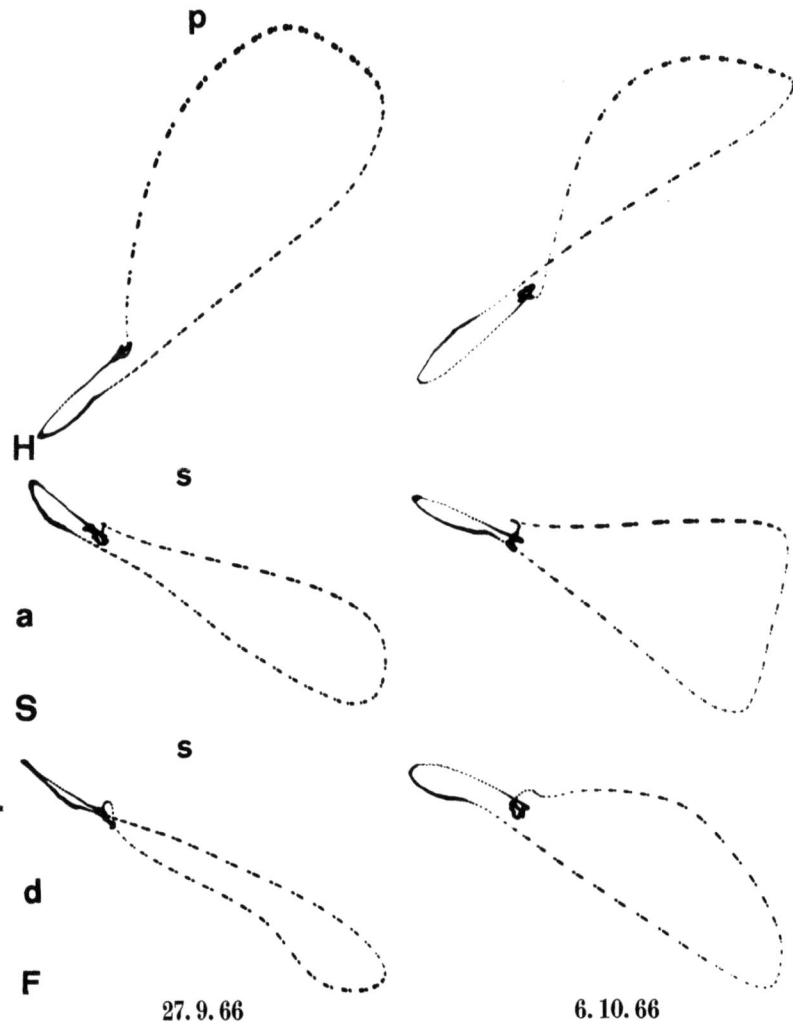

Abb. 98. Linkshypertrophie, Hinterwandinfarkt. C. A., 40jährig, schweres kombiniertes Aortenvitium. Im Verlauf der Hospitalisierung Auftreten eines Hinterwandinfarktrezidivs, Exitus in zunehmendem Herzversagen. Autopsie: „Herdförmige hochgradige stenosierende Coronarsklerose; handtellergroßer rezidivierender Hinterwandinfarkt des Kammerseptums und der linken Herzkammer"

VKG: Allgemeine Potentialvergrößerung im Sinne einer schweren Linkshypertrophie; T-Schleife nach vorne rechts oben gerichtet; Linksschaden; QRS-Schlinge initial nach hinten medial orientiert, gleichzeitig jedoch bereits am 27. 9. 66 leichte kurzdauernde initiale Abweichung nach oben, am besten in der Sagittalebene sichtbar, sich auf die ersten 10 msec beschränkend. Am 6. 10. 66 zunehmende superiore Orientierung der initialen Schlingenanteile, vor allem frontal, jedoch auch sagittal gut ersichtlich; gleichzeitig Verlagerung des J-Punktes nach rechts vorne; dadurch erfährt die Frontalschleife jetzt eine Drehung im Uhrzeigersinn

EKG (S. 163): Am 27. 9. 66 geringes Q in Abl. III, leichte ST-Hebung und T-Inversion in Abl. III und avF. Am 6. 10. 66 deutliches pathologisches Q in Abl. III, geringgradig auch in avF, im Sinne eines Hinterwandinfarktes. Zunahme der ST-Hebung in Abl. III und aVF. Schwere Linkshypertrophie und Linksschaden

des für die Hypertonie gefundenen Bereiches liegt. Es ist hier lediglich die Schlingenform einer eng gestellten Horizontalschleife mit starker medioposteriorer Orientierung (besonders initial) und Fehlen jeglicher anteriorer Potentiale — trotz mäßiger Linkshypertrophie bei Hypertonie — welche die Infarktdiagnose nahelegt. Differentialdiagnostisch ist jedoch zu beachten, daß bei sehr schwerer Linkshypertrophie, wie bereits erwähnt, eine anteriore

Schlingenorientierung auch ohne Coronarsklerose vollständig fehlen kann. Auch der Drehsinn der Horizontalschleife darf nicht als zuverlässiges Merkmal betrachtet werden, da — besonders bei Aorteninsuffizienz mit schwerer Linkshypertrophie — eine Drehung im Uhrzeigersinn ebenfalls in Abwesenheit eines anterolateralen Infarktes erfolgen kann. Ein vollständiges Fehlen der anterioren Orientierung ist allerdings auch bei extremer Links-

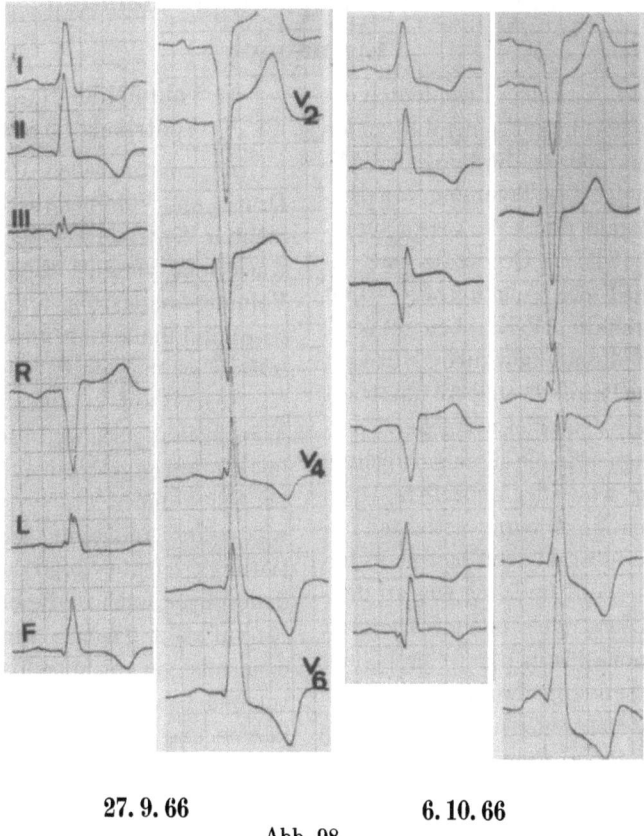

27. 9. 66   6. 10. 66

Abb. 98

hypertrophie selten und sollte — vor allem bei mäßiger Hypertrophie und noch relativ weiter Horizontalschlinge — den Verdacht auf Vorderwandinfarkt wecken.

b) Hinterwandinfarkt

Der *posteroseptale* Hinterwandinfarkt zeichnet sich wie bei den posteroinferioren Läsionen ohne Hypertrophie durch eine Verlagerung der initialen Schlinge nach vorne links *oben* aus. Diese ist in der Regel im Verhältnis zur Schlingengröße jedoch relativ klein, erfährt aber mit wachsender Ausdehnung des Infarktes eine zunehmende Orientierung nach oben, wie aus Abb. 98 eines Patienten mit kombiniertem Aortenvitium und posteroseptalem Hinterwandinfarkt hervorgeht. Durch die Schlingenverlagerung nach links vorne oben wird der frontale Umlaufsinn der QRS-Schleife geändert, so daß die Schlinge zufolge Ausdehnung des Hinterwandinfarktes jetzt im Uhrzeigersinn dreht. Differentialdiagnostisch ist somit bei der Drehung der Frontalschlinge im Uhrzeigersinn bei kombiniertem Aortenvitium mit Insuffizienz mäßigen Grades stets eine Hinterwandläsion in Betracht zu ziehen, insbesondere wenn gleichzeitig eine initial superiore Orientierung besteht.

Bei *posterobasalem-lateralem* Infarkt resp. Verschluß des R. circumfl. sin. kann die nach links vorne gerichtete Schleifenpartie — das typische Merkmal des strikte posterioren Infarktes — ebenfalls relativ klein sein. Eine Diagnosestellung ist in diesen Fällen schwierig. Anhaltspunkte für einen Hinterwandinfarkt ergeben sich hier jedoch in der Regel ebenfalls aus der superioren Verlagerung.

Die relative Verkleinerung der initial nach vorne links oben gerichteten septalen Schlingenanteile bei Linkshypertrophie mit Hinterwandinfarkt muß durch das starke Überwiegen der vergrößerten linksseptalen Partien erklärt werden, welche während der ersten 10—20 msec noch nach vorne links unten gerichtet sind. Die frühzeitige Erregung der starken, spitzennahen Partien, deren Potentiale die horizontale QRS-Schleife rasch nach links hinten und ebenfalls nach unten verlagern, trägt noch weiter zur ungenügenden Manifestation der fehlenden posteroseptalen Potentiale bei.

B. Rechtshypertrophie und -dilatation
1. Anatomie

Eine der charakteristischen Eigenheiten des rechten Ventrikels beruht auf seiner dauernden — vom Herzcyclus und der Stellung der AV-Klappen unabhängigen — Trennung von Einfluß- und Ausflußtrakt durch die Crista supraventricularis (Abb. 84). Im Gegensatz zum linken Ventrikel wird der Ausflußtrakt somit nicht teilweise durch die AV-Klappen gebildet, sondern stellt eine allseitig muskuläre Struktur dar. Auch verlaufen Einfluß- und Ausflußtrakt nicht wie im linken Ventrikel weitgehend parallel, sondern stehen beinahe in einem rechten Winkel zueinander, wobei der Einflußtrakt von rechts hinten nach links vorne gerichtet ist, während der Ausflußtrakt von vorne unten nach oben links verläuft und sich eng an denjenigen des linken Ventrikels anlehnt. Dadurch kommen die Pulmonalklappen auf eine höhere Ebene als die Aortenklappen zu liegen, und der Ausflußtrakt rechts ist weiter nach cranial ausgedehnt als links. Hypertrophie und Dilatation nehmen deshalb im rechten Ventrikel eine vom linken Ventrikel wesentlich verschiedene Topographie ein.

a) Drucküberlastung des rechten Ventrikels (Rechtshypertrophie)

Der unter dauernder Druckbelastung hypertrophierende rechte Ventrikel zeigt frühzeitig eine Verstärkung der Trabekelstruktur im Ausflußtrakt und in den apexnahen Partien. Der *Ausflußtrakt*, gebildet aus Crista supraventricularis, freier Wand des Conus pulmonalis und rechtsventriculärem Septum erfährt dabei eine starke *konzentrische Einengung*. Erst bei fortschreitender Rechtshypertrophie werden auch die freie anteriore Wand des rechten Ventrikels und seine diaphragmalen Partien erfaßt. Nach GRANT (1953) ist das Kammerseptum bei der Rechtshypertrophie im Gegensatz zur Linkshypertrophie nur wenig mitbeteiligt, indem seine Masse und Oberfläche, da sie überwiegend vom linken Ventrikel gebildet werden, nicht wesentlich zunehmen.

Im Gegensatz zur Linkshypertrophie, die lange Zeit als konzentrische, den gesamten Ventrikel umfassende Hypertrophie bestehen bleiben kann, ist die exzentrisch im Ausflußtrakt beginnende Rechtshypertrophie relativ frühzeitig von einer Dilatation begleitet.

b) Volumenüberlastung des rechten Ventrikels (Rechtsdilatation)

Die anatomischen Unterschiede zwischen Druck- und Volumenüberlastung lassen sich im rechten Ventrikel weniger gut trennen als links. Auch hier verläuft die *Dilatation* bei reiner Volumenüberlastung anfänglich jedoch *exzentrisch* und umfaßt ebenfalls zuerst den *Ausflußtrakt*. Dies mag darin begründet sein, daß der vorwiegend auf Volumenförderung resp. Volumenarbeit angelegte rechte Ventrikel besonders im Einflußgebiet resp. von Tricuspidalklappe bis Spitze ein relativ weites Cavum aufweist, was seine Anpassung an die Volumenüberlastung erleichtert, und damit erst spät zu Veränderungen auch in diesem Gebiete führt. Der Einflußtrakt dagegen wird, da er eine relativ enge, allseitig von Muskulatur umgebene Struktur bildet, auf die zur exzessiven Volumenaufnahme und -förderung notwendige Dilatation rasch mit einer Hypertrophie resp. Verstärkung seiner Wandstruktur antworten. Die Volumenüberlastung rechts geht somit, analog zu derjenigen links, initial ebenfalls mit einer Dilatation und Hypertrophie des Ausflußtraktes, der Crista supraventricularis, der oberen Partien des rechtsventriculären Septums und der freien Wand des Conus pulmonalis einher. Im Gegensatz zum linken Ventrikel findet sich rechts jedoch nicht nur bei Volumen-, sondern auch bei Drucküberlastung ein exzentrischer Befall, der primär das Ausflußgebiet betrifft.

Auch für die Rechtshypertrophie muß, wie schon für die Linkshypertrophie, festgehalten werden, daß das Herz anatomisch-topographisch gesehen, keine wesentliche Achsendrehung durchmacht, sondern daß die rechte Kammer lagemäßig im Thorax durch das Skelet des Klappenapparates fixiert, weitgehend in ihrer normalen Position verharrt. Lediglich bei Emphysem mit Zwerchfelltiefstand oder bei durch Rechtsdekompensation bedingtem Ascites mit Zwerchfellhochstand kann eine geringe Verschiebung in der cranio-caudalen Ebene stattfinden, welche jedoch die vektoriellen Veränderungen der Rechtshypertrophie nicht erklärt. Die richtungsmäßigen Veränderungen der QRS-Schleife sind somit auch hier durch die Hypertrophie allein und nicht durch eine Rotation des Herzens zu deuten.

2. Vektorverlauf und Beziehungen zur Anatomie

Experimentelle Untersuchungen zeigen, daß bereits normalerweise die rechtsventriculäre Erregung die linksventriculäre überdauert und die zuletzt aktivierten Partien des Herzens, welche sich im Vektorkardiogramm in den terminalen QRS-Abschnitten äußern, mit großer Wahrscheinlichkeit den Conus pulmonalis und die Crista supraventricularis betreffen (BOINEAU, 1964). Da es sich dabei um jene rechtsventriculären Strukturen handelt, welche auch bei Hypertrophie zuerst betroffen werden, ist es verständlich, daß bei der Drucküberlastung primär die terminalen und erst später die mittleren und frühen QRS-Abschnitte alteriert werden. Die primäre Veränderung der *terminalen* Schlingenpartien bei Rechtshypertrophie ist somit einerseits in der Potentialzunahme der zuletzt erregten kardialen Strukturen des Conus pulmonalis und der Crista supraventricularis zu suchen, wird aber andererseits noch dadurch verstärkt, daß die Erregung zufolge der Hypertrophie in diesen Abschnitten eine gewisse Verzögerung erleidet, so daß die terminalen rechtsventriculären Schlingenpartien von den linksventriculären unopponiert zur Geltung gelangen (Abb. 99—101). Dadurch werden die terminalen Schlingenanteile von hinten medial (Normalverlauf) nach hinten rechts und oben verlagert. Die Verzögerung der terminalen Erregungsausbreitung bei Rechtshypertrophie erklärt sich somit analog zur Linkshypertrophie durch die Verlangsamung der Erregungsausbreitung vom Endokard zum Epikard, bedingt durch Vergrößerung der erregbaren Zelloberfläche resp. Hypertrophie. Da bei zunehmender Rechtshypertrophie auch die gegen vorne und unten orientierten Partien des rechten Ventrikels, die freie Wand, Herzspitze und diaphragmalen Abschnitte mitbetroffen werden, ist schließlich eine erhebliche Vergrößerung und vor allem Verlagerung der terminalen und mittleren Schlingenanteile nach rechts *vorne* zu erwarten. Es darf deshalb angenommen werden, daß bei rein dextroposteriorer Schlingenorientierung resp. Verlagerung der terminalen Schlingenanteile lediglich nach hinten rechts, die linksventriculären Kräfte noch immer stark genug sind, um einem Abweichen der rechtsventriculären Schlingenanteile nach rechts vorne entgegenzuwirken, und es sich somit bei diesem Typ noch um eine mäßige Rechtshypertrophie handelt. Erst bei schwerer Rechtshypertrophie dominieren die Kräfte der nach vorne und unten orientierten Partien des rechten Ventrikels so stark, daß die QRS-Schlinge flächenmäßig mehrheitlich nach vorne orientiert wird. In dieser Phase überwiegt schließlich, auch anatomisch gesehen, gewichtsmäßig der rechte Ventrikel über den linken. Dabei behalten jedoch die initialen Schlingenpartien als Ausdruck der normalen septalen Potentialverteilung ihre Orientierung nach vorne links noch bei. Offensichtlich genügt die geringgradige Potentialzunahme der rechtsventriculären septalen Masse nicht, um eine wesentliche initiale Abweichung des QRS-Vektors nach vorne rechts zu bewirken, ein indirekter Beweis für die anatomische Feststellung, daß auch bei schwerer Rechtshypertrophie das Kammerseptum nur in geringem Ausmaße mitbeteiligt ist. Dabei ist allerdings zu beachten, daß, analog zur Linkshypertrophie, auch die Rechtshypertrophie zu einer gewissen Verzögerung der Erregungsausbreitung in den rechtsseptalen Anteilen des Kammerseptums führt, so daß die linksseptale Erregung zeitlich und potentialmäßig überwiegt, und der initiale Vektor, ähnlich wie beim Rechtsschenkelblock, aus diesem Grund nach vorne links orientiert bleiben kann.

Obwohl die Trennung zwischen Druck- und Volumenüberlastung rechts mit größeren Schwierigkeiten verbunden ist als links, ist aus tierexperimentellen Untersuchungen und den Erfahrungen beim Menschen der Schluß gerechtfertigt, daß die Volumenbelastung rechts häufiger mit einer wesentlichen *Erregungsverzögerung* einhergeht als die Drucküberlastung. Diese äußert sich wiederum vor allem im terminalen QRS-Abschnitt und tritt im EKG als partieller oder vollständiger Rechtsschenkelblock in Erscheinung. Im Gegensatz zur Linkshypertrophie zeigt sich die Volumenüberlastung rechts somit vorwiegend in einer Reizleitungsstörung und weniger in einer Änderung des Schlingenverlaufes. Gleichzeitig bleiben bei reiner Volumenüberlastung rechts die linksventriculären Potentiale noch relativ lange der Norm entsprechend erhalten. Dies führt zu einer relativ weiten Horizontalschlinge, wobei sich die nach links und rechts gerichteten Schlingenpartien die Waage halten. Demgegenüber ist die nach vorne rechts gerichtete Schleife bei schwerer Drucküberlastung resp. Rechtshypertrophie in der Regel stark verschmälert

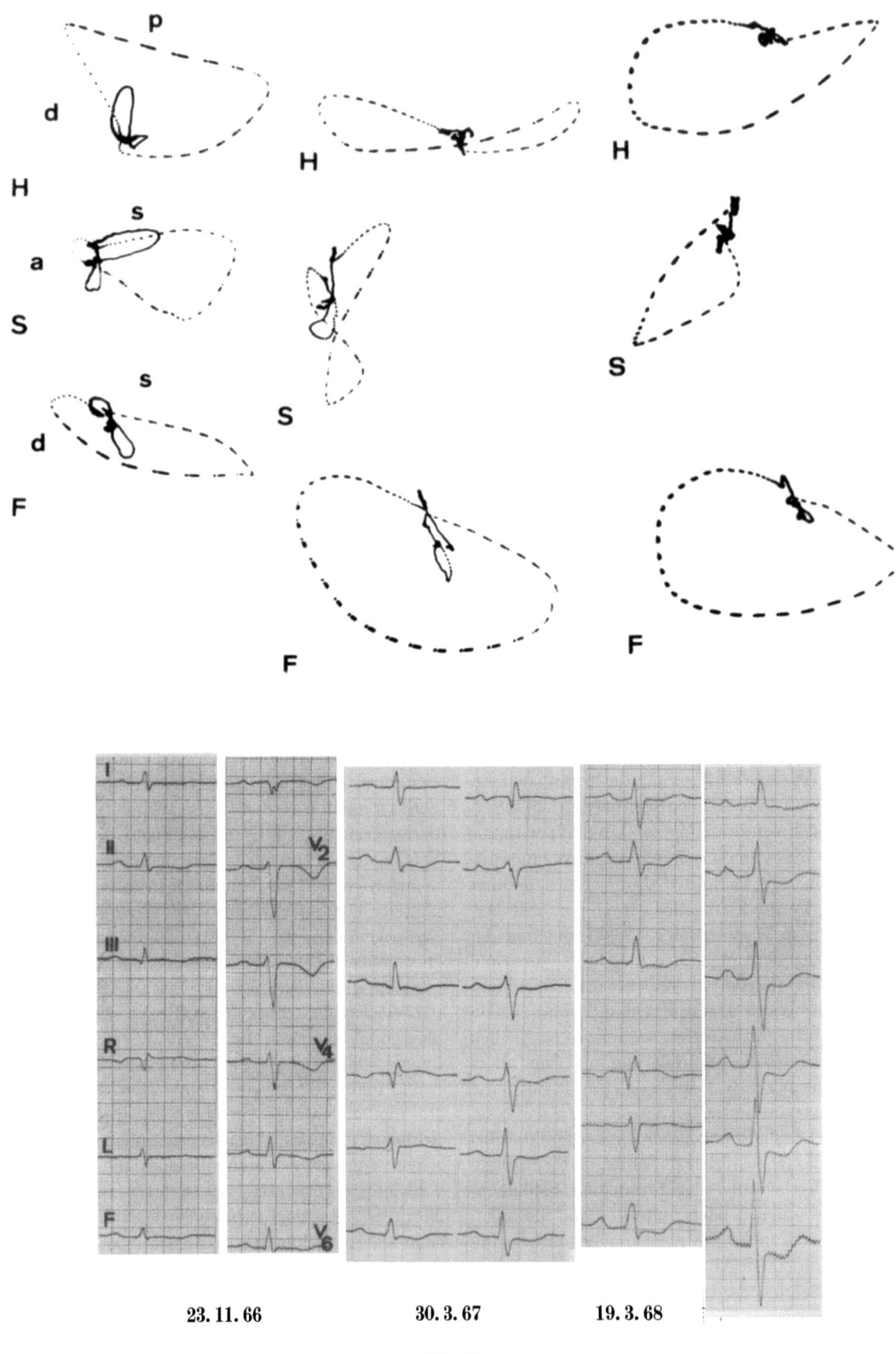

23. 11. 66   30. 3. 67   19. 3. 68

Abb. 99

und zeigt nicht selten eine Drehung im Uhrzeigersinn (Abb. 101).

Die *Volumenüberlastung* rechts resp. Rechtsdilatation ist somit vor allem gekennzeichnet durch eine *Verlängerung der Dauer der Erregungsausbreitung nach rechts und eine Verlangsamung der terminalen Erregung bei noch weitgehend normalen linksventriculären Potentialen.*

3. Vektorverlauf und Schweregrad der Rechtshypertrophie (Drucküberlastung)

Als Änderung des QRS-Vektors findet sich — wie erwähnt — eine Verlagerung der mittleren und terminalen Anteile nach rechts hinten und oben. Mit zunehmender Rechtshypertrophie drehen sich die mittleren und terminalen Schlingenanteile schließlich nach vorne rechts und unten, wobei die initialen Partien vermehrt in die Verlagerung miteinbezogen werden. Bei schwerer Rechtshypertrophie sind schließlich die überwiegenden Schlingenpartien nach vorne rechts und unten gerichtet. Zur Beurteilung der vektoriellen Kriterien der Rechtshypertrophie resp. der Verlagerung der QRS-Schlinge nach rechts hinten und oben eignen sich die horizontale und frontale Ebene am besten. Der räumliche Maximalvektor findet sich nach rechts unten hinten oder vorne orientiert, woraus der in den Extremitätenableitungen des EKG zu beobachtende Rechtstyp resultiert.

Formal lassen sich entsprechend der Orientierung der mittleren und terminalen Schlingenpartien im wesentlichen 2 Typen von Rechtshypertrophie unterscheiden, ein dextroposteriorer und ein dextroanteriorer Typ, wobei der erstere die hämodynamisch leichteren, der letztere die schwereren Formen umfaßt. Berücksichtigt man die möglichen Zwischenstadien, so läßt sich für klinische Belange die Rechtshypertrophie im wesentlichen in 4 vektorielle Gruppen gliedern (Abb. 101).

Abb. 99. Entwicklung der Rechtshypertrophie bei Cor pulmonale vasculärer Genese, Patientin St.W., ♀, 53jährig, Vektorverlauf

November 1966. VKG: Rechtshypertrophie vom dextro-posterioren Typ. Terminale Schlingenabschnitte nach rechts hinten oben verlagert, horizontale QRS-Schleife im Gegenuhrzeigersinn weit hinter dem Nullpunkt, nach rechts drehend. Mäßige terminale Rechtsverspätung. Räumlicher Maximalvektor noch nach links hinten unten gerichtet, mit 0,55 mV stark verkleinert (vorwiegend durch gegenseitige Neutralisierung links- und rechtsventriculärer Potentiale bedingt). T-Schleife im Sinne der Innenschicht-Ischämie rechts nach hinten oben verlagert. ST-Vektor nur unwesentlich verändert. P-Vektor vergrößert, nach vorne links unten gerichtet

EKG: Entsprechend der terminalen frontalen Schlingenorientierung nach rechts in den Extremitätenableitungen SI-QIII-Typ. Präcordial verzögerte R-Progression von V_1 bis V_4 mit atypischer Rechtsverspätung in V_1 und Vertiefung der S-Zacken in V_2 bis V_4. T-Inversion vorwiegend rechtspräcordial und in den inferioren Abl. II, III und avF. *Herzkatheter:* Druck in art. pulm. 112/40 mm Hg (Mittel 70 mm Hg), PCP 12 mm Hg, cardiac index 1,9 l/min/m², pulmonaler Widerstand 1410 dyn sec cm⁻⁵

Ende März 1967, 4 Monate später, im *VKG* deutliche Progression der *Rechtshypertrophie,* jetzt *vom dextro-posterior-anterioren Typ.* Horizontale QRS-Schleife initial noch nach links hinten orientiert, dann nahe vor dem Nullpunkt nach rechts drehend, terminal leicht verspätet und im Uhrzeigersinn zum Nullpunkt zurück verlaufend. In der Frontalebene starke Verlagerung der mittleren und terminalen Schlingenanteile nach rechts oben. Räumlicher Maximalvektor stark nach unten und nur noch wenig nach hinten links gerichtet, mit 0,54 mV größenmäßig unverändert. T-Vektor durch Digitalis zusätzlich verändert

EKG: Neu aufgetreten partieller Rechtsschenkelblock. Verstärkung des SI-QIII-Typs

Im März 1968, 1 Jahr später, im *VKG Rechtshypertrophie vom dextroanterioren Typ,* horizontale QRS-Schleife jetzt im Uhrzeigersinn weit vor dem Nullpunkt nach rechts vorne drehend. Nur noch geringe Rechtsverspätung. Weitere Zunahme der Rechtsverlagerung der frontalen Schleife. Räumlicher Maximalvektor jetzt nach vorne rechts unten orientiert, deutliche Potentialzunahme auf 1,24 mV. J-Punkt nach hinten rechts oben gerichtet im Sinne der schweren Innenschicht-Ischämie rechts. T-Schleife durch Digitalis verändert

EKG: Verschwinden des partiellen Rechtsschenkelblocks, dafür deutliche Überhöhung der R-Potentiale in V_1 bis V_4 mit Vertiefung der S-Zacken in V_4 bis V_6. Schwere Innenschicht-Ischämie rechts mit starker Mitbeteiligung der ST-Strecke. Deutliches p pulmonale. *Herzkatheter:* Mitteldruck in art. pulm. 45 mm Hg, cardiac index 1,73 l/min/m², pulmonaler Widerstand 1200 dyn sec cm⁻⁵. Obschon hämodynamisch somit keine weitere Zunahme des pulmonalen Widerstandes erfolgte, haben sich die vektoriellen und elektrokardiographischen Zeichen der Rechtshypertrophie und Innenschicht-Ischämie rechts weiter verstärkt

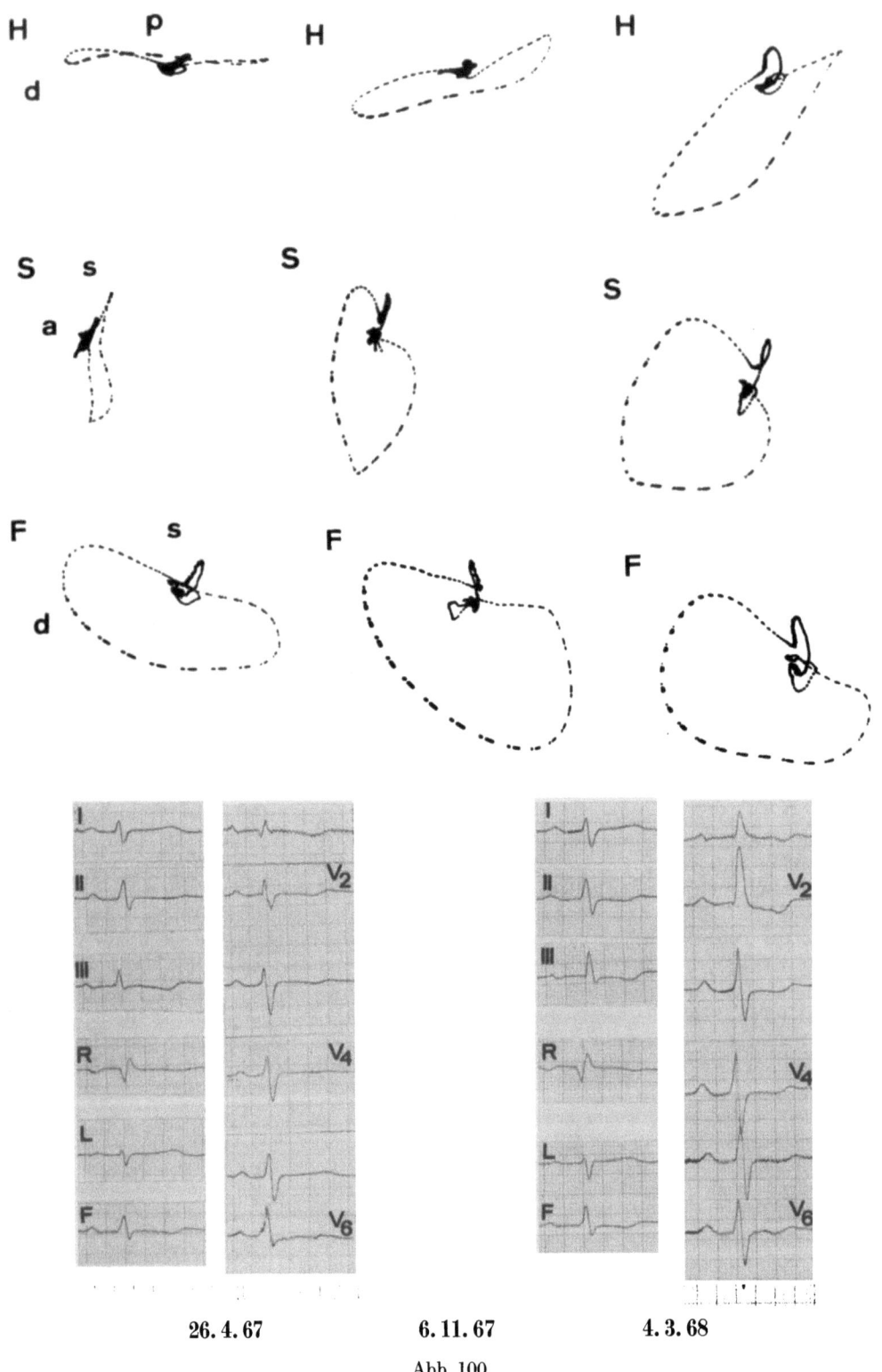

26. 4. 67   6. 11. 67   4. 3. 68

Abb. 100

a) Dextroposteriorer Typ (Typ I)

Der Verlauf der QRS-Schlinge ist noch weitgehend der Norm entsprechend. Die Verlagerung der terminalen Abschnitte nach rechts und hinten ist gering, eine terminal superiore Orientierung fehlt noch meistens. Ebenso besteht keine Rechtsverspätung. Formal gleicht die Schlinge in der horizontalen Ebene nicht selten einer leichten Linkshypertrophie (posteromediale Orientierung), wobei frontal jedoch eine Steilstellung besteht. Die Nachschwankung ist oft noch normal oder nur unwesentlich verändert, so daß die T-Schleife der Norm entsprechend nach vorne links unten orientiert bleibt (J-Punkt noch kaum oder nur geringgradig verlagert; ST-Vektor dementsprechend nur wenig nach hinten links oben gerichtet oder noch normal). Klinisch handelt es sich mehrheitlich um leichte Formen eines Cor pulmonale mit nur geringer Widerstandserhöhung (als obere Grenze des pulmonalen Widerstandes werden 200 dyn/sec/cm^{-5} angenommen). Wesentlich bleibt, daß formal die linksventriculären Potentiale noch deutlich über die rechtsventriculären dominieren resp. der Maximalvektor noch nach hinten links oder höchstens hinten medial gerichtet ist. Der Umlaufsinn ist in allen 3 Ebenen der Norm entsprechend.

b) Dextroposteriorer Typ (Typ II)

Die Rechtsorientierung umfaßt nicht nur die terminalen, sondern auch die mittleren Anteile der QRS-Schlinge. Die terminale superiore Schleifenorientierung ist relativ ausgeprägt. Die in der horizontalen Ebene nach links und rechts hinten orientierten Flächenanteile der QRS-Schleife sind von ungefähr gleicher Größe; in der Frontalebene ist die QRS-Schlinge oft bereits mehrheitlich nach rechts orientiert, so daß der räumliche Maximalvektor nach hinten unten rechts gerichtet ist (Typ IIa).

Bei weiterem Fortschreiten der Rechtshypertrophie überwiegt der nach rechts hinten orientierte Anteil der horizontalen Schlinge deutlich (Typ IIb). Eine Orientierung der terminalen Schlingenpartien nach rechts *vorne* fehlt jedoch noch. Der Umlaufsinn der Schlinge ist in allen 3 Ebenen der Norm entsprechend.

Die Nachschwankung zeigt in der Regel die typischen Zeichen der „Innenschicht-Ischämie rechts", wobei jedoch vorwiegend die T-Schleife betroffen ist, während der ST-Vektor noch normal sein kann.

Klinisch handelt es sich, wie bei Typ I ebenfalls mehrheitlich um ein Cor pulmonale, wobei hämodynamisch in der Regel eine mittelschwere Druck- und Widerstandserhöhung vorliegt.

c) Intermediärer resp. dextroposterioranteriorer Typ (Typ III)

Mit zunehmender Rechtshypertrophie wird die QRS-Schleife stärker nach rechts und vor allem gegen *vorne* verlagert, wobei ein mehr oder weniger großer Anteil der terminalen QRS-Schleife *vor* die x- und y-Achse zu liegen kommt. Während bei den dextroposterioren Typen der Umlaufsinn der Schleife in allen 3 Ebenen noch normal ist, läßt sich hier in der horizontalen Ebene neben der normalen Drehung im Gegenuhrzeigersinn (Typ IIIa) nicht selten eine Drehung im Uhrzeigersinn nach vorne beobachten (Typ IIIb). Als wesentlich ist jedoch festzuhalten, daß noch gewisse Partien der QRS-Schleife hinter der x-Achse gelegen sind, wobei diese bei Typ IIIa die initialen, bei Typ IIIb die terminalen Schlingenanteile betreffen. Zusätzlich sind die terminalen Partien in der Regel leicht nach oben verlagert, wobei häufig eine geringgradige Rechtsverspätung besteht. Der Maximalvektor ist entsprechend der intermediären Situation nach rechts unten, meistens noch leicht nach hinten, seltener nach vorne orientiert.

Die Nachschwankung zeigt praktisch immer die typischen Zeichen der „Innenschicht-Ischämie rechts".

Abb. 100. Entwicklung der Rechtshypertrophie bei Cor pulmonale vasculärer Genese, Patientin Z. M., ♀, 47jährig. Vektorverlauf

April 1967. VKG: Rechtshypertrophie vom dextroposterioren Typ. Horizontale QRS-Schleife initial noch deutlich nach links orientiert, anschließend nahe hinter dem Nullpunkt nach rechts verlaufend; starke Steilstellung der Schlinge mit deutlicher terminaler Verlagerung nach rechts oben. Nur geringe Rechtsverspätung. Räumlicher Vektor nach rechts unten gerichtet, mit 0,46 mV deutlich verkleinert. T-Schleife nach links hinten oben gerichtet im Sinne der Innenschicht-Ischämie rechts. ST-Vektor noch weitgehend normal. P-Schleife vergrößert, nach vorne unten orientiert

EKG: In den Extremitätenableitungen SI-SII-Typ. T-Inversion in III, avF und V$_1$ bis V$_3$ („Rechtsschaden"). Atypische Rechtsverspätung in V$_1$, verminderte R-Progression in V$_1$ bis V$_5$ mit Vertiefung der S-Zacken. *Herzkatheter:* Druck in art. pulm. 85/35 mm Hg (Mittel 52 mm Hg), PCP 10 mm Hg, cardiac index 1,8 l/min/m², pulmonaler Widerstand 1050 dyn sec cm^{-5}. *Novemver 1967, 7 Monate später, VKG: Rechtshypertrophie vom dextroanterioren Typ,* horizontale QRS-Schleife jetzt im Uhrzeigersinn nach vorne rechts drehend, initial jedoch noch deutlich nach links hinten gerichtet, Verstärkung der Rechtsverlagerung frontal, räumlicher Maximalvektor mit 0,45 mV größenmäßig unverändert. P-Schleife jetzt nach vorne rechts unten gerichtet

März 1968, VKG: Rechtshypertrophie vom dextroanterioren Typ. Massive Verlagerung der QRS-Schleife nach vorne rechts unten; die initial nach links hinten gerichteten Potentiale sind jetzt stark verkleinert. Nur noch minimale Rechtsverspätung. Frontal weitere Rechtsverlagerung, leichte Zunahme des räumlichen Maximalvektors auf 0,9 mV. J-Punkt noch stärker nach hinten oben verlagert. Zunahme der Rechtshypertrophie und der Innenschicht-Ischämie rechts. Weitere Potentialzunahme der p-Schleife

EKG: Neu, starke Überhöhung der R-Potentiale in V$_1$ bis V$_3$. Vertiefung der S-Zacken jetzt bis V$_6$. ST-Strecke in V$_1$ bis V$_4$ gesenkt, mit terminaler T-Inversion: Schwere Rechtshypertrophie mit „Rechtsschaden" (Drucküberlastung rechts). *Herzkatheter:* Druck in art. pulm. 53/18 mm Hg, im Mittel 35 mm Hg, cardiac index 2,25 l/min/m², pulmonaler Widerstand 600 dyn sec cm^{-5}. Obwohl die hämodynamischen Veränderungen sich eher gebessert haben, hat vektoriell und elektrokardiographisch die Rechtshypertrophie deutlich zugenommen

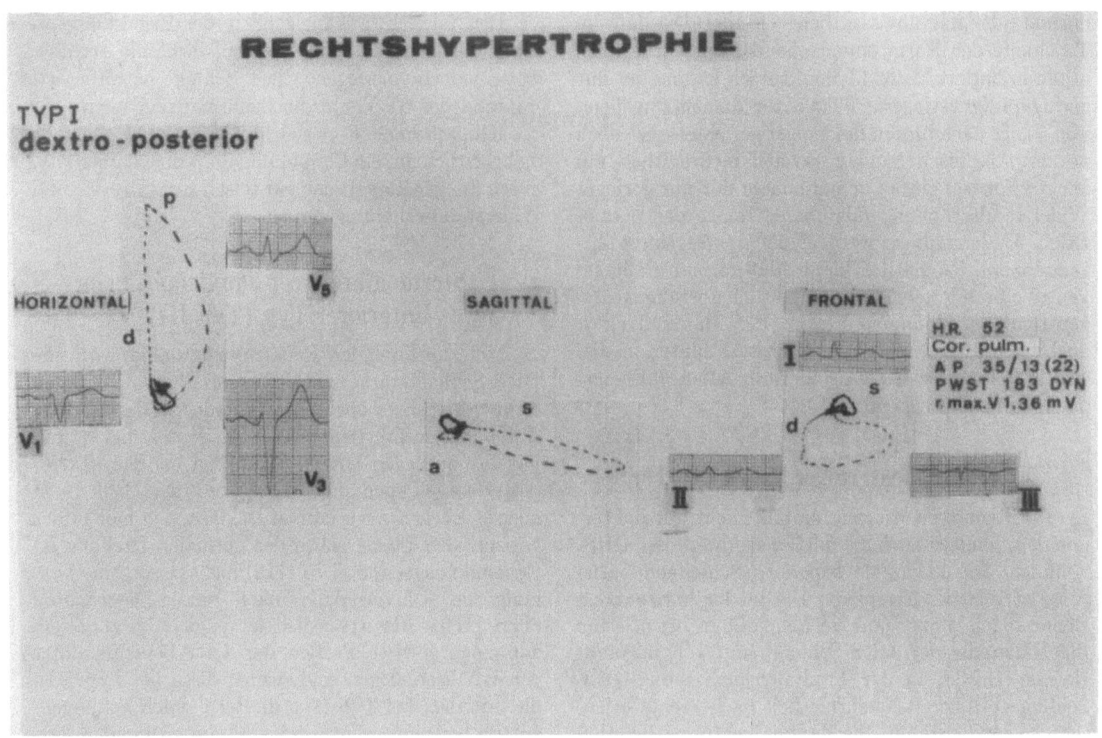

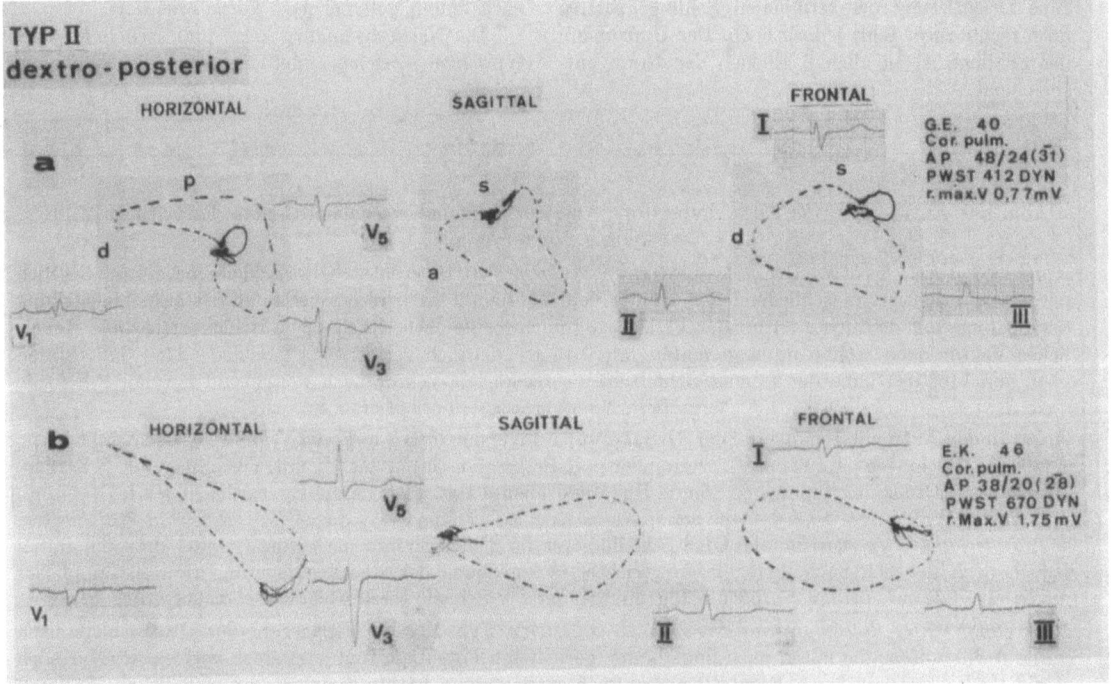

Abb. 101. Vektorverlauf bei Rechtshypertrophie

Der Schweregrad der Rechtshypertrophie ist entsprechend dem Verlauf der horizontalen QRS-Schlinge im wesentlichen in 2 Gruppen eingeteilt. *Typ I—II:* Mittlere und terminale Schlingenpartien nach hinten rechts unten gerichtet *(dextroposteriorer Typ).* *Typ IV:* Gesamte Schlinge nach vorne rechts unten orientiert *(dextro-anteriorer Typ).* *Typ III:* Zwischenform. Initiale Schlingenpartien noch nach links, mittlere Abschnitte nach rechts hinten, terminale Partien nach rechts vorne unten gerichtet *(dextroposterior-anteriorer Typ).* —

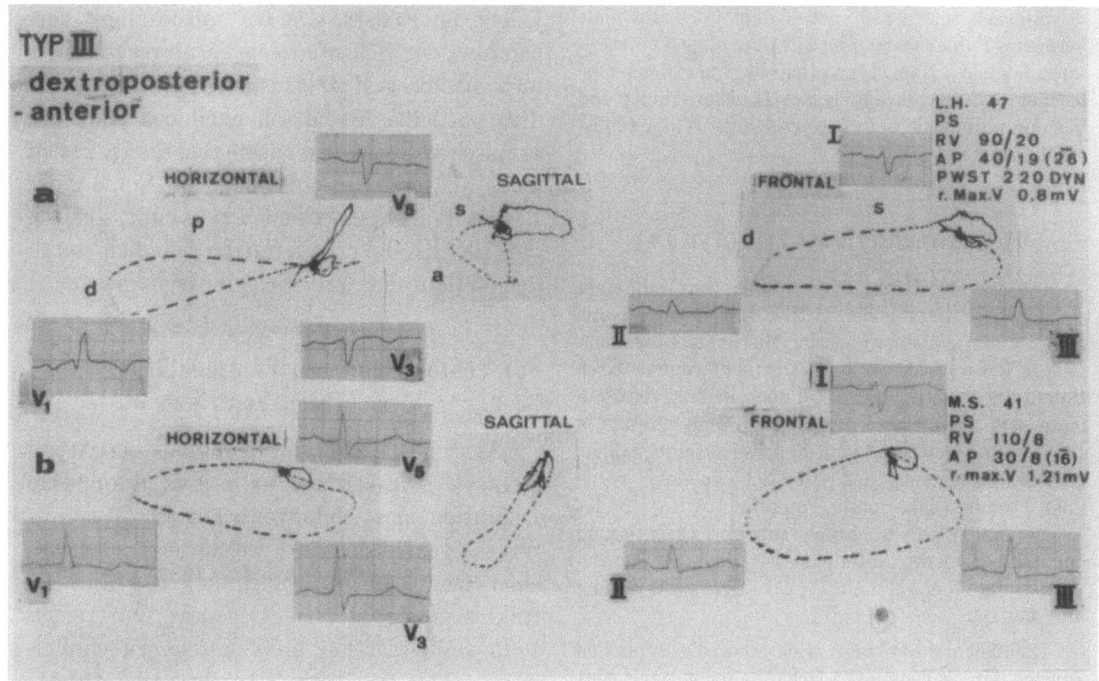

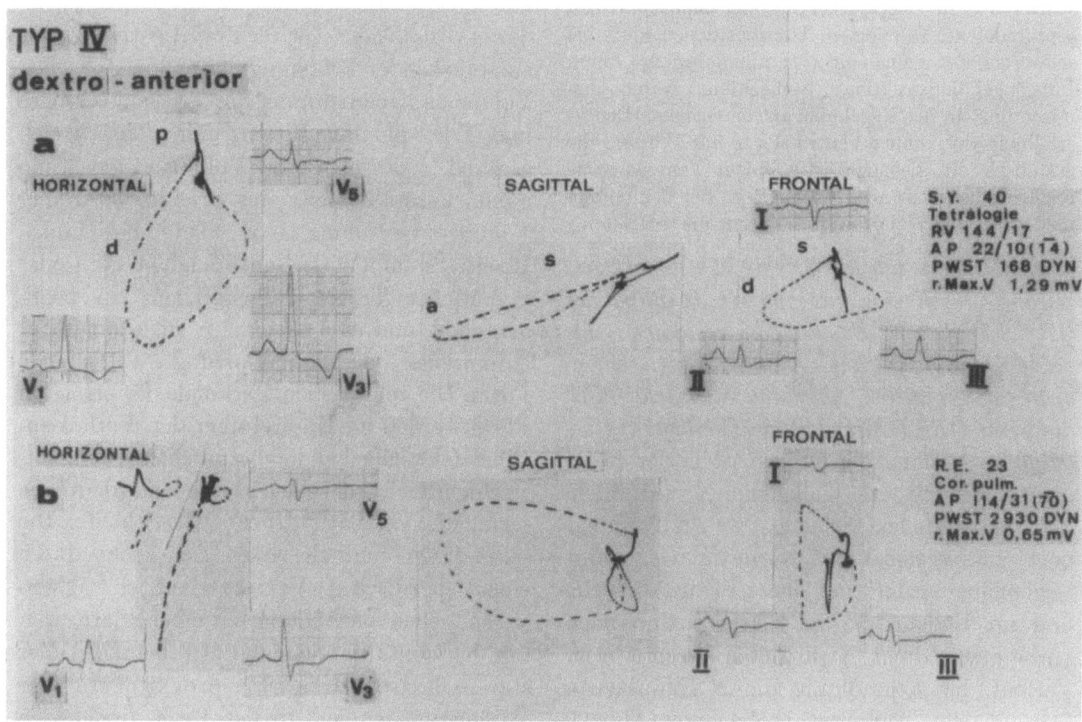

Mit zunehmendem Schweregrad der Rechtshypertrophie erfolgt somit eine Drehung der mittleren und terminalen Schlingenabschnitte nach hinten rechts resp. vorne rechts unten. Die entsprechenden EKG-Veränderungen sind im Text ausführlich besprochen. Die wiedergegebenen Beispiele von Rechtshypertrophie stellen vorwiegend Situationen mit „Drucküberlastung" dar. Rechts: Korrelation zur Hämodynamik. *Cor pulm.* Cor pulmonale auf vasculärer Grundlage; *PS* Pulmonalstenose; *AP* Druck in art. pulmonalis in mm Hg; *PWST* pulmonaler Widerstand in dyn sec cm⁻⁵; *RV* systolischer und enddiastolischer Druck im rechten Ventrikel in mm Hg; *r.Max.V* räumlicher Maximalvektor (s. Text)

Klinisch finden sich neben dem Cor pulmonale vermehrt Pulmonalstenosen mit oder ohne Ventrikelseptumdefekt. Hämodynamisch liegt meistens eine beträchtliche rechtsventriculäre Druckerhöhung und bei Cor pulmonale eine entsprechende Widerstandserhöhung vor.

d) Dextroanteriorer Typ (Typ IV)

Die schwere Rechtshypertrophie geht mit einer starken Orientierung der QRS-Schlinge nach vorne rechts unten einher, wobei der Maximalvektor ebenfalls in diese Richtung weist. Die rechtsventriculären Potentiale überwiegen so stark über die linksventriculären, daß die letzteren oft nur noch sehr schwach in Erscheinung treten, indem lediglich noch eine mäßige, initiale Orientierung der QRS-Schleife nach vorne links besteht (linksseptale Potentiale). Öfters findet sich terminal eine beträchtliche superiore Orientierung der QRS-Schleife. Auffallend ist, daß die Rechtsverspätung hier besonders bei Drucküberlastung minimal ist.

Die Nachschwankung zeigt stets die typischen Zeichen der „Innenschicht-Ischämie rechts" mit Verlagerung der T-Schleife nach hinten oben medial oder links sowie gleichsinniger Orientierung des ST-Vektors. Typ IV läßt sich sowohl bei kongenitalen Vitien, schweren Pulmonalstenosen mit oder ohne Ventrikelseptumdefekt, Tetralogien, Transpositionen sowie bei schwerem Cor pulmonale (vor allem bedingt durch Lungengefäßobstruktion) beobachten. Hämodynamisch liegt in der Regel eine extrem schwere Druckerhöhung im rechten Ventrikel vor mit Werten, die systolisch oft diejenigen des linken Ventrikels erreichen oder sogar noch übertreffen. Bei Cor pulmonale kann der Widerstand 2000 dyn überschreiten.

Die *Drucküberlastung rechts ist somit gekennzeichnet durch eine zunehmende Drehung der QRS-Schleife von rechts hinten unten gegen rechts vorne unten, wobei anfangs nur die terminalen, später die mittleren Abschnitte und schließlich die ganze QRS-Schlinge an der Verlagerung beteiligt sind.* Damit verbunden ist in der Regel eine Änderung des Umlaufsinnes vor allem der horizontalen Schleife, welche anfangs noch entsprechend der Norm im Gegenuhrzeigersinn, später in einer Figur-8-Schleife und im Endstadium im Uhrzeigersinn nach vorne rechts dreht. Nicht selten lassen sich im Verlauf der Erkrankung die 3 Haupttypen beim gleichen Patienten beobachten (Abb. 99 und 100). Dabei kann anfänglich eine leichte Rechtsverspätung bestehen, die im intermediären Stadium (Typ III), wenn die initialen Partien noch nach links hinten orientiert sind und die mittleren Schleifenabschnitte vor dem Nullpunkt nach vorne rechts verlaufen, oft sehr ausgeprägt ist. Sie läßt sich in der Regel

jedoch im Endstadium bei vollständiger Verlagerung der Schleife nach vorne rechts nicht mehr nachweisen. Daraus ist zu schließen, daß dem partiellen Rechtsschenkelblock resp. der atypischen Rechtsverspätung bei diesen Fällen keine anatomische Grundlage im Sinne einer Läsion im rechten Schenkel zukommt, sondern daß die EKG-Veränderungen lediglich durch den Verlauf der QRS-Schleife bedingt sind.

e) Vektorverlauf bei Volumenüberlastung des rechten Ventrikels

Anatomisch ist die Volumenüberlastung rechts — wie erwähnt — primär durch eine Dilatation des rechtsventriculären Ausflußtraktes gekennzeichnet, welche erst spät von einer Quer- und Längsdehnung des Einflußtraktes gefolgt ist. Im Gegensatz zur reinen Volumenüberlastung links besteht jedoch meistens schon frühzeitig eine deutliche Drucküberhöhung. Da andererseits die chronische Drucküberhöhung, vor allem beim Cor pulmonale oder bei Mitralstenose, rasch zu einer sekundären Dilatation des rechten Ventrikels mit entsprechender Erhöhung des enddiastolischen Volumens, Überdehnung des Tricuspidalringes und Tricuspidalinsuffizienz führt, lassen sich generell 2 Formen der Volumenüberlastung rechts unterscheiden: eine primäre bei reiner Volumenüberfüllung, vor allem bei Links-Rechts-Shunt (Vorhofseptumdefekt etc.) oder organischer Tricuspidalinsuffizienz zu beobachtende, und eine sekundäre, im Gefolge der chronischen Drucküberlastung auftretende Form. Die vektoriellen Merkmale der primären Form werden im Kapitel über den Vorhofseptumdefekt eingehender besprochen. Sie kennzeichnen sich vor allem durch eine deutliche terminale Verspätung der QRS-Schleife. Die sekundären Formen lassen sich nicht durch einen spezifischen Vektorverlauf charakterisieren, gehen aber häufig mit einer relativ weiten horizontalen Schlinge bei mäßiger oder starker dextroposteriorer resp. dextroanteriorer Verlagerung einher. In der Regel findet sich dabei auch eine deutliche Veränderung der Repolarisation im Sinne einer Innenschicht-Ischämie rechts. — Es ist nochmals zu betonen, daß im Gegensatz zur Linkshypertrophie im rechten Ventrikel Hypertrophie und Dilatation wesentlich schlechter auseinanderzuhalten sind.

4. Repolarisationsstörungen

(Abb. 88 und 89, S. 144 und 146)

Die Repolarisationsstörungen betreffen primär die *T-Schleife* (Abb. 89); die Verlagerung des J-Punktes resp. Änderung des ST-Vektors erfolgt relativ spät. Wie bei der Innenschicht-Ischämie des linken Ventrikels ist auch bei der durch Rechtshypertrophie bedingten Innenschicht-Ischämie der T-Vektor von der Hauptmasse des rechten Ventrikels weg auf das Cavum des Ventrikels zu gerichtet. Da die Hauptmasse des hypertrophierten rechten Ventrikels nach vorne rechts unten gerichtet ist, erfährt die T-Schleife eine Orientierung nach hinten links und oben (Abb. 89). Die Änderung der T-Schleife läßt sich wie diejenige des QRS-Vektors am besten in der horizontalen und frontalen Ebene beobachten. Die Ursachen der rechtsventriculären Innenschicht-Ischämie sind auch hier in der Minderdurchblutung der subendokardialen Schichten auf Grund einer funktionellen Insuffizienz der subendokardial gelegenen Coronargefäße bei gleichzeitig erhöhtem Druck auf diese Kammerpartien zu suchen.

Die Alteration des *ST-Vektors* ist ebenfalls auf gleiche Weise zu erklären wie bei der Innenschicht-Ischämie links, nämlich durch eine Hyperpolarisierung der Membranen der subendokardial gelegenen Zellen, wodurch diese potentialmäßig in der ST-Phase ein Übergewicht über die Außenschichten erhalten. Dadurch wird der J-Punkt wiederum von der Hauptmasse des rechten Ventrikels weg verlagert und der ST-Vektor auf das rechtsventriculäre Cavum zu gerichtet (Abb. 88). Auch hier gehen somit ST-Vektor und T-Schleife richtungsmäßig weitgehend parallel.

Die Zeichen der Innenschicht-Ischämie rechts lassen sich schon relativ frühzeitig beobachten, zu einem Zeitpunkt, wo häufig noch ein dextroposteriorer QRS-Typ resp. eine mäßige Rechtshypertrophie besteht.

5. Vorhofshypertrophie rechts

(Abb. 102)

Normalerweise lassen sich vektoriell zwei Vorhofskomponenten unterscheiden, eine initiale, rechtsatriale und eine anschließende, terminale, linksatriale (Abb. 7). Die vom Sinusknoten aus, nahe an der Einmündungsstelle der V. cava sup. in den rechten Vorhof ihren Ursprung nehmende Vorhofserregung, breitet sich über mehrere Bahnen initial auf den rechten Vorhof, jedoch rasch auch auf den linken Vorhof aus. Die rechtsatriale Aktivation geht somit der linksatrialen deutlich voran, ist jedoch schon normalerweise zu Beginn der linksatrialen noch nicht abgeschlossen. Die biphasische Aktivierung der Vorhöfe läßt sich am besten in der fortlaufenden horizontalen Schleife analysieren, wo sich auch normalerweise ein biphasisches Vorhofspotential erkennen läßt. Der rechtsatriale Anteil ist dabei leicht nach vorne, der linksatriale leicht nach hinten orientiert.

Der hypertrophierende rechte Vorhof entwickelt sich vor allem nach vorne und nach unten, da die Entwicklung nach hinten durch die enge Beziehung zum unmittelbar dahinter und höher gelegenen linken Vorhof weitgehend verunmöglicht ist. Bei Vorhofshypertrophie rechts resultiert dementsprechend eine starke Potentialzunahme der rechtsatrialen Anteile bei gleichzeitig verstärkter Orientierung des rechten Vorhofvektors nach vorne rechts unten (Abb. 99—102). Die Potentialzunahme kann dabei das 2—3fache der Norm betragen. Gleichzeitig findet sich eine Verlängerung der Aktivationsdauer des rechtsatrialen Vorhofanteiles der p-Schleife. Da dieser jedoch dem linksatrialen vorangeht, die Erregung des linken Vorhofes schon vor Abschluß derjenigen rechts beginnt und sich rechts- und linksatriale Aktivation somit teilweise überdecken, ist im Gegensatz zur Vorhofsüberlastung links die Gesamtdauer der p-Schleife nicht verlängert.

Im Elektrokardiogramm findet sich entsprechend der Steilstellung der p-Achse und Orientierung der p-Schleife gegen unten, eine Überhöhung der p-Zacke in den inferioren *Extremitätenableitungen* II, III und avF. Die Relation zwischen p und pQ ist auf Grund der noch normalen p-Dauer nicht verändert. In den *präcordialen Ableitungen* äußert sich die Orientierung der primären Abschnitte der p-Welle auf die vorderen Ableitungen zu in einer Überhöhung der p-Zacke in V1 und V2 und eventuell in einer primär negativen p-Zacke in V5 und V6 (Abb. 99—102).

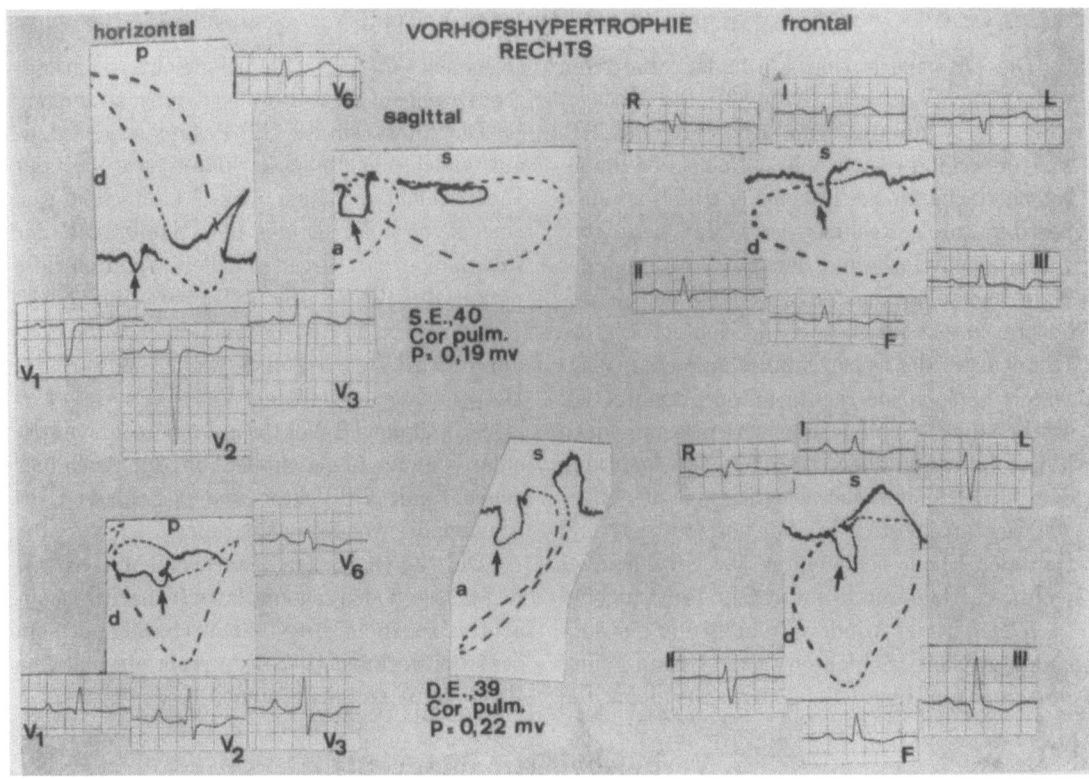

Abb. 102. Vektorverlauf bei Vorhofshypertrophie rechts

Fortlaufende Vektorschleife horizontal, sagittal und frontal. Die rechtsatrialen Anteile der p-Schleife sind stark nach vorne sowie nach unten verlagert und deutlich vergrößert, über die linksatrialen überwiegend (rechtsatrialer Vorhofsvektor durch Pfeil markiert). Potentialzunahme der p-Schleife, welche mit 0,19 und 0,22 mV ca. das Doppelte der Norm beträgt. Im *EKG*, entsprechend der Orientierung der p-Achse nach vorne und unten, stark positives überhöhtes p in Abl. V₁ und V₂ sowie in Abl. III und avF (s. Text)

Differenzierung zwischen Vorhofsüberlastung rechts und links

	Vorhofsüberlastung rechts	Vorhofsüberlastung links
Allgemeine Richtung des mittleren p-Vektors	nach vorne unten rechts, medial oder geringgradig nach links	nach hinten links horizontal
Überwiegen	des initialen Anteiles der p-Schleife	des terminalen Anteiles der p-Schleife
p-Dauer	normal, Verlängerung des initialen Anteiles	verlängert, Verlängerung des terminalen Anteiles
Relation zwischen p-Dauer und PQ-Dauer	normal oder selten sogar verkürzt	vergrößert, sich 1 nähernd
Gesamtpotentiale des p-Vektors	häufig stark vergrößert	in der Regel mäßig vergrößert
EKG: Extremitätenabl.	spitzes, hohes p in II, III and avF, von kurzer Dauer	verbreitertes, oft zweigipfliges p in II, evtl. I mit verlängerter Dauer
Präcordiale Abl.	stark positives p in V1 und V2, evtl. neg. Initialschwankung in V5 und V6	biphasisches p in V1 und V2 mit stark negativer und verbreiterter, sekundärer Nachschwankung

Die Vorhofshypertrophie rechts läßt sich in der Regel schon relativ frühzeitig beobachten, oft schon bei Rechtshypertrophie vom rein dextroposterioren Typ, zu einem Zeitpunkt, da hämodynamisch die Druck- und Volumenüberlastung noch nicht erheblich ist.

6. Hämodynamische Korrelation

Die vektoriellen Veränderungen der Druckhypertrophie rechts lassen sich am besten mit der Höhe des systolischen Druckes im rechten Ventrikel korrelieren. Pulmonaler Widerstand oder Mitteldruck der Art. pulm. eignen sich erweist sich bei einem Korrelationskoeffizient von $r = 0{,}75$ als signifikant ($p < 0{,}001$). Diese Korrelation entspricht der weiter vorne diskutierten Beobachtung, daß mit zunehmender rechtsventriculärer Drucküberlastung der maximale QRS-Vektor sich von hinten rechts nach vorne rechts verlagert.

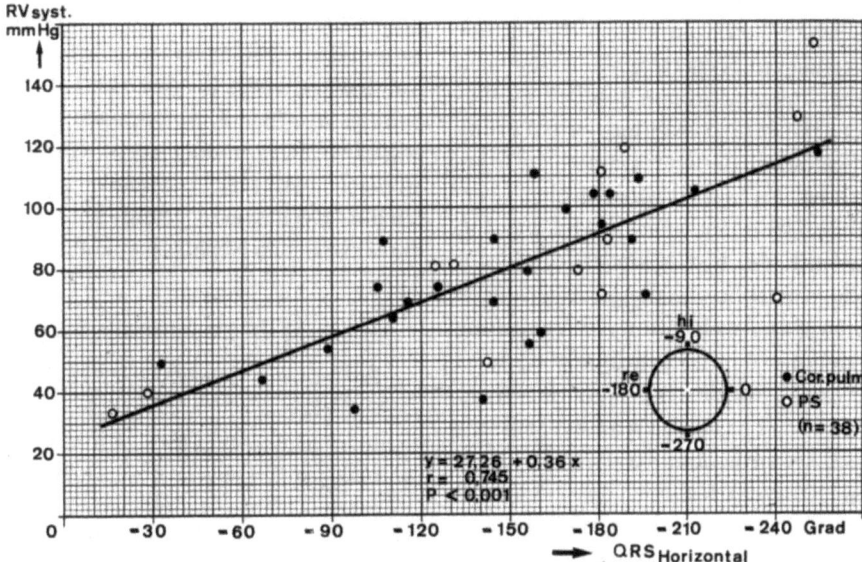

Abb. 103. Korrelation zwischen rechtsventriculärem systolischem Druck (Ordinate) und Orientierung des horizontalen Maximalvektors (Abszisse)

Offene Kreise: Pulmonalstenose (*PS*). Geschlossene Kreise: Cor pulmonale vasculärer oder pulmonaler Genese (*Cor pulm.*). Mit zunehmender Drucküberlastung im rechten Ventrikel kommt es zur Verlagerung des horizontalen Maximalvektors anfänglich nach hinten rechts, später nach vorne rechts. Die hämodynamische Untersuchung erfolgte zeitlich nahe zur Aufzeichnung des Vektors (s. Text)

weniger gut als Vergleichsparameter. Es muß jedoch auch hier darauf hingewiesen werden, daß die vektoriellen Zeichen der Rechtshypertrophie oft noch deutlich weiter zunehmen, obwohl hämodynamisch keine weitere Druckerhöhung mehr festzustellen ist oder sich die Hämodynamik sogar leicht verbessert (Abb. 99 u. 100).

a) Winkel des maximalen horizontalen QRS-Vektors (Abb. 103)

Ein einfach und rasch zu analysierender Parameter mit guter hämodynamischer Korrelation fand sich im Winkel des horizontalen Maximalvektors. Der anhand von 38 Patienten mit chronischem Cor pulmonale oder Pulmonalstenose durchgeführte Vergleich mit dem rechtsventriculären systolischen Druck

b) Korrelation auf Grund mehrerer Parameter

Die auch beim Herzinfarkt gemachte Feststellung, daß die Kombination mehrerer Parameter einem einzelnen nicht unbedingt überlegen sein muß, erweist sich auch hier wiederum als zutreffend. Bei 37 Patienten mit Drucküberlastung rechts wurden die folgenden vektoriellen Parameter der Rechtshypertrophie durch Addition zusammengefaßt und mit dem rechtsventriculären systolischen Druck korreliert:

1. Winkel des maximalen horizontalen Vektors (H°) in Grad.

2. Winkel des maximalen frontalen Vektors (F°) in Grad.

3. Maximale terminale Abweichung der QRS-Schleife horizontal nach rechts in Millivolt mal 100 ($100\,x_t$).

4. Maximale terminale Abweichung der QRS-Schleife horizontal nach vorne in Millivolt mal 100 (100 z_t).

5. Dauer der Abweichung der terminalen QRS-Schleife horizontal nach rechts D_{-x}).

6. Dauer der terminalen Abweichung der QRS-Schleife horizontal nach vorne (AD_t)

$$= \text{H}^\circ + \text{F}^\circ + 100\, x_t + 100\, z_t + D_{-x} + AD_t.$$

Die errechnete Korrelation mit dem rechtsventriculären systolischen Druck ergibt bei einer Regressionsgeraden $y = 29,9 + 0,12\, x$ einen Koeffizienten von $r = 0,417$, der sich zwar ebenfalls noch als signifikant erweist ($p < 0,01$), jedoch dem einfacheren Kriterium des Winkels des maximalen Horizontalvektors nicht überlegen ist.

7. Beziehungen zwischen Vektorkardiogramm und Elektrokardiogramm bei Rechtshypertrophie
(Abb. 99—101)

a) Dextroposteriorer Typ

Die verschiedenen vektoriellen Typen der rechtsventriculären Hypertrophie lassen sich auch im Elektrokardiogramm deutlich auseinanderhalten. Die dextroposteriore Orientierung der QRS-Schlinge in der Horizontalebene führt in den *präcordialen Ableitungen* zu einer *Vertiefung der S-Zacken vor allem in V1 bis V4*, da sich die mittleren und besonders die terminalen Schlingenpartien von diesen Ableitungen weg bewegen. Die Ausdehnung der Vertiefung der S-Zacken über dem Präcordium geht dabei mit dem Ausmaß der dextroposterioren Orientierung weitgehend parallel. Da andererseits die von den rechtsventriculären Kräften stark neutralisierten linksventriculären eine deutliche Potentialverkleinerung erfahren und die sich rasch nach hinten rechts verlagernde QRS-Schleife von den Abl. V3 bis V5 (V6) weg bewegt, findet sich gerade in diesen Ableitungen oft nur eine *geringe Zunahme der R-Potentiale*. Das Vorhandensein niederer R-Potentiale nicht nur in V1 bis V2, sondern auch V3 bis V4, eventuell sogar V5 resp. die fehlende R-Progression präcordial ist somit nicht dadurch bedingt, daß die links gelegenen Brustwandelektroden noch rechtsventriculäre Potentiale ableiten, sondern muß durch die spezielle Konfiguration der QRS-Schleife erklärt werden resp. ist als Ausdruck des Überwiegens der rechtsventriculären Schleife aufzufassen (Abbildung 6c—d).

Der dextroposteriore Typ ist somit in den Thoraxableitungen vor allem durch eine verzögerte Progression der R-Potentiale und Vertiefung der S-Zacken bis weit nach links gekennzeichnet.

In den *Extremitätenableitungen* findet sich ein Steil- oder Rechtstyp, der nicht selten mit einer S I-, S II-, S III-Konfiguration einhergeht. Er beruht auf der Orientierung der mittleren frontalen Schlinge nach unten und nach rechts und vor allem auf einer Bewegung der terminalen Schlingenanteile nach rechts oben auf den negativen Pol der Abl. I, II und III zu, woraus in allen 3 Ableitungen eine terminal negative Schwankung resp. eine mehr oder weniger ausgeprägte S-Zacke resultiert. Die leichte Rechtsverzögerung kann sich durch einen partiellen Rechtsschenkelblock äußern.

b) Dextroanteriorer Typ

Bei starker Rechtshypertrophie mit ausschließlicher Orientierung der horizontalen Schlinge nach rechts *vorne*, auf die *präcordialen Ableitungen* V1 bis V3 zu, resultiert in den vorderen Ableitungen eine starke Überhöhung der R-Zacken, eventuell verbunden mit einer Vertiefung der S-Zacken in den linkspräcordialen Ableitungen V5 und V6. Eine solche läßt sich jedoch nur dann nachweisen, wenn die QRS-Schleife horizontal noch deutlich nach rechts, also von den linkspräcordialen Ableitungen weg gerichtet ist. Ist die Schlinge stark nach *vorne* orientiert, so kann eine Vertiefung der S-Zacke in diesen Ableitungen fehlen. Die Übergangszone ist dabei stets deutlich nach rechts verschoben. Eine wesentliche Rechtsverspätung fehlt hier in der Regel. In den *Extremitätenableitungen* findet sich stets ein ausgesprochener Steil- bis Rechtstyp, entsprechend der starken Schleifenorientierung nach unten. Solche Formen finden sich vor allem bei kongenitalen Vitien mit Rechtshypertrophie (Pulmonalstenose, Tetralogie, Transposition) (s. Kapitel über die kongenitalen Vitien).

c) Intermediärer Typ

Hier besteht in den *präcordialen Ableitungen* oft das Bild eines partiellen oder vollständigen Rechtsschenkelblocks (Typ IIIa, Abb. 101), da sich die QRS-Schleife initial auf V 1 zu bewegt, dann davon weg nach links gerichtet ist und schließlich mit terminaler Orientierung nach rechts vorne wiederum darauf zu verläuft. Der dadurch entstehende *rsR-Typ in V 1 läßt sich vom eigentlichen Rechtsschenkelblock* oft nur schwer unterscheiden, besonders wenn die sekundäre R-Zacke stark überhöht ist und verzögert auftritt. In V 4 bis V 6 findet sich allerdings häufig eine deutliche Vertiefung der S-Zacke (Abb. 99—101). Vektoriell darf die bereits von GRISHMAN und SCHERLIS (1952) gemachte Beobachtung, wonach beim eigentlichen Rechtsschenkelblock die QRS-Schleife in ihren mittleren Abschnitten deutlich *hinter* dem Nullpunkt nach rechts dreht, während sie bei Rechtsschenkelblock mit Rechtshypertrophie *vor* dem Nullpunkt nach rechts verläuft, nur bei positivem Befund als zuverlässiges Zeichen betrachtet werden (Abb. 101). Gerade bei der mittelschweren Rechtshypertrophie mit Rechtsschenkelblock findet die Drehung nach rechts nicht selten noch hinter dem Nullpunkt statt, wobei die „Kreuzung" dann allerdings sehr nahe hinter dem Nullpunkt erfolgt, im Gegensatz zum eigentlichen Rechtsschenkelblock, bei welchem die Drehung nach rechts i.d.R. weit dorsal gelegen ist. Entgegen dem reinen Rechtsschenkelblock sind bei Rechtshypertrophie mit Rechtsverspätung die terminalen Abschnitte überdies meistens stark nach rechts vorne verlagert, wodurch sich in V 1 eine starke Überhöhung der sekundären R-Zacke einstellt und vor allem in V 5 bis V 6 eine deutliche Vertiefung der S-Zacke resultiert. Ein solches Verhalten läßt sich lediglich noch beim *Rechtsschenkelblock mit Vorderwandinfarkt* beobachten, wobei dann allerdings die initialen Partien der Schlingen entsprechend dem Vorderwandinfarkt direkt nach hinten orientiert sind resp. eine initial anteriore Schleifenorientierung fehlt, so daß in den präcordialen Ableitungen ein deutliches Q in V 1 bis V 3 festgestellt wird (s. Kapitel VII, 2: Rechtsschenkelblock und Infarkt).

d) ST- und T-Vektor
(Abb. 88, 89 und 101, S. 144, 146, 170, 171)

Elektrokardiographisch findet sich, entsprechend der Orientierung der T-Schleife nach links hinten und oben eine *T-Inversion* vor allem in den *vorderen präcordialen Ableitungen* V 1 bis V 3, entsprechend der Bewegung der T-Schlinge von diesen Ableitungen weg. Gleichzeitig besteht, zufolge der Verlagerung des J-Punktes nach hinten resp. der Orientierung des ST-Vektors nach posterior, in diesen Ableitungen eine leichte *ST-Senkung*. — In den *Extremitätenableitungen* äußert sich die Orientierung der T-Schleife nach links oben durch eine T-Negativität in den inferioren Ableitungen III und avF, eventuell auch in Abl. II, während der T-Vektor in Abl. I, entsprechend seiner Bewegung auf den positiven Pol zu, noch normal bleibt. Da die T-Schleife in der Regel potentialmäßig leicht verkleinert ist, sind auch die elektrokardiographischen T-Veränderungen meistens relativ wenig ausgesprochen. *Differentialdiagnostisch* müssen sie vor allem von denjenigen des *Hinterwandinfarktes* abgegrenzt werden. Auch dort ist die T-Schleife nach oben links, von den inferioren und diaphragmalen Partien weg gerichtet, nicht jedoch von der Vorderwand, so daß zwar in den Extremitätenableitungen ebenfalls eine T-Inversion in II, vor allem III und avF resultiert, während sich in den präcordialen Ableitungen, entsprechend der Orientierung der T-Schleifen nach *vorne* jedoch keine wesentlichen T-Veränderungen vorfinden oder höchstens — als Fernwirkung — eine T-Inversion in V 5 und V 6 besteht (s. Kapitel VI, 3: Hinterwandinfarkt).

8. Rechtshypertrophie und Infarkt

Da sowohl Vorder- wie Hinterwandinfarkt primär die initialen, bei Rechtshypertrophie noch lange unveränderten Schlingenabschnitte betreffen, ergeben sich bei der Diagnosestellung in der Regel keine wesentlichen Schwierigkeiten. Ausfälle in den anterioren oder posterioren und lateralen Partien des linken Ventrikels kommen noch lange unbeeinflußt durch die Hypertrophie zum Ausdruck, da bei leichter und mittelschwerer Rechtshypertrophie die linksventriculären Potentiale noch deutlich zur Geltung gelangen. Erst bei schwerer Rechtshypertrophie, mit dextroanteriorer Schlingenorientierung, sind beträchtliche Abweichungen zu erwarten.

Bei *Vorderwandinfarkt* erfährt die Schlinge ebenfalls eine Verlagerung nach hinten, wobei jedoch wegen des starken Überwiegens rechtsventriculärer Kräfte die initiale Schlinge stärker nach rechts hinten orientiert sein kann.

Bei *Hinterwandinfarkt* sind die initialen Schleifenanteile unverändert nach vorne und oben verlagert, so daß hier — wegen der Tendenz zur superioren Orientierung der termi-nalen Schlinge — auch bei posteroseptalem, nicht nur bei posterobasalem oder diaphrag-malem Infarkt die gesamte Schleife oberhalb der Horizontale liegen kann. Geht die Rechts-hypertrophie mit einem Rechtsschenkelblock einher, so gelten die für den letzteren gemach-ten Bemerkungen.

VIII. Das Mitralvitium

1. Mitralstenose

Die reine Mitralstenose ist durch einen typischen Vektorverlauf charakterisiert, der im wesentlichen die folgenden Kriterien umfaßt: 1. Vergrößerung der linksatrialen Anteile der bei 17 Patienten mit reiner Mitralstenose genauer analysiert. Die Diagnose wurde bei allen Fällen durch Herzkatheter, Angiographie des linken Vorhofes und linken Ventrikels sowie

Tabelle 15. *Vektorielle Veränderungen bei Mitralstenose und Mitralinsuffizienz*

	n	rMV (mV)	z ant. ($-z$) (mV)	x term. ($-x$) (mV)	$-z$ minus $-x$ (mV)	Pulm. Wst. (dyn)
MS ohne PH	17	0,932	0,298	0,12	0,176	127
MS mit PH	18	1,042	0,134[b]	0,252[f]	−0,117[h]	364
Normalfälle	50	1,099	0,214[c][d]	0,057	0,157	
MI ohne PH	6	1,9	0,196	0,029	0,166	168
MI mit PH	6	0,87[a]	0,208[e]	0,327[g]	−0,118[i]	587
MS mit AI	10	1,451	0,191	0,08	0,111	161
MI mit AI	4	1,227	0,214	0,019	0,195	154

[a] $p < 0,01$ zu MI ohne PH
[b] MS mit PH zu MS ohne PH $p < 0,0025$
[c] MS ohne PH zu Norm $p < 0,01$
[d] MS mit PH zu Norm, $p < 0,0025$
[e] $p < 0,45$ zu MI ohne PH

[f] MS mit PH zu MS ohne PH $p < 0,05$
[g] $p < 0,005$ zu MI ohne PH
[h] MS mit PH zu MS ohne PH $p < 0,01$
[i] $p < 0,05$ zu MI ohne PH

MS = Mitralstenose, MI = Mitralinsuffizienz, AI = Aorteninsuffizienz, Pulm. Wst. = pulmonaler Widerstand, rMV = räumlicher Maximalvektor, z ant. ($-z$) = Größe der anterior gerichteten Potentiale gemessen auf z-Achse, x term. ($-x$) = Größe der nach rechts gerichteten Potentiale gemessen auf x-Achse. $-z$ minus $-x$ = Differenz der anterior gerichteten und nach rechts orientierten Potentiale, PH = pulmonale Hypertonie.

Vorhofspotentiale, 2. dextroposteriore Verlagerung der terminalen Anteile der QRS-Schleife, analog der leichten Rechtshypertrophie, 3. verstärkte initial anteriore Orientierung der QRS-Schleife. Bei Mitralstenose mit erhöhtem Pulmonaldruck und -widerstand finden sich zusätzlich noch vermehrt Zeichen der Rechtshypertrophie. Es werden im folgenden nur die Veränderungen des QRS-Vektors diskutiert. Auf die Zeichen der Vorhofshypertrophie links ist im Kapitel VII hingewiesen worden.

a) Mitralstenose ohne pulmonale Hypertonie
(Tabelle 15, Abb. 104 und 105)

Die Potentialzunahme der initial nach vorne links gerichteten Anteile der QRS-Schleife wurde

mehrheitlich durch Operation bestätigt. Die maximale anteriore Schleifenorientierung, gemessen in Richtung der z-Achse, erwies sich mit 0,3 mV im Mittel gegenüber der Norm (0,21 mV, 50 Fälle) als signifikant vergrößert ($p < 0,001$). Dagegen ließ sich keine eindeutige Korrelation zwischen der Größe der anterioren Orientierung und dem hämodynamischen Schweregrad der Mitralstenose feststellen. So konnte eine starke initiale anteriore Orientierung auch noch längere Zeit nach Commissurotomie beobachtet werden resp. zu einem Zeitpunkt, da der Gradient an der Mitralklappe schon lange normalisiert war (Abb. 104). Sie fehlte andererseits bei pulmonaler Hypertonie oder zusätzlicher Mitralinsuffizienz mehrheitlich.

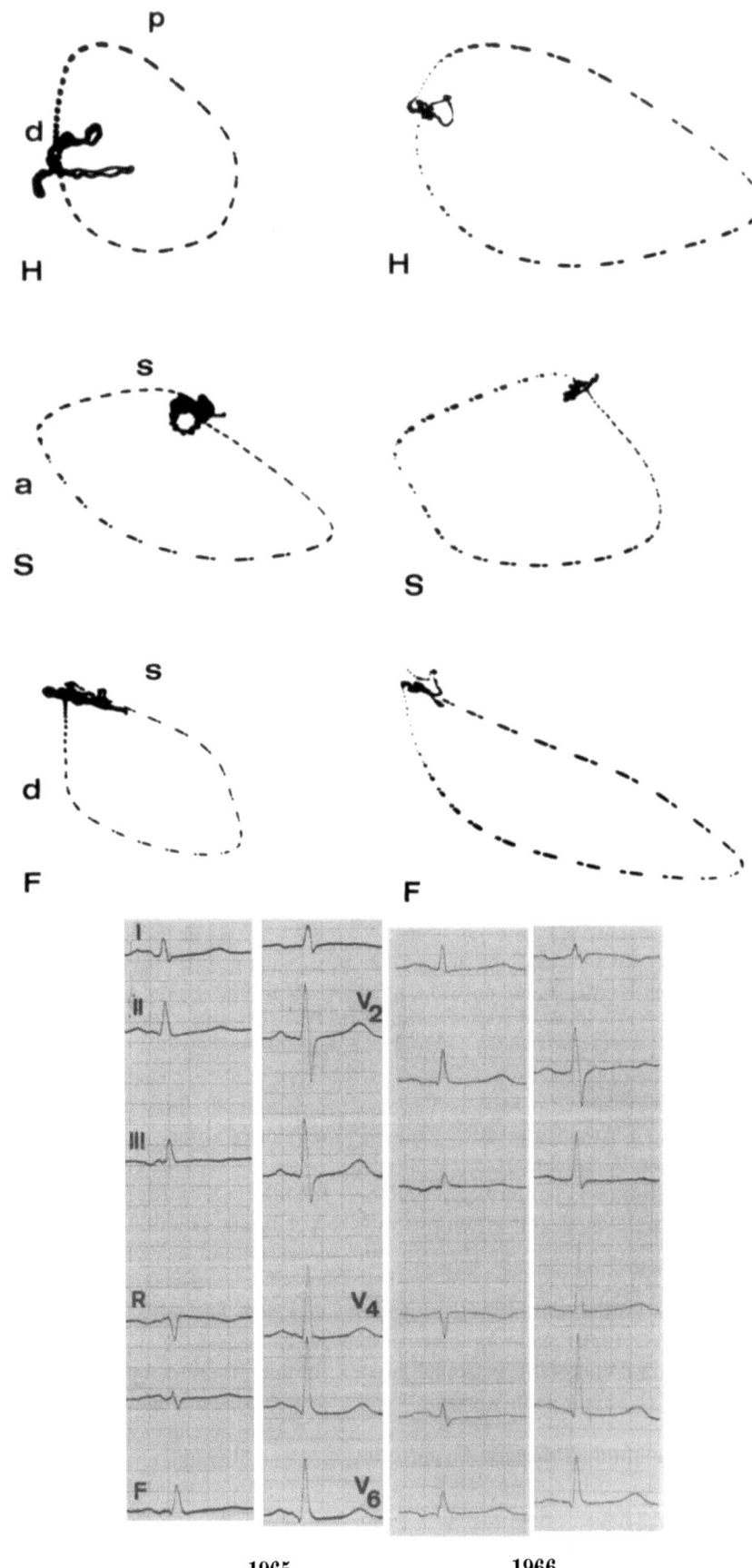

Abb. 104

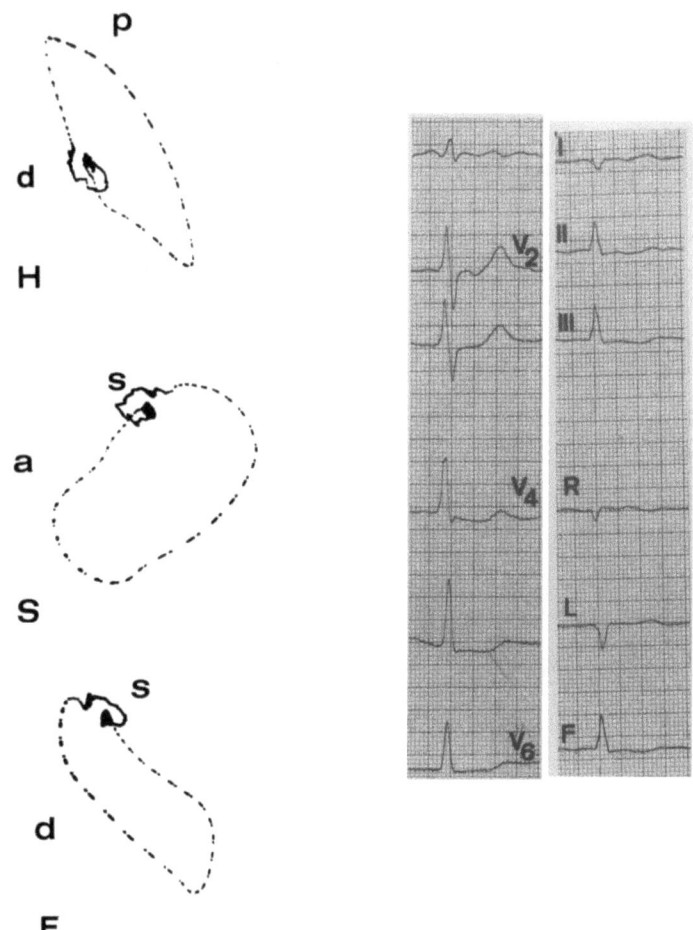

Abb. 105. Kombiniertes Mitralvitium mit stark überwiegender -stenose. Patientin M. W., ♀, 52jährig

VKG: QRS-Schleife initial stark nach vorne links unten orientiert, terminal geringgradig nach rechts hinten oben verlagert. Räumlicher Maximalvektor auf 0,82 mV verkleinert. ST-Vektor nach hinten oben rechts gerichtet, T-Schleife nach vorne links orientiert, verkleinert (Digitalis)

EKG: Steiltyp, Überhöhung der R-Potentiale in V_1 bis V_3 ohne entsprechende Vertiefung der S-Zacke in den linkspräcordialen Ableitungen, bedingt durch die starke initiale Schleifenorientierung nach links vorne

Herzkatheter: Mitteldruck in art. pulm. 35 mm Hg, im linken Vorhof 28 mm Hg, v-Welle 37 mm Hg, linker Ventrikel 129/9—19 mm Hg, mittlerer diastolischer Gradient 9 mm Hg, cardiac index 1,7 l/min/m², pulmonaler Widerstand 220 dyn sec cm⁻⁵. Angiographisch enorme Erweiterung des linken Vorhofes, starke Verkalkung der Mitralklappen, geringgradige Mitralinsuffizienz

---

Abb. 104. Reine Mitralstenose ohne pulmonale Widerstandserhöhung. Patientin G. L., ♀, 41jährig. 1965 vor, 1966 nach Commissurotomie

VKG: QRS-Schleife vor und nach Operation initial stark nach vorne und nur wenig nach unten gerichtet. Keine terminale Rechtsverlagerung, jedoch geringgradige Rechtsverspätung. T-Schleife verkleinert, aber im wesentlichen normal orientiert (Digitalis). p-Vektor nach links hinten gerichtet, leicht vergrößert. Räumlicher Maximalvektor vor Operation 0,86 mV, postoperativ 1,34 mV

EKG: Mitteltyp, Vorhofsüberlastung links, Überhöhung der R-Potentiale in V_1 bis V_3, auch 1 Jahr postoperativ noch persistierend. T-Welle durch Digitalis leicht verändert (Verkürzung der T-Schleife)

Herzkatheter: Präoperativ: Mitteldruck in art. pulm. 22 mm Hg, im linken Vorhof 16 mm Hg; $a=v=22$ mm Hg, linker Ventrikel 100/0—8 mm Hg, cardiac index 3,1 l/min/m², mittlerer diastolischer Gradient 22 mm Hg, pulmonaler Widerstand 100 dyn sec cm⁻⁵, Klappenöffnungsfläche 1,1 cm². Angiographisch mittelschwere Mitralstenose, keine Insuffizienz. *Postoperativ:* Mitteldruck in art. pulm. 20 mm Hg, im linken Vorhof 7 mm Hg; $a=v=10$ mm Hg, cardiac index 3,0 l/min/m², mittlerer diastolischer Gradient 8 mm Hg, Klappenöffnungsfläche 1,9 cm²

Die *anatomische Erklärung* dieses Verhaltens findet sich in einer von Grant (1953) gemachten Beobachtung, wonach bei reiner Mitralstenose die posterobasalen Partien des linken Ventrikels, also jene Abschnitte, welche hinter dem muralen resp. posterioren Mitralsegel gelegen sind, in zunehmendem Maße funktionsuntüchtig und hypotroph werden (Abbildung 106). Er nimmt dabei an, daß das poste-

„physiologischen low voltage" ein beträchtlicher Anteil der anterioren Kräfte nicht zur Geltung kommt. Die Verstärkung der anterioren Orientierung bei reiner Mitralstenose ist somit nicht Ausdruck einer Rechtsüberlastung, sondern ist linksventriculären Ursprunges.

Die *leichte Rechtshypertrophie* drückt sich vielmehr in der terminalen Verlagerung der QRS-Schleife nach hinten rechts aus (dextro-

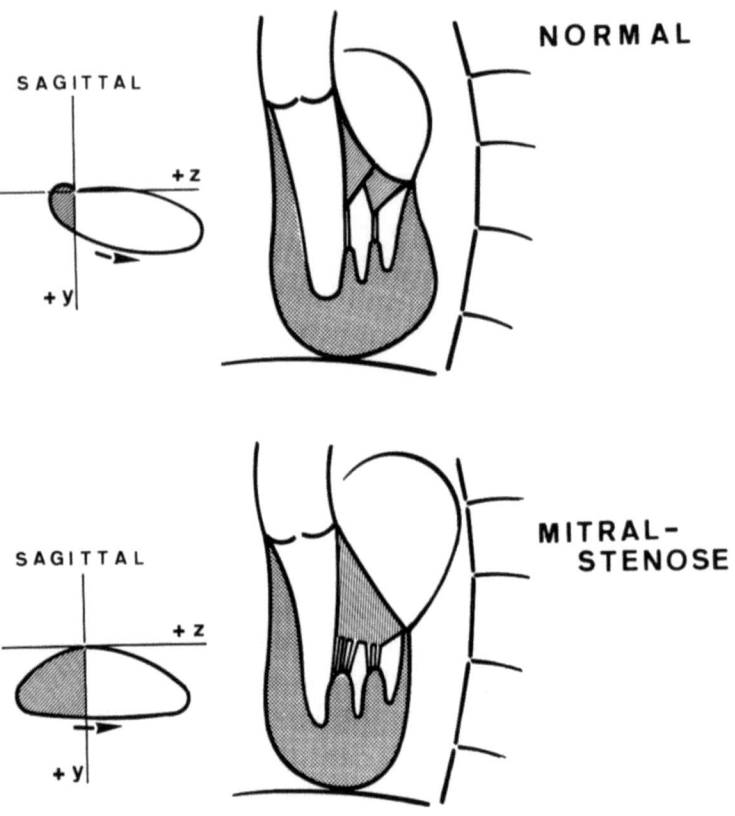

Abb. 106. Mitralstenose: Beziehung zwischen Anatomie und Verstärkung der anterioren Orientierung der initialen QRS-Schleife
Links: Sagittalschleife (schematisch), *rechts:* anatomische Verhältnisse im linken Ventrikel beim *Normalen* (oben) und bei *Mitralstenose* (unten). Bei der letzteren sind im Gegensatz zum Normalen die posterobasalen Anteile des linken Ventrikels hypotroph, da das verdickte murale Mitralsegel mit der Hinterwand des linken Ventrikels einen starren Bezirk bildet, der an der Kontraktion nicht mehr wesentlich beteiligt ist. Die dadurch bedingte Potentialabnahme der posterobasalen Partien äußert sich in einem Überwiegen der anterioren Kräfte und einer Verlagerung der frühen Schleifenabschnitte nach vorne (s. Text)

riore Mitralsegel wegen seiner zunehmenden Fibrosierung weitgehend als „starre Wand" funktioniert, welche den hinteren Abschluß des linken Ventrikels bildet. Dadurch werden die noch weiter dorsal gelegenen posterobasalen Muskelpartien von der Kontraktionsarbeit weitgehend ausgeschlossen. *Die Verstärkung der initial anterioren Schleifenorientierung bei Mitralstenose resultiert somit aus der Reduktion der nach hinten unten gerichteten Potentiale des posterobasalen Abschnittes des linken Ventrikels und einem relativen Überwiegen der anterioren linksventriculären Kräfte,* ähnlich wie dies bereits beim posterobasalen resp. strikte posterioren Infarkt festgestellt wurde. Diese Beobachtung stellt überdies einen weiteren Hinweis dafür dar, daß normalerweise auf Grund der

posteriorer Typ der Rechtshypertrophi), welche bei der reinen Mitralstenose ohne pulmonale Hypertonie ca. das Doppelte der Norm beträgt (Tabelle 15) und als weiteres typisches Zeichen der Mitralstenose betrachtet werden darf.

b) Mitralstenose mit pulmonaler Hypertonie
(Tabelle 15, Abb. 107 und 108)

Bei gleichzeitiger pulmonaler Widerstandserhöhung sind die anterioren Kräfte nicht nur gegenüber der Mitralstenose ohne pulmonale Hypertonie, sondern auch gegenüber der Norm in der Regel signifikant vermindert ($p < 0,025$ resp. $< 0,0025$). Andererseits ist die terminale QRS-Schleife wesentlich stärker nach hinten rechts verlagert als bei Mitralstenose ohne pul-

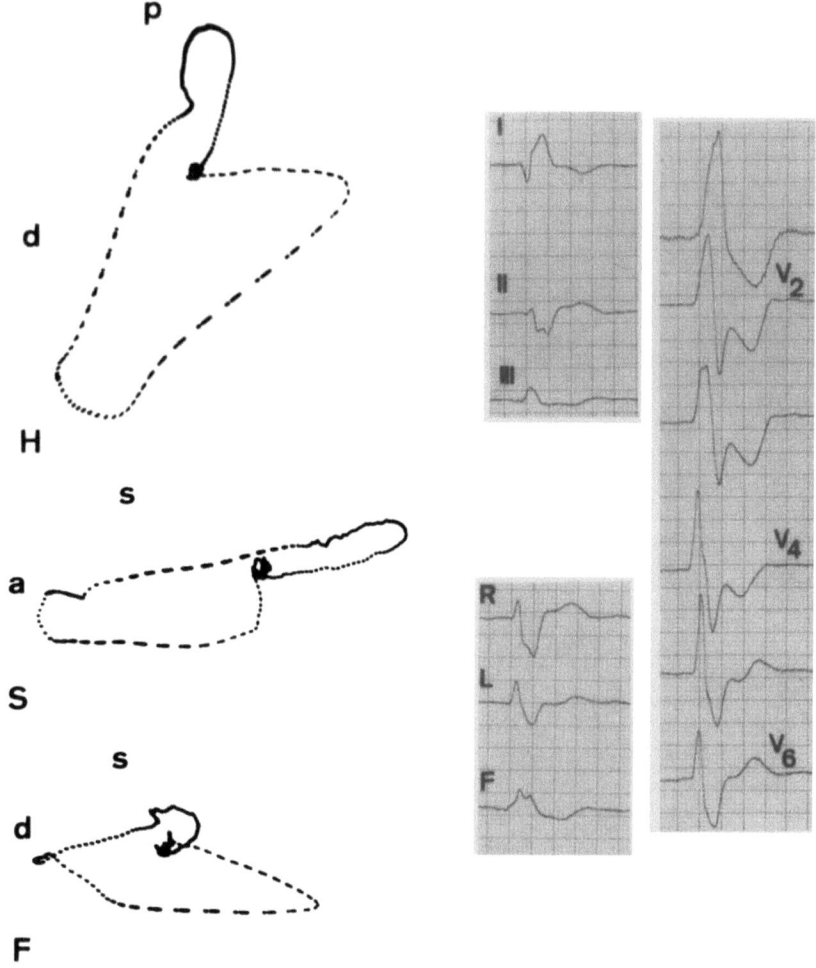

Abb. 107. Mitralstenose mit pulmonaler Hypertonie. Patient B. L., ♂, 37jährig

VKG: QRS-Schlinge initial nach links unten gerichtet, anschließend weit vor dem Nullpunkt nach vorne rechts unten drehend, deutliche Rechtsverspätung. Räumlicher Maximalvektor nach rechts vorne unten orientiert, mit 1,98 mV deutlich vergrößert. ST- und T-Vektor im Sinne der Innenschicht-Ischämie rechts nach hinten rechts oben gerichtet

Im *EKG* Überhöhung der R-Potentiale in V_1 bis V_3 mit Rechtsverspätung, Vertiefung der S-Zacken in V_4 bis V_6. Rechtshypertrophie, Rechtsschenkelblock, „Rechtsschaden"

Herzkatheter: Mitteldruck in art. pulm. 49 mm Hg, im linken Vorhof 28 mm Hg, v = 36 mm Hg, Druck im linken Ventrikel 139/0—10 mm Hg, mittlerer diastolischer Gradient 20 mm Hg, cardiac index 2,1 l/min/m², pulmonaler Widerstand 480 dyn sec cm⁻⁵. Angiographisch keine Anhaltspunkte für Mitralinsuffizienz. Auffallend ist, daß die linksventriculären Potentiale noch deutlich erhalten sind

monale Hypertonie. Dadurch wird der maximale Ausschlag auf der x-Achse nach rechts signifikant größer als bei der Norm oder Mitralstenose ohne pulmonale Hypertonie ($p < 0,05$) (Tabelle 15). Da die terminal nach rechts orientierten Kräfte größenmäßig über die nach vorne gerichteten überwiegen, wird die Differenz zwischen den beiden ($-x_{max}$ minus $-z_{max}$) hier zugunsten der ersteren verschoben und ist negativ. Formal gleicht die Vektorschleife meistens derjenigen einer mäßigen Rechtshypertrophie, indem die terminale QRS-Schlinge nach hinten

rechts orientiert ist (s. Kapitel VII, B: Rechtshypertrophie). Eine Verlagerung der terminalen Portion oder gesamten QRS-Schleife nach rechts *vorne* ist relativ selten: Sie geht in der Regel gleichzeitig mit einer deutlichen Rechtsverspätung resp. partiellem Rechtsschenkelblock einher (Abb. 107). Die Verminderung der anterioren Kräfte bei Mitralstenose mit pulmonaler Hypertonie resp. Drucküberlastung im rechten Ventrikel muß, analog zum Verhalten der Vektorschleife bei Rechtshypertrophie ohne Vitium, wenigstens teilweise als eine „Neutrali-

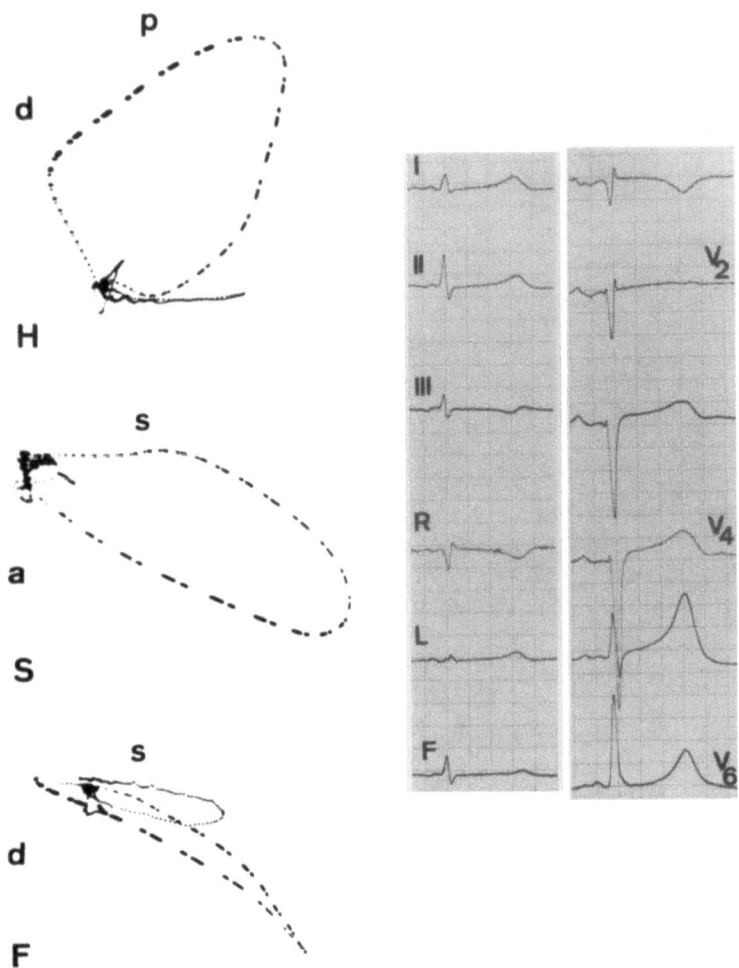

Abb. 108. Mitralstenose mit pulmonaler Hypertonie, leichte Mitralinsuffizienz. Patient H. J., ♂, 50jährig

VKG: QRS-Schleife horizontal nur geringgradig nach vorne links orientiert, terminal deutlich nach rechts verlagert mit Rechtsverspätung und leichter Verzögerung; räumlicher Maximalvektor 1,66 mV. T-Schleife der Norm entsprechend noch nach links vorne, aber nur wenig nach unten gerichtet. P-Schleife vergrößert und nach links hinten unten orientiert

EKG: Mitteltyp, Vorhofsüberlastung links, verzögerte R-Progression in V_1 bis V_4 mit sr-Typ in V_1 bedingt durch die initial geringe Orientierung der horizontalen QRS-Schleife nach links hinten, mit anschließender leichter Drehung nach vorne. Vertiefung der S-Zacke in V_2 bis V_4. T-Inversion in V_1, bedingt durch die starke Linksverlagerung des T-Vektors

Herzkatheter: Mitteldruck in art. pulm. 36 mm Hg, im linken Vorhof 20 mm Hg, $v = 37$ mm Hg, linker Ventrikel 112/0—14 mm Hg, mittlerer diastolischer Gradient 10 mm Hg, cardiac index 1,8 l/min/m², pulmonaler Widerstand 440 dyn sec cm⁻⁵. Angiographisch geringe Mitralinsuffizienz bei starker -stenose

sierung" der linksventriculären Potentiale durch frühe rechtsventriculäre aufgefaßt werden. Dies stellt indirekt ein weiteres Indiz dafür dar, daß die Verstärkung der anterioren Potentiale bei reiner Mitralstenose ohne pulmonale Hypertonie tatsächlich linksventriculär bedingt ist. Hämodynamisch besteht keine signifikante Relation zwischen Höhe des pulmonalen Widerstandes und terminaler Rechtsverlagerung bei Mitralstenose mit pulmonaler Hypertonie.

c) Beziehungen zwischen VKG und EKG

Die Verstärkung der anterioren Schlingenorientierung kann sich in einer Vergrößerung der R-Potentiale in den vorderen Brustwandableitungen V 1 bis V 3 äußern (Abb. 104 und 105). Dies ist jedoch nicht immer der Fall, da die Vektorschleife häufig relativ stark gegen vorne unten orientiert ist und damit aus der Ebene der Brustwandableitungen heraustritt. Andererseits führt die terminale Verlagerung der Schlinge nach hinten rechts zu einer Vertiefung der S-Zacken in V1 bis V3, wie dies auch bei Rechtshypertrophie gefunden wird. Auch diese Zeichen sind im EKG nicht immer in typischer Weise anzutreffen. Schließlich besteht nicht selten eine deutliche Steilstellung der Schlinge, welche sich im EKG in einem Steil- oder sogar Rechtstyp ausdrückt.

2. Mitralinsuffizienz

(Tabelle 15, Abb. 109 und 110)

Die reine Mitralinsuffizienz ohne pulmonale Widerstandserhöhung führt in der Regel zu einer mäßigen, aber signifikanten Vergrößerung der räumlichen Maximalpotentiale. Dabei unterscheidet sich der Vektorverlauf nicht wesentlich von demjenigen der Linkshypertrophie anderer Vitien, indem die QRS-Schleife mit zunehmender Linksüberlastung ebenfalls nach

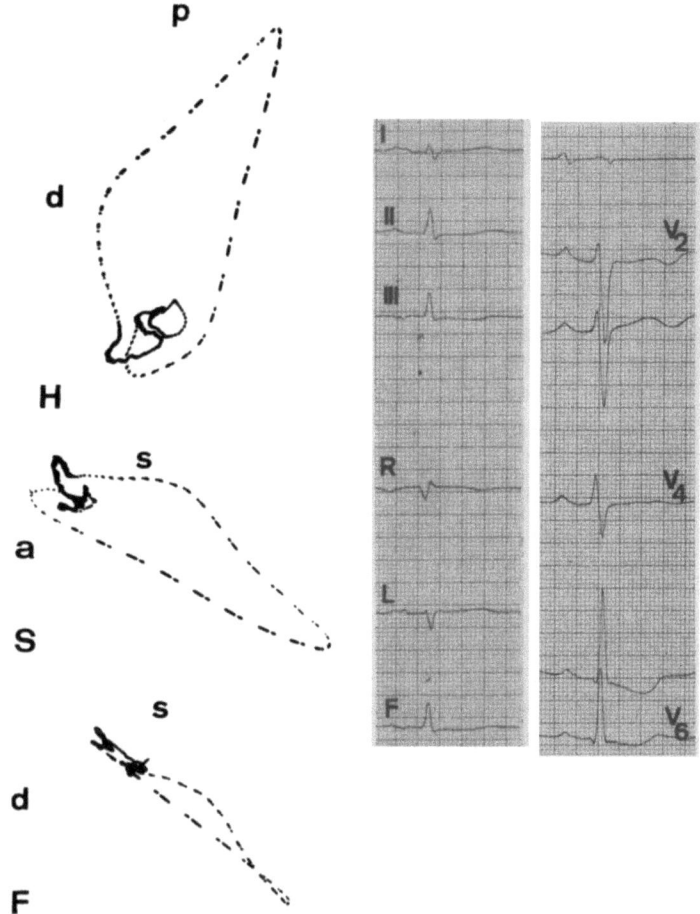

Abb. 109. Mitralinsuffizienz mit pulmonaler Hypertonie. Patientin S. P., ♀, 43jährig

VKG: QRS-Vektor nach links hinten medial und unten gerichtet mit initialer Orientierung nach rechts resp. links vorne unten. Terminale Schleife leicht über die z-Achse nach hinten rechts verlagert. Räumlicher Maximalvektor mit 1,28 mV noch im Normbereich. ST- und T-Vektor nach vorne oben gerichtet im Sinne einer Innenschicht-Ischämie links. Verkleinerung der T-Schleife Digitalis-bedingt (Verkürzung der Repolarisationsdauer). P-Schleife nach links gerichtet, wobei sich die nach vorne und hinten orientierten Anteile die Waage halten (bi-auriculäre Hypertrophie)

EKG: Linkshypertrophie und „Linksschaden"; gleichzeitig — bei persistierendem S bis in V₄ — Verdacht auf biventriculäre Hypertrophie

Herzkatheter: Mitteldruck in art. pulm. 36 mm Hg, im linken Vorhof 15 mm Hg, a-Welle 11 mm Hg (gegenüber dem enddiastolischen Druck im linken Ventrikel nicht erhöht), v-Welle mit 37 mm Hg deutlich überhöht, Druck im linken Ventrikel 105/0—11 mm Hg, cardiac index 1,6 l/min/m², pulmonaler Widerstand 635 dyn sec cm⁻⁵. Mit Farbstoff mittelschwere bis schwere Mitralinsuffizienz, Regurgitationsfraktion 68%. Angiographisch deutliche Mitralinsuffizienz, stark vergrößerter linker Vorhof

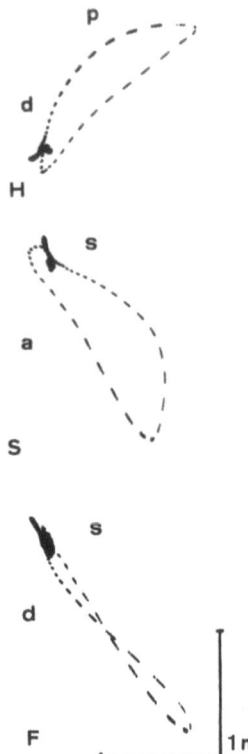
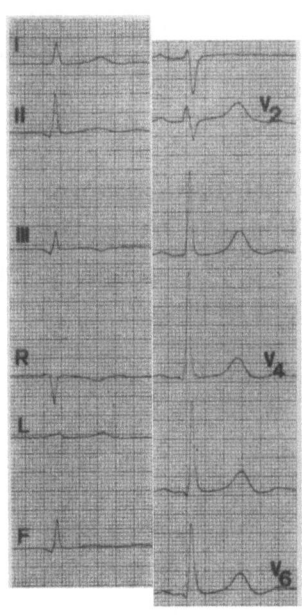
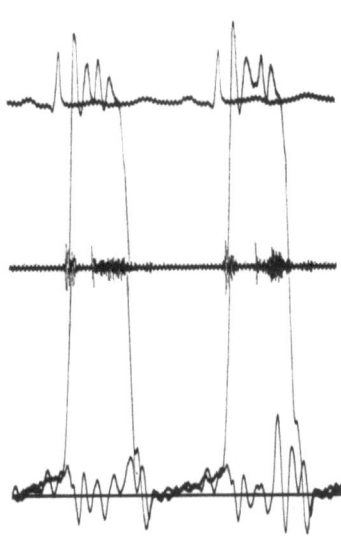

Abb. 110. Mitralinsuffizienz mit midsystolischem Klick und telesystolischem Geräusch (Papillarmuskeldysfunktion). Patientin B. U., ♀, 22jährig

Links: VKG: Die QRS-Schleife ist nach links hinten unten gerichtet; die räumlichen Potentiale sind mit 2,2 mV mäßig aber signifikant vergrößert (obere Normgrenze 1,5 mV). Horizontale QRS-Schleife verschmälert und elongiert, mit leichter Verminderung der initial anterioren Orientierung. T-Schleife in typischer Weise nach vorne rechts oben verlagert und verkleinert (kein Digitalis). P-Schleife unauffällig

EKG: Leichte Vergrößerung der R-Potentiale linkslateral, typische T-Inversion in Abl. III

Rechts: Herzkatheter. Simultaner Druck im linken Ventrikel und linken Vorhof, intrakardiales Phonokardiogramm im linken Vorhof. Mitteldruck im linken Vorhof 5 mm Hg, $a=v=7$ mm Hg, Druck im linken Ventrikel 114/0—7 mm Hg, cardiac index 4,0 l/min/m². Mit Farbstoff minime Mitralinsuffizienz, Regurgitationsfraktion 6%. Angiographisch spätsystolischer Reflex vom linken Ventrikel in den linken Vorhof im Bereiche des aortalen Mitralsegels, welches abnorm beweglich erscheint. Phonokardiographisch midsystolischer Klick, vom 1. Ton deutlich abgesetzt, ein midsystolisches Geräusch mit spätsystolischer Akzentuierung einleitend. Leiser Mitralöffnungston. — Die Patientin wies zusätzlich die typischen klinischen Manifestationen des Syndroms auf, vor allem rezidivierende Vorhofstachyarrhythmien und gehäufte Extrasystolien (s. Text)

Abb. 111. Mitralstenose mit Aorteninsuffizienz. Patient B. H., ♂, 22jährig

1966 VKG vor Mitralcommissurotomie: QRS-Schleife nach links hinten unten gerichtet, wobei die starke posteromediale Orientierung der horizontalen Schleife für eine zusätzliche Linkshypertrophie spricht. Die frontale Schleife dreht zwar noch im Uhrzeigersinn, ist jedoch leicht „überworfen". Räumlicher Maximalvektor mit 1,41 mV noch im Normbereich. Für die Mitralstenose typisch ist die starke Betonung der anterior gerichteten Potentiale horizontal und sagittal sowie die leichte Rechtsverlagerung der terminalen QRS-Schleife. Überdies ist der linksatriale Anteil der p-Schleife stark nach links hinten gerichtet. T-Schleife durch Digitalis verändert

EKG: Vorhofsüberlastung links, Steiltyp, leichte Linkshypertrophie, Rechtsschaden

Herzkatheter: Mitteldruck in art. pulm. 50 mm Hg, im linken Vorhof 29 mm Hg, $a=32$ mm Hg, $v=40$ mm Hg, im linken Ventrikel 110/0—11 mm Hg, mittlerer diastolischer Gradient 15 mm Hg, cardiac index 3,8 l/min/m², pulmonaler Widerstand 220 dyn sec cm^{-5}

1967 VKG, 1 Jahr nach Commissurotomie: Rückbildung der terminalen Rechtsverlagerung der QRS-Schleife sowie der verstärkten initial anterioren Orientierung. Horizontale QRS-Schleife jetzt leicht elongiert und verschmälert. Frontalschleife jetzt im Gegenuhrzeigersinn drehend entsprechend einer Volumenüberlastung links bei Aorteninsuffizienz. Zunahme des räumlichen Maximalvektors auf 1,63 mV. T-Vektor jetzt im Sinne der Innenschicht-Ischämie links nach vorne rechts oben gerichtet

EKG: Mitteltyp, Zunahme der Linkshypertrophie, „Linksschaden"

Herzkatheter: Mitteldruck in art. pulm. 30 mm Hg, im linken Vorhof 20 mm Hg, $a=26$, $v=35$ mm Hg. Linker Ventrikel 140/0—10 mm Hg, mittlerer diastolischer Gradient 10 mm Hg. Cardiac index 3,6 l/min/m². Angiographisch — wie bereits 1966 festgestellt — mittelschwere Aorteninsuffizienz mit leichter Aortenklappenstenose (mittlerer Gradient 20 mm Hg), Rest-Stenose der Mitralklappe. Mit Behebung der Mitralstenose Verstärkung der Zeichen der Volumenüberlastung links

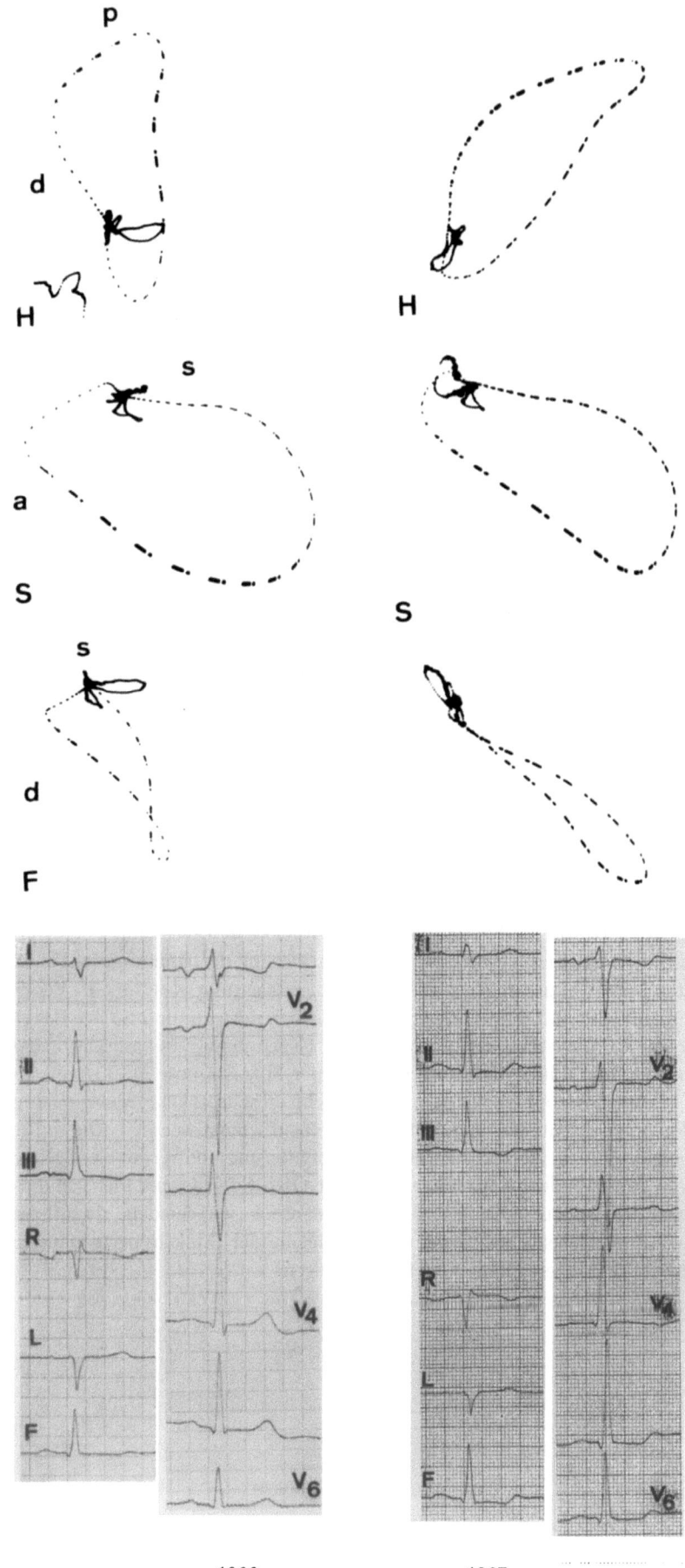

1966   **1967**

Abb. 111. (Erklärung siehe nebenstehend)

hinten medial verlagert wird und eine mäßige Elongation und Verschmälerung aufweist. Der Umlaufsinn entspricht in der Regel noch weitgehend der Norm, wenn sich auch eine stärkere Tendenz zur Änderung in der frontalen Ebene im Gegenuhrzeigersinn analog zur Aorteninsuffizienz zeigt (Abb. 110). Die initial anteriore Orientierung der Kräfte ist von der Norm nicht wesentlich verschieden, und namentlich besteht keine eindeutige Änderung bei Entwicklung einer pulmonalen Hypertonie. Die Nachschwankung ist auffallenderweise meistens schon frühzeitig leicht im Sinne der Innenschicht-Ischämie links verändert, indem der T-Vektor nach vorne rechts verlagert wird.

Die Zeichen der Linkshypertrophie finden sich oft schon bei relativ geringer Mitralinsuffizienz wie in dem auf Abb. 110 gezeigten Beispiel. Es handelt sich hier um eine besondere Form von *Mitralinsuffizienz mit midsystolischem Klick und telesystolischem Geräusch*. Hämodynamisch war die Mitralinsuffizienz mit einer Regurgitationsfraktion von 6% sehr gering. Angiographisch ließ sich eine minime midsystolische Regurgitation im Bereiche des aortalen Mitralsegels nachweisen (Papillarmuskeldysfunktion?). Daneben zeigte die Patientin sämtliche klinischen Zeichen dieses Typs von Mitralinsuffizienz, vor allem gehäufte supraventriculäre Tachyarrhythmien (HANCOCK, 1966).

Bei zusätzlicher *pulmonaler Widerstandserhöhung* und Rechtshypertrophie erfährt der räumliche Maximalvektor eine signifikante Abnahme und liegt im Mittel sogar unter dem Normbereich. Gleichzeitig kommt es, wie bei der Mitralstenose mit pulmonaler Hypertonie, zu einer mäßigen, aber signifikanten Verlagerung der terminalen Abschnitte der QRS-Schleife nach hinten rechts ($p < 0,005$) (Tabelle 15, Abb. 109). Die nach rechts orientierten Kräfte überwiegen dabei ebenfalls über die nach vorne gerichteten Potentiale, so daß die Differenz der beiden ($-x_{max}$ minus $-z_{max}$) wiederum negativ wird. Die Abnahme des räumlichen Vektors sowie der anterioren Kräfte ist auch hier — trotz biventriculärer Hypertrophie — auf eine partielle Neutralisierung linksventriculärer Kräfte durch die frühen und mittleren rechtsventriculären Potentiale zurückzuführen.

3. Mitralstenose resp. Mitralinsuffizienz mit Aorteninsuffizienz
(Tabelle 15, Abb. 111)

Die Kombination eines Mitralvitiums mit Aorteninsuffizienz ist relativ häufig, da die zur Klappenläsion führende Endokarditis wegen der engen anatomischen Beziehungen zwischen dem aortalen Mitralsegel und den Aortenklappen oft gleichzeitig auf die letzteren übergreift. Durch die zunehmende Linksdilatation und exzentrische Linkshypertrophie werden die räumlichen Potentiale nicht nur bei Mitralinsuffizienz, sondern auch bei Mitralstenose leicht vergrößert. Am auffallendsten ist wiederum die Änderung des Umlaufsinnes der QRS-Schleife in der Frontalebene im Gegenuhrzeigersinn (Abb. 111). Dieses Phänomen tritt nach erfolgter Mitralcommissurotomie noch deutlicher in Erscheinung, da durch die Normalisierung des Herzminutenvolumens die Volumenbelastung des linken Ventrikels offensichtlich noch zunimmt. Eine Schleifendrehung im Gegenuhrzeigersinn in der Frontalebene bei reiner Mitralstenose muß somit stets den Verdacht auf zusätzliche, wenn auch geringe Aorteninsuffizienz wecken! Die initial anteriore Orientierung und terminale Rechtsverlagerung der QRS-Schleife sind hier von der Norm nicht wesentlich verschieden, da offensichtlich die Zeichen der Linkshypertrophie formal überwiegen.

IX. Kongenitale Vitien
A. Vorhofseptumdefekt (ASD II)
1. Vektorverlauf

Bestimmend für den Verlauf der QRS-Schleife sind die durch den Links-Rechts-Shunt auf Vorhofsebene bedingten Veränderungen der Volumenüberlastung des rechten Ventrikels. Auf Grund experimenteller Untersuchungen muß angenommen werden, daß der Vorhofseptumdefekt in erster Linie zu einer *Dilatation und Hypertrophie des rechtsventriculären Ausflußtraktes* führt, wobei die Crista supraventricularis, die freie Wand des rechten Ventrikels und die basalen Partien des rechtsventriculären Kammerseptums in gleicher Weise beteiligt sind (BOINEAU, 1964). Der rechtsventriculäre Einflußtrakt wird dabei anfänglich weniger betroffen, da er offensichtlich auf Grund seiner Anatomie als volumenfördernde Struktur eine beträchtliche Volumenbelastung ohne wesentliche sekundäre Dilatation und Hypertrophie auf längere Zeit zu ertragen imstande ist. Demgegenüber wird der an sich enge, allseitig muskulär gebaute Ausflußtrakt durch dauernde Volumenüberfüllung rasch dilatiert, und es kommt früh zur sekundären Hypertrophie.

Das Reizleitungssystem erfährt beim Vorhofseptumdefekt in der Regel keine wesentlichen Veränderungen (LEV, 1958, 1967). Entsprechend den anatomischen Veränderungen ist die Erregungsausbreitung primär in den *terminalen*, die Aktivation der rechtsventriculären Ausflußbahn betreffenden Abschnitten alteriert. Initial entspricht die Erregungsausbreitung somit noch der Norm; terminal überdauert die rechtsventriculäre Aktivation jedoch die linksventriculäre beträchtlich. Die daraus resultierende *Verlängerung der QRS-Dauer* (Tabelle 19) und *terminale Erregungsverzögerung* stellen, zusammen mit den mehr oder weniger stark ausgeprägten *Zeichen der Rechtshypertrophie*, die typischen vektoriellen Merkmale des Vorhofseptumdefektes dar. Die Veränderungen der Rechtshypertrophie, vor allem die

Verlagerung der mittleren und terminalen Schlingenpartien nach rechts hinten und oben, sind dabei weitgehend von der Größe des Links-Rechts-Shunt resp. vom Ausmaß des Lungendurchflusses abhängig (Abb. 112, Tabelle 16).

Formal lassen sich entsprechend dem vektoriellen Schweregrad der Rechtshypertrophie im wesentlichen vier verschiedene Typen des Vorhofseptumdefektes unterscheiden, welche in guter Korrelation zur Hämodynamik resp. Größe des Lungendurchflusses und Lungenwiderstandes stehen (Tabelle 16). Die beste Analyse läßt sich — wie dies bereits bei der Diskussion der vektoriellen Zeichen der Rechtshypertrophie erwähnt wurde (Kapitel VII B) — anhand des Verlaufes der horizontalen und frontalen QRS-Schleife erhalten.

Typ A (Abb. 112, Tabelle 16)

Die horizontale Schleife ist initial der Norm entsprechend nach links vorne gerichtet, dreht anschließend im Gegenuhrzeigersinn nach hinten medial und ist terminal deutlich nach hinten rechts orientiert. Dabei erfolgt die Drehung der QRS-Schleife nach rechts beträchtlich *hinter* dem Nullpunkt. Eine terminale Verlagerung nach rechts vorne fehlt, so daß der horizontale Maximalvektor nach hinten rechts orientiert bleibt. Die frontale Schleife zeigt initial eine Drehung im Uhrzeigersinn nach links, anschließend nach rechts unten, so daß der Maximalvektor nach hinten unten oder nach rechts weist. Eine geringgradige terminale Schleifenverlagerung nach oben ist relativ häufig. Überdies findet sich in den terminalen Schleifenabschnitten meistens eine die letzten 20 msec umfassende Verlangsamung der Erregungsausbreitung. Die T-Schleife ist mehrheitlich im Sinne der „Innenschicht-Ischämie rechts" nach hinten links oben oder unten gerichtet. — Typ A umfaßt die Mehrzahl der Patienten mit unkompliziertem Vorhofseptumdefekt und mittelgroßem Shunt. Pulmonaler Druck und Widerstand sind nie erhöht; der Lungendurchfluß betrug bei 17 untersuchten Patienten im Mittel um 10 l/min, der Links-Rechts-Shunt ca. 5,5 l/min resp. 55% des Lungendurchflusses (Tabelle 16).

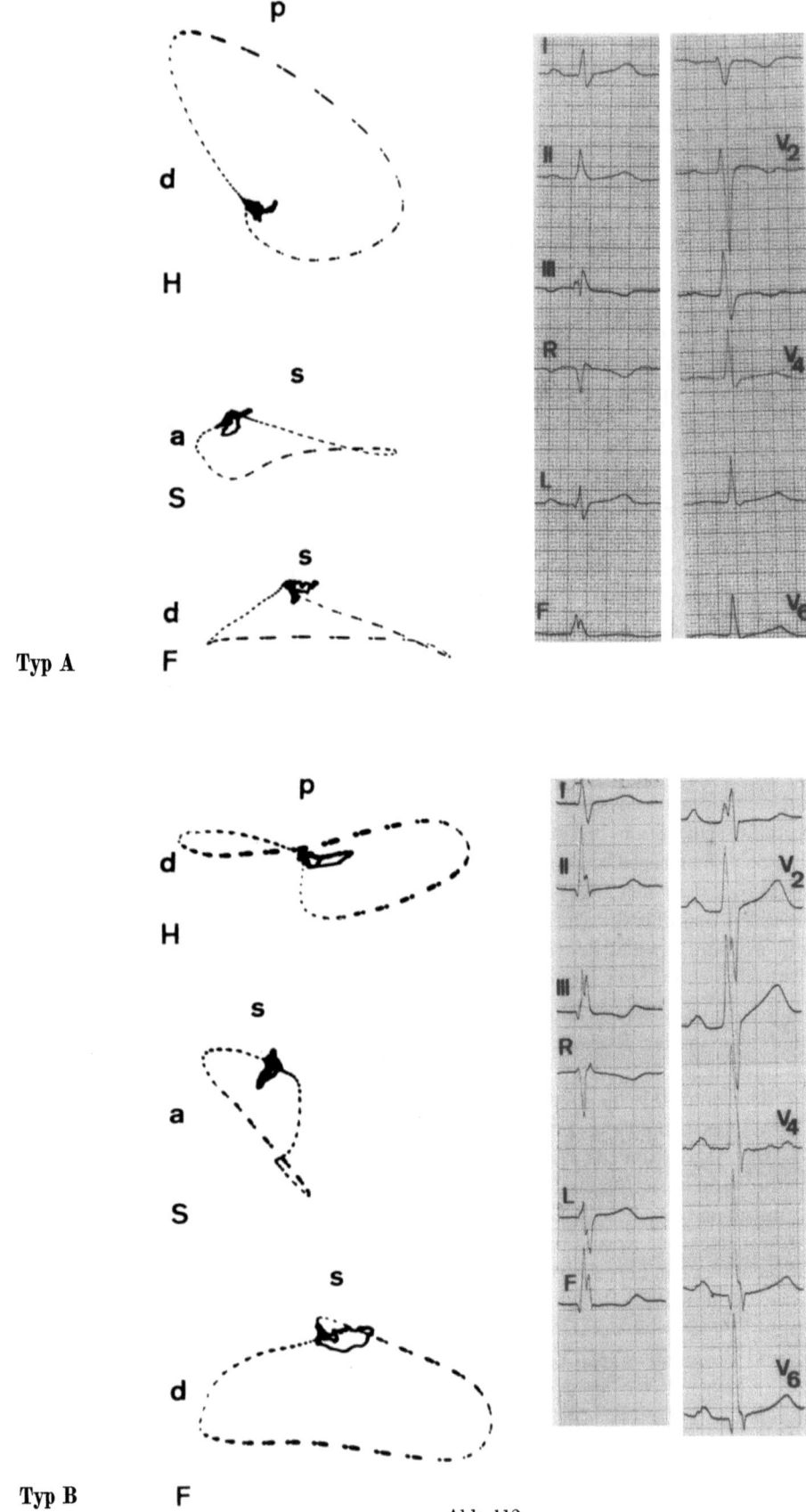

Typ A

Typ B

Abb. 112

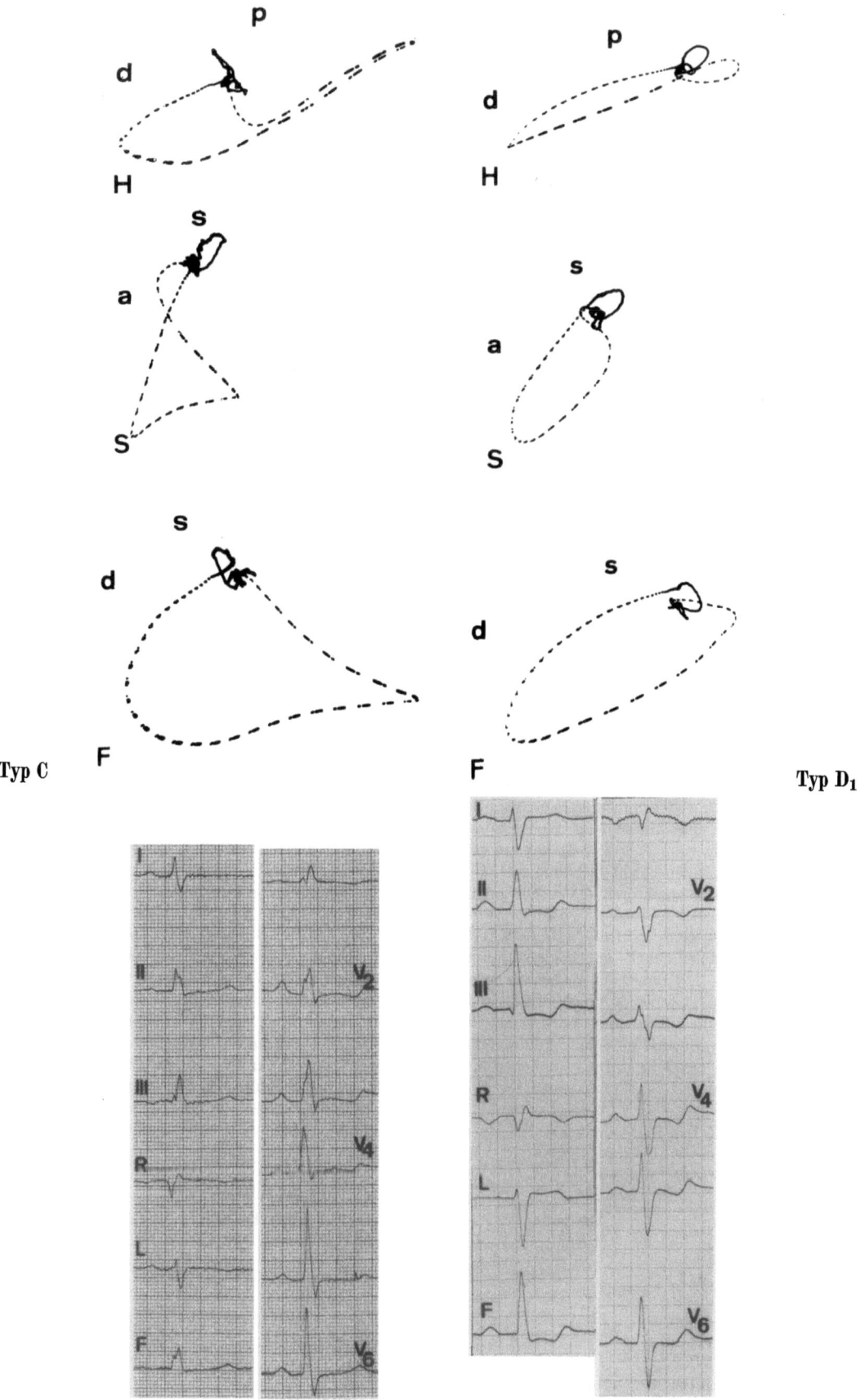

Typ C

Typ D₁

Abb. 112

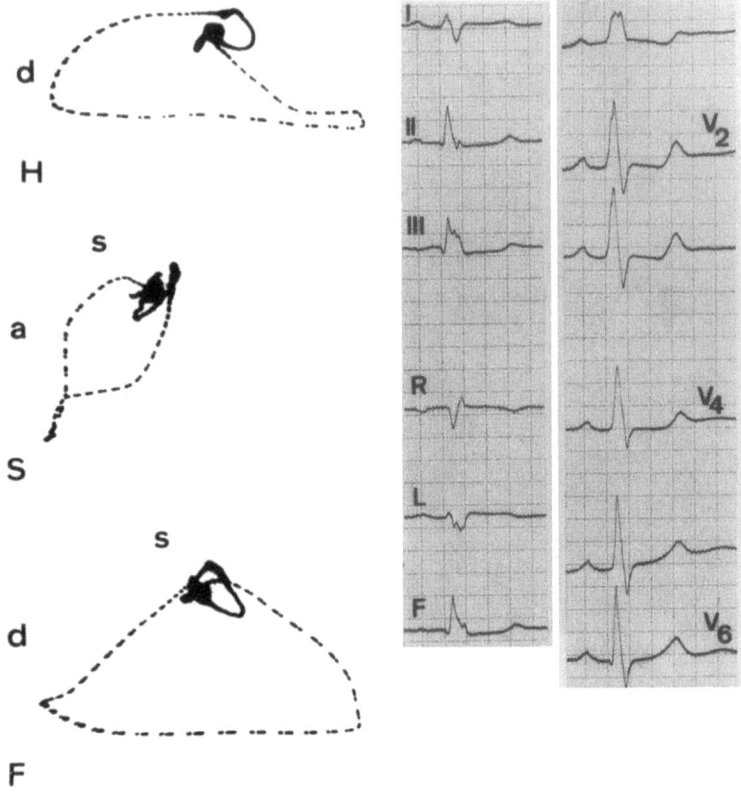

Typ D₂

Abb. 112. Vorhofseptumdefekt

Einteilung entsprechend dem Verlauf der horizontalen QRS-Schleife, analog der allgemeinen Einteilung bei Rechtshypertrophie; Vergleich zur Hämodynamik. Bei Typ A, B und C Zunahme des Links-Rechts-Shunt. Gemeinsam für Typ A—C ist die normale initiale Orientierung der QRS-Schleife nach vorne links, gefolgt von einer Drehung im Gegenuhrzeigersinn nach hinten links, während die mittleren und terminalen Partien zunehmend nach rechts hinten resp. rechts vorne unten orientiert sind mit deutlicher terminaler Rechtsverspätung. Verlängerung der QRS-Dauer auf 110 msec. T-Schleife zunehmend nach hinten oben verlagert als Ausdruck der „Innenschicht-Ischämie rechts". Eine Verlagerung des ST-Vektors fehlt noch weitgehend. Die räumlichen Maximalvektoren sind noch im Normbereich; sie betragen für Typ A (Patient J. R.) 1,2 mV; Typ B (Patient K. R.) 1,07 mV; Typ C (Patient S. B.) 1,13 mV. Im EKG in Abl. I tiefe S-Zacke, jedoch weitgehendes Fehlen eines Q in Abl. III. In V₁ bei Typ A rS-Typ, bei Typ B und C rsR-Typ. — Bei Typ D₁ und D₂ mit pulmonaler Druck- und Widerstandserhöhung nur geringe initiale Verlagerung nach links hinten, anschließend rasche Drehung nach rechts vorne nahe zum Nullpunkt, mit Verschmälerung und Elongierung der QRS-Schleife oder fehlende posteriore Orientierung und gänzliche Verlagerung der Schleife nach vorne und rechts, wobei die „Kreuzung" nach rechts weit vor dem Nullpunkt erfolgt. T-Schleife und ST-Vektor nach links hinten verlagert. p-Schleife in zunehmendem Maße nach vorne unten links oder rechts orientiert, ohne wesentliche Vergrößerung. Die räumlichen Maximalvektoren betragen für Typ D₁ (Patient M. E.) 2,2 mV, für Typ D₂ (Patient S. R.) 1,03 mV. Im EKG Steiltyp mit S I und kleinem Q III, Senkung der ST-Strecke in II, III und avF sowie in V₁ bis V₄, eventuell bis V₆ zusammen mit präterminaler T-Inversion („Rechtsschaden"). In V₁ sR-Typ oder lediglich starke Überhöhung der R-Potentiale bis V₄ mit Vertiefung der S-Zacke in V₄ bis V₆

Typ	Patient	Art. pulm. Mittel (mm Hg)	Lungendurchblutung (l/min)	Links-Rechts-Shunt	Lungenwiderstand dyn sec cm^{-5}
A	J. R., 11jährig	13	6,1	1,3	65
B	K. R., 51jährig	16	21	13	30
C	S. B., 27jährig	18	29	23	28
D₁	M. E., 49jährig	45	6	2,1	296
D₂	S. R., 47jährig	39	10	5	275

Tabelle 16. *Vorhofseptumdefekt (ASD II)*

Typ	Horizontale Schleife	n	QRS-Dauer (msec)	art. pulm. Druck (mm Hg)	pulm. Wider- stand (dyn)	Lungenflow (l/min)	Links- Rechts- Shunt (l/min)	Links- Rechts- Shunt %
A		17	103	16	92,1	10,0	5,48	55
B		13	118,5	17,6	56,3	14,6[a]	8,5	58
C		9	118,5	19,8	72,1	19,7[b]	13,4	68
D		7	113	42,7	296,7[c]	10,7	7,06	66

[a] p B/A < 0,005;   [b] p C/B < 0,005;   [c] p D/A < 0,001.

Typ B

Wie bei Typ A ist die QRS-Schleife initial der Norm entsprechend nach vorne links gerichtet und dreht anschließend im Gegenuhrzeigersinn nach hinten medial. Im Gegensatz zu Typ A sind die mittleren und terminalen Schlingenpartien jedoch stärker nach rechts verlagert, wobei die nach rechts orientierten Schleifenpartien über die nach links gerichteten potentialmäßig stark überwiegen können. Die *Drehung nach rechts* erfolgt in der Regel *nahe hinter oder unmittelbar vor dem Nullpunkt*. Die terminale Rechtsverspätung ist sehr ausgesprochen und die QRS-Dauer dementsprechend auf ca. 110 msec verlängert. Elektrokardiographisch besteht somit ein unvollständiger Rechtsschenkelblock. Der horizontale Maximalvektor ist vorwiegend nach rechts und weniger nach hinten gerichtet als bei Typ A, wodurch der maximale Frontalvektor eine noch stärkere Orientierung nach rechts erhält. — Die T-Schleife ist wiederum im Sinne der „Innenschicht-Ischämie rechts" nach hinten links orientiert. — Typ B umfaßt zusammen mit Typ A ca. $^2/_3$ der Patienten mit Vorhofseptumdefekt. Pulmonaler Druck und Widerstand sind stets normal. Lungendurchfluß und Links-Rechts-Shunt sind relativ groß und waren bei 13 Patienten mit 14 l/min resp. 8,5 l/min oder 58% gegenüber Typ A signifikant erhöht (p < 0,005) (Tabelle 16).

Typ C

Die initiale Orientierung der horizontalen QRS-Schleife entspricht auch hier noch der Norm, indem die Schleife anfänglich ebenfalls nach vorne links gerichtet ist und anschließend im Gegenuhrzeigersinn nach hinten links dreht. Im Unterschied zu Typ A und B wendet sich die QRS-Schleife im weiteren Verlauf im Uhrzeigersinn nach vorne und „kreuzt" erheblich *vor* dem Nullpunkt nach rechts (Abb. 112). Die horizontale Vektorschleife ist dementsprechend überwiegend nach rechts *vorne* gerichtet. Terminal besteht wiederum eine Rechtsverzögerung, die allerdings von geringerem Ausmaß ist als bei Typ A und B. — Der T-Vektor ist entsprechend der ausgesprochenen „Innenschicht-Ischämie rechts" ebenfalls nach links hinten oben oder unten gerichtet. — Typ C umfaßt jene Gruppe von Patienten, welche den größten Lungendurchfluß aufweist; er betrug im Mittel bei 9 Patienten ca. 20 l/min, bei einem Links-Rechts-Shunt von 13 l/min resp. 68%. Pulmonaler Druck und Widerstand sind jedoch auch hier noch normal. *Gemeinsames Merkmal von Typ A, B und C ist somit die noch normale Orientierung der initialen QRS-Schleife nach links vorne* und anschließend nach links hinten, entsprechend den noch unopponiert zur Geltung gelangenden frühen linksventriculären Potentialen. Es liegt dementsprechend eine leichte bis mäßige Rechtshypertrophie vor. *Das typische Merkmal der reinen Volumenüberlastung rechts, ohne Drucküberlastung, besieht somit in der isolierten Hypertrophie und Dilatation des rechtsventriculären Ausflußtraktes, die sich in einer Verlagerung der terminalen Schlingenpartien nach rechts hinten unten oder oben sowie einer Verlängerung der QRS-Dauer und deutlichen Rechtsverspätung äußert, wobei gleichzeitig die linksventricu-*

lären Potentiale noch weitgehend normal zur Geltung gelangen. Das Ausmaß der terminalen Rechtsorientierung ist dabei weitgehend von der Größe des Links-Rechts-Shunt abhängig.

Typ D

Im Gegensatz zu den vorher besprochenen Typen ist die initiale Orientierung der QRS-Schleife nach links hinten nur noch minimal oder fehlt gänzlich. Auf eine anfängliche, meistens eher geringe Orientierung nach vorne links erfolgt eine abrupte Drehung im Uhrzeigersinn nach vorne rechts, so daß der horizontale Maximalvektor deutlich nach vorne rechts gerichtet ist (Abb. 112). Besteht in seltenen Fällen noch eine geringe Orientierung nach links hinten, so kann die Drehung nach vorne rechts im Gegenuhrzeigersinn erfolgen, wobei die Schleife jedoch eine starke Verschmälerung erfährt. Die T-Schleife ist wiederum nach hinten links gerichtet, oft begleitet von einer Verlagerung des J-Punktes nach dorsal.

Die QRS-Schleife entspricht somit formal vielmehr derjenigen der typischen *Drucküberlastung,* wobei die linksventriculären Potentiale kaum mehr zur Geltung gelangen oder sich lediglich noch als septale Potentiale äußern. — Typ D umfaßt vor allem jene Fälle von Vorhofseptumdefekt, welche mit einer signifikanten *Erhöhung des pulmonalen Druckes resp. Widerstandes einhergehen;* bei den 7 hier analysierten Patienten waren Druck und Widerstand mit 43 mm Hg resp. 297 dyn sec cm^{-5} im Mittel signifikant erhöht. Der Links-Rechts-Shunt ist zufolge der Drucküberlastung kleiner und es besteht auf Vorhofebene oft ein gekreuzter Shunt.

Das Fehlen einer noch normalen initialen Schleifenorientierung nach links hinten bei extremer Verlagerung der gesamten Schlinge nach vorne rechts unten sowie deutlicher Verschmälerung der horizontalen QRS-Schleife stellt somit ein gutes Kriterium zur Erfassung jener Formen von Vorhofseptumfedekt dar, welche mit einer pulmonalen Druck- und Widerstandserhöhung einhergehen.

2. Beziehungen zwischen VKG und EKG
(Tabelle 17, Abb. 112)

Entsprechend der terminalen Verlagerung der horizontalen QRS-Schleife nach rechts oder sogar rechts vorne bei gleichzeitiger Rechtsverspätung findet sich *präcordial* in Ableitung V 1 in ca. $^2/_3$ der Fälle ein rSR-Typ (Abb. 112). Diese Konfiguration beruht somit auf einer initialen Bewegung der QRS-Schleife auf V 1 zu, einer anschließenden Bewegung davon weg nach links hinten und schließlich einer terminalen Orientierung wiederum auf V 1 zu, wobei die Schleife entweder hinter oder vor dem Nullpunkt nach rechts dreht. Der Grad der Überhöhung der zweiten R-Zacke hängt somit vom Ausmaß der terminalen Rechtsorientierung ab und ist um so größer, je stärker die Schleife nach vorne rechts orientiert ist. Die interpolierte S-Zacke muß zusammen mit noch normalen R-Potentialen in V 4 bis V 6 als Ausdruck einer in den frühen Partien noch nach hinten links orientierten QRS-Schleife resp. noch frei zur Geltung gelangender linksventriculärer Potentiale aufgefaßt werden. Das noch deutliche Vorhandensein linksventriculärer Kräfte bei Rechtshypertrophie darf als eines der typischen Zeichen der Volumenüberlastung rechts betrachtet werden. Dementsprechend ist der rSR-Typ (oder rSR'-Typ) besonders häufig beim Typ B und C, welche beide sowohl mit einer initialen Schlingenorientierung nach links hinten wie einer terminalen Verlagerung nach rechts *horizontal* oder rechts *vorne* einhergehen. Demgegenüber führt die Orientierung der ter-

minalen Schleifenabschnitte nach rechts *hinten* in Abl. V 1 vorwiegend zu einem rS- oder srs-Typ; sie wird am häufigsten beim Typ A beobachtet resp. bei relativ kleinem Shunt und fehlt vollständig beim Typ C und D.

Da die *Aufsplitterung des QRS-Komplexes in V 1* stets Ausdruck einer gewissen Rechtsverspätung ist, findet sich eine solche bei den meisten Formen von mittelschwerer Drucküberlastung rechts (Cor pulmonale, Pulmonalstenose) äußerst selten (s. Kapitel VII, B: Rechtshypertrophie).

Bei stärkerer Orientierung der QRS-Schleife nach vorne rechts resp. bei fehlender initialer Orientierung der Schlinge nach hinten links findet sich in V 1 lediglich ein rR-Typ, wobei das erste kleinere r-Potential durch die anfängliche Schleifenorientierung nach vorne links (linksventriculäre Potentiale), das zweite, größere R-Potential durch die Drehung nach vorne rechts und Orientierung der rechtsventriculären Potentiale auf V 1 zu entsteht. Der rsR- und rR-Typ finden sich bei 69% resp. über $^2/_3$ der Patienten mit unkompliziertem Vorhofseptumdefekt (Tabelle 17). Eine atypische Rechtsverspätung besteht in weiteren 17% (srs-Typ, rsRs-Typ). Dabei ist die QRS-Dauer in der Regel auf über 0,1 resp. bis 0,11 sec verlängert.

In der Frontalebene findet sich mehrheitlich ein S I-Q III-Typ. Die initial normale Orientierung nach links, auf den positiven Pol von Abl. I und II zu, führt zu einem positiven

Ausschlag in diesen Ableitungen. Da initial beim Typ A bis C die linksventriculären Potentiale noch deutlich manifest sind, ist die Schleife anfänglich, entsprechend der initialen Vektorbewegung nach links vorne oben (linksseptale Potentiale) auf den negativen Pol von Abl. III orientiert, was sich in einer initial negativen Schwankung in Abl. III äußert (Q III). Die terminal starke Verlagerung nach rechts resp. auf den negativen Pol von Abl. I zu, führt andererseits zu einer deutlichen S-Zacke in dieser Ableitung (S I- Q III-Typ). Bei den Formen schwerer Rechtshypertrophie mit fehlender früher Schleifenorientierung nach links hinten oben und lediglich kurzer initialer Orientierung nach links vorne unten, fehlt eine Q-Zacke in Abl. III und es resultiert ein S I-R III-Typ (Tabelle 17). Dieser ist häufig kombiniert mit einem rR-Typ in V1. — Da der frontale Maximalvektor wegen der Rechtsorientierung nach unten oder unten rechts gerichtet ist, findet sich in den Extremitätenableitungen stets ein Steil- oder Rechtstyp.

Die Orientierung der T-Schleife nach links hinten oben führt zu einer T-Inversion in den inferioren Abl. III und avF sowie in V1 bis V3. Ist gleichzeitig der J-Punkt nach hinten oben verlagert resp. der ST-Vektor nach hinten oben gerichtet, so findet sich zusätzlich eine ST-Senkung in Abl. III und avF sowie in den rechtspräcordialen Ableitungen V1 bis V3. Beides sind Zeichen der Innenschicht-Ischämie rechts und finden sich in ca. 76% der Elektrokardiogramme resp. 88% der Vektorkardiogramme der Patienten mit Vorhofseptumdefekt.

Ein p pulmonale resp. eine Vorhofshypertrophie rechts läßt sich in ca. 60% nachweisen.

3. Zusammenfassung: Vorhofseptumdefekt

1. Die *QRS-Schleife* ist, so lange keine wesentliche Erhöhung des pulmonalen Druckes und Widerstandes erfolgt, im Sinne der *Volumenüberlastung rechts* verändert:

Verlängerung der QRS-Dauer auf ca. 110 msec.

Normale initiale Orientierung der QRS-Schleife, wobei die ersten 10—20 msec nach vorne rechts resp. links und die ersten 20 bis 30 msec nach hinten links orientiert sind. Horizontal erfolgt die initiale Drehung stets im Gegenuhrzeigersinn.

Tabelle 17. *Elektrokardiographische Veränderungen bei Vorhofseptumdefekt*

Typ	n	Extremitäten-EKG			Präcordiales EKG, Abl. V₁					Vorhof		Rechtsschaden	
		SI—QIII	SI-RIII	SI-SIII	rS	srs	rsRS	rR	rsR	p pulm.	VHF	EKG	VKG
A	17	11	5	1	6	4	2	0	5	8	2	10	14
B	9	7	2	0	0	0	1	0	8	7	0	6	7
C	9	5	4	0	0	0	0	0	9	7	0	9	9
D	7	1	6	0	0	0	0	3	4	3	4	7	7
Total	42	24 57%	17 40%	1 3%	6 14%	4 10%	3 7%	3 7%	26 62%	25 60%	6 14%	32 76%	37 88%

VHF = Vorhofflimmern.

Deutliche Rechtsverspätung bzw. Rechtsverzögerung.

2. Mit *zunehmender Shuntgröße* erfolgt eine Verlagerung der QRS-Schleife nach rechts, so daß größenmäßig die nach rechts gerichteten Kräfte über die nach links orientierten überwiegen. Bei sehr großem Shunt erfolgt nach anfänglicher Drehung nach links hinten eine Schleifenumkehr im Uhrzeigersinn nach vorne rechts, mit deutlicher „Kreuzung" vor dem Nullpunkt nach rechts.

3. Bei *Erhöhung des pulmonalen Druckes und Widerstandes* fehlt die initiale Orientierung der QRS-Schleife nach links hinten. Die Schleife dreht direkt nach vorne rechts oder beschreibt nur noch eine ganz geringe Drehung nach hinten. Häufig findet sich eine Verschmälerung der horizontalen Schleife.

4. *T-Vektor:* mehrheitlich im Sinne der Innenschicht-Ischämie nach links hinten oben oder unten gerichtet, nur bei schwerer Rechtshypertrophie (Widerstandserhöhung) mit einer Verlagerung der ST-Strecke einhergehend.

5. Der *p-Vektor* ist mehrheitlich nach vorne unten links gerichtet, potentialmäßig in der Regel jedoch nicht vergrößert.

B. AV-commune (ASD I, Ostium primum, Endocard cushion defect)
1. Vektorverlauf
(Abb. 113)

Als auffallendster Unterschied zum unkomplizierten Vorhofseptumdefekt (ASD II) findet sich beim av-commune eine *Änderung des Drehsinnes der frontalen Schleife im Gegenuhrzeigersinn nach oben.* Diese von BURCHELL u. Mitarb. (1956, 1960) erstmals beschriebene Abnormität der Erregungsausbreitung beruht im wesentlichen auf einer Verlagerung des Reizleitungssystems, speziell des av-Knotens, des Hisschen Bündels und des hinteren Schenkels des linken Bündels nach hinten unten (LEV, 1958, 1967), wodurch diese Strukturen an den hinteren unteren Rand des Defektes zu liegen kommen. Die Erregung breitet sich deshalb initial auf die unteren Anteile des Kammerseptums und vor allem die hinteren unteren diaphragmalen und posterobasalen Partien des linken Ventrikels aus. Die Aktivation des linken Ventrikels erfolgt somit entgegen der Norm von unten her gegen oben, auf die freie Wand des linken Ventrikels und die vorderen oberen Septumspartien zu. Gleichzeitig breitet sie sich nach rechts aus und zuletzt werden wie bei der Norm die Crista supraventricularis und der Conus pulmonalis erregt (DURRER, 1966; SPACH, 1966). Dies erklärt zwanglos die initiale Vektorbewegung nach links, eventuell noch leicht nach links unten, gefolgt von einer Drehung nach oben, über die Horizontalebene. Ein solcher Vektorverlauf läßt sich in einem sehr hohen Prozentsatz der Patienten mit av-commune beobachten — in der Regel bei über 90% der Fälle —

Tabelle 18. *AV-Commune (ASD I)*

Typ	n	QRS-Schleife		Druck art. pulm. (mm Hg)	Lungen-widerstand (dyn)	Lungen-flow (l/min)	Links-Rechts-Shunt (l/min)	Links-Rechts-Shunt %	Rechts-schenkel-block
		horizontal	frontal						
A	5			21	63	18,1	12,8	71	++
B	7			21	78	15,0	9,33	62	++
C	2			74	1190	8,2	4,5	55	kein RSB

und darf als pathognomonisch dafür angesehen werden. Auch im eigenen Material findet sich unter 20 Patienten mit einem im Herzkatheter, Angiogramm und operativ bestätigten av-commune nur ein Patient mit einer Schlingendrehung in der Frontalebene nach unten, wobei auch hier die inferiore Orientierung nur sehr gering war und die QRS-Schleife praktisch horizontal im Raume lag (Tabelle 18).

Rechtsschenkelblock resp. Rechtsverspätung und -verzögerung sind wesentlich ausgesprochener als bei unkompliziertem Vorhofseptumdefekt und fehlen lediglich bei gleichzeitiger pulmonaler Druck- und Widerstandserhöhung.

Gemäß dem horizontalen und frontalen Schlingenverlauf läßt sich das vektorielle Verhalten beim av-commune dementsprechend in 3 Gruppen unterteilen, die jedoch hämodynamisch nicht so streng zu trennen sind wie beim Vorhofseptumdefekt (Abb. 113):

Typ A

Die horizontale QRS-Schleife ist initial nach vorne links gerichtet, um anschließend nach hinten zu drehen, wobei die mittleren und terminalen Abschnitte weit nach rechts verlagert sind und die „Kreuzung" nach rechts in der Regel weit *hinter* dem Nullpunkt erfolgt. Terminal zeigt sich eine starke Rechtsverzögerung und -verspätung analog dem typischen Rechtsschenkelblock. — Druck und Widerstand in der art. pulm. sind normal, Lungendurchfluß und Links-Rechts-Shunt erheblich, in der Regel über 15 resp. 10 l/min betragend. Die frontale Schlinge ist im Gegenuhrzeigersinn nach oben verlagert, wobei die initialen Partien noch leicht nach links unten gerichtet sein können; mehrheitlich liegt jedoch die gesamte Schlinge oberhalb der Horizontalebene. Der Rechtsschenkelblock ist besonders deutlich in der Frontalebene.

Typ B

Die horizontale Schlinge ist initial ebenfalls noch nach vorne gerichtet, weicht dann leicht nach links hinten ab, um schließlich im *Uhrzeigersinn* wiederum nach vorne zu verlaufen und *vor* dem Nullpunkt nach rechts zu kreuzen (entsprechend Typ C des unkomplizierten Vorhofseptumdefektes). Auch hier besteht eine starke terminale Rechtsverspätung. Die frontale Schlinge liegt in der Regel vollständig oberhalb der Horizontalebene, wobei wiederum besonders die terminalen Partien stark nach rechts oben verlagert sind. — Auch hier sind pulmonaler Druck und Widerstand noch normal; Lungendurchfluß und Links-Rechts-Shunt sind jedoch kleiner als bei Typ A, aber noch immer sehr beträchtlich.

Typ C

Bei Patienten mit *pulmonaler Hypertonie und Widerstandserhöhung* läßt sich horizontal in der Regel eine starke Verlagerung der Schlinge nach vorne beobachten. Dabei ist auch der initiale Schlingenanteil, analog zum Vorhofseptumdefekt mit pulmonaler Hypertonie, nach links vorne und nicht mehr nach hinten gerichtet, um dann *beträchtlich vor* dem Nullpunkt nach rechts zu kreuzen. Frontal ist die Schlinge im mittleren Anteil stark nach oben rechts orientiert, in einem Ausmaß, wie es bei den Patienten ohne pulmonale Hypertonie nicht gefunden wird. Eine terminale Rechtsverspätung und -verzögerung resp. ein Rechtsschenkelblock fehlt hier fast vollständig, wie dies bei Drucküberlastung rechts in der Regel beobachtet wird. — Pulmonaler Druck und Widerstand sind stark erhöht, der Lungendurchfluß ist erniedrigt, und neben dem Links-Rechts-Shunt besteht in der Regel ein kleiner Rechts-Links-Shunt.

2. Beziehungen zwischen VKG und EKG
(Abb. 113)

In den *Extremitätenableitungen* findet sich stets ein Linkstyp oder sogar ein überdrehter Linkstyp entsprechend der Ausbreitung der frontalen Schlinge nach oben. Demzufolge resultiert in den Abl. I, II und III als Ausdruck der terminalen Schlingenorientierung vom positiven Pol dieser Ableitungen weg ein SI-SII-SIII-Typ, wobei die S-Zacke besonders in Abl. III ein Mehrfaches der r-Zacke beträgt. In den *präcordialen* Ableitungen findet sich in V1 — wie beim Vorhofseptumdefekt — ein rSR- oder sR-Typ, entsprechend dem horizontalen Schlingenverlauf mit initialer Bewegung auf V1 zu, anschließender Orientierung davon weg nach links und terminaler Drehung nach rechts wiederum auf V1 zu.

Als charakteristisches Merkmal des EKG bei av-commune darf somit die Kombination von Linkstyp, eventuell überdrehtem Linkstyp und partiellem Rechtsschenkelblock resp. Volumenüberlastung rechts angesehen werden.

Bei gleichzeitiger *pulmonaler Hypertonie* besteht in den Extremitätenableitungen in der Regel ein überdrehter Rechtstyp, indem die Frontalschlinge noch stärker nach oben rechts orientiert ist und der maximale Frontalvektor nach oben *rechts* weist. Gleichzeitig findet sich in den präcordialen Ableitungen zufolge der

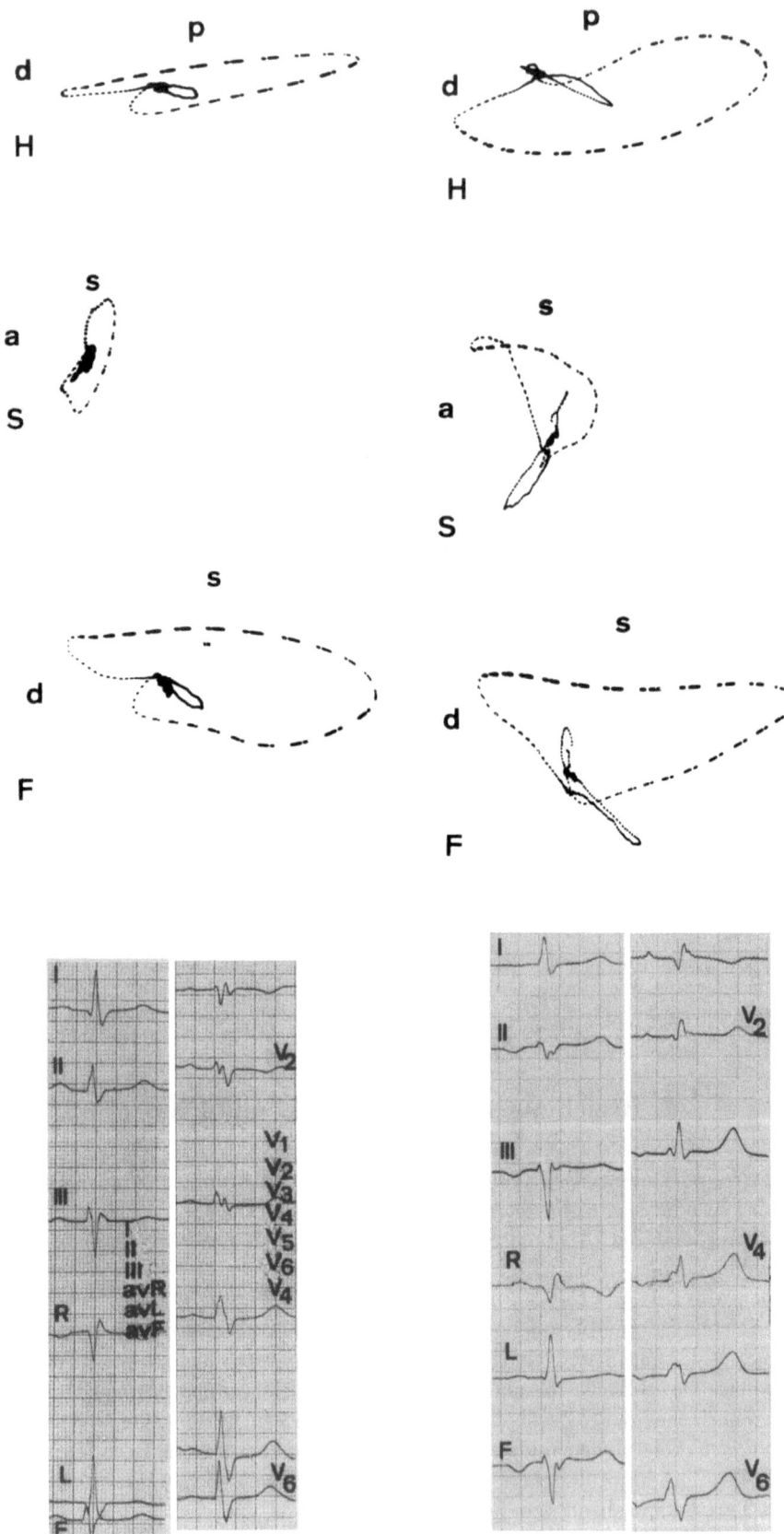

Typ A

Typ B

Abb. 113

vollständigen Verlagerung der Schleife nach vorne rechts eine massive Überhöhung der

R-Potentiale in V 1 und V 2 mit entsprechender Vertiefung der S-Zacke in V 4 bis V 6.

C. Ventrikelseptumdefekt

1. Vektorverlauf

(Abb. 114, Tabelle 19)

Das Vektorkardiogramm des Ventrikelseptumdefektes ist, entsprechend der Lokalisation des Links-Rechts-Shunts auf Ventrikelebene, vor allem durch die Zeichen einer *biventriculären Hypertrophie* gekennzeichnet. Diese entsprechen jedoch vorwiegend einer *kombinierten Volumenüberlastung des linken und rechten Ventrikels*.

Als Ausdruck der *Linkshypertrophie* resp. Volumenüberlastung links ist die initiale Erregungsausbreitung nach vorne rechts und anschließend vorne links unten in der Regel deutlich verstärkt, entsprechend dem Verhalten der initialen Orientierung bei Aorteninsuffizienz (s. Kapitel VII, A) oder offenem Ductus Botalli

(s. Kapitel IX, G). Als weitere Äußerung der Linkshypertrophie findet sich in der Regel eine deutlich verstärkte Verlagerung der horizontalen und frontalen Schlinge nach links, wobei die letztere zusätzlich gegen die Horizontalebene hin orientiert ist. Diese Veränderungen gelten vor allem für jene Fälle von Ventrikelseptumdefekt, welche noch mit einem normalen pulmonalen Druck und Widerstand einhergehen resp. bei denen noch keine schwere Drucküberlastung rechts besteht. Der Maximalvektor bleibt meistens noch der Norm entsprechend nach links hinten unten orientiert, wobei er in der Regel eine mäßige Vergrößerung erfährt.

Abb. 113. av-commune (S. 198 und 200)

Es lassen sich je nach Verlauf der horizontalen Schleife resp. dem Grad der Rechtshypertrophie vorwiegend 3 Typen unterscheiden; dabei zeigt die *frontale Schleife* stets eine *Drehung im Gegenuhrzeigersinn nach oben*

Typ A: Mittelschwerer Shunt, keine pulmonale Hypertonie: Pat. L. B., 26jährig, art. pulm. (Mittel): 23 mm Hg, Lungendurchblutung 17 l/min; Links-Rechts-Shunt 12 l/min. *VKG:* Horizontale Schleife noch vorwiegend nach hinten links gerichtet, terminale Schleife mäßig nach rechts orientiert mit deutlicher Rechtsverspätung. Frontale Schleife initial nach unten links orientiert, dann im Gegenuhrzeigersinn nach oben rechts drehend. Im *EKG* entsprechend der Drehung nach oben rechts in den Extremitätenableitungen überdrehter Linkstyp resp. S I-S II-Typ. In Abl. III tiefes S III gefolgt von einem kleinen r. Präcordial in Abl. V₁ rsRs-Typ, partieller Rechtsschenkelblock sowie Vertiefung der S-Zacken in V₅ und V₆ entsprechend der Orientierung der terminalen Schleife nach hinten rechts. Die Nachschwankung ist nur leicht verändert, doch besteht in V₁ und V₂ eine leichte T-Inversion als Ausdruck der starken Verlagerung des T-Vektors nach rechts (leichte Innenschicht-Alteration rechts)

Typ B: Keine Druckerhöhung rechts, Shunt in der Regel größer als bei Typ A: Pat. G. E., 21jährig, Mitteldruck art. pulm. 19 mm Hg, Lungendurchblutung 19 l/min, Links-Rechts-Shunt 13 l/min. *VKG:* Horizontale Schleife initial noch leicht nach vorne, dann nach links hinten orientiert, gefolgt von einer erneuten Drehung der Schlinge nach vorne rechts mit Kreuzung weit *vor* dem Nullpunkt. Deutliche terminale Rechtsorientierung mit Rechtsverspätung. Frontal gesamte Schleife oberhalb der Horizontalen im Gegenuhrzeigersinn nach rechts drehend. Dementsprechend ist auch die sagittale Schleife vollständig nach oben verlagert. T-Schleife ebenfalls noch weitgehend normal. Im *EKG* in den Extremitätenableitungen wiederum stark überdrehter Linkstyp resp. S I-S II-Typ, in Abl. III tiefes S gefolgt von kleinem r, als Ausdruck der terminal nach rechts oben verlagerten Schlinge. Präcordial in V₁ sr-Typ sowie tiefe S in V₅ und V₆ entsprechend der initialen Verlagerung nach links und terminalen Orientierung nach rechts

Typ C: Massive Erhöhung des pulmonalen Druckes, starke Reduktion des Lungendurchflusses, gemischter Shunt: Pat. S. R., 13jährig, Mitteldruck in Art. pulm. 80 mm Hg, Lungendurchblutung 3,0 l/min, Links-Rechts-Shunt 0,9 l/min. *VKG:* Horizontale Schleife massiv nach vorne rechts orientiert, wobei die initiale Orientierung nach links relativ gering ist. Die gesamte Schlinge somit im Uhrzeigersinn nach vorne rechts drehend entsprechend einer schweren Rechtshypertrophie. Frontale Schleife wiederum im Gegenuhrzeigersinn nach oben und ebenfalls stark nach rechts drehend. Geringe initiale Orientierung nach links. — Entsprechend der starken Rechtsüberlastung, Verlagerung der T-Schleife nach hinten links unten. Im *EKG* in den Extremitätenableitungen überdrehter Rechtstyp resp. S I-S II-S III-Typ. Präcordial deutliche Überhöhung der R-Zacken in V₄ bis V₆ entsprechend der initialen Orientierung der horizontalen Schleife nach vorne und später nach rechts von den linkspräcordialen Ableitungen weg

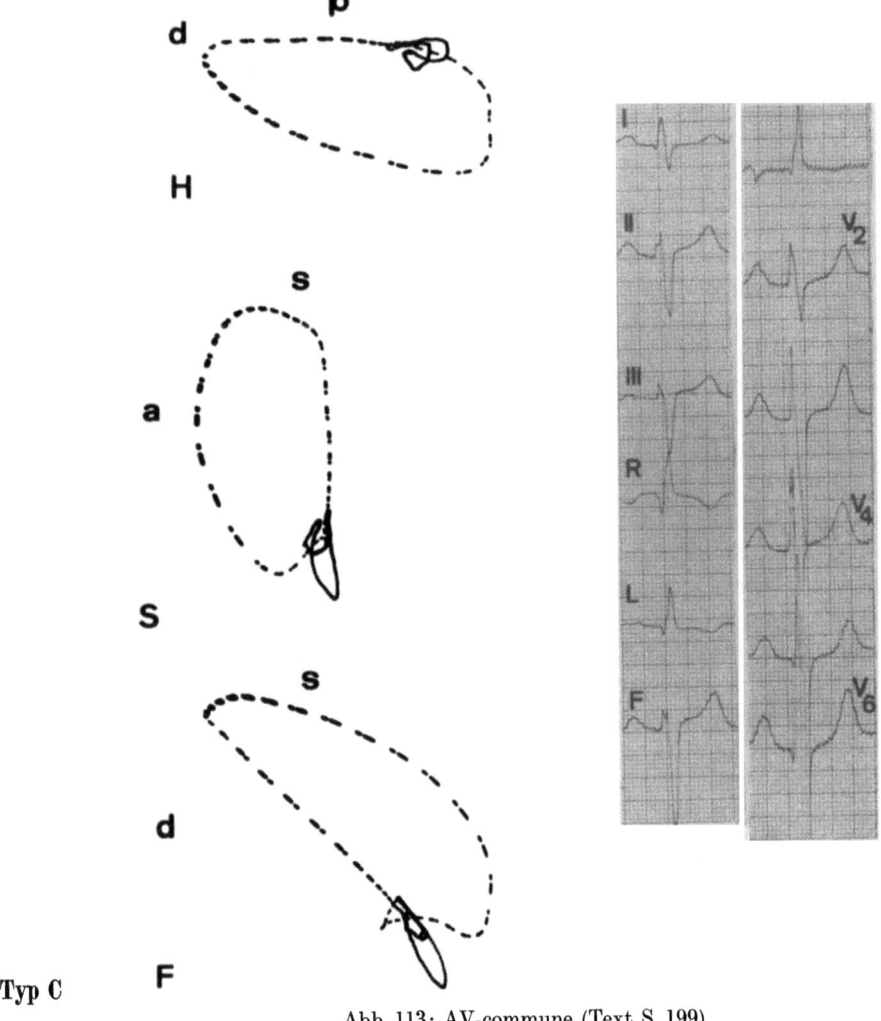

Abb. 113: AV-commune (Text S. 199)

Neben den Zeichen der Volumenüberlastung links finden sich die typischen Parameter der *Rechtshypertrophie* resp. Volumenüberlastung rechts. Dabei scheint der Einfluß der Shuntgröße und des pulmonalen Druckes und Widerstandes auf die Entwicklung der vektoriellen Zeichen der Rechtshypertrophie sich weniger deutlich zu manifestieren als beispielsweise beim Vorhofseptumdefekt. — Die Rechtshypertrophie äußert sich wiederum vorwiegend in einer *dextroposterioren* Orientierung der terminalen Schlingenanteile, wobei meistens gleichzeitig eine mäßige *terminale superiore Verlagerung* besteht, welche vor allem die letzten 20 msec umfaßt. Als sehr *selten* muß jedoch — auch bei massiver Druck- und Widerstandserhöhung im kleinen Kreislauf — eine Rechtshypertrophie mit *dextroanteriorer Schlingenorientierung* angesehen werden. Dies ist wohl am ehesten darauf zurückzuführen, daß die rechtsventriculären Potentiale wegen der gleichzeitigen Linkshypertrophie stets von den vergrößerten linksventriculären Kräften teilweise neutralisiert werden und deshalb nicht völlig unopponiert zum Ausdruck gelangen, wie dies bei der reinen Drucküberlastung rechts der Fall ist. Dagegen geht der *Ventrikelseptumdefekt mit pulmonaler Hypertonie* im Mittel mit einer geringeren horizontalen Schleifenorientierung nach links einher als bei Fehlen einer pulmonalen Hypertonie, während die terminale Verlagerung nach rechts deutlich an Potentialgröße zunimmt (Abb. 114 und 116, Tabelle 19).

Die Repolarisation, vor allem der T-Vektor, bleibt — entsprechend der Volumenüberlastung links — noch lange im Normbereich. Erst bei schwerer pulmonaler Hypertonie wird der T-Vektor im Sinne der Innenschicht-Ischämie rechts nach hinten links verlagert.

2. Beziehungen zwischen VKG und EKG
(Abb. 114, S. 202 u. 203)

Entsprechend der verstärkten initialen Schlingenorientierung nach vorne links findet sich in den *präcordialen Ableitungen* V1 bis V3 eine leichte Überhöhung der R-Potentiale sowie eine Vertiefung der S-Zacken in V4 bis V6. Die Vergrößerung der Schleifenorientierung nach hinten links kann zu einer leichten Zunahme der R-Potentiale in V4 und V5 führen, während die Schleifenorientierung nach hinten rechts eine Vertiefung der S-Zacken in V2 und V3 zur Folge hat. Dadurch kommt es zu einer Verschiebung der Übergangszone nach rechts, wobei die Höhe der R-Potentiale und Tiefe der S-Zacken sich in V3 und V4 die Waage halten (idiophasisches R/S, Zeichen von Katz-Wachtel).

In den *Extremitätenableitungen* besteht in der Regel ein S I-Q III-Typ, entsprechend einer initialen leichten Schlingenorientierung nach links oben resp. vom positiven Pol von Abl. III und avF weg, sowie einer terminalen Schlingenorientierung nach rechts resp. auf den negativen Pol von Abl. I zu. Gleichzeitig liegt jedoch, entsprechend der horizontalen Lage der Frontalschlinge, in der Regel ein Mitteltyp und kein Steil- oder Rechtstyp wie bei Vorhofseptumdefekt vor.

Die *Nachschwankung* ist bei Ventrikelseptumdefekt ohne pulmonale Hypertonie entsprechend der überwiegenden Volumenüberlastung links resp. dem noch normalen Verlauf des ST- und T-Vektors, unverändert. Erst bei stärkerer Rechtsüberlastung resultiert, zufolge der Verlagerung des ST- und T-Vektors nach hinten links, eine T-Inversion und ST-Senkung vor allem in den präcordialen Abl. V1 bis V4 resp. eine T-Abflachung in den Extremitätenableitungen.

Bei starker *Rechtshypertrophie* mit pulmonaler Druck- und Widerstandserhöhung kann die terminal superiore Orientierung so stark sein, daß sich die frontale Schlinge terminal nicht nur auf den negativen Pol von Abl. I, sondern auch von II und III zu bewegt, so daß ein S I-S II-S III-Typ resultiert. Gleichzeitig sind die R-Potentiale rechtspräcordial leicht erhöht resp. die Zone idiophasischer R/S-Komplexe reicht weiter nach rechts.

D. Tetralogie von Fallot
1. Vektorverlauf

Die Fallotsche Tetralogie zeichnet sich hämodynamisch durch eine mehr oder weniger ausgeprägte Pulmonalstenose mit Rechtshypertrophie, eine „reitende" Aorta und einen hochsitzenden Ventrikelseptumdefekt aus. Vektoriell finden sich deshalb vorwiegend die Zeichen einer *rechtsventriculären Drucküberlastung* (Abb. 101, Kapitel VII,B), deren Schweregrad direkt vom Ausmaß der Pulmonalstenose abhängt. Die Shunt- Größe scheint dabei keine wesentliche Rolle zu spielen. Die horizontale Schleife dreht meistens im Uhrzeigersinn nach vorne rechts, wobei die „Kreuzung" nach rechts in der Regel deutlich *vor* dem Nullpunkt liegt. Initial findet sich als Ausdruck der geringgradig vergrößerten linksventriculären Potentiale (Volumenüberlastung links) häufig noch eine leichte Orientierung nach vorne links. Der Frontalvektor zeigt stets eine Schleifendrehung im Uhrzeigersinn nach unten und vor allem nach rechts, wobei die terminalen Schlingenpartien nicht selten geringgradig verzögert sind. Auffallend ist, daß die sagittale Schleife, welche ebenfalls extrem stark nach vorne gerichtet ist, mehrheitlich deutlich verschmälert erscheint. Die Schleifenebene ist somit stark nach unten und vor allem direkt nach vorne orientiert. — T-Schleife und J-Punkt zeigen erwartungsgemäß eine Verlagerung nach links hinten oben, entsprechend einer Innenschicht-Alteration rechts. — Die p-Schleife weist die Zeichen der Vorhofshypertrophie rechts auf mit starker Orientierung der vergrößerten rechtsatrialen Anteile gegen vorne rechts unten.

Im Gegensatz zum Vektorverlauf bei Ventrikelseptumdefekt mit pulmonaler Hypertonie, bei welchem trotz schwerer Rechtshypertrophie die QRS-Schleife noch immer nach rechts *hinten* orientiert bleibt, erfolgt hier somit eine dextro*anteriore* Schleifenverlagerung. Dies dürfte einerseits dadurch bedingt sein, daß die Rechtshypertrophie der Tetralogie zufolge der schweren Pulmonalstenose, welche oft einer Pulmonalatresie gleichkommt, wesentlich aus-

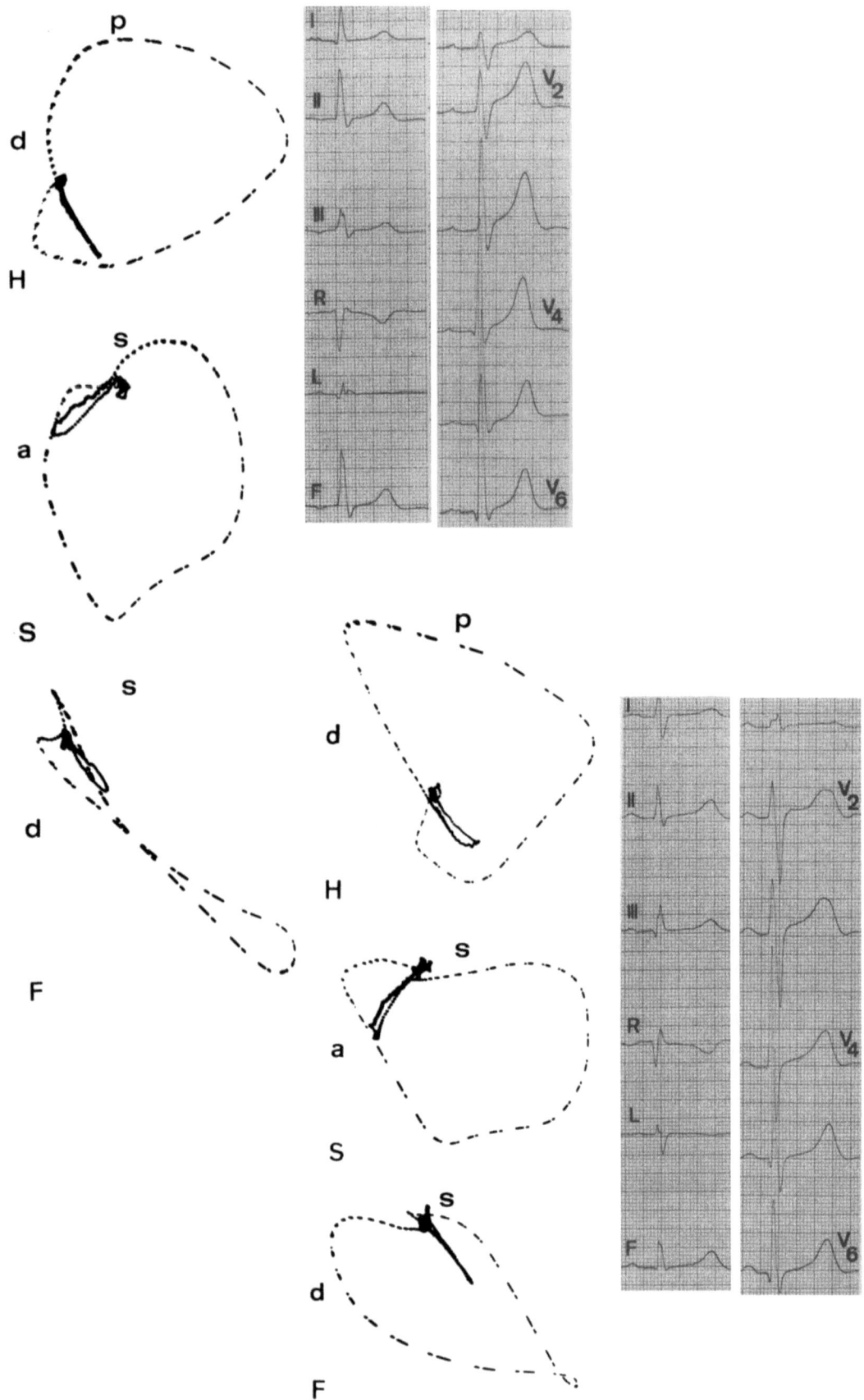

Abb. 114

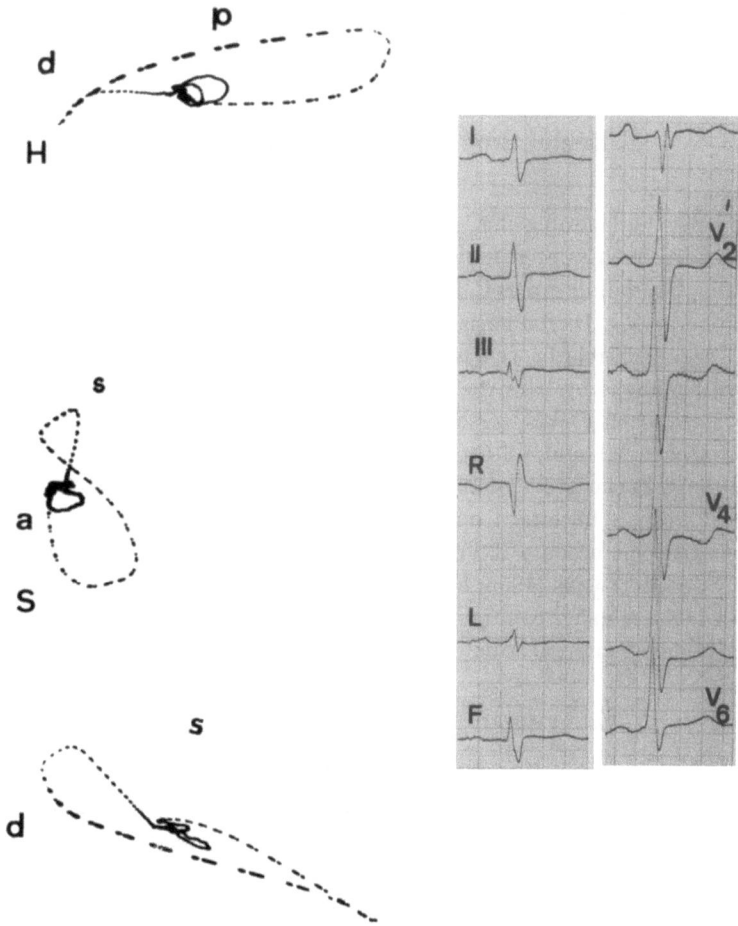

Typ C

Abb. 114. Ventrikelseptumdefekt ohne und mit pulmonaler Hypertonie

Typ A und B: Vektorverlauf bei unkompliziertem Ventrikelseptumdefekt. Normale oder sogar verstärkte initial anteriore Orientierung der horizontalen QRS-Schleife nach vorne rechts resp. links, gefolgt von einer Drehung nach hinten medial und rechts, wobei die „Kreuzung" nach rechts weit hinter dem Nullpunkt erfolgt. Terminale Schlingenabschnitte deutlich nach rechts hinten oben gerichtet. Räumlicher Maximalvektor noch der Norm entsprechend nach hinten unten links orientiert; er ist bei A (Pat. H. H.) mit 1,97 mV deutlich vergrößert, bei B (Pat. T. O.) mit 1,44 mV noch im Normbereich. Typisch ist somit die Kombination einer initial deutlich nach links und terminal leicht nach rechts gerichteten Schleife bei normaler Orientierung des Maximalvektors; sie entspricht einer *biventriculären Hypertrophie.* T-Schleife der Norm entsprechend nach vorne links unten orientiert. Im *EKG* Mitteltyp, wobei die Größe des S in Abl. I vom Ausmaß der frontalen Schleifendrehung nach rechts abhängt. Präcordial Zeichen der biventriculären Hypertrophie mit Überhöhung der R-Potentiale und Vertiefung der S-Zacken in V_1 bis V_3 sowie geringer Zunahme der R-Potentiale in V_5 und V_6 mit abnorm tiefem S (Ausdruck der initial nach links vorne und terminal nach rechts hinten orientierten QRS-Schleife). Hämodynamisch handelt es sich um Ventrikelseptumdefekte mit mittelgroßem Links-Rechts-Shunt von 3,2 (A) resp. 4,8 l/min (B) und Lungendurchfluß von 11 l/min (A und B) bei normalem Mitteldruck der art. pulm. [13 mm Hg (A) resp. 17 mm Hg (B)]

Typ C: Ventrikelseptumdefekt mit pulmonaler Hypertonie. Mitteldruck in art. pulm. 107 mm Hg, pulmonaler Widerstand 2660 dyn ooo om⁻⁵, Lungendurchblutung 3,1 l/min, Links-Rechts-Shunt 1,1 l/min. *VKG:* Bei gleichzeitiger pulmonaler Hypertonie ist die QRS-Schleife terminal stärker nach hinten rechts oben verlagert, deutliche Rechtsverspätung. Initiale Partien der QRS-Schleife noch immer deutlich nach links hinten unten gerichtet, so daß auch der räumliche Maximalvektor trotz zusätzlicher Rechtshypertrophie nach links hinten unten orientiert bleibt. Er ist mit 1,03 mV jedoch kleiner als bei Ventrikelseptumdefekt ohne pulmonale Hypertonie, da sich die links- und rechtsventriculären Potentiale gegenseitig ausgleichen. T-Vektor entgegen dem QRS-Vektor im Sinne der Innenschicht-Ischämie rechts nach links hinten unten orientiert. Es liegt somit noch immer eine biventriculäre Hypertrophie vor, wobei jedoch die rechtsventriculären Anteile wesentlich stärker ausgebildet sind. Im *EKG* SI-SII-SIII-Typ entsprechend der starken terminalen Verlagerung der Schleife nach hinten oben rechts. In V_1 rSrs-Typ ohne wesentliche Verbreiterung, Überhöhung der R-Zacke in V_2 bis V_5 mit gleichzeitiger Vertiefung der S-Zacken. Biphasisches T in V_1 bis V_4. Trotz massiver Drucküberlastung rechts somit noch immer deutliche Zeichen der biventriculären Hypertrophie

geprägter ist als bei Ventrikelseptumdefekt mit pulmonaler Hypertonie, andererseits jedoch die Linkshypertrophie relativ leicht ist, wodurch

die rechtsventriculären Kräfte stärker zum Ausdruck gelangen.

2. Beziehung zwischen VKG und EKG
(Abb. 101, Pat. S. Y.)

Entsprechend der Verlagerung der gesamten Schlinge nach vorne rechts unten, lokalisiert sich *präcordial* die Überhöhung der R-Potentiale vor allem auf Abl. V1. Da die horizontale Schleife in der Regel noch relativ weit ist und frühzeitig nach rechts abweicht, kann die Übergangszone sehr stark nach rechts verschoben sein und sogar zwischen V1 und V2 liegen, so daß in Abl. V2 die S-Zacke größenmäßig bereits über die R-Potentiale überwiegt und erst weiter linkspräcordial eine erneute R-Progression stattfindet. SODI-PALLARES (1955) hat auf diesen abrupten Übergang in der Konfiguration der R-Potentiale in den rechtspräcordialen Ab-

leitungen als typisches Zeichen der Tetralogie hingewiesen. Eine solche Konfiguration findet sich jedoch nur bei ca. der Hälfte der Patienten, die übrigen Fälle von Tetralogie zeigen in der Regel das EKG der reinen Drucküberlastung rechts mit Überhöhung der R-Potentiale in V1 bis V3 (V4) bei gleichzeitiger Vertiefung der S-Zacken linkspräcordial. In den *Extremitätenableitungen* besteht entsprechend der Orientierung der Frontalschleife nach unten rechts ein Steil- bis Rechtstyp mit starker Vertiefung der S-Zacke in Abl. I. Die Nachschwankung ist stets im Sinne der Innenschicht-Alteration rechts verändert.

E. Transposition der großen Gefäße
1. Vektorverlauf

Die unkorrigierte Transposition, mit einem Vorhof-, Ventrikelseptumdefekt oder offenem Ductus Botalli einhergehend, zeichnet sich, da der rechte Ventrikel Systemdruck leisten muß, durch eine massive Rechtshypertrophie aus. Nach ELLIOTT (1963) werden die elektrokardiographischen resp. vektoriellen Verände-

rungen allerdings am besten entsprechend den Shuntverhältnissen zwischen großem und kleinem Kreislauf eingeteilt. Dabei lassen sich vorwiegend 2 Typen unterscheiden, indem bei großem Shunt die Zeichen der biventriculären Hypertrophie, bei kleinem Shunt diejenigen der Rechtshypertrophie im Vordergrund stehen

---

Abb. 115. Transposition der großen Gefäße mit Pulmonalstenose und Ventrikelseptumdefekt

Pat. P. E. (A): Starke Pulmonalstenose, Druckausgleich in beiden Ventrikeln; rechter und linker Ventrikel 145/0—3 mm Hg; Pulmonalarterie 52/21 mm Hg. Großer Ventrikelseptumdefekt. Kreuzung der Zirkulation auf Ventrikelebene. Linker Ventrikel angiographisch mit rudimentärem Ausflußtrakt (Double outlet right ventricle mit Transposition der großen Gefäße, Ventrikelseptumdefekt). Im *VKG* QRS-Schleife initial noch relativ stark nach vorne links gerichtet, Maximalvektor nach rechts hinten unten orientiert und auf 2,54 mV vergrößert. Mittlere und terminale Schlingenabschnitte auch frontal stark nach rechts verlagert, geringgradige Rechtsverspätung. ST- und T-Vektor im Gegensatz zur Rechtshypertrophie nach vorne oben gerichtet, im EKG deshalb ST-Senkung in II, III und avF, jedoch keine Veränderung der ST-Strecke und der T-Welle in V_1 bis V_3. Vektoriell und elektrokardiographisch liegt somit eine schwere Rechtshypertrophie vor, ohne wesentliche Zeichen der Innenschicht-Ischämie rechts. Die linksventriculären Potentiale sind noch stark ausgeprägt

Pat. W. J. (B): Druck im rechten Ventrikel 120/0—4 mm Hg, im linken Ventrikel 100—120/0—6 mm Hg, in art. pulm. 80/45, Lungendurchfluß 4,7 l/min, Herzminutenvolumen 5,4 l/min. Angiographisch keine Anhaltspunkte für Pulmonalstenose, Ventrikelseptumdefekt, Transposition der großen Gefäße, Kreuz-Shunt auf Ventrikelebene. — QRS-Schleife hier stark nach hinten *rechts oben* gerichtet, wobei die posteriore Orientierung gering ist und nahezu die gesamte Schleife nach rechts horizontal verlagert ist, horizontal und frontal im Uhrzeigersinn drehend. Räumlicher Maximalvektor mit 3,52 mV stark vergrößert. Die Rechtshypertrophie ist somit wesentlich stärker ausgeprägt als bei Pat. P. E. (A); die linksventriculären Potentiale resp. die initiale Schleifenorientierung nach links ist sehr gering, und die horizontale Schleife dreht vor dem Nullpunkt nach rechts. ST-Vektor nach hinten links oben, T-Schleife nach hinten links unten gerichtet als Ausdruck einer deutlichen „Innenschicht-Ischämie rechts". — Dementsprechend besteht im EKG ein überdrehter Rechtstyp mit den Zeichen der Rechtshypertrophie und des Rechtsschadens in den präcordialen Ableitungen

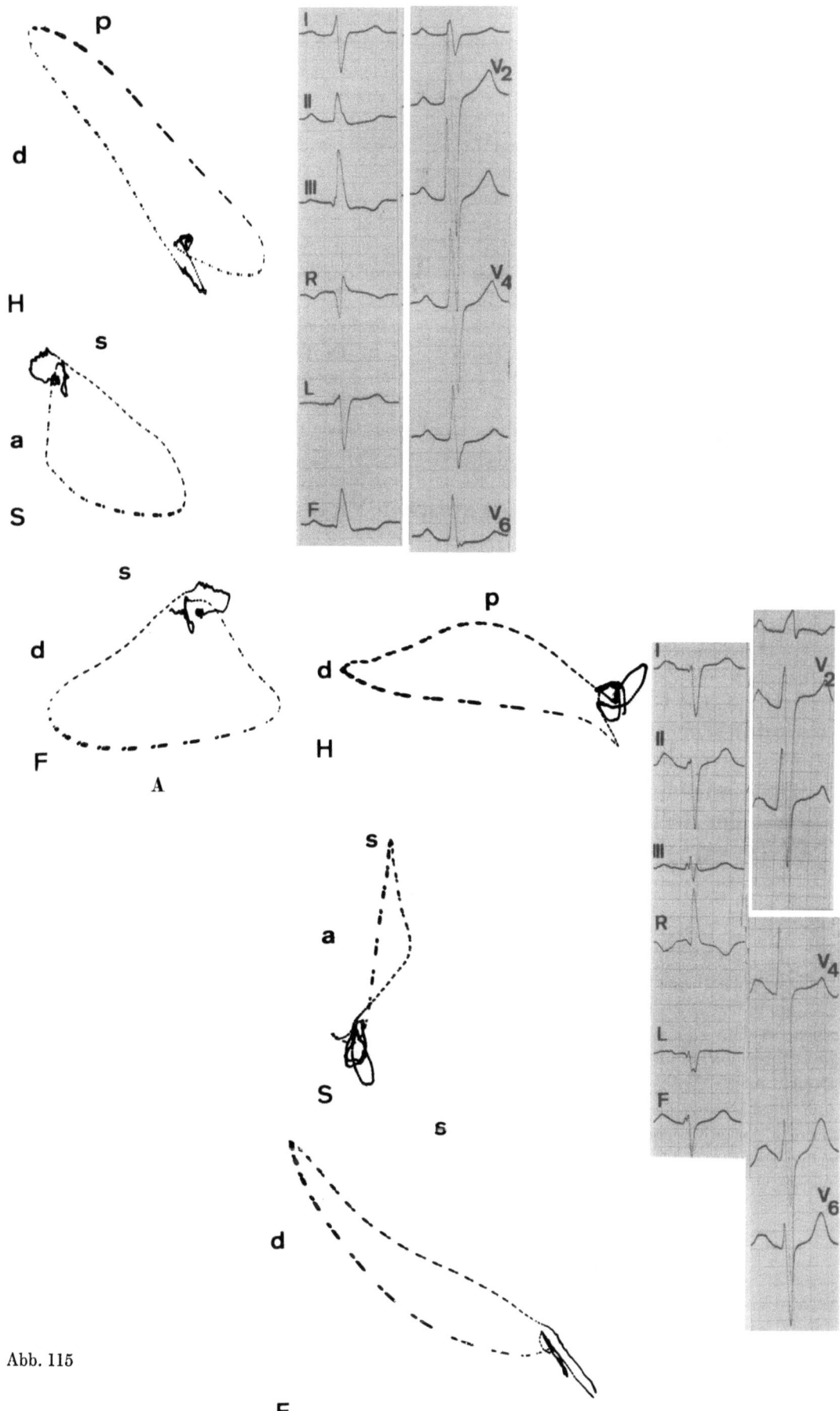

Abb. 115

(Abb. 115). Meistens zeigt sich vektoriell das Bild der dextroposterioren oder intermediären Rechtshypertrophie (Typ II oder III). Die linksventriculären Potentiale kommen relativ wenig zum Ausdruck, und die initiale Schlingenorientierung nach vorne links ist in der Regel wenig ausgesprochen, obwohl anatomisch auch eine gewisse Linkshypertrophie (Volumenbelastung links) besteht. Die Arbeit des linken Ventrikels ist jedoch nicht in gleichem Maße gesteigert wie diejenige des rechten, welcher mit dem Systemkreislauf verbunden ist. In der Frontalebene besteht deshalb stets eine starke Verlagerung der mittleren und terminalen Schlingenpartien nach rechts, häufig sogar nach rechts oben, im Sinne eines überdrehten Rechtstyps. Der frontale Umlaufsinn ist stets normal. — *Als Hauptmerkmal der vektoriellen*

Veränderungen bei Transposition darf deshalb die extrem starke Schlingenverlagerung nach rechts-horizontal oder hinten (nicht nach rechts vorne) bei noch weiter horizontaler Schleife und nur geringen linksventriculären Potentialen angesehen werden. Dabei kann die horizontale Schleife im Gegenuhr- oder Uhrzeigersinn drehen. Es handelt sich somit um einen Vektorverlauf, der wenigstens teilweise demjenigen des Ventrikelseptumdefektes resp. der biventriculären Volumenüberlastung ähnlich ist, hier jedoch durch Drucküberlastung rechts noch zusätzlich alteriert wird. Die Repolarisation ist in der Regel im Sinne der Innenschicht-Alteration rechts verändert resp. der ST- und T-Vektor sind nach hinten links unten, seltener nach vorne links oben verlagert.

2. Beziehungen zwischen VKG und EKG

In den *Extremitätenableitungen* besteht entweder ein Rechtstyp oder ein überdrehter Rechtstyp entsprechend der Steilstellung der Schlinge resp. Verlagerung derselben nach rechts oben. Die *Brustwandableitungen* zeigen in der Regel die Zeichen der biventriculären Hypertrophie mit Überhöhung der R-Potentiale rechtspräcordial und Vertiefung der S-Zacken von V2 bis V4 (V5). In V3 oder V4 bestehen häufig idiophasische R/S-Komplexe (positives Katz-Wachtelsches Zeichen). Die Nachschwankung ist im Sinne der Innenschicht-Alteration verändert, indem in Abl. III und avF resp. avR sowie in den rechtspräcordialen Ableitungen eine ST-Senkung und T-Inversion besteht.

F. Differentialdiagnose der vektoriellen Veränderungen bei den häufigsten Formen der Rechts- oder biventriculären Hypertrophie mit oder ohne Shunt (Vorhofseptumdefekt, av-commune, Ventrikelseptumdefekt, Pulmonalstenose, pulmonale Hypertrophie)

1. P-Vektor
(Abb. 116, Tabelle 19)

Die Drucküberlastung rechts führt zufolge Erhöhung des rechtsventriculären enddiastolischen Druckes zu einer Erhöhung des Druckes im rechten Vorhof und damit zu Vorhofshypertrophie rechts. Deshalb deutliche Steilstellung und Verstärkung der initial anterioren Orientierung der p-Schleife mit gleichzeitiger Vergrößerung der rechtsatrialen Potentiale. Dies betrifft vor allem die Pulmonalstenose, pulmonale Hypertonie sowie den Ventrikelseptumdefekt mit pulmonaler Hypertonie. Bei Vorhofseptumdefekt bestehen Zeichen einer biauriculären Hypertrophie, indem einerseits die Steilstellung der p-Schleife in der Sagittalebene verstärkt ist, andererseits jedoch in der Horizontal- und Frontalebene eine deutliche Linksorientierung vorliegt. Die p-Vektoren sind überdies mehrheitlich leicht vergrößert.

2. QRS-Vektor

Sämtliche Formen der Volumenüberlastung rechts (Vorhofseptumdefekt, Ventrikelseptumdefekt, av-commune) gehen mit einer signifikanten *Verlängerung der QRS-Dauer* einher, während diese bei Pulmonalstenose und pulmonaler Hypertonie, also bei reiner Drucküberlastung noch im oberen Normbereich liegt. Dies entspricht der weiter vorne diskutierten Beob-

Tabelle 19. *Vergleich der vektoriellen Zeichen der Rechtshypertrophie resp. biventrikulären Hypertrophie bei Pulmonalstenose, pulmonaler Hypertonie, Vorhofseptumdefekt (ASD II), av-commune (ASD I), Ventrikelseptumdefekt ohne und mit pulmonaler Hypertonie resp. Pulmonalstenose*

	P-Vektor			T-Vektor			QRS-Dauer (msec)	Horizontal		Horizontal		Frontal +y terminal (mV)
	Max.V. (mV)	S (Grad)	F (Grad)	Max.V. (mV)	H (Grad)	F (Grad)		−x (mV)	+x (mV)	−z (mV)	+z (mV)	
ilmonale ypertonie =29	0,151	102	70	0,177	−36	−17	92	0,577	0,589	0,185	0,264	0,096
ilmonal-enose =11	0,156	106	63	0,379	+35	+34	94	0,520	0,382	0,170	0,316	0,086
SD II =45	0,142	114	55	0,309	−16	+14	111	0,644	0,601	0,255	0,254	0,071
SD I =15	0,161	40	77	0,343	+8	+33	106					
SD =14	0,132	78	65	0,483	+13	+16	108	0,504	0,911	0,348	0,613	0,173
SD mit I/PS =4	0,123	99	66	0,280	+31	+34	112	0,893	0,496	0,329	0,068	0,059

Signifikanzen: QRS-Dauer: PS/ASD II $p < 0,001$; $-x$ *Hor.*: ASD II/VSD $p < 0,3$; $+x$ *Hor.*: VSD/ASD II $p < 0,01$, VSD/ASD II-PS-PH $p < 0,005$; PH/PS $p < 0,05$; $-z$ *Hor.*: VSD/ASD II $p < 0,3$; VSD+ASD II/PS-PH $p < 0,05$, ASD II/PS-PH $p < 0,05$; $+z$ *Hor.*: VSD/PH-PS-ASD II $p < 0,005$; $+y$ *front. term.*: VSD/PH-PS-ASD II $p < 0,01$.

achtung, daß die Volumenüberlastung rechts zu einer Verspätung der terminalen Erregungsausbreitung führt, bedingt durch eine Hypertrophie und Dilatation des rechtsventriculären Ausflußtraktes.

Die Verlagerung der horizontalen QRS-Schleife auf der x-Achse nach links ($+x$, Tabelle 19) ist beim Ventrikelseptumdefekt ohne pulmonale Hypertonie als Ausdruck der Linkshypertrophie gegenüber dem Vorhofseptumdefekt, der Pulmonalstenose und pulmonalen Hypertonie signifikant vergrößert. Sie ist demgegenüber bei Pulmonalstenose signifikant am kleinsten, da hier die linksventriculären Potentiale durch die starke Rechtshypertrophie weitgehend neutralisiert werden. Demgegenüber ist fest zuhalten, daß bei pulmonaler Hypertonie resp. Cor pulmonale auf Grund von Lungengefäßveränderungen, d.h. bei mittelschwerer Rechtshypertrophie die linksventriculären Potentiale noch deutlich zur Geltung gelangen. Auch bei Ventrikelseptumdefekt mit pulmonaler Hypertonie sind die linksventriculären Kräfte — wiederum als Ausdruck der Zunahme der rechtsventriculären Potentiale — deutlich eingeschränkt, aber

ebenfalls noch immer erheblich größer als bei Pulmonalstenose.

Die Verlagerung der horizontalen QRS-Schleife auf der x-Achse nach rechts ($-x$, Tabelle 19) ist bei allen Formen relativ deutlich ausgeprägt, da stets eine mehr oder weniger starke Rechtshypertrophie vorliegt; am auffallendsten ist sie wiederum bei Ventrikelseptumdefekt mit pulmonaler Hypertonie, da hier die QRS-Schleife vor allem nach rechts horizontal und nicht nach rechts vorne gerichtet ist; die Unterschiede erweisen sich jedoch nicht als signifikant.

Die *initiale Orientierung der QRS-Schleife auf der z-Achse nach vorne* ($-z$, Tabelle 19) ist beim Ventrikelseptumdefekt, entsprechend der Volumenüberlastung links, gegenüber der Pulmonalstenose und pulmonalen Hypertonie signifikant vergrößert. Auch gegenüber dem Vorhofseptumdefekt besteht ein eindeutiger, wenn auch nicht signifikanter Unterschied.

Bei Ventrikelseptumdefekt ohne pulmonale Hypertonie findet sich auch die stärkste *Orientierung der horizontalen QRS-Schleife auf der z-Achse nach hinten* ($+z$, Tabelle 19). Sie unterscheidet sich wiederum signifikant von der reinen Drucküberlastung rechts (Pulmonalstenose, pulmonale Hypertonie) sowie vom Vorhofseptumdefekt (Volumenüberlastung rechts). Auffallend ist die starke Reduktion der posterioren Schleifenorientierung bei Ventrikelseptumdefekt mit pulmonaler Hypertonie.

Schließlich besteht beim unkomplizierten Ventrikelseptumdefekt ebenfalls eine signifi-

kant stärkere *terminale Schlingenverlagerung nach oben* als bei reiner Drucküberlastung rechts oder Vorhofseptumdefekt.

Das *av-commune* unterscheidet sich stets durch eine frontale Schleifendrehung im Gegenuhrzeigersinn nach oben und wird deshalb hier nicht besonders erwähnt.

3. Vergleich der Orientierung des horizontalen und frontalen Maximalvektors
(Abb. 116)

Bei *pulmonaler Hypertonie* ist der horizontale Maximalvektor mehrheitlich nach rechts hinten oder rechts vorne orientiert, während er

noch ein direkt nach links oder geringgradig nach links hinten orientierter Vektor. Die Linksorientierung ist hier weitgehend Ausdruck

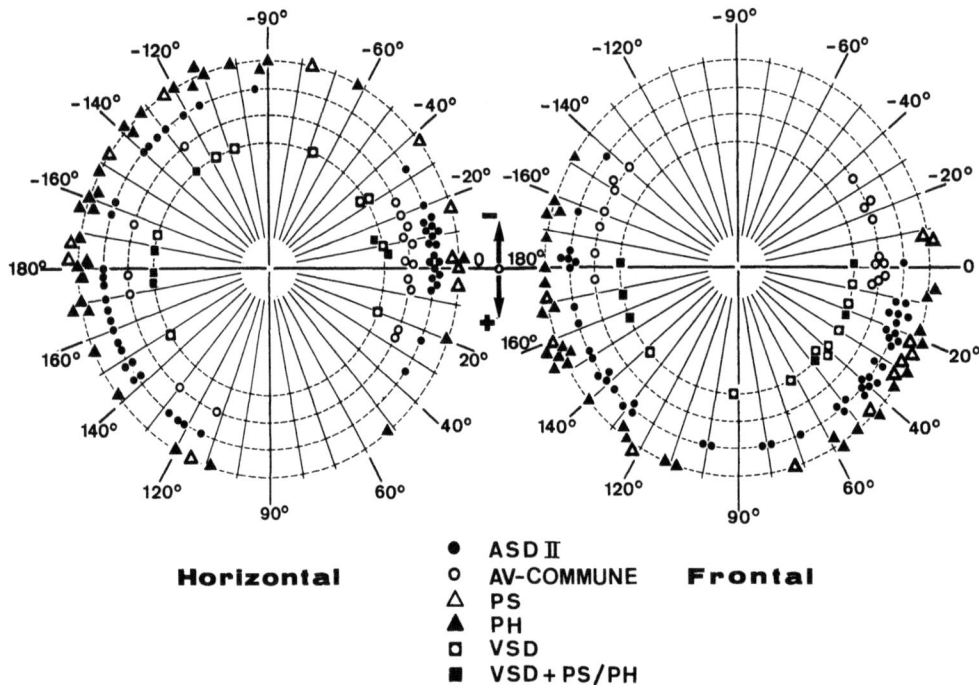

Horizontal

● ASD II
○ AV-COMMUNE
△ PS
▲ PH
□ VSD
■ VSD + PS/PH

Frontal

Abb. 116. Orientierung des horizontalen resp. frontalen Maximalvektors bei verschiedenen Vitien mit Rechts-resp. biventriculärer Hypertrophie

Vorhofseptumdefekt (*ASD II*), av-commune (Endocard cushion defect, *ASD I*), Pulmonalstenose (*PS*), pulmonale Hypertonie auf Grund von Lungengefäßveränderungen (*PH*), Ventrikelseptumdefekt (*VSD*), Ventrikelseptumdefekt und Pulmonalstenose resp. pulmonale Hypertonie (*VSD+PS/PH*) (s. Text)

bei *Pulmonalstenose*, abhängig vom Stenosegrad noch relativ häufig nach links hinten gerichtet bleibt. Dementsprechend überwiegt bei der Pulmonalstenose frontal wiederum die Orientierung nach links unten, während bei pulmonaler Hypertonie der maximale QRS-Vektor mehrheitlich nach unten rechts gerichtet ist.

Bei *Vorhofseptumdefekt* findet sich horizontal mehrheitlich eine Orientierung des Maximalvektors nach rechts hinten oder rechts vorne; in ca. $\frac{1}{3}$ der Fälle besteht allerdings

einer nur geringen Volumenüberlastung rechts und damit indirekt von der Größe des Links-Rechts-Shunt abhängig. Dementsprechend ist der frontale Maximalvektor ungefähr zu gleichen Teilen nach unten links oder rechts gerichtet. In seltenen Fällen — bei starker terminaler Rechtsorientierung — kann der Frontalvektor allerdings sogar geringgradig nach rechts oben orientiert sein. Auch dann dreht die Schlinge jedoch noch immer der Norm entsprechend im Uhrzeigersinn nach unten!

Beim *av-commune* findet sich demgegenüber in der Frontalebene praktisch ausschließlich eine Orientierung des Maximalvektors nach oben; nur in wenigen Fällen ist der Frontalvektor noch geringgradig nach unten gerichtet oder nimmt eine horizontale Lage ein. In allen diesen Fällen findet sich jedoch stets eine frontale Drehung der Schleife im Gegenuhrzeigersinn nach oben. In der Horizontalebene ist die Verteilung der nach links resp. rechts orientierten Maximalvektoren dagegen ungefähr identisch.

Bei *Ventrikelseptumdefekt* schließlich sind die horizontalen Maximalvektoren je nach Shuntgröße nach hinten links oder hinten rechts, jedoch nur selten nach rechts vorne orientiert. Entsprechend der biventriculären

Hypertrophie ist der frontale Maximalvektor noch mehrheitlich nach unten links gerichtet.

Eine Differenzierung der verschiedenen Formen von Rechtshypertrophie mit oder ohne Shunt ist somit anhand der Orientierung des horizontalen und frontalen Maximalvektors nicht ohne weiteres möglich. Lediglich das av-commune läßt sich anhand seiner Orientierung gegen oben in der Frontalebene eindeutig abtrennen. Bei den übrigen Formen sind die weiter vorne diskutierten Kriterien wie Umlaufsinn der Schlinge, Verlagerung der frühen und mittleren sowie terminalen Anteile nach rechts oder links resp. vorne oder hinten, Größe der Schlingenausdehnung usw. mit zu berücksichtigen.

G. Der offene Ductus Botalli

1. Vektorverlauf

Der offene Ductus Botalli geht auf Grund der extrakardialen Lokalisation des Links-Rechts-Shunt weitgehend mit einer reinen, isolierten Volumenüberlastung des linken Ventrikels einher. Eine geringe Rechtsüberlastung kann bei sehr großem Links-Rechts-Shunt zwar noch gefunden werden, sie erreicht jedoch nie die Ausmaße wie beispielsweise beim Ventrikelseptumdefekt. Entsprechend der *Volumenüberlastung links* zeigt sich — ähnlich wie beim Ventrikelseptumdefekt — wiederum eine *starke initial anteriore Schleifenorientierung*, welche die ersten 20—30 msec der QRS-Schleife umfaßt (Abb. 117). Als weiteres Zeichen der Linkshypertrophie findet sich überdies eine vermehrte Orientierung der horizontalen Schlinge gegen hinten-medial sowie in der Frontalebene auf die *x*-Achse zu. Auffallend ist dagegen, daß die räumlichen Maximalpotentiale die Norm in der Regel nicht wesentlich überschreiten und häufig zwischen 1,5 und 2,0 mV liegen. — Die zusätzliche leichte Rechtsüberlastung bei großem Links-Rechts-Shunt kann sich in einer geringen Verlagerung der terminalen QRS-Schleife nach rechts hinten äußern (Abb. 117). Sie ist jedoch wesentlich weniger ausgesprochen

als beim Vorhof- oder Ventrikelseptumdefekt, so daß die QRS-Schleife beim unkomplizierten Duct generell den Verlauf der Volumenüberlastung links beibehält.

Die Repolarisation ist — entsprechend der Volumenüberlastung links — mehrheitlich noch normal (Abb. 90) und die T-Schleife der Norm entsprechend nach vorne links unten gerichtet.

Ein wesentlich verschiedener Verlauf findet sich beim *Duct mit pulmonaler Hypertonie (hypertensiver Duct)*. Hier bestehen in der Regel schwere Zeichen der Rechtshypertrophie sowie der Innenschicht-Ischämie rechts (Abb. 117); die gesamte QRS-Schleife ist nach vorne und leicht nach unten rechts orientiert. Trotzdem lassen sich die Zeichen der Volumenüberlastung links noch immer an der deutlich nach vorne links gerichteten initialen Schlingenorientierung erkennen; die horizontale Schleife bleibt dadurch trotz anteriorer Orientierung sehr weit und zeigt einen ähnlichen Verlauf wie bei Tetralogie resp. eine Kombination von Volumenüberlastung links mit Drucküberlastung rechts. Der T-Vektor ist im Sinne der Innenschicht-Ischämie rechts, nach links hinten, von der rechten Kammer weg gerichtet.

2. Beziehungen zwischen VKG und EKG

Beim unkomplizierten Duct bestehen elektrokardiographisch weitgehend die Zeichen der reinen Volumenüberlastung links: in den *prä-*

cordialen Ableitungen findet sich eine Überhöhung der R-Zacke in V1 bis V3, entsprechend der initial verstärkten Orientierung nach

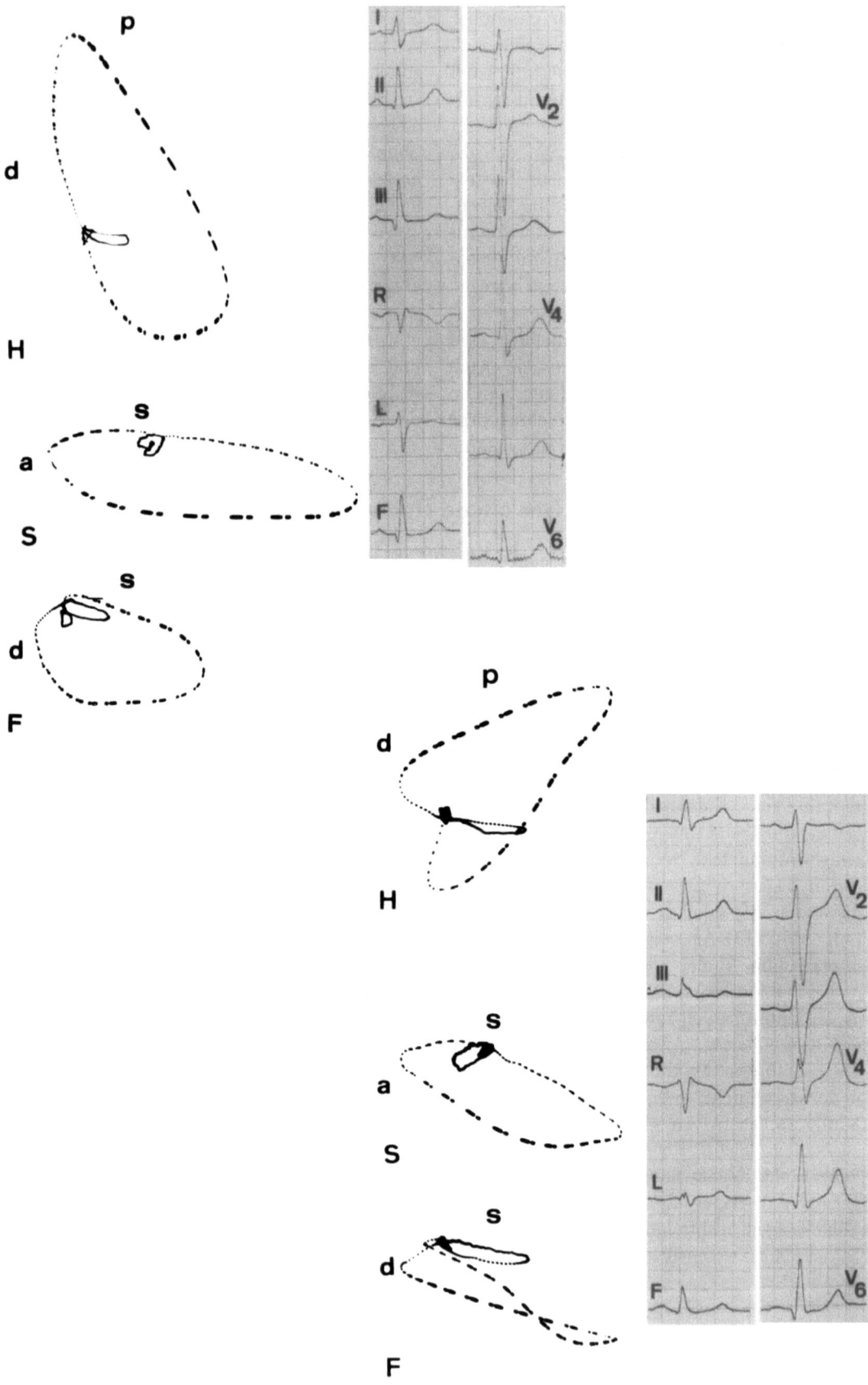

Abb. 117

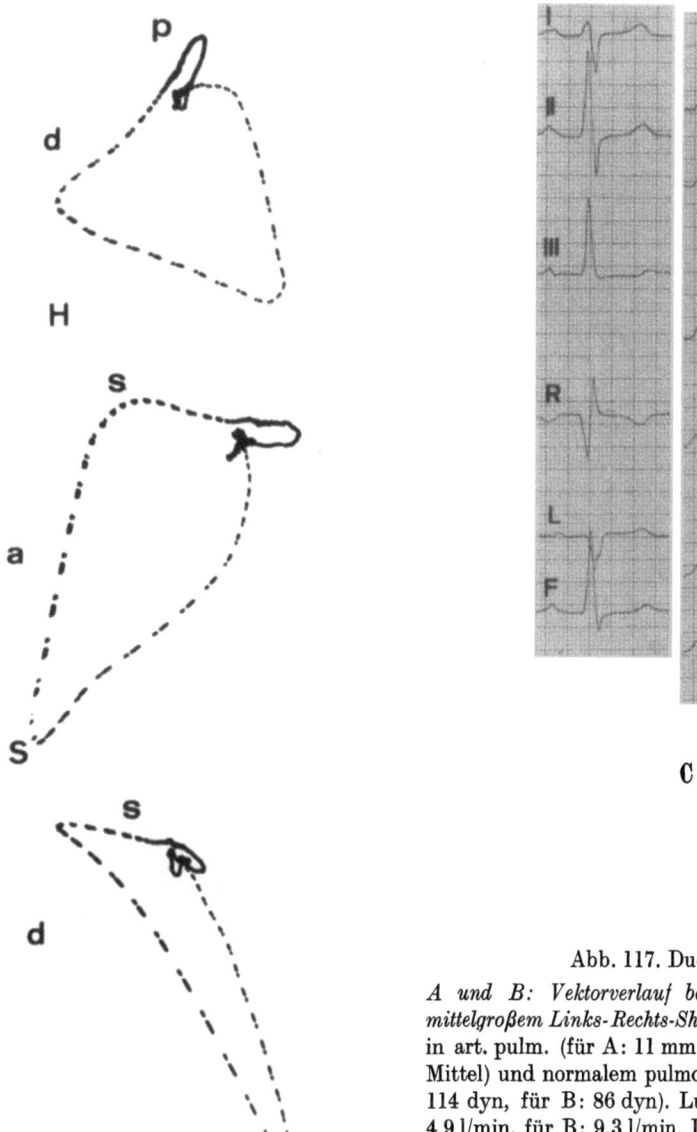

C

Abb. 117. Ductus Botalli

A und B: Vektorverlauf bei Duct mit kleinem und mittelgroßem Links-Rechts-Shunt sowie normalem Druck in art. pulm. (für A: 11 mm Hg, für B: 20 mm Hg im Mittel) und normalem pulmonalem Widerstand (für A: 114 dyn, für B: 86 dyn). Lungendurchblutung für A: 4,9 l/min, für B: 9,3 l/min, Links-Rechts-Shunt für A: 0,5 l/min, für B: 3,3 l/min. QRS-Schleife initial stark nach vorne resp. vorne links gerichtet, terminaler Anteil geringgradig nach hinten rechts, aber nicht nach oben verlagert, nur sehr geringe Rechtsverspätung. Die räumlichen Maximalvektoren sind noch im Normbereich (für A: 1,24 mV, für B: 1,32 mV) und nach links hinten unten gerichtet. Im Gegensatz zum Vektorverlauf bei unkompliziertem Ventrikelseptumdefekt ist die horizontale Schleife leicht verschmälert und nach hinten elongiert; ebenso stärkere initial anteriore Orientierung als bei Ventrikelseptumdefekt und geringere terminale Rechtsverlagerung, namentlich nicht nach rechts hinten oben! T-Schleife der Norm entsprechend nach vorne links und leicht nach unten gerichtet. Im *EKG* dementsprechend in den Extremitätenableitungen kleines SI, präcordial vorwiegend die Zeichen der Volumenüberlastung links mit Überhöhung der R-Potentiale in V_1 bis V_3 bei gleichzeitiger Vertiefung der S-Zacken

C: Vektorverlauf bei hypertensivem Duct. QRS-Schleife initial stark nach vorne links unten orientiert, terminal wiederum deutlich nach rechts, aber nur wenig nach oben verlagert. Keine Rechtsverspätung. Horizontale Schleife — im Gegensatz zum unkomplizierten Duct — im Uhrzeigersinn nach vorne drehend als Zeichen der starken Rechtshypertrophie, initiale Partien aber noch deutlich nach vorne links orientiert, deshalb horizontale Schleife erweitert. Räumlicher Maximalvektor mit 3,24 mV stark vergrößert, noch nach links unten, jedoch nach vorne gerichtet. ST- und T-Vektor nach hinten verlagert. Im *EKG* starke Überhöhung der R-Potentiale von V_1 bis V_5 mit Vertiefung der S-Zacken in V_4 bis V_6 (biventriculäre Hypertrophie), wobei die Linkshypertrophie ebenfalls noch leicht überwiegt. Herzkatheter: Mitteldruck der art. pulm. 65 mm Hg, Lungendurchfluß 4,0 l/min, Links-Rechts-Shunt 1,1 l/min, Rechts-Links-Shunt von ca. 30% in art. fem. und 5% in art. brachialis links, pulmonaler Widerstand 1200 dyn sec cm^{-5}

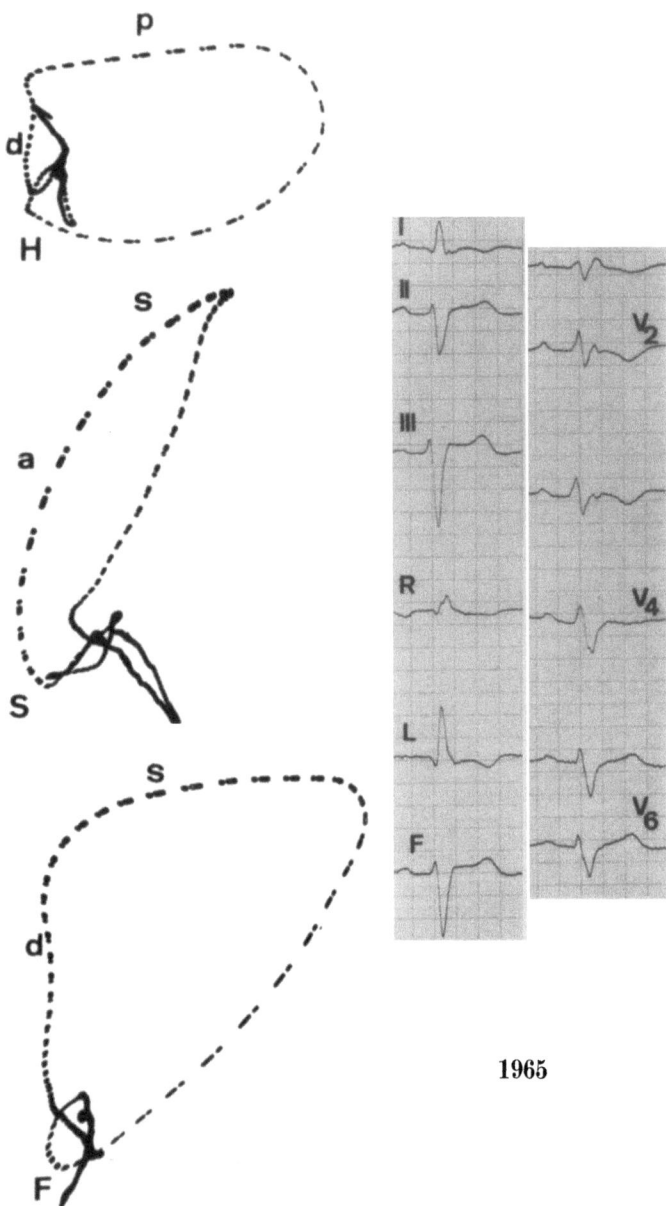

1965

Abb. 118. Ebsteinsche Anomalie. L. V., ♀, 16jährig. Links: Vektorverlauf anläßlich der ersten Hospitalisation und Herzkatheter-Untersuchung 1965; rechts 1 Jahr später, kurz vor Exitus in schwerster Rechtsinsuffizienz und Arrhythmie

1965 VKG: QRS-Schleife horizontal stark nach vorne und links verlagert entsprechend dem Überwiegen der linksventriculären Potentiale. Die anteriore Orientierung ist am deutlichsten sagittal. Daneben besteht eine starke Verlagerung der gesamten Schlinge nach oben sowie eine deutliche Rechtsverspätung. Im *EKG* überdrehter Linkstyp in den Extremitätenableitungen, dementsprechend in Abl. III ein rSr-Typ. Präcordial starke QRS-Verbreiterung in V_1, ebenfalls mit rsr-Typ

1966 VKG: Stärkere posteriore Orientierung der QRS-Schlinge mit weitgehendem Fehlen der initial anterioren Potentiale. Starke Rechtsverspätung und mäßige Verlagerung der terminalen Schlinge nach rechts. Im *EKG* noch immer überdrehter Linkstyp, präcordial noch deutlicher rsr-Typ entsprechend der terminalen Verlagerung der Schlinge nach rechts hinten oben. Intermittierend findet sich ein Präexcitationssyndrom im Sinne eines WPW (2. QRS-Komplex der präcordialen Ableitung). Damit erklärt sich auch das Fehlen der anterioren Orientierung der QRS-Schleife

Herzkatheterismus 1965: Druck im rechten Vorhof im Mittel 3 mm Hg, a-Welle 8, v-Welle 5 mm Hg; im rechten Ventrikel 19/0—3, in art. pulm. 15/3, Mittel 9 mm Hg, PCP im Mittel 7 mm Hg. Cardiac index 2,4 l/min/m². Kein Links-Rechts-Shunt, jedoch auf Vorhofsebene kleiner Rechts-Links-Shunt (Farbstoff) sowie deutliche

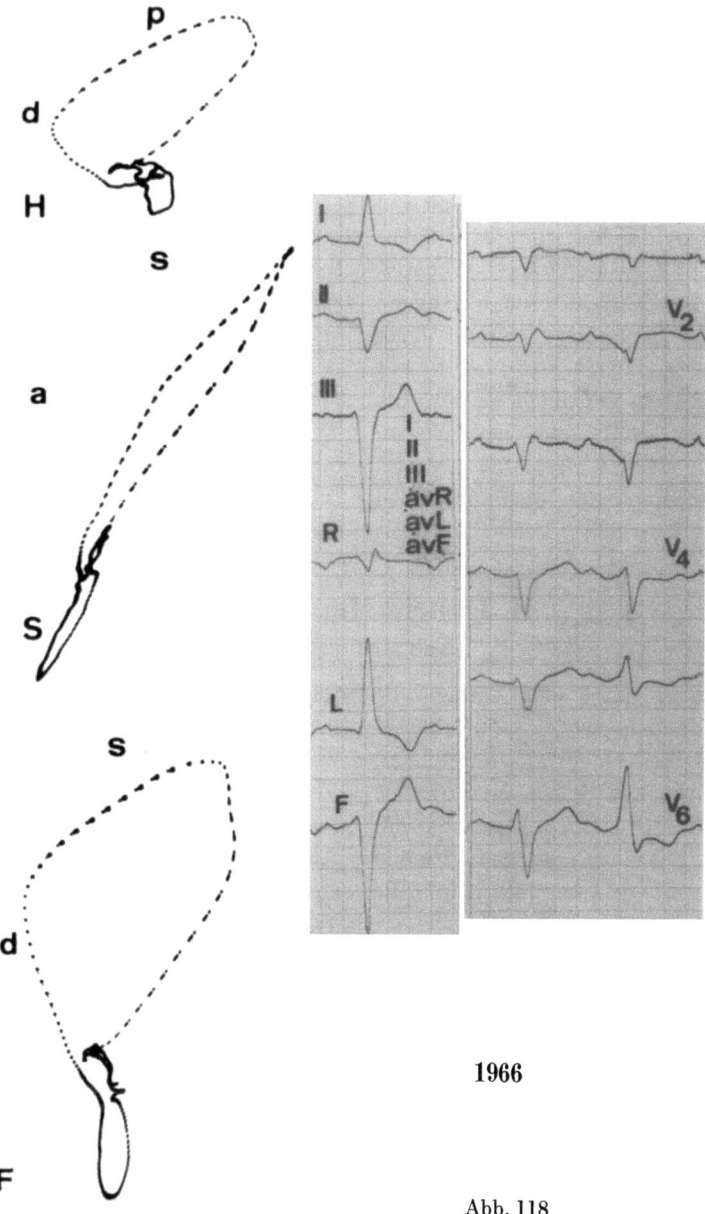

1966

Abb. 118

Tricuspidalinsuffizienz. Eindeutiger Nachweis eines atrialisierten rechten Ventrikels resp. einer Übergangszone mit Vorhofsdruck, hoher v-Welle und rechtsventriculärem EKG. Im Angiogramm eindeutige Verlagerung der Tricuspidalklappe nach links. Bei der Autopsie: Ebsteinsche Anomalie der Tricuspidalklappe, normale Coronararterien

vorne. Gleichzeitig führt die starke postero-mediale Schleifenorientierung zu einer Vertiefung der S-Zacke in V1 bis V3. Die links-präcordialen R-Potentiale sind in der Regel jedoch nicht wesentlich erhöht, da das räumliche Maximalpotential meistens keine Zunahme erfährt. Die Übergangszone ist nicht eindeutig nach rechts verschoben; das Katz-Wachtelsche Zeichen — als Ausdruck der biventriculären Hypertrophie — fehlt, ein diffe-rentialdiagnostisches Moment gegenüber dem Ventrikelseptumdefekt, auf welches bereits von Sodi-Pallares hingewiesen wurde. In den *Extremitätenableitungen* besteht mehrheitlich ein Mitteltyp, wobei sich in Abl. I relativ häufig eine kleine S-Zacke vorfindet, als Ausdruck einer minimalen terminalen Rechtsverlagerung der frontalen Schleife. Da die terminale Schlinge jedoch nicht nach rechts oben verlagert ist, fehlt ein S I-S II-S III-Typ. Die

Nachschwankung ist entsprechend der normalen Lage des T-Vektors unverändert. — Beim
hypertensiven Duct bestehen präcordial die
Zeichen der biventriculären Hypertrophie: hohe
R-Potentiale in V1, relativ tiefe S-Zacken in
V4 bis V6 als Zeichen der Rechtshypertrophie,
kombiniert mit relativ hohen R-Potentialen in
V4 und V5 sowie idiophasischen R/S-Kom-
plexen in V3 oder V4 (positives Katz-Wachtelsches Zeichen). Die Extremitätenableitungen
zeigen einen Mittel- bis Steiltyp, seltener einen
Rechtstyp, da der Maximalvektor noch immer
nach vorne unten links und nicht nach rechts
orientiert bleibt. In Abl. I findet sich dagegen,
entsprechend der starken Zunahme der terminalen Rechtsverlagerung der frontalen
Schlingen, eine deutliche Vertiefung der

S-Zacke. Die Nachschwankung zeigt die
Zeichen der Innenschicht-Alteration rechts:
Senkung der ST-Strecke und T-Inversion in
Abl. III sowie V1 bis V3, entsprechend der
Orientierung des ST- und T-Vektors nach
links hinten oben.

Auffallend ist, daß sowohl beim Ventrikelseptumdefekt wie auch beim Ductus Botalli
trotz Volumenüberlastung links der Umlaufsinn der Schlinge in der Frontalebene, im
Gegensatz zur erworbenen Volumenüberlastung
bei Aorteninsuffizienz, in der Regel noch normal ist. Wieweit dies auf einen verschiedenen
Typ der Volumenhypertrophie schließen läßt
oder dabei die zusätzliche Rechtshypertrophie
(vor allem beim Ventrikelseptumdefekt) mit-
spielt, läßt sich nicht sicher entscheiden.

H. Ebsteinsche Anomalie
(Abb. 118 und 119)

Die Anomalie ist durch eine Verlagerung
der Tricuspidalklappen in den Einflußtrakt
des rechten Ventrikels hinein gekennzeichnet.
Gleichzeitig erfährt der rechte Vorhof eine
starke Vergrößerung, indem die in Nähe des
Tricuspidalringes gelegenen Ventrikelpartien in
den Vorhof miteinbezogen werden. Durch die
damit verbundene Tricuspidalinsuffizienz er-

folgt überdies auch eine hämodynamische Überlastung des rechten Vorhofes, welche über die
chronische Druckerhöhung wiederum zu einer
Vorhofshypertrophie führt. Da jedoch auch der
rechtsventriculäre Ausflußtrakt häufig in die
Anomalie miteinbezogen sein kann, indem er eine
gewisse Unterentwicklung aufweist, betrifft das
Vitium somit den gesamten rechten Ventrikel.

1. Vektorverlauf

Entsprechend den anatomischen Verhält-
nissen sind die rechtsatrialen Vorhofspartien
deutlich verstärkt und die p-Schleife potentialmäßig vergrößert. *Als typisches Merkmal ist
vor allem der Ausfall der frühen und mittleren
rechtsventriculären Potentiale bei gleichzeitiger
Störung der Erregungsausbreitung in den späten
rechtsventriculären Schlingenabschnitten anzusehen.* Dadurch zeigt die Vektorschleife in den
frühen und mittleren Abschnitten ein Überwiegen der *normalen* linksventriculären Potentiale resp. eine initial starke Verlagerung der
QRS-Schleife nach links-horizontal, wobei die
Drehung nach hinten meistens fehlt und die

Hauptanteile der Schlinge leicht nach vorne
gerichtet sind. In den *terminalen* Abschnitten
dagegen findet sich eine mehr oder weniger
stark ausgeprägte Verlagerung nach rechts,
wobei Rechtsverspätung und -verzögerung ein
extrem starkes Ausmaß annehmen können.
Der Maximalvektor ist entweder nach links
hinten unten oder oben gerichtet; im letzteren
Fall findet sich stets eine Drehung der frontalen Schlinge im Gegenuhrzeigersinn nach
oben. — Die T-Schleife ist mehrheitlich von der
rechten Kammer weg orientiert und im Sinne
einer massiven Innenschicht-Alteration rechts
nach links hinten gerichtet.

2. Beziehungen zwischen VKG und EKG

In der Regel besteht ein ausgesprochener
Rechtsschenkelblock, der besonders in den *präcordialen* Ableitungen zum Ausdruck kommt.
Dabei sind die Potentiale in V1 und V2, entsprechend der Schlingenausdehnung nach links,

jedoch niedrig, meistens vom rsr- oder rsR-
Typ, wobei die sekundäre R-Zacke jedoch nur
wenig erhöht ist. Im Vordergrund steht die
massive Verlängerung der QRS-Dauer, bedingt
durch die starke terminale Rechtsverspätung

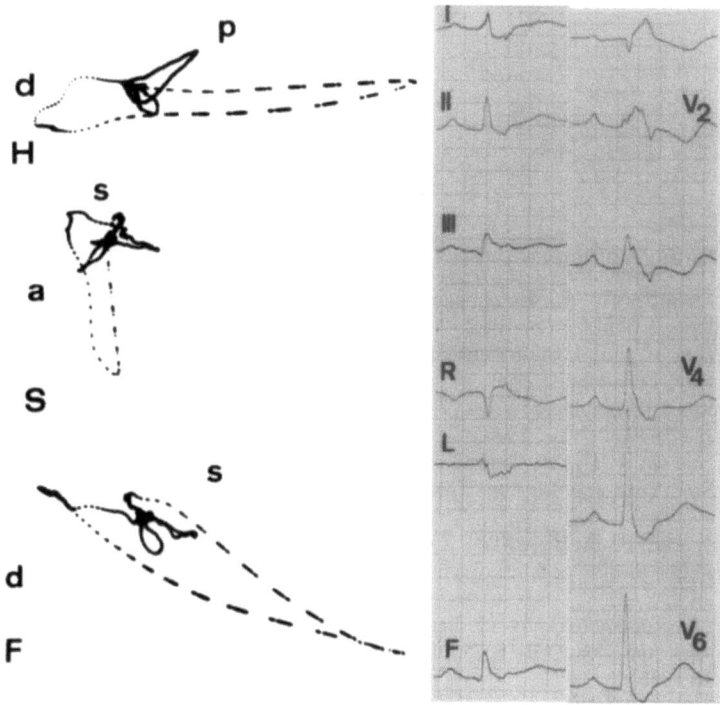

Abb. 119. Ebsteinsche Anomalie. S. W., ♂, 37jährig

VKG: Horizontaler Vektor als Ausdruck der verminderten rechtsventriculären Potentiale stark nach links-horizontal gerichtet, dann nach vorne drehend und vor dem Nullpunkt nach rechts verlaufend. Schwere terminale Verzögerung der Erregungsausbreitung rechts. Frontal noch normaler Umlaufsinn, jedoch wiederum terminale Verlagerung nach rechts oben; sagittal im Uhrzeigersinn nach vorne drehend. T-Schleife nach hinten links und leicht nach unten orientiert, von der rechten Kammer weg gerichtet, im Sinne einer Innen-schicht-Alteration rechts

Im *EKG* entsprechend der schweren Rechtsverspätung das Bild eines Rechtsschenkelblockes mit auffallend starker Rechtsverspätung, welche sich vor allem in V_1 bis V_3 und Abl. I und II äußert (breites, tiefes S). Da vektoriell jedoch die Schlinge horizontal im Uhrzeigersinn nach vorne dreht resp. vor dem Nullpunkt nach rechts verläuft, liegt kein eigentlicher Rechtsschenkelblock vor. Entsprechend dem starken Überwiegen der linksventriculären Potentiale leichte Überhöhung der R-Potentiale in V_5 und V_6 mit starker Verbreiterung der S-Zacke

Hämodynamik: Druck in art. fem. 125/83, im Mittel 105 mm Hg, im rechten Vorhof im Mittel 6, $a = 12$ mm Hg, rechter Ventrikel 30/0—7, art. pulm. 27/12, im Mittel 15 mm Hg, PCP normal. Cardiac index 2,5 l/min/m²; Tricuspidalinsuffizienz; Tricuspidalklappe stark nach links verlagert, ca. 4 cm links der Wirbelsäule liegend; angiographisch Klappenveränderung im Sinne der Ebsteinschen Anomalie. Im intracardialen EKG besteht eine deutliche Zone mit atrialisiertem rechten Ventrikel resp. Vorhofsdruck und rechtsventriculärem EKG

und Rechtsverlagerung. In den Extremitäten-ableitungen besteht entweder das Bild des klas-sischen Rechtsschenkelblocks mit tiefem und breitem S in Abl. I, II und avL bei steilstehen-der Schlinge oder ein überdrehter Linkstyp mit rSr-Typ in Abl. III bei nach oben links gerich-tetem Maximalvektor (Abb. 118 und 119). Nicht selten besteht intermittierend das Bild eines WPW vom Typ B resp. vom Links-schenkelblock-Typ. Dabei fehlt in der Regel eine initial anteriore Orientierung und damit eine primäre R-Zacke in V1 bis V4, hier jedoch

Ausdruck der Reizleitungsstörung und nicht eines Myokardverlustes (Abb. 118).

Die p-Zacke ist in der Regel, entsprechend der Vorhofsüberlastung rechts resp. der nach vorne unten gerichteten vergrößerten p-Schleife in V1 bis V4 und ebenfalls in II, III und avF deutlich überhöht. — Entsprechend der stark nach hinten links orientierten T-Schleife findet sich nicht selten eine T-Inversion in V1 bis V4 resp. III und avF als Ausdruck einer Innen-schicht-Alteration rechts.

Literatur

Monographien

BRINEBERG, L.: Quantitative vectorcardiography. Baltimore: Williams & Wilkins Co. 1960.

BURCH, G., J. ABILDSKOV, and J. CRONVICH: Spatial vectorcardiography. Philadelphia 1953.

CABRERA, E.: Electrocardiographie clinique. Théorie et pratique. Paris: Masson & Cie. 1959.

CHOU, TE-CHUAN, and R. A. HELM: Clinical vectorcardiography. New York and London: Grune & Stratton 1967.

CRANEFIELD, P. F., and B. F. HOFFMAN: Electrophysiology of single cardiac cells. Physiol. Rev. 38, 41 (1958).

DITLEFSEN, E. L.: Vectorcardiography in diagnosis of acute myocardial infarction. Oslo: Scandinavian University Books 1965.

DOUZELOT, E.: Etudes pratiques de vectorcardiographie. Paris 1950.

DUCHOSAL, P. W., et R. SULZER: La vectorcardiographie. Basel: Karger 1949/1959.

DÜX, A.: Koronarographie. Methode, Indikation und Ergebnisse. Stuttgart: Georg Thieme 1967.

FRIEDBERG, CH. K.: Erkrankungen des Herzens. (Deutsche Übersetzung: E. GILL.) Stuttgart: Georg Thieme 1959.

FULTON, W. F. M.: The coronary arteries. Springfield (Ill.): Ch. C. Thomas 1965.

GILLMANN, H.: Einführung in die vektorielle Deutung des EKG. Darmstadt: Dr. Dietrich Steinkopff 1954.

GRANT, R. P., and E. H. ESTES: Spatial vector electrocardiography. Philadelphia: Blakiston Co. 1951.

GREGG, D. E.: Coronary circulation in health and disease. Philadelphia: Lea & Febiger 1950.

GRISHMAN, A., and L. SCHERLIS: Spatial vectorcardiography. Philadelphia: W. B. Saunders Co. 1952.

GROEDEL, F. M.: Das Extremitäten-Thorax und Partialelektrokardiogramm des Menschen. Dresden: Theodor Steinkopff 1936.

HAMILTON, W. F., and P. DOW: Handbook of physiology, circulation, vol. 1, ed. by the American Physiological Society, Washington, D.C. Baltimore: Williams & Wilkins Co. 1962.

HOFFMAN, B. F., and P. F. CRANEFIELD: Electrophysiology of the heart. New York: McGraw-Hill Book Co. 1960.

HOFFMAN, I., and R. C. TAYMOR: Vectorcardiography 1965. Amsterdam: North-Holland Publ. Co. 1966.

HOLZMANN, M.: Klinische Elektrokardiographie. Stuttgart: Georg Thieme 1967.

HURST, J. W., and G. C. WOODSON: Atlas of spatial vector electrocardiography. New York: Blakiston Co. 1952.

JOUVE, A., et P. BUISSON: La vectorcardiographie en clinique. Paris: Masson & Cie. 1954.

KOWARZYKOWIC, H., and Z. KOWARZYKOWIC: Spatial vectorcardiography. New York: Pergamon Press 1961.

MASSIE, E., and T. J. WALSH: Clinical vectorcardiography and electrocardiography. Chicago: Year Book Publ. Inc. 1960.

SCHÄFER, H.: Elektrophysiologie. Wien: Franz Deuticke 1940—1942.

— Das EKG, Theorie und Klinik. Berlin-Göttingen-Heidelberg: Springer 1951.

—, and H. G. HAAS: Electrocardiography. In: Handbook of physiology, circulation, vol. 1, ed. by W. F. HAMILTON and P. DOW. American Physiological Society, Washington, D.C. Baltimore: Williams & Wilkins Co. 1962.

SCHELLONG, F.: Grundzüge einer klinischen Vektorkardiographie des Herzens. Berlin: Springer 1939.

SODI-PALLARES, D., and R. M. CALDER: New bases of electrocardiography. St. Louis: C. V. Mosby Co. 1956.

UHLEY, H. N.: Vector electrocardiography. Philadelphia: J. B. Lippincott Co. 1962.

WEIDMANN, S.: Elektrophysiologie der Herzmuskelfaser. Bern: Huber 1956.

WENGER, R.: Klinische Vektorkardiographie. Darmstadt: Dr. Dietrich Steinkopff 1956.

Kapitel I—IV: Theorie und Methodik

ABEL, H.: Das orthogonale Elektrokardiogramm. Arch. Kreisl.-Forsch. 37, 168 (1962).

AMER, N. S., J. H. STUCKY, B. F. HOFFMAN, R. R. CAPPELLETTI, and R. T. DOMINGO: Activation of the interventricular septal myocardium studied during cardiopulmonary bypass. Amer. Heart J. 59, 224 (1960).

ASHMAN, R., E. BYER, and R. H. BAYLEY: The normal human ventricular gradient. I. Factors which affect its direction and its relation to the mean QRS-axis. Amer. Heart J. 25, 16 (1943).

BENJAMIN, J. M., H. SCHWAN, C. F. KAY, and J. H. HAFKENSCHIEL: The electrical conductivity of living tissues as it pertains to electrocardiography. Circulation 2, 321 (1950).

BÖCKH, E. M., u. H. SCHÄFER: Weitere Untersuchungen über die Konstruierbarkeit von EKG-Vektoren aus Brustwandableitungen. Cardiologia (Basel) 23, 191 (1953).

BRINEAU, J. P., M. S. SPACH, and C. R. AYERS: Time-normalized correlation of ventricular activation and the vectorcardiogram. Amer. Heart J. 73, 64 (1967).

BRODY, D. A.: The meaning of lead vectors and the Burger triangle. Amer. Heart J. **48**, 730 (1954).

—, and R. C. ARZBAECHER: A comparative analysis of several corrected vectorcardiographic leads. Circulation **29**, 533 (1964).

—, and G. D. COPELAND: Electrocardiographic cancellations: Some observations concerning the "nondipolar" fraction of precordial electrocardiogram. Amer. Heart J. **56**, 381 (1958).

BURCHELL, H. B.: Current problems of excitation. Ann. N.Y. Acad. Sci. **65**, 741 (1957).

— H. E. ESSEX, and R. D. PRUITT: Studies on the spread of excitation through the ventricular myocardium. II. The ventricular septum. Circulation **6**, 161 (1952).

— R. D. PRUITT, and H. E. ESSEX: Excitation of the isolated ventricular septum of the heart. Proc. Soc. exp. Biol. (N.Y.) **77**, 117 (1951).

BURGER, H. C.: Lead vector projections. I. Ann. N.Y. Acad. Sci. **65**, 1076 (1957).

—, and J. B. MILAAN: Heart-vector leads. Brit. Heart J. **8**, 157 (1946); **9**, 154 (1947); **10**, 229 (1948).

— —, and W. BOER: Comparison of different systems of vectorcardiography. Brit. Heart J. **14**, 401 (1952).

— —, and W. KLIP: Comparison of three different systems of vectorcardiography. Amer. Heart J. **57**, 723 (1959).

—, and J. P. VAANE: A criterion characterizing the orientation of vectorcardiograms in space. Amer. Heart J. **56**, 29 (1958).

CRAIB, W. H., and A. CRANEFIELD: A study of the electrical field surrounding active heart muscle. Heart **14**, 71 (1927).

DUCHOSAL, P. W., et R. SULZER: La vectorcardiographie. Méthode d'exploration du champ électrique créé dans le corps humain par les courants d'action du cœur dans les conditions normales et pathologiques. Bibl. cardiol. (Basel) **3** (1949).

— R. VEYRAT et O. A. M. WYSS: Composantes globales et focales de l'électrocardiogramme recueilli en dérivation unipolaire à la surface du cœur isolé. Helv. physiol. pharmacol. Acta **10**, C50—C51 (1952).

EINTHOVEN, W.: Über die Form des menschlichen Elektrokardiogramms. Pflügers Arch. ges. Physiol. **60**, 91 (1895).

— Die galvanometrische Registrierung des menschlichen Elektrokardiogramms, zugleich eine Beurteilung der Anwendung des Kapillar-Elektrometers in der Physiologie. Pflügers Arch. ges. Physiol. **99**, 472 (1903).

— Weiteres über das Elektrokardiogramm. Pflügers Arch. ges. Physiol. **122**, 517 (1908).

— G. FAHR u. A. DE WAART: Über die Richtung und die manifeste Größe der Potentialschwankungen im menschlichen Herzen und über den Einfluß der Herzlage auf die Form des Elektrokardiogramms. Pflügers Arch. ges. Physiol. **150**, 275 (1913).

ELLIOT, R. S., W. A. MILLHON, and J. MILLHON: The clinical significance of uncomplicated marked left axis deviation in men without known disease. Amer. J. Cardiol. **12**, 767 (1963).

FAHR, G., u. A. WEBER: Über die Ortsbestimmung der Erregung im menschlichen Herzen mit Hilfe der Elektrokardiographie. Dtsch. Arch. klin. Med. **117**, 361 (1915).

FLECKENSTEIN, A.: Physiologie und Pathophysiologie des Myokardstoffwechsels im Zusammenhang mit den bioelektrischen und mechanischen Fundamentalprozessen. In: Das Herz des Menschen (Hrsg. W. BARGMANN u. W. DOERR), Bd. I, S. 379. Stuttgart: Georg Thieme 1963.

FRANK, E.: A comparative analysis of the eccentric double layer representation of the human heart. Amer. Heart J. **46**, 364 (1953).

— The elements of electrocardiographic theory. Transactions of the Amer. Institute of Electrical Engineers 1953.

— An equivalent circuit for the human heart-body electrical system. Amer. Heart J. **48**, 738 (1954).

— General theory of heart-vector projection. Circulat. Res. **9**, 258 (1954).

— Determination of the electrical center of ventricular depolarization in the human heart. Amer. Heart J. **49**, 670 (1955).

— Measurement and significance of cancellation potentials on the human subject. Circulation **11**, 937 (1955).

— Absolute quantitative comparison of instantaneous QRS equipotentials on a normal subject with dipole potentials on a homogenous torso model. Circulat. Res. **3**, 243 (1955).

— An accurate, clinically practical system for spatial vectorcardiography. Circulation **13**, 737 (1956).

— Spread of current in volume conducters of significant extent. Ann. N.Y. Acad. Sci. **65**, 980 (1957).

—, and C. F. KAY: A reference potential for unipolar electrocardiographic measurements on models. Amer. Heart J. **46**, 195 (1953).

— — Frontal plane studies on homogenous torso models. Circulat. Res. **9**, 724 (1954).

— — G. E. SEIDEN, and R. A. KEISMAN: A new quantitative basis for electrocardiographic theory: The normal QRS complex. Circulation **12**, 406 (1955).

GALVANI, L.: De viribus electricitatis in motu musculari comentarius. De Bononiensi Scientiarum et Artium Instituto atque Academia comentarii **7**, 363 (1791).

HARTMANN, I., R. VEYRAT, O. A. M. WYSS et P. W. DUCHOSAL: Comparaison vectorielle des électrocardiogrammes unipolaires recueillis en deux points d'un plan transversal, équidistant du centre et opposés par rapport au cœur. Cardiologia (Basel) **15**, 187 (1950).

— — — — Vectorcardiography as studied on the isolated mammalian heart suspended in a homogenous volume conductor. Cardiologia (Basel) **27**, 129 (1955).

—, u. O. A. M. WYSS: Vektorkardiographischer Nachweis des Partialabgriffes am isolierten Säugetierherzen. Ber. ges. Physiol. **172**, 128 (1954).

HECHT, H. H.: Some observations and the theories concerning the electrical behavior of the heart muscle. Amer. J. Med. **30**, 720 (1961).

HECKERT, E. W., W. R. COOK, and S. KRAUSE: The clinical value of vectorcardiography. Amer. J. Cardiol. **7**, 657 (1961).

HELLERSTEIN, H. K., D. SHAW, and T. SANO: Dissection of the vectorcardiogram: Differential vectorcardiography. Amer. Heart J. **47**, 887 (1954).

HELM, R. A.: Vectorcardiographic notation. Circulation **13**, 581 (1956).

HELMHOLTZ, H.: Über einige Gesetze der Verteilung elektrischer Ströme in körperlichen Leitern mit Anwendung auf die tierisch-elektrischen Versuche. Ann. Phys. u. Chem. **89**, 211, 253 (1853).

HOLLMANN, H. E., u. W. HOLLMANN: Das Einthovensche Dreiecks-Schema als Grundlage neuer elektrokardiographischer Registriermethoden. Z. Kreisl.-Forsch. **134**, 732 (1938).

HOPFF, L., A. K. HUBER u. O. A. M. WYSS: Studien zur Vektorkardiographie. III. Der Nachweis des Proximitätseffektes der vorderen Brustwandelektroden beim Menschen. Arch. Kreisl.-Forsch. **40**, 236 (1963).

—, u. O. A. M. WYSS: Studien zur Vektorkardiographie. II. Das transversale Planogramm des Menschen. Arch. Kreisl.-Forsch. **39**, 63 (1962).

HUBER, A.: Vektorkardiographischer Nachweis des Partialabgriffes am menschlichen Herzen. Pflügers Arch. ges. Physiol. **270**, 36 (1959).

HUPKA, K., u. R. WENGER: Ein Beitrag zur Frage der vektorkardiographischen Ableitungsmethodik. Z. Kreisl.-Forsch. **47**, 1030 (1958).

KATSUMI, K., E. SIMONSON, and O. H. SCHMITT: Relationship between the position of chest electrodes (Frank and SVEC III-systems) and the anatomic position of the heart. Amer. Heart J. **74**, 58 (1967).

KATZ, L. N.: The genesis of the electrocardiogram. Physiol. Rev. **27**, 398 (1947).

KOSSMANN, C. E., A. R. BERGER, B. RADER, J. BRUMLIK, S. A. BRILLER, and J. H. DONNELLY: Intracardiac and intravascular potentials resulting from electrical activity of the human heart. Circulation **2**, 10 (1950).

LEVINE, R. B., O. H. SCHMITT, and B. SIMONSON: Electrocardiographic mirror pattern studies. II. The statistical and individual validity of the heart dipole concept as applied in electrocardiographic analysis. Amer. Heart J. **45**, 500 (1953).

LEWIS, T.: The mechanism and graphic registration of the heart beat, 3rd ed. London: Shaw 1925.

—, and M. A. ROTSCHILD: The excitatory process in the dog's heart. Part II. The ventricles. Phil. Trans. B **206**, 181 (1915).

MANN, H.: A method of analysing the electrocardiogram. Arch. intern. Med. **25**, 283 (1920).

— The monocardiograph. Amer. Heart J. **15**, 681 (1938).

MASSUMI, R. A., A. GOLDMAN, L. RAHITA, K. KUSAMOTO, and M. PRINZMETAL: Studies on the mechanisms of ventricular activity. XVI. Activation of the human ventricle. Amer. J. Med. **19**, 838 (1955).

MCFEE, R., and A. PARUNGAO: An orthogonal lead system for clinical electrocardiography. Amer. Heart J. **62**, 93 (1961).

MILNOR, W. R., S. A. TALBOTT, and E. V. NEWMAN: A study of the relationship between unipolar leads and spatial vectorcardiograms, using the panoramic vectorcardiograph. Circulation **7**, 545 (1953).

MOORE, S. R., and P. H. LAUGNER: Location of the electrical center of ventricular depolarization. Amer. Heart J. **51**, 405 (1956).

MORTON, R. F., W. E. ROMANS, and D. A. BRODY: Cancellation of esophageal electrocardiograms. Circulation **15**, 897 (1957).

MÜLLER-BÜCHELE, S., L. HOPFF u. O. A. M. WYSS: Studien zur Vektorkardiographie. IV. Frontales und sagittales Planogramm des Menschen. Arch. Kreisl.-Forsch. **41**, 212 (1963).

OKADA, R. H.: An experimental study of multiple dipole potentials and the effects of inhomogeneities in volume conductors. Amer. Heart J. **54**, 567 (1957).

PENALOZA, D., and J. TRANCHESI: The three main vectors of the ventricular activation process in the normal human heart. I. Its significance. Amer. Heart J. **49**, 51 (1955).

PIPBERGER, H. V.: Evaluation of quantitative methods for obtaining mean spatial QRS vectors. Circulation **16**, 926 (1957).

— Die Bedeutung der orthogonalen Elektrokardiographie und Vektorkardiographie für die klinische Kardiologie. Arch. Kreisl.-Forsch. **29**, 58 (1958).

— Current status and persistent problems of electrode placements and lead systems for vectorcardiography and electrocardiography. Progr. cardiovasc. Dis. **2**, 248 (1959).

— S. M. BIALECK, J. K. PERLOFF, and H. W. SCHNAPER: Correlation of clinical information in the standard 12-lead electrocardiogram and in a corrected orthogonal 3-lead electrocardiogram. Amer. Heart J. **61**, 34 (1961).

—, and TH. N. CARTER: Analysis of the normal and abnormal vectorcardiogram in its own reference frame. Circulation **25**, 827 (1962).

—, and L. S. LILIENFELD: Application of corrected electrocardiographic lead system in man. Amer. J. Med. **25**, 539 (1958).

— F. W. STALLMANN, Y. KATSUHIKO, and H. W. DRAPER: Digital computer analysis of the normal and abnormal electrocardiogram. Progr. cardiovasc. Dis. **5**, 378 (1963).

PORTHEINE, H.: Fortschritte in der kardiologischen Diagnostik durch vektorkardiographische Analysen der elektrischen Tätigkeit des Herzens. Arch. Kreisl.-Forsch. **37**, 237 (1962).

—, u. J. H. MOHR: Über die Geschwindigkeit der Erregungsableitung im menschlichen Herzen. Z. Kreisl.-Forsch. **54**, 1229 (1965).

Report of Committee on electrocardiography. American Heart Association. Recommendations for standardization of leads and of specification for instruments in electrocardiography and vectorcardiography. Circulation **35**, 583 (1967).

RIJILAN, P.: L'électrogenèse globale du cœur chez l'homme. Electrocardiographie vectorielle et vectorcardiographie. Acta cardiol. (Brux.) **13**, 349 (1955).

SAVJOLOFF, V. V.: Methode der stereometrischen Elektrokardiographie. Z. Kreisl.-Forsch. **21**, 705 (1929).

SCHÄFER, H.: Die theoretischen Grundlagen des Elektrokardiogramms. Verh. dtsch. Ges. Kreisl.-Forsch. **18**, 11 (1952).

— Zur Gültigkeit der Vektortheorie des EKG und über Inhalt und Wert des elektrischen Herzbildes. Münch. med. Wschr. **96**, 951 (1954).

— Zur Vektortheorie des EKG. Zur Funktionselektrokardiographie KIENLEs und zum elektrischen Herzbild. Dtsch. med. Wschr. **80**, 11 (1955).

— General order of excitation and of recovery. Ann. N.Y. Acad. Sci. **65**, 743 (1957).

—, u. W. GÄRTNER: Über die absolute Größe elektrokardiographischer Potentiale. Pflügers Arch. ges. Physiol. **255**, 251 (1952).

SCHAFFER, A. I.: The body as a volume conductor in electrocardiography. Amer. Heart J. **51**, 588 (1956).

SCHELLONG, F., S. HELLER u. E. SCHWINGEL: Das Vektorkardiogramm. Eine Untersuchungsmethode des Herzens. I. Mitt. Z. Kreisl.-Forsch. **29**, 497 (1937).

SCHER, A. M.: Excitation of the heart. In: Handbook of physiology. Section 2: Circulation, vol. I (ed. W. F. HAMILTON and P. DOW), p. 287. Baltimore: Williams & Wilkins Co. 1962.

—, and A. C. YOUNG: Spread of excitation during premature ventricular systoles. Circulat. Res. **3**, 535 (1955).

— — The pathway of ventricular depolarisation in the dog. Circulat. Res. **4**, 461 (1956).

— — Ventricular depolarization and the genesis of QRS. Ann. N.Y. Acad. Sci. **65**, 768 (1957).

— — A. L. MALMGREN, and R. N. ERICKSON: Activation of the interventricular septum. Circulat. Res. **3**, 56 (1956).

— — —, and R. R. PATON: Spread of electrical activity through the wall of the ventricle. Circulat. Res. **1**, 539 (1953).

SCHMITT, O. H., R. B. LEVINE, and E. SIMONSON: Electrocardiographic mirror pattern studies. I. Experimental validity tests of the dipole hypothesis and of the central terminal theory. Amer. Heart J. **45**, 416 (1953).

—, and E. SIMONSON: The present status of vectorcardiography. Arch. intern. Med. **96**, 574 (1955).

SEIDEN, G. E.: Anatomic location of the electric heart center in patients. Circulat. Res. **4**, 313 (1956).

—, and R. A. KEISMAN: Cancellation of the abnormal QRS complex of heart disease. Amer. Heart J. **52**, 62 (1956).

SIMONSON, E., O. H. SCHMITT, R. D. LEVINE, and J. DAHL: Electrocardiographic mirror pattern studies. III. Mirror pattern cancellation in normal and abnormal subjects. Amer. Heart J. **45**, 655 (1953).

— —, and H. NAKAGAWA: Quantitative comparison of eight vectorcardiographic lead systems. Circulat. Res. **7**, 296 (1959).

— N. TUNA, N. OKAMOTO, and H. TOSHIMA: Diagnostic accuracy of the vectorcardiogram and electrocardiogram. A cooperative study. Amer. J. Cardiol. **6**, 829 (1966).

SODI-PALLARES, D., A. BISTENI, G. A. MEDRANO, and C. AYALA: Electrocardiography and vectorcardiography. In: B. L. GORDON, ed., Clinical cardiopulmonary physiology, ed. 2. New York: Grune & Stratton Inc. 1960.

— M. J. RODRIGUEZ, L. O. CHAIT, and R. ZUCKERMAN: The activation of the interventricular septum. Amer. Heart J. **41**, 569 (1951).

SOFFE, A. M., J. L. RICHMAN, and L. WOLFF: Comparative value of electrocardiographic and vectorcardiographic diagnosis: Pathological correlation. Acta cardiol. (Brux.) **9**, 667 (1954).

SPAHR-HARTMANN, I., u. O. A. WYSS: Studien zur Vektorkardiographie. I. Vektorkardiographische Darstellung des Partialabgriffes am freischlagenden, im homogenen Volumenleiter suspendierten Säugetierherzen. Arch. Kreisl.-Forsch. **37**, 299 (1962).

STALLMANN, F.: Über die Ableittheorie des Elektrokardiogramms. Arch. Kreisl.-Forsch. **25**, 291 (1957).

SULZER, R.: L'électrogramme à deux dimensions du battement et de la fibrillation ventriculaire du cœur de lapin. Arch. int. Physiol. **43**, 82 (1936).

TANNENBAUM, O., H. VESSELL, and J. A. SCHACK: A simple corrected orthogonal lead system of electrocardiography: Correlation with the conventional twelve lead electrocardiogram and clinical information. Amer. Heart J. **65**, 349 (1963).

VEYRAT, R.: La composition des potentials électriques recueillis en dérivation unipolaire à la surface du cœur. Helv. physiol. pharmacol. Acta **11**, 395 (1953).

WENGER, R.: Fortschritte und Möglichkeiten der Vektorkardiographie. Z. Kreisl.-Forsch. **47**, 1037 (1958).

—, and K. HUPKA: A new vectorcardiographic lead system. Amer. Heart J. **57**, 340 (1959).

WILSON, F. N., and F. D. JOHNSTON: The vectorcardiogram. Amer. Heart J. **16**, 14 (1938).

— —, and P. S. BARKER: The use of cathode ray oscillograph in the study of the monocardiogram. J. clin. Invest. **16**, 664 (1937).

— —, and C. E. KOSSMANN: The substitution of a tetrahedron for the Einthoven triangle. Amer. Heart J. **33**, 594 (1947).

— — A. G. MACLEOD, and P. S. BARKER: Electrocardiograms that represent the potential variation of a single electrode. Amer. Heart J. **9**, 447 (1934).

— — F. F. ROSENBAUM, and P. S. BARKER: On Einthovens triangle. The theory of unipolar electrocardiographic leads and the interpretation of the precordial electrocardiogram. Amer. Heart J. **32**, 277 (1946).

— — — H. ERLANGER, C. E. KOSSMANN, H. HECHT, N. COTRIM, R. M. DE OLIVEIRA, R. SCARSI, and P. S. BARKER: The precordial electrocardiogram. Amer. Heart J. **27**, 19 (1944).

WITHAM, A. C.: Quantitation of the vectorcardiogram. Amer. Heart J. **72**, 284 (1966).

ZAO, Z. Z., and M. Z. ZAO: The spatial ventricular vector. Its definition, determination and clinical significance. Arch. Kreisl.-Forsch. **50**, 87 (1964).

Kapitel V: Normales VKG

BRISTOW, J. D.: A study of the normal Frank vectorcardiogram. Amer. Heart J. **61**, 242 (1961).

BURCH, G. E., J. A. ABILDSKOV, and J. A. CRONVICH: Studies of the spatial vectorcardiogram in normal man. Circulation **7**, 558 (1953).

— L. H. GOLDEN, and J. A. CRONVICH: An analysis of changes in the spatial vectorcardiogram with aging. Amer. Heart J. **55**, 582 (1958).

DRAPER, H. W., C. J. PFEFFER, F. W. STALLMANN, D. LITTMANN, and H. V. PIPBERGER: Corrected orthogonal electrocardiogram and vectorcardiogram in 510 normal men (Frank lead system). Circulation **30**, 853 (1964).

FORKNER, C. E., P. G. HUGENHOLTZ, and H. D. LEVINE: Vectorcardiogram in normal young adults. Frank lead system. Amer. Heart J. **62**, 237 (1961).

GUNTHER, L., and W. S. GRAF: The normal adult spatial vectorcardiogram. The timed sequence of inscription of the QRSsE loop of the Cube and Frank system. Amer. J. Cardiol. **15**, 656 (1956).

HUGENHOLTZ, P. G., and J. LIEBMAN: The orthogonal vectorcardiogram in 100 normal children (Frank system). Circulation **26**, 891 (1962).

KLAJMAN, A., L. SHERF, and N. KAULI: The normal vectorcardiogram. A study of 150 normal adults. Amer. J. Cardiol. **2**, 187 (1963).

McCALL, B. W., A. G. WALLACE, and E. H. ESTES: Characteristics of the normal vectorcardiogram recorded with the Frank lead system. Amer. J. Cardiol. **10**, 514 (1962).

MORI, H., K. NAKAGAWA, J. C. DAHL, O. H. SCHMITT, and E. SIMONSON: A quantitative study of initial and terminal QRS vectors in a group of normal older man. Amer. Heart J. **59**, 374 (1960).

NIGGLI, S., P. MAURICE et J. LENÈGRE: Les vecteurs moyens de QRS dans le cœur normal. Mal. cardiovasc. **5**, 3 (1964).

PIPBERGER, H. V.: The normal orthogonal electrocardiogram and vectorcardiogram. Circulation **17**, 1102 (1958).

— M. J. GOLDMAN, D. LITTMANN, G. P. MURPHY, J. COSMA, and J. R. SNYDER: Correlations of the orthogonal electrocardiogram and vectorcardiogram with constitutional variables in 518 normal men. Circulation **35**, 536 (1967).

PRYOR, R., and S. G. BLOUNT: The clinical significance of true left axis deviation. Left intraventricular blocks. Amer. Heart J. **72**, 391 (1966).

SCHAUB, F.: Zur klinischen Anwendung des korrigierten orthogonalen VKG-Ableitungssystems nach FRANK. Untersuchungen bei Normalen. Cardiologia (Basel) **40**, 1 (1962).

SEIDEN, G. E.: The normal QRS loop observed three dimensionally obtained with the Frank precordial system. Circulation **16**, 582 (1957).

WAJSZCZUK, W. J., and G. E. BURCH: Analysis of the TsE loop in normal subjects of different ages. Amer. J. Cardiol. **10**, 507 (1962).

YANO, K., and H. V. PIPBERGER: Spatial magnitude, orientation and velocity of the normal and abnormal QRS complex. Circulation **29**, 107 (1964).

YOUNG, E., J. LIEBMAN, and A. S. NADAS: The normal vectorcardiogram of children. Amer. J. Cardiol. **5**, 457 (1960).

— L. WOLFF, and J. CHATFIELD: The normal vectorcardiogram. I. Amer. Heart J. **51**, 713 (1956).

Kapitel VI: Herzinfarkt

ABRAMSON, H.: Vectorcardiographic abnormalities simulating myocardial infarction in the normal heart. Canad. med. Ass. J. **90**, 903 (1964).

ANDERSEN, N., and Ø. SKJAEGGERSTAD: The electrocardiogram in patients with previous myocardial infarction. Acta med. Scand. **176**, 123 (1964).

ANREP, G. V.: Regulation of the coronary circulation. Physiol. Rev. **6**, 596 (1926).

BAYLEY, R. H.: The significance of the duration of Q3 with respect to coronary disease. Amer. Heart J. **18**, 308 (1939).

BERNE, R. M.: Regulation of coronary blood flow. Physiol. Rev. **44**, 1 (1964).

BING, R. J., M. M. HAMMOND, J. C. HANDELSMAN, S. R. POWERS, F. C. SPENCER, J. E. ECKENHOFF, W. T. GOODALE, J. H. HAFKENSCHIEL, and S. S. KETY: The measurement of coronary blood flow, oxygen consumption and efficiency of the left ventricle in man. Amer. Heart J. **38**, 1 (1949).

BRETSCHNEIDER, H. J.: Physiologie des Koronarkreislaufes. Nauheimer Fortbildungs-Lehrgänge **27**, 34 (1962).

BURCH, G. E., L. HORAN, J. A. ABILDSKOV, and J. A. CRONVICH: A study of the spatial vectorcardiogram in subjects with posterior myocardial infarction. Circulation **12**, 418 (1955).

— —, and J. A. CRONVICH: A study of the spatial vectorcardiogram in subjects with anterior myocardial infarction. Circulation **13**, 360 (1956).

— — J. ZISKIND, and J. A. CRONVICH: A correlative study of postmortem electrocardiographic and spatial vectorcardiographic data in myocardial infarction. Circulation **18**, 325 (1958).

—, and N. P. DE PASQUALE: Spatial vectorcardiogram as a supplement to the electrocardiogram in the diagnosis of myocardial infarction. Progr. cardiovasc. Dis. **6**, 137 (1963).

CASTELLANOS, A., and L. LEMBERG: Postinfarction conduction disturbances. In: Vectorcardiography 1965, p. 219. Amsterdam: North-Holland Publ. Co. 1966.

CHOU, TE-CHUAN, R. A. HELM, and R. LACK: The significance of a wide TsE loop. Circulation **30**, 400 (1964).

COSBY, R. S., J. C. TALBOTT, and D. C. LEVINSON: The vector electrocardiogram in acute coronary insufficiency and acute myocardial infarction. Amer. Heart J. **49**, 896 (1955).

COX, C. J. B.: Return to normal of the electrocardiogram after myocardial infarction. Lancet **1967 I**, 1194.

CURD, G. W., W. M. HICKS, and F. GYORKEY: Marked left axis deviation, indication of cardiac abnormality. Amer. Heart J. **62**, 462 (1961).

DIEDRICH, K. W., u. R. SCHROEDER: Nicht erkannte Myocardinfarkte. Med.Welt (Stuttg.) 14, 722 (1963).

DURANT, T. M.: The initial ventricular deflection of the electrocardiogram in coronary disease. Amer. J. med. Sci. 188, 225 (1934).

DURRER, D., H. A. W. VAN LIER, and J. BUTLER: Epicardial and intramural excitation in chronic myocardial infarction. Amer. Heart J. 68, 765 (1964).

EDEIKEN, J., and C. C. WOLFERTH: The incidence and significance of the deep Q-wave in lead III of the electrocardiogram. Amer. Heart J. 7, 695 (1932).

ELEK, S. R., B. J. ALLENSTEIN, A. W. KORNBLUTH, G. C. GRIFFITH, and D. C. LEVINSON: The spatial vectorcardiogram in a myocardial infarction, typified by prominent R waves in leads AVR and V1. Amer. Heart J. 47, 447 (1954).

FENICHEL, W. M., and W. H. KUFELL: The large Q-wave of the electrocardiogram. A correlation with pathological observations. Amer. Heart J. 7, 235 (1931).

FIRST, S. R., R. H. BAYLEY, and D. R. BEDFORD: Periinfarction block, electrocardiographic abnormality occasionally resembling bundle branch block and local ventricular block of other types. Circulation 2, 31 (1950).

FULTON, W. F. M.: Anastomotic enlargement and ischemic myocardial damages. Brit. Heart J. 26, 1 (1964).

— The coronary arteries. Springfield (Ill.): Ch. C. Thomas 1965.

GITTLER, R., J. A. SCHACK, and H. VESSEL: The electrocardiogram one year after myocardial infarction. Amer. Heart J. 51, 246 (1956).

GOLDBERGER, E.: The differentiation of normal from abnormal Q waves. Amer. Heart J. 30, 341 (1945).

GOLDMAN, A. G., H. GROSS, and I. L. RUBIN: Transitory Q waves simulating the Q waves of myocardial infarction. Amer. Heart J. 60, 61 (1960).

GORLIN, R.: Measurement of coronary flow in health and disease. In: Modern trends in cardiology. London: Butterworth & Co. 1961.

GRANT, R. P.: Left axis deviation; electrocardiographic-pathologic correlation study. Circulation 14, 233 (1956).

— Peri-infarction block. Progr. cardiovasc. Dis. 2, 237 (1959).

—, and H. T. DODGE: Mechanisms of QRS complex prolongation in man. Amer. J. Med. 20, 834 (1956).

—, and R. H. MURRAY: QRS complex deformity of myocardial infarction in the human subject. Amer. J. Med. 17, 587 (1954).

GUNNAR, R. M., R. J. PIETRAS, J. BLACKALLER, S. E. DADMUND, and P. B. SZANTO: Correlation of vectorcardiographic criteria for myocardial infarction with autopsy findings. Circulation 35, 158 (1967).

HIMBERT, J., J. ROCHEMAURE et J. LENÉGRE: L'électrocardiogramme dans 100 cas d'anévrismes ventriculaires autopsiés après infarctus du myocarde. Arch. Mal. Cœur 59, 1389 (1966).

HOFFMAN, I., R. TAYMOR, and I. KITTEL: T loop rotation in ischemic heart disease. In: Vectorcardiography 1965. Amsterdam: North-Holland Publ. Co. 1966, p. 181.

HOFFMAN, I., R. C. TAYMOR, and A. GOOTNIK: Vectorcardiographic residua of inferior infarction. Seventyeight cases studied with the Frank system. Circulation 29, 562 (1964).

— — M. H. MORRIS, and I. KITTEL: Quantitative criteria for the diagnosis of dorsal infarction using the Frank vectorcardiogram. Amer. Heart J. 70, 295 (1965).

HOLZMANN, M.: Experiences with rudimentary anterior wall infarction. Amer. Heart J. 50, 407 (1955).

HOWITT, G., and T. D. V. LAWRIE: Vectorcardiography in myocardial infarction. Brit. Heart J. 22, 61 (1960).

HUGENHOLTZ, P. G., C. E. FORKNER, and D. LEVINE: A clinical appraisal of the vectorcardiogram in myocardial infarction. II. The Frank system. Circulation 24, 825 (1961).

— T. J. RYAN, T. WOERNER, and D. LEVINE: Recognition of anterior wall infarction in patients with left ventricular hypertrophy: A study by the Frank vectorcardiogram. Circulation 27, 386 (1963).

HULTGREN, H., A. CALCIANO, F. PLATT, and H. ABRAMS: A clinical evaluation of coronary arteriography. Amer. J. Med. 42, 228 (1967).

JACOBSON, E. D., S. RUSH, S. ZINBERG, and J. A. ABILDSKOV: The effect of infarction on the magnitude and orientation of the electrical events in the heart. Amer. Heart J. 58, 863 (1959).

JAMES, N., and G. E. BURCH: Blood supply of the human interventricular septum. Circulation 17, 391 (1958).

JAMES, T. N.: Anatomy of the coronary arteries. New York: P. B. Hoeber 1961.

— Morphology of the human atrioventricular node with remarks pertinent to its electrophysiology. Amer. Heart J. 62, 756 (1961).

JOHNSON, W. J., R. W. ACHOR, H. B. BURCHELL, and J. E. EDWARDS: Unrecognized myocardial infarction. Arch. intern. Med. 103, 253 (1959).

KAPLAN, B. M., and D. M. BERKSON: Serial electrocardiograms after myocardial infarction. Ann. intern. Med. 60, 430 (1964).

KAPPERT, W.: Über den Herzinfarkt. Schweiz. med. Wschr. 89, 889 (1959).

KARLEN, W. S., L. WOLFF, and E. YOUNG: Vectorcardiogram in anterior myocardial infarction. III. Amer. Heart J. 52, 45 (1956).

KARNI, H.: The TsE loop in myocardial lesions. Amer. Heart J. 52, 867 (1956).

KOHN, P. M., and A. H. HARRIS: Vectorcardiographic analysis of left axis deviation in the differentiation of diaphragmatic infarction and parietal block. Dis. Chest 47, 492 (1965).

LEVINE, H. D.: Non specificity of the electrocardiogram associated with coronary artery disease. Amer. J. Med. 15, 344 (1953).

LEVY, L., H. J. JACOBS, H. P. CHASTAUT, and H. B. STRAUSS: Prominent R wave and shallow S wave in V1 as a result of lateral wall myocardial infarction. Amer. Heart J. 40, 447 (1950).

LIBANOFF, A. J., G. M. BOITEAU, and B. J. ALLENSTEIN: Diaphragmatic myocardial infarction with peri-infarction block. Amer. J. Cardiol. 12, 772 (1963).

LICHTLEN, P.: Zur Indikation der selektiven Coronarographie. Schweiz. med. Wschr. 97, 195 (1967).

—, u. U. GUHL: Zur vektoriellen Analyse bei Herzinfarkt. Cardiologia (Basel) 49, 177 (1966).

—, u. N. SCHAD: Zur selektiven Koronarangiographie. Indikation und Frühresultate. Regensburg. Kollegium ärztl. Fortbild. 25, 59 (1967).

LOWEN, H. J., and H. E. PARDEE: Unipolar extremity leads in records with large Q3. Ann. intern. Med. 31, 456 (1949).

MATTINGLY, T. W.: The postexercise electrocardiogram. Its value in the diagnosis and prognosis of coronary arterial disease. Amer. J. Cardiol. 9, 395 (1962).

MAXWELL, M., R. KENNAMER, and M. PRINZMETAL: Studies on the mechanisms of ventricular activity. II. The "mural type" coronary QS wave. Amer. J. Med. 17, 610 (1954).

MAYER, J. W., A. CASTELLANOS, and K. LEMBERG: The spatial vectorcardiogram in periinfarction block. Amer. J. Cardiol. 11, 613 (1963).

McCAUGHAN, D., and C. WILLIAMS: Usefulness of vectorcardiography in the diagnosis of "atypical" myocardial infarction. I. True posterior myocardial infarction. Circulation 24, 992 (1961).

MILNOR, W. R.: Vectorcardiography in the diagnosis of myocardial infarction. Progr. cardiovasc. Dis. 1, 175 (1958).

— A. GENECIN, S. A. TALBOTT, and E. V. NEWMAN: A vectorcardiographic study of the Q3 deflection in cases of myocardial infarction and in normal subjects. Bull. Johns Hopk. Hosp. 89, 281 (1951).

MYERS, G. B., H. A. KLEIN, and T. HIRATZKA: VI. Correlation of electrocardiographic and pathologic findings in postero-lateral infarction. Amer. Heart J. 38, 837 (1949).

OPPENHEIMER, B. S., and M. A. ROTHSCHIELD: ECG changes associated with myocardial involvement. J. Amer. med. Ass. 69, 429 (1917).

PAPPAS, M. P.: Disappearance of pathological Q-waves after cardiac infarction. Brit. Heart J. 20, 123 (1958).

PARDEE, H. E. B.: The significance of an electrocardiogram with a large Q in lead III. Arch. intern. Med. 46, 470 (1930).

PARR, F., u. K. W. SCHNEIDER: Über den Ventrikelgradienten und die Integralvektoren von QRS und T beim sogenannten intramuralen Vorderwandinfarkt. Arch. Kreisl.-Forsch. 35, 151 (1961).

PATON, B. C.: The accuracy of diagnosis of myocardial infarction. Amer. J. Med. 23, 761 (1957).

PEARCE, M. L., and M. G. CHAPMAN: The evaluation of Q avF by the initial sagittal QRS vectors in 70 autopsied cases. Amer. Heart J. 53, 782 (1957).

PERLOFF, J. K.: The recognition of strictly posterior myocardial infarction by conventional scalar electrocardiography. Circulation 30, 706 (1964).

PORTHEINE, H.: Das vektorkardiographische Bild der kleinen und großen Vorderwandinfarkte des Herzens. Arch. Kreisl.-Forsch. 28, 56 (1958).

— Vektorkardiographische Untersuchungen bei Myocardinfarkten an der Hinterwand des Herzens. Arch. Kreisl.-Forsch. 29, 31 (1958).

PORTHEINE, H.: Vektorkardiographische Infarktdiagnostik im subelektrokardiographischen Bereich. Neue Ergebnisse der Elektrokardiographie, S. 177. Jena: Gustav Fischer 1966.

—, u. G. HESSE: Zur elektrokardiographischen Diagnostik der postero-lateral-Infarkte unter Berücksichtigung der vektorkardiographischen Befunde. Med. Welt 17, 925 (1963).

PRINZMETAL, M., R. KENNAMER, and M. MAXWELL: Studies on the mechanism of ventricular activity. VIII. The genesis of the coronary QS wave in through-and-through infarction. Amer. J. Med. 17, 610 (1954).

PROUDFITT, W. L., E. K. SHIREY, and F. M. SONES: Selective cinecoronary arteriography. Correlation with clinical findings in 1000 patients. Circulation 33, 901 (1966).

— — — Distribution of arterial lesions demonstrated by selective cine coronary arteriography. Circulation 36, 54 (1967).

PRUITT, R. D., E. W. DENNIS, and S. A. KINARD: The difficult electrocardiographic diagnosis of myocardial infarction. Progr. cardiovasc. Dis. 6, 85 (1963).

RODRIGUEZ, M. J., A. ANSELMI, and D. SODI-PALLARES: The electrocardiographic diagnosis of septal infarction. Amer. Heart J. 45, 525 (1953).

ROSENBAUM, F. F., F. N. WILSON, and F. D. JOHNSTON: The precordial electrocardiogram in high lateral myocardial infarction. Amer. Heart J. 32, 135 (1946).

ROSS, R. S., and P. R. LICHTLEN: Prognostic value of coronary arteriogram. In: Sudden cardiac death, ed. by B. SURAWICZ and E. D. PELLEGRINO, p. 139. New York: Grune & Stratton 1964.

ROTHFIELD, E. L., A. BERNSTEIN, F. W. WACHTEL, and W. S. KARLEN: The vectorcardiogram in direct posterior wall myocardial infarction. Amer. J. Cardiol. 7, 496 (1961).

— F. W. WACHTEL, W. S. KARLEN, and A. BERNSTEIN: Vectorcardiographic analysis of myocardial infarction characterized by tall R-waves in right precordial leads. (Abstr.) Circulation 20, 759 (1959).

SCHERLIS, L., and A. GRISHMAN: Spatial vectorcardiography. Myocardial infarction. V. Amer. Heart J. 42, 24 (1951).

SONES, F. M., and E. K. SHIREY: Cine coronary arteriography. Mod. Conc. cardiov. Dis. 31, 735 (1962).

SURAWICZ, B., R. G. VAN HORNE, J. R. URBACH, and S. BELLET: QS- and QR-pattern in leads V_3 and V_4 in absence of myocardial infarction: Electrocardiographic and vectorcardiographic study. Circulation 12, 391 (1955).

TRANCHESI, J., V. TEIXEIRA, M. EBAID, I. BOCCALONDRO, J. BOCANEGRA, and F. PILEGGI: The vectorcardiogram in dorsal or posterior myocardial infarction. Amer. J. Cardiol. 7, 505 (1961).

WALSH, T. J., P. M. TIONGSON, E. A. STODDARD, and E. MASSIE: The vectorcardiographic QRSsE-loop findings in infero-posterior myocardial infarction. Amer. Heart J. 63, 516 (1962).

WENGER, R., u. D. DONEFF: Vektorkardiographische Untersuchungen bei Herzmuskelinfarkt. Cardiologia (Basel) 22, 303 (1953).

WENGER, R., H. ENGELHART u. H. MÖSSLACHER: Die verschiedene Bedeutung von Kammerextrasystolen. Z. Kreisl.-Forsch. **48**, 665 (1959).

WILSON, F. N., F. D. JOHNSTON, and I. G. W. HILL: The form of the electrocardiogram in experimental myocardial infarction. IV. Additional observations on the later effects produced by ligation of the anterior descending branch of the left coronary artery. Amer. Heart J. **10**, 1025 (1935).

— A. C. MACLEOD, and P. S. BARKER: Interpretation of the initial deflection of the ventricular complex of the electrocardiogram. Amer. Heart J. **6**, 637 (1931).

— — — The distribution of the currents of action and of injury displaced by heart and muscle and other excitable tissues. Univ. Mich. Studies Ann Arbor Sci. Ser. **18**, 58 (1953).

— — — F. D. JOHNSTON, and L. L. KLOSTERMEYER: The electrocardiogram in myocardial infarction with particular reference to the initial deflections of the ventricular complex. Heart **16**, 155 (1933).

WOLFF, L.: The vectorcardiographic diagnosis of myocardial infarction. Dis. Chest **27**, 263 (1955).

— Vectorcardiographic diagnosis of coronary artery disease. J. Amer. med. Ass. **165**, 1784 (1957).

— K. S. MATHUR, and J. L. RICHMAN: The diagnosis of posterior myocardial infarction. Amer. Heart J. **46**, 21 (1953).

— M. D. SAMARTZIS, and R. WOLFF: The vectorcardiogram before and after infarction superimposition of serial loops. Amer. Heart J. **62**, 22 (1957).

— R. WOLFF, M. D. SAMARTZIS, A. MAZZOLEMI, A. M. SOFFER, C. REINER, and S. MATSUOKA: Vectorcardiographic diagnosis: A correlation with autopsy findings in 167 cases. Circulation **23**, 861 (1961).

WOLFF, R., and M. J. GANDHI: Postero-basal infarct. In: Vectorcardiography 1965, ed. by I. HOFFMAN and R. C. TAYMOR, p. 201. Amsterdam: North-Holland Publ. Co. 1966.

WYSS, O. A. M.: Zur Deutung der Q-Schwankung des Elektrokardiogramms. Schweiz. med. Wschr. **93**, 1020 (1963).

YOUNG, E., and C. WILLIAMS: The frontal plane vectorcardiogram in old inferior myocardial infarction. Criteria for diagnosis and electrocardiographic correlation. Circulation **37**, 604 (1968).

— L. WOLFF, and W. KARLEN: The vectorcardiogram in inferior myocardial infarction. IV. Amer. Heart J. **52**, 232 (1956).

Kapitel VII: Störungen der Erregungsausbreitung

ANGLE, W. D.: Myocardial infarction in the Wolff-Parkinson-White syndrome. A method of vector analysis of ECG changes. Amer. Heart J. **56**, 36 (1958).

ANSELMI, A., O. MONTES, and M. ALVAREZ: Participation of the free ventricular walls in the mechanism of production of bundle branch block. The influence on the morphology of unipolar epicardial tracings. Amer. Heart J. **61**, 387 (1961).

BÄR, C. G.: Die Maskierung elektrokardiographischer Infarktzeichen durch ein WPW-Syndrom. Z. Kreisl.-Forsch. **45**, 301 (1956).

BARAGAN, J., P. MAURICE et J. LENÈGRE: Bloc complet de la branche gauche et infarctus du myocarde. Arch. Mal. Cœur **56**, 445 (1963).

BAYDAR, I. D., T. J. WALSH, and E. MASSIE: A vectorcardiographic study of right bundle branch block with the Frank lead system. Clinical correlation in ventricular hypertrophy and chronic pulmonic disease. Amer. J. Cardiol. **15**, 185 (1965).

BECKER, R. A., A. M. SCHER, and R. V. ERICKSON: Ventricular excitation in experimental left bundle branch block. Amer. Heart J. **55**, 547 (1958).

BESOAIN-SANTANDER, M., and G. GOMEZ-EBENSPERGUER: Electrocardiographic diagnosis of myocardial infarction in cases of complete left bundle branch block. Amer. Heart J. **60**, 886 (1960).

BILGER, R., u. C. S. SO: Über das Vektorkardiogramm und Elektrokardiogramm des Wolff-Parkinson-White-Syndromes. Cardiologia (Basel) **42**, 189 (1963).

— u. R. REINDELL: Über das Elektrokardiogramm und Vektorkardiogramm des Wolff-Parkinson-White-Syndromes. Arch. Kreisl.-Forsch. **37**, 111 (1962).

BURCH, G. E., and N. B. DE PASQUALE: Electrocardiographic and vectorcardiographic detection of heart disease in the presence of the preexcitation syndrome (WPW). Ann. intern. Med. **54**, 387 (1961).

CERNOKOVSKY, J.: A vector analysis of the WPW-syndrome. Cardiologia (Basel) **29**, 278 (1956).

CHAPMAN, M. G., and M. L. PEARCE: Electrocardiographic diagnosis of myocardial infarction in the presence of left bundle branch block. Circulation **16**, 558 (1957).

DOUCET, P., T. J. WALSH, and E. MASSIE: A vectorcardiographic study of right bundle branch block with the Frank lead system; clinical correlation in myocardial infarction. Amer. J. Cardiol. **16**, 342 (1965).

— — — A vectorcardiographic and electrocardiographic study of left bundle branch block with myocardial infarction. Amer. J. Cardiol. **17**, 171 (1966).

DRESSLER, W., H. ROESLER, and A. SCHWAGER: The electrocardiographic signs of myocardial infarction in the presence of bundle branch block. I. Myocardial infarction with left bundle branch block. Amer. Heart J. **39**, 217 (1950).

— — — The electrocardiographic signs of myocardial infarction in the presence of bundle branch block. II. Myocardial infarction with right bundle branch block. Amer. Heart J. **39**, 544 (1950).

FRIMPTER, G. W., L. SCHERR, and D. ODGEN: The spatial vectorcardiogram in complete left bundle branch block with special reference to its initial component. Amer. Heart J. **55**, 220 (1958).

GRANT, R. P., F. B. TOMLINSON, and J. K. VAN BUREN: Ventricular activation with pre-excitation syndrome (WPW). Circulation **18**, 355 (1958).

GUERIN, F., P. GODEAU et C. MACREZ: Infarctus du myocarde et block de branche gauche. Arch. Mal. Cœur **56**, 186 (1963).

HOLZMANN, M.: Das Syndrom von WOLFF, PARKINSON und WHITE. Z. Kreisl.-Forsch. **51**, 275 (1962).

HOLZMANN, M., u. D. SCHERF: Über Elektrokardiogramme mit verkürzter Vorhof-Kammer-Distanz und positiven p-Zacken. Z. klin. Med. **121**, 404 (1932).

HOMOLA, D., M. NEVITAL u. V. SONOVA: Vektorkardiographisches Bild des WPW. In: Neue Ergebnisse der Elektrokardiologie, S. 191. Jena: Gustav Fischer 1966.

KENNAMER, R., and M. PRINZMETAL: Depolarization of the ventricle with bundle branch block. Studies on the mechanisms of ventricular activity. X. Amer. Heart J. **47**, 769 (1954).

KOSSMANN, C. E., H. B. BURCHELL, R. D. PRUITT, and R. C. SCOTT: The electrocardiogram in ventricular hypertrophy and bundle branch block. Circulation **26**, 1337 (1962).

LENÉGRE, J.: Confrontations des électrocardiogrammes et des lésions histologiques du système de Tawara-His. Cardiologia (Basel) **29**, 436 (1952).

— Contribution à l'étude des blocs de branche comportant notamment les confrontations électriques et histologiques. Paris: J. B. Baillière & Fils 1957.

LEVINE, H. D., and J. C. BURGE: Septal infarction with complete heart block and intermittent anomalous atrioventricular excitation (WPW-syndrome): Histological demonstration of a right lateral bundle. Amer. Heart J. **36**, 431 (1948).

MEDRANO, G. A., A. BISTENI, R. W. BRANCATO, F. PILEGGI, and D. SODI-PALLARES: The activation of the interventricular septum in the dogs heart under normal conditions and in bundle branch block. Ann. N.Y. Acad. Sci. **65**, 804 (1957).

MILNOR, W. R.: Electrocardiogram and vectorcardiogram in right ventricular hypertrophy and right bundle branch block. Circulation **16**, 348 (1957).

NEWMAN, J., J. BLACKHALTER, P. SZANTO, J. R. TOBIN, and R. M. GUNNAR: Spatial vectorcardiography in LBB. Amer. J. Cardiol. **16**, 352 (1965).

OEHNELL, P. F.: Preexcitation, a cardiac abnormality. Pathophysiological, pathoanatomical and clinical studies of an excitatory spread phenomenon bearing upon the problem of the WPW electrocardiogram and paroxysmal tachycardia. Acta med. scand., Suppl. **152** (1944).

PASQUALE, N. DE, and G. E. BURCH: The spatial vectorcardiogram in left bundle branch block and myocardial infarction with autopsy studies. Amer. J. Med. **29**, 633 (1960).

RHOADS, D. V., J. E. EDWARDS, and R. D. PRUITT: The electrocardiogram in the presence of myocardial infarction and intraventricular block of the left bundle branch block type. Amer. Heart J. **62**, 735 (1961).

RIBEIRO, C.: Les blocs intraventriculaires gauches. Le rôle de la paroi libre du ventricule gauche dans la genèse de leur morphologie électro- et vectorcardiographique. Arch. Mal. Cœur **59**, 1665 (1966).

ROSENBAUM, F. F., H. H. HECHT, F. N. WILSON, and F. D. JOHNSTON: The potential variation of the thorax and the esophagus in anomalous atrioventricular excitation (WPW-syndrome). Amer. Heart J. **29**, 281 (1945).

SCHERLIS, L., and A. GRISHMAN: Spatial vectorcardiography: Left bundle branch block and left ventricular hypertrophy. Amer. Heart J. **41**, 494 (1951).

SCOTT, R. C.: Current concepts of ventricular activation in the normal heart in LBB and in LBB with myocardial infarction. Amer. Heart J. **64**, 696 (1962).

— Left bundle branch block. A clinical assessment. Part I. Amer. Heart J. **70**, 535 (1965).

— Left bundle branch block. A clinical assessment. Part II. Amer. Heart J. **70**, 691 (1965).

— Left bundle branch block. A clinical assessment. Part III. Amer. Heart J. **70**, 813 (1965).

SODI-PALLARES, D., A. BISTENI, M. TESTELLI, and G. A. MEDRANO: Ventricular activation and the vectorcardiogram in bundle branch block. Circulat. Res. **9**, 1098 (1961).

— F. CISNEROS, G. A. MEDRANO, A. BISTENI, M. R. TESTELLI, and A. DE MICHELI: Electrocardiographic diagnosis of myocardial infarction of bundle branch block (right and left), ventricular premature beats and Wolff-Parkinson-White syndrome. Progr. cardiovasc. Dis. **6**, 107 (1963).

SPRITZ, N., B. D. COHEN, G. W. FRIMPTER, and A. L. RUBIN: Electrocardiographic interrelationship of the pre-excitation (WPW)-syndrome and myocardial infarction. Amer. Heart J. **56**, 715 (1958).

VENEROSE, R. S., M. SEIDENSTEIN, J. H. STUCKEY, and B. F. HOFFMAN: Activation of the ventricular septum and muscle fibers of the left septal surface before and after left bundle branch block. Amer. Heart J. **63**, 347 (1962).

WALLACE, A. G., E. H. ESTES, and B. W. MCCALL: The vectorcardiographic findings in left bundle branch block. A study using the Frank lead system. Amer. Heart J. **63**, 508 (1962).

WALSH, T. J.: The Frank vectorcardiogram in left bundle branch block with myocardial infarction. In: Vectorcardiography 1965, p. 233. Amsterdam: North-Holland Publ. Co. 1966.

WENGER, R., u. K. HUPKA: Vektorkardiographische Untersuchungen bei Patienten mit Schenkelblock und Herzmuskelinfarkt. Cardiologia (Basel) **29**, 196 (1956).

WOLFF, L., J. PARKINSON, and P. D. WHITE: Bundle branch block with short P-R-interval in healthy young people prone to paroxysmal tachycardia. Amer. Heart J. **5**, 685 (1930).

—, and P. D. WHITE: Syndrome of short P-R-interval with abnormal QRS complexes and paroxysmal tachycardia. Arch. intern. Med. **82**, 446 (1948).

Kapitel VIII: Vorhofs- und Kammer-hypertrophie

A. Linkshypertrophie

ALLENSTEIN, B. J., and H. MORI: Evaluation of electrocardiographic diagnosis of ventricular hypertrophy based on autopsy diagnosis. Circulation **21**, 401 (1960).

BILGER, R.: Die vektorkardiographischen Befunde bei der Rechts- und Linkshypertrophie. Cardiologia (Basel) **31**, 242 (1957).

BRISTOW, J. D., G. A. PORTER, and H. E. GRISWOLD: Observation with the Frank system of vectorcardiography in left ventricular hypertrophy. Amer. Heart J. **62**, 621 (1961).

BURGER, H. C., and J. P. VAANE: A criterion characterizing the orientation of a vectorcardiographic space. Amer. Heart J. **56**, 29 (1958).

CABRERA, E., and A. GAXIOLA: A critical reevaluation of systolic and diastolic overloading patterns. Progr. cardiovasc. Dis. **2**, 219 (1959).

— — Diagnostic contribution of the vectorcardiogram in hemodynamic overloading of the heart. Amer. Heart J. **60**, 296 (1960).

—, and J. R. MONROY: Systolic and diastolic overloading of the heart. Amer. Heart J. **43**, 661, 669 (1952).

CARTER, W. A., and E. H. ESTES: Electrocardiographic manifestations of ventricular hypertrophy. A computer study of ECG-anatomic correlations in 319 cases. Amer. Heart J. **68**, 173 (1964).

CRILEY, J. M., K. B. LEWIS, R. I. WHITE, and R. S. ROSS: Pressure gradients without obstruction: New concept of "hypertrophic subaortic stenosis". Circulation **32**, 881 (1965).

ESTES, E. H.: Left ventricular hypertrophy in acquired heart disease: a comparison of the vectorcardiogram in aortic stenosis and aortic insufficiency. In: Vectorcardiography 1965, p. 157, ed. by I. HOFFMAN and R. C. TAYMOR. Amsterdam: North-Holland Publ. Co. 1966.

— R. E. WHALEN, S. R. ROBERTS, and H. D. MCINTOSH: The electrocardiographic and vectorcardiographic findings in idiopathic hypertrophic subaortic stenosis. Amer. Heart J. **65**, 155 (1963).

GAMBOA, R., P. G. HUGENHOLTZ, and A. S. NADAS: Comparison of electrocardiograms and vectorcardiograms in congenital aortic stenosis. Brit. Heart J. **27**, 344 (1965).

GRANT, R. P.: Architectonics of the heart. Amer. Heart J. **46**, 405 (1953).

— The relationship between the anatomic position of the heart and the electrocardiogram. A criticism of "unipolar" electrocardiography. Circulation **7**, 890 (1953).

GRIEP, A. M.: Pittfalls in the electrocardiographic diagnosis of left ventricular hypertrophy. A correlative study of 200 autopsied cases. Circulation **20**, 30 (1959).

HORAN, L. G., G. E. BURCH, J. A. ABILDSKOV, and J. A. CRONVICH: The spatial vectorcardiogram in left ventricular hypertrophy. Circulation **10**, 728 (1954).

HUGENHOLTZ, P. G.: The accuracy of vectorcardiographic criteria as related to the hemodynamic state. In: Vectorcardiography 1965, ed by I. HOFFMAN and R. C. TAYMOR, p. 163. Amsterdam: North-Holland Publ. Co. 1966.

— R. C. ELLISON, and O. S. MIETTINEN: Spatial voltages in the assessment of left ventricular hypertrophy (Frank system). J. Electrocardiol. **1** (1), 77 (1968).

—, and R. GAMBOA: Effect of chronically increased ventricular pressure on electrical forces of the heart. A correlation between hemodynamic and vectorcardiographic data (Frank system) in 90 patients with aortic or pulmonic stenosis. Circulation **30**, 511 (1964).

HUGENHOLTZ, P. G., M. N. LESS, and A. S. NADAS: The scalar electrocardiogram, vectorcardiogram and exercise electrocardiogram in the assessment of congenital aortic stenosis. Circulation **26**, 79 (1962).

— T. J. RYAN, T. WOERNER, and D. LEVINE: Recognition of anterior wall infarction in patients with left ventricular hypertrophy: A study by the Frank vectorcardiogram. Circulation **27**, 386 (1963).

KIRCH, E.: Dilatation und Hypertrophie des Herzens. Bad Nauheimer Fortbildungs-Lehrgänge **14**, 47 (1948).

KOVATS-HOPFF, L., and O. A. M. WYSS: Vectorcardiographic signs of biventricular hypertrophy. Cardiologia (Basel) **48**, 269 (1966).

KÜHNS, K., u. R. SCHRÖDER: Das Elektrokardiogramm bei der essentiellen Hypertonie. Arch. Kreisl.-Forsch. **35**, 168 (1961).

LAMB, L. E., J. R. GROSGURIN, and P. DUCHOSAL: Vectorcardiographic studies of ventricular hypertrophy. Cardiologia (Basel) **28**, 65 (1956).

LIBRETTI, A., and A. ZANCHETTI: Spatial patterns of ventricular repolarisation in arterial hypertension. Amer. Heart J. **59**, 40 (1960).

LICHTLEN, P.: Die Volumenüberlastung des linken Ventrikels im Frankschen Vektorkardiogramm. Schweiz. med. Wschr. **98**, 1267 (1968).

LINZBACH, A. J.: Über das Längenwachstum der Herzmuskelfasern und ihre Kerne in Beziehung zur Herzdilatation. Virchows Arch. path. Anat. **328**, 165 (1956).

— Heart failure from the point of view of quantitative anatomy. Amer. J. Cardiol. **5**, 370 (1960).

—, u. M. LINZBACH: Die Herzdilatation. Klin. Wschr. **29**, 621 (1951).

MAZZOLENI, A., R. WOLFF, and L. WOLFF: Vectorcardiogram in left ventricular hypertrophy. Amer. Heart J. **58**, 648 (1959).

MCCALL, B., H. G. WALLACE, and E. H. ESTES: The vectorcardiogram in left ventricular hypertrophy: A study using the Frank lead system. Amer. Heart J. **63**, 466 (1962).

MCCAUGHAN, D.: The precordial T-wave. Amer. J. Cardiol. **20**, 660 (1967).

MÉTIANU, C., M. DURAND et G. DANZIER: L'électrocardiogramme dans la coarctation de l'aorte. Etude de 41 cas. Cardiologia (Basel) **23**, 247 (1953).

MURATA, K., H. KURIHARA, H. HOSODA, M. IKEDA, and M. SEKI: Frank lead vectorcardiogram in left ventricular hypertrophy. Jap. Herat J. **5**, 543 (1964).

— — S. MATSUSHITA, M. IKEDA, and M. SEKI: Significance of T-loop change in vectorcardiographic diagnosis of left ventricular hypertrophy. Amer. Heart J. **73**, 49 (1967).

MYERS, G. B.: QRS-T patterns in multiple precordial leads that may be mistaken for myocardial infarction. I. Left ventricular hypertrophy and dilatation. Circulation **1**, 844 (1950).

PORTHEINE, H.: Das Vektorkardiogramm bei Hypertrophie und Dilatation des linken Ventrikels. Verh. Dtsch. Ges. Kreislaufforsch., 18. Tagg. Bad Nauheim. Darmstadt: Dr. Dietrich Steinkopff 1952.

ROMHILT, D. W., J. C. GREENFIELD, and E. H. ESTES: Vectorcardiographic diagnosis of left ventricular hypertrophy. Circulation 37, 15 (1968).

SCHAUB, F.: Zur klinischen Anwendung des korrigierten orthogonalen Ableitungssystem nach FRANK. Untersuchungen bei Kammerhypertrophie. Cardiologia (Basel) 40, 323 (1962).

SCOTT, R. C.: The electrocardiographic diagnosis of left ventricular hypertrophy. Amer. Heart J. 59, 155 (1960).

SEDZIGGY, L., and J. SHILLINGFORD: Cardiographic patterns in systolic and diastolic overload of the left ventricle. Brit. Heart J. 23, 533 (1962).

SHAH, R. S., and J. T. FISCHER: Early electrocardiographic changes of left heart strain in congenital aortic stenosis. Circulation 25, 363 (1962).

SOKOLOW, M., and T. LYON: Ventricular complex in left ventricular hypertrophy as obtained by unipolar precordial and limb leads. Amer. Heart J. 37, 161 (1949).

TOOLE, J. G., J. VAN DER GROEBEN, and A. P. SPIVACK: The calculated temperospatial heart vector in proven isolated left ventricular overwork. Amer. Heart J. 63, 537 (1962).

UPSHAW, CH. B.: Simplified clinically applicable vectorcardiographic diagnosis of left ventricular hypertrophy (Frank lead system). Amer. Heart J. 74, 749 (1967).

VARRIALE, P., J. C. ALFENITO, and R. J. KENNEDY: The vectorcardiogram of left ventricular hypertrophy. Analysis and criteria (Frank lead system). Circulation 33, 569 (1966).

WALLACE, A. G., B. W. McCALL, and E. H. ESTES: The vectorcardiogram in left ventricular hypertrophy. A study using the Frank lead system. Amer. Heart J. 63, 466 (1962).

WENGER, R., E. MÖSSLACHER u. E. KRIEHUBER: Zur vektorkardiographischen Darstellung der Kammerhypertrophie. Cardiologia (Basel) 38, 37 (1961).

YANO, K., and H. V. PIPBERGER: Spatial magnitude, orientation and velocity of the normal and abnormal QRS complex. Circulation 29, 107 (1964).

ZIEGLER, R. F.: The genesis and importance of the electrocardiogram in coarctation of the aorta. Circulation 9, 371 (1954).

B. Rechtshypertrophie

BILGER, R.: Die vektorkardiographischen Befunde bei der Rechts- und Linkshypertrophie. Cardiologia (Basel) 31, 242 (1957).

— J. SAUNDER, H. REINDELL u. H. KLEPZIG: Die vektorkardiographischen Befunde bei der krankhaften Belastung des rechten Herzens. Arch. Kreisl.-Forsch. 27, 117 (1958).

BLOUNT, S. G., and E. A. MUNYAN: Hypertrophy of the right ventricular outflow tract. Amer. J. Med. 22, 784 (1957).

BOINEAU, P. J., M. S. SPACH, and CH. R. AYERS: Genesis of the electrocardiogram in atrial septal defect. Amer. Heart J. 68, 637 (1964).

BOVE, K. E., and R. C. SCOTT: The anatomy of chronic cor pulmonale secondary to intrinsic lung disease. Progr. cardiovasc. Dis. 9, 227 (1966).

BURCH, G. E., and N. P. PASQUALE: The electrocardiographic diagnosis of pulmonary heart disease. Amer. J. Cardiol. 11, 622 (1963).

CABRERA, E., and A. GAXIOLA: Diagnostic contribution of the vectorcardiogram in hemodynamic overloading of the heart. Amer. Heart J. 60, 296 (1960).

CAELHO, E., S. AMRAM, A. B. SA, J. F. MENDES, and V. TAVARES: Electrocardiographic and vectorcardiographic alterations in chronic cor pulmonale. Amer. J. Cardiol. 10, 20 (1962).

COHEN, W., J. A. ABILDSKOV, and E. D. JACOBSON: Theoretical and clinical studies of the electrocardiogram and vectorcardiogram in right ventricular enlargement. Amer. Heart J. 61, 656 (1961).

CUETO, J., H. TOSHIMA, N. TUNA, G. ARNUJO, and C. W. LILLEHEI: Vectorcardiographic studies in acquired valvular disease with reference to the diagnosis of right ventricular hypertrophy. Circulation 33, 588 (1966).

ENEKEL, W., R. BILDER u. H. REINDELL: Elektrokardiographische und vektorkardiographische Untersuchungen beim chronischen Cor pulmonale. Klin. Wschr. 39, 61 (1961).

FOWLER, N. O., and R. A. HAHN: The spatial QRS loop in right ventricular hypertrophy with special reference to the initial component. Circulation 7, 573 (1953).

GAMBOA, R., P. G. HUGENHOLTZ, and A. S. NADAS: Corrected (FRANK), uncorrected (CUBE) and standard electrocardiographic lead systems in recording augmented right ventricular forces in right ventricular hypertrophy. Brit. Heart J. 28, 62 (1966).

GARDBERG, M., and I. L. ROSEN: The electrocardiogram and vectorcardiogram in right ventricular hypertrophy and right bundle branch block. Dis. Chest 36, 1 (1959).

GRANT, R. P.: Architectonics of the heart. Amer. Heart J. 46, 405 (1953).

GRISHMAN, A., and L. SCHERLIS: Spatial vectorcardiography, p. 100. Philadelphia and London: W. B. Saunders Co. 1952.

HOLZMANN, M., u. X. RAMER: Beitrag zur Kenntnis der EKG-Befunde bei Lungenembolie. Arch. Kreisl.-Forsch. 20, 117 (1953).

HUGENHOLTZ, P. G., and R. GAMBOA: Effect of chronically increased ventricular pressure on electrical forces of the heart. A correlation between hemodynamic and vectorcardiographic data (Frank system) in 90 patients with aortic and pulmonic stenosis. Circulation 30, 511 (1964).

LEE, Y. C., and L. SCHERLIS: Some problems in the vectorcardiographic diagnosis of right ventricular hypertrophy. In: Vectorcardiography 1965, ed. by I. HOFFMAN and R. C. TAYMOR, p. 142. Amsterdam: North-Holland Publ. Co. 1966.

McCAUGHAN, D.: The precordial T-wave. Amer. J. Cardiol. 20, 660 (1967).

— G. T. KOROXENIDIS, L. G. HOPFF, and C. WILLIAMS: New vectorcardiographic criteria for the diagnosis of acquired right ventricular hypertrophy: Comparison with standard electrocardiographic criteria. Circulation 28, 766 (1963).

MIGUEL, C., D. SODI-PALLARES, F. CISNEROS, F. PI-LEGGI, G. A. MEDRANO, and A. BISTENI: Right bundle branch block and right ventricular hypertrophy: electrocardiographic and vectorcardiographic diagnosis. Amer. J. Cardiol. 1, 57 (1958).

MILNOR, W. R.: Electrocardiogram and vectorcardiogram in right ventricular hypertrophy and right bundle branch block. Circulation 16, 348 (1957).

PIPBERGER, H. V., P. LUCHSINGER, R. KÄLIN u. F. SCHAUB: Das räumliche Vektorkardiogramm bei der Hypertrophie des rechten Ventrikels und seine Relationen mit den hämodynamischen Größen des Lungenkreislaufes. Cardiologia (Basel) 27, 65 (1955).

ROMAN, G. T., T. J. WALSH, and E. MASSIE: Right ventricular hypertrophy. Correlation of electrocardiographic and anatomic findings. Amer. J. Cardiol. 7, 481 (1961).

SCHAUB, F: Zur klinischen Anwendung des korrigierten orthogonalen Ableitungssystem nach FRANK. Untersuchungen bei Kammerhypertrophie. Cardiologia (Basel) 40, 323 (1962).

SHUBIN, H., and D. C. LEVINSON: The deep S wave in leads V 1, V 2 and V 3 in right ventricular hypertrophy. Circulation 18, 410 (1958).

TAPIA, F. A., and W. L. PROUDFITT: Secondary R-waves in right precordial leads in normal persons and in patients with cardiac disease. Circulation 21, 28 (1960).

WALSH, T. J.: A vectorcardiographic study of right bundle branch block with the Frank lead system and clinical correlation: ventricular hypertrophies and chronic lung disease. In: Vectorcardiography 1965, ed. by I. HOFFMAN and R. C. TAYMOR, p. 137. Amsterdam: North-Holland Publ. Co. 1966.

— G. T. ROMAN, and E. MASSIE: The vectorcardiographic QRSsE-loop findings in chronic cor pulmonale. Amer. Heart J. 60, 592 (1960).

WENGER, R., E. MÖSSLACHER u. E. KRIEHUBER: Zur vektorkardiographischen Darstellung der Kammerhypertrophie. Cardiologia (Basel) 38, 37 (1961).

WITHAM, A. C., R. L. RAINEY, and J. H. EDMONDS: Prediction of right ventricular pressure in pulmonic stenosis from sponge vectorcardiogram and electrocardiogram. Amer. Heart J. 75, 187 (1968).

ZUCKERMANN, R.: Rechtsschenkelblock mit Rechtshypertrophie. Z. Kreisl.-Forsch. 49, 811 (1960).

Kapitel IX: Mitralvitien

DEGLANDE, L., et P. LAURENS: Etude vectorcardiographique de la surcharge droite dans le rétrécissement mitral. Arch. Mal. Cœur 48, 129 (1955).

DONOSO, E., S. JICK, E. BRAUNWALD, M. LAMELAS, and A. GRISHMAN: The spatial vectorcardiogram in mitral valve disease. Amer. Heart J. 53, 760 (1957).

GRAF, W. S., L. GUNTHER, and B. ALLENSTEIN: QRS-pattern in mitral stenosis. Amer. J. Cardiol. 14, 266 (1964).

GRANT, R. P.: Architectonics of the heart. Amer. Heart J. 46, 405 (1953).

HANCOCK, E. W., and K. COHN: The syndrome associated with midsystolic click and late systolic murmur. Amer. J. Med. 41, 183 (1966).

LEE, Y. C., L. SCHERLIS, and R. T. SINGLETON: Mitral stenosis. Hemodynamics, electrocardiographic and vectorcardiographic studies. Amer. Heart J. 69, 559 (1965).

SCOTT, R., S. KAPLAN, N. O. FOWLER, and W. J. STILES: The electrocardiographic pattern of right ventricular hypertrophy in mitral valve disease. Circulation 11, 761 (1955).

SHILLINGFORD, J., and W. BRIDGEN: The vectorcardiogram of mitral stenosis. Brit. Heart J. 16, 13 (1954).

TAYMOR, R. C., I. HOFFMAN, and E. HENRY: The Frank vectorcardiogram in mitral stenosis. A study of 29 cases. Circulation 30, 865 (1964).

— — — The posterior QRS loop in mitral stenosis. In: Vectorcardiography 1965, ed. by I. HOFFMAN and R. C. TAYMOR, p. 147. Amsterdam: North-Holland Publ. Co. 1966.

Kapitel X: Kongenitale Vitien

ANSELMI, G., S. MUNOZ-ARMAS, A. SALAZAR, A. ANSELMI, F. DE PISANI, and P. BLANCO: Electrocardiographic patterns of right atrial overloading in some congenital heart conditions. Amer. J. Cardiol. 21, 628 (1968).

BASSINGTHWAIGHTE, J. B., T. W. PARKIN, J. W. DuSHANE, E. H. WOOD, and H. B. BURCHELL: The electrocardiographic and hemodynamic findings in pulmonary stenosis with intact ventricular septum. Circulation 28, 893 (1963).

BENDER, S. R., L. S. DREIFUS, and D. DOWING: Anatomic and electrocardiographic correlation of Fallot's tetralogy. A study of 100 proved cases. Amer. J. Cardiol. 7, 475 (1961).

BEREGOVICH, J., S. BLEIFER, E. DONOSO, and A. GRISHMAN: Vectorcardiographic and electrocardiographic changes following surgical correction of atrial septal defect. Amer. Heart J. 59, 329 (1960).

— — — — Vectorcardiogram and electrocardiogram in ventricular septal defect, with special reference to the diagnosis of combined ventricular hypertrophy. Brit. Heart J. 22, 205 (1960).

BOINEAU, P. J., M. S. SPACH, and CHR. R. AYERS: Genesis of the electrocardiogram in atrial septal defect. Amer. Heart J. 68, 673 (1964).

BURCH, G. E., and N. DE PASQUALE: The electrocardiogram and ventricular gradient in atrial septal defect. Amer. Heart J. 58, 190 (1959).

— — The spatial vectorcardiogram in proved congenital atrial septal defect. Amer. Heart J. 58, 319 (1959).

— — The electrocardiogram, spatial vectorcardiogram and ventricular gradient in congenital ventricular septal defect. Amer. Heart J. 60, 195 (1960).

— — The electrocardiogram, vectorcardiogram and ventricular gradient in combined pulmonary stenosis and interatrial communication. Amer. J. Cardiol. 7, 646 (1961).

—, and W. J. WAJSZCZUK: The TsE loop in tetralogy of Fallot. Amer. J. Cardiol. 11, 54 (1963).

BURCHELL, H. B., J. W. DuSHANE, and R. O. BRANDENBURG: The electrocardiogram of patients with atrioventricular cushion defects (defects of the atrioventricular canal). Amer. J. Cardiol. **6**, 575 (1960).

CASTELLANOS, A., F. A. HERNANDEZ, L. LEMBERG, and A. CASTELLANOS JR.: The vectorcardiographic criteria of hemodynamical overloadings in congenital heart disease. Cardiologia (Basel) **44**, 392 (1964).

DACK, S.: The electrocardiogram and vectorcardiogram in ventricular septal defect. Amer. J. Cardiol. **5**, 199 (1960).

DAUZIER, G. M., M. DURAND et C. MÉTIANU: L'électrocardiogramme dans la persistance du canal artériel. Etude de 52 cas personnels opérés. Arch. Mal. Cœur **46**, 994 (1953).

DONOSO, E., S. O. SAPIN, E. BRAUNWALD, and A. GRISHMAN: A study of the electrocardiogram and vectorcardiogram in congenital heart disease. II. Vectorcardiographic criteria for ventricular hypertrophy. Amer. Heart J. **50**, 674, 823 (1955).

DURRER, D., J. P. ROOS, and R. TH. VAN DAM: The genesis of the electrocardiogram with ostium primum defects (ventral atrial septal defects). Amer. Heart J. **71**, 643 (1966).

DUSHANE, J. W., W. W. WEIDMAN, R. O. BRANDENBURG, and J. W. KIRKLIN: Differentiation of interatrial communication by clinical methods: ostium secundum, ostium primum, common atrium and tot. anomalous pulmonary venous connection. Circulation **21**, 363 (1960).

ELLIOTT, P., R. C. ANDERSON, N. TUNA, P. ADAMS, and H. H. NEUFELD: Complete transposition of the great vessels. II. An electrocardiographic analysis. Circulation **27**, 1118 (1963).

FELDT, H. R., J. W. DUSHANE, and J. L. TITUS: The anatomy of the atrioventricular conduction system in ventricular septal defect and tetralogy of Fallot: Correlations with the electrocardiogram and vectorcardiogram. Circulation **34**, 774 (1966).

GARCIA-PALMIERI, M. R., R. C. RODRIGUEZ, and C. E. GIROD: The electrocardiogram and vectorcardiogram in congenital heart disease. New York and London: Grune & Stratton 1965.

GESSNER, I. H., L. J. KROVETZ, M. W. WHEAT, D. R. SHANKLIN, and G. L. SCHIEBLER: Total anomalous pulmonary venous connection. Electrocardiographic, hemodynamic and anatomic correlation in 11 cases. Amer. Heart J. **68**, 459 (1964).

KAHN, M., S. B. BLEIFER, A. GRISHMAN, and E. DONOSO: The vectorcardiogram and electrocardiogram before and after valvulotomy for pulmonic stenosis. Amer. Heart J. **58**, 327 (1959).

KEITH, J. D., C. A. NEILL, R. D. VLAD, R. D. ROWE, and A. L. CHUTE: Transposition of the great vessels. Circulation **7**, 830 (1953).

KHOURY, G. H., J. W. DUSHANE, and P. A. ONGLEY: The preoperative and postoperative vectorcardiogram in tetralogy of Fallot. Circulation **31**, 85 (1965).

— R. S. FOWLER, and J. D. KEITH: The vectorcardiogram in ventricular septal defect. Analysis of 100 cases and correlation with the hemodynamics. In: Vectorcardiography 1965, ed. by I. HOFFMAN and R. C. TAYMOR. Amsterdam: North-Holland Publ. Co. 1966.

LAMBERT, E. C., J. V. WELSCH, and P. VLAD: Differential diagnosis of ventricular septal defect in infancy. A common problem. Amer. J. Cardiol. **11**, 447 (1963).

LASSER, R. P., E. R. BORUN, and A. GRISHMAN: Spatial vectorcardiography: right ventricular hypertrophy as seen in congenital heart disease. Amer. Heart J. **42**, 370 (1952).

LEE, Y. C., and L. SCHERLIS: Atrial septal defect. Electrocardiographic, vectorcardiographic and catheterisation data. Circulation **25**, 1024 (1962).

LEV, M.: The architecture of the conduction system in congenital heart disease. I. Common av orifice. Arch. Path. **65**, 174 (1958).

— II. Tetralogy of Fallot. Arch. Path. **67**, 572 (1959).

— III. Ventricular septal defect. Arch. Path. **70**, 529 (1960).

— Conduction system in congenital heart disease. Amer. J. Cardiol. **21**, 619 (1968).

— M. H. PAUL, and D. E. CASSELS: Complete atrioventricular block associated with atrial septal defect of fossa ovalis (secundum) type. A histopathologic study of the conduction system. Amer. J. Cardiol. **19**, 266 (1967).

LIEBMAN, J., and A. S. NADAS: The vectorcardiogram in the differential diagnosis of atrial septal defect in children. Circulation **22**, 956 (1960).

MACRUZ, R., J. TRANCHESI, M. EBAID, F. PILEGGI, A. ROMERO, and L. V. DÉCOURT: Ebstein's disease. Electrocardiographic and radiologic correlations. Amer. J. Cardiol. **21**, 653 (1968).

MARTINS DE OLIVEIRA, J., and H. A. ZIMMERMAN: The electrocardiogram in interatrial septal defects and its correlation with hemodynamics. Amer. Heart J. **55**, 369 (1958).

MAYER, F. E., A. S. NADAS, and P. A. ONGLEY: Ebstein's anomaly. Presentation of ten cases. Circulation **16**, 1057 (1957).

MILNOR, W. R., and C. A. BERTRAND: The electrocardiogram in atrial septal defect. A study of twenty-four cases with observation on the RSR'-V'-pattern. Amer. J. Med. **22**, 223 (1957).

ONGLEY, P. A., and J. W. DUSHANE: Counterclockwise superiorly displaced frontal plane loops of the vectorcardiogram in children. In: Vectorcardiography 1965, ed. by I. HOFFMAN and R. C. TAYMOR. Amsterdam: North-Holland Publ. Co. 1966.

PASQUALE, N. DE, and G. E. BURCH: The electrocardiogram and ventricular gradient in isolated congenital pulmonary stenosis. Circulation **21**, 181 (1960).

— — Analysis of the RSR' complex in lead V1. Circulation **28**, 362 (1963).

PILEGGI, F., M. EBAID, J. TRANCHESI, R. MACRUZ, and L. V. DÉCOURT: The vectorcardiogram in ventricular septal defect associated with pulmonary stenosis. A study of 60 cases. Amer. Heart J. **63**, 25 (1962).

RICHMAN, J. L., and D. WOLFF: The spatial vectorcardiogram in congenital heart disease and right ventricular hypertrophy. Amer. Heart J. **50**, 85 (1955).

SANCHEZ, CASCOS, A., and D. DEUCHAR: The p-wave in atrial septal defect. Brit. Heart J. **25**, 202 (1963).

SCHERLIS, L., R. J. KOENHER, and Y. LEE: Pulmonary stenosis. Electrocardiographic, vectorcardiographic and catheterisation data. Circulation **28**, 288 (1963).

SCOTT, R. C.: The electrocardiogram in atrial septal defects and atrioventricular cushion defects. Amer. Heart J. **62**, 713 (1961).

— The electrocardiogram in ventricular septal defect. Amer. Heart J. **62**, 842 (1961).

SODI-PALLARES, D., and F. MARSICO: The importance of electrocardiographic patterns in congenital heart disease. Amer. Heart J. **49**, 202 (1955).

SPACH, M. S., J. P. BOINEAU, E. C. LONG, J. B. GABOR, and TH. M. GALLIC: Genesis of the vectorcardiogram (electrocardiogram) in endocardial cushion defects. In: Vectorcardiography 1965, ed. by I. HOFFMAN and R. C. TAYMOR. Amsterdam: North-Holland Publ. Co. 1966.

STRANG, R. H., P. G. HUGENHOLTZ, J. LIEBMAN, and A. S. NADAS: The vectorcardiogram in pulmonary stenosis. Amer. J. Cardiol. **12**, 758 (1963).

SUMNER, R. G., W. J. JACOBY, J. H. PHILLIPS, and D. H. TUCHER: Forme fruste of endocardial cushion defect. Amer. J. Cardiol. **15**, 148 (1965).

TITUS, J. L., G. W. DAUGHERTY, and J. E. EDWARDS: Anatomy of the av-conduction system in ventricular septal defect. Circulation **28**, 72 (1963).

TOSCANO-BARBOZA, E., R. O. BRANDENBURG, and H. B. BURCHELL: Electrocardiographic studies of cases with intracardiac malformation of the av-canal. Proc. Mayo Clin. **31**, 513 (1956).

TRUEX, R. C., and J. K. BISHOF: Conduction system in human hearts with interventricular septal defects. J. thorac. Surg. **35**, 421 (1958).

URUMOVA, E.: Der Verlauf des Reizleitungssystems bei Ventrikelseptumdefekt. Arch. Kreisl.-Forsch. **31**, 1 (1959).

VISIOLI, O., J. BARAGAN et J. LENÈGRE: Les voies de la conduction intracardiaque dans les cardiopathies par anomalie congénitale du septum. Arch. Mal. Cœur **55**, 1024 (1962).

WITHAM, A. C., R. L. RAINEY, and J. H. EDMONDS: Prediction of right ventricular pressure in pulmonic stenosis from sponge vectorcardiogram and electrocardiogram. Amer. Heart J. **75**, 187 (1968).

Sachverzeichnis